FIFTH EDITION

물리·작업치료학

연구방법론

RESEARCH METHODS FOR CLINICAL THERAPISTS

APPLIED PROJECT DESIGN
AND ANALYSIS

ELSEVIER

Research Methods for Clinical Therapists:
Applied Project Design and Analysis, 5th Edition

ISBN: 978-0-7020-2998-1

This translation of *Research Methods for Clinical Therapists: Applied Project Design and Analysis, 5th Edition* by Carolyn M. Hicks was undertaken by Hakjisa Medical and is published by arrangement with Elsevier Ltd. and Elsevier Korea L.L.C.

물리 · 작업치료학 연구방법론, 김원호 외
Korean ISBN: 978-89-6069-825-3

Research Methods for Clinical Therapists: Applied Project Design and Analysis, 5th Edition by Carolyn M. Hicks의 번역서는 Elsevier Ltd.와 Elsevier Korea L.L.C. 와의 계약을 통해 학지사 메디컬에서 출간되었습니다.

Printed in Korea.

물리·작업치료학 연구방법론 5판

RESEARCH METHODS FOR CLINICAL THERAPISTS 5th

2019년 12월 20일 1판 1쇄 인쇄
2019년 12월 27일 1판 1쇄 발행

지은이 | CAROLYN M. HICKS
옮긴이 | 김원호 · 박은영 · 김성신 · 김형근 · 박준형 · 이형진 · 정지운
펴낸이 | 김진환
펴낸곳 | 학지사메디컬
04031 서울특별시 마포구 양화로 15길 20 마인드월드빌딩
대표전화_ 02-330-5188 팩스_ 02-326-0338
등 록 | 2010년 2월 8일 제313-2010-36호
메 일 | hakjisamd@hakjisamd.co.kr
홈페이지 | http://www.hakjisamd.co.kr

ISBN 978-89-6069-825-3 93510

가 격 | 27,000원

FIFTH EDITION

물리·작업치료학
연구방법론

CAROLYN M. HICKS 저
BA MA PhD PGCE CPsychol
Professor of Health Care Psychology
College of Medical and Dental Sciences
University of Birmingham, UK

김원호 · 박은영 · 김성신 · 김형근 · 박준형 · 이형진 · 정지운 공역

RESEARCH METHODS FOR CLINICAL THERAPISTS

APPLIED PROJECT DESIGN AND ANALYSIS

ELSEVIER

학지사메디컬
HAKJISA MEDICAL

역자소개

김원호 울산과학대학교

박은영 전주대학교

김성신 울산과학기술원

김형근 신구대학교

박준형 동국대 일산병원

이형진 강원대학교병원

정지운 노리움직임발달센터

역자서문

물리치료학 연구방법론이 발행된지 벌써 19년이 되었다. 2001년 초판이 나오고 2010년 3판이 발행되었다. 그간 이 책이 물리치료학 분야의 전문성을 높이는데 일부 기여했으리라 믿고 있다. 물리치료 관련 학술지들이 학술등재지 또는 등재후보지로 선정되는 과정에 많은 연구자들이 연구결과물을 학술지에 게재하는데 도움이 되었다고 생각한다.

이번에 개정 5판을 발간하게 되었는데, 이 책은 기존의 내용뿐만 아니라 최신 연구에서 다루고 있는 다양한 연구기법들을 소개, 적용 및 해석하는 방법들을 담고 있다. 설문지 작성과 델파이 방법, 그리드 방법, 체계적 검토 같은 내용들은 현장에서 필요한 물리치료뿐만 아니라 관련 평가 및 정책을 수립하기 위한 좋은 연구 방법이어서 다양한 용도로 임상에 적용할 수 있을 것이다. 구체적으로 1절에서는 이전 연구방법에 대한 내용을 체계적으로 정리하여 재편집하였고, 2절은 기존의 통계 프로그램을 활용한 통계분석이 일부 보강되어 있다. 마지막 3절은 그동안 소개되지 않은 델파이, 그리드, 태도척도 개발, 체계적 검토 등이 새로 추가되어 있다.

이 책이 물리치료 관련 연구발전에 도움이 되길 바라며, 개정되기까지 많은 도움을 주신 임상선생님들과 학지사메디컬 편집부 여러분께 감사드린다.

2019년 12월
김원호

저자서문

첫 판이 나온 지 20년이 되었다. 정보 기술에 대한 접근성 확대, 의료 지식과 기술의 국제적인 발전 그리고 환자들의 권한 강화는 모두 의료전달이 첨단 과학에 기초할 것이라는 기대를 가지게 만들어 왔다. 이는 과학적 엄격성과 객관적인 근거에 초점을 맞춘 근거 기반의 의료 문화가 이제 대세임을 의미한다. 그 결과, 의료 전문가들은 자신의 임상결정이 경험에 근거하여 정당화될 수 있는지, 재정 및 임상 조사에도 문제가 없는지를 확인해야 한다. 건강관리와 관련된 소송이 증가하고 있는데, 이는 보건 전문가들이 이용 가능한 연구 근거를 갖추고 중재에 대한 방어를 할 수 있어야 함을 의미한다. 비록 치료 분야의 근본적인 문제를 다루는 질 높은 연구들이 부족하지만 근거 기반 의료는 중요하다. 하지만 의료기관은 그들의 전통적인 관행을 근본적으로 변화시키고 개선할 수 있는 필요한 정보를 수집하고 평가할 수 있는 시설이 부족하다. 의료 관행이 근거에 기초하기 위해서는 그것을 기초로 할 근거가 있어야 한다는 것은 진실이다. 그렇다면, 구식 관행을 알리고 수정할 수 있는 힘과 잠재력을 가진 잘 수행된 연구들이 있는지 지속적으로 확인하는 것은 의료 전문가들의 책임이다. 하지만 의료 전문가에 의한 연구의 부족, 발표된 연구를 이해하는 능력의 부족은 명백하게 많은 의료 전문가들이 근거 기반 관리의 개념과 관행을 피하는 이유이다. 이 책의 한 가지 목적은 연구설계와 데이터 분석의 과정을 이해할 수 있게 안내하는 것이다.

이 책은 세 개의 주요 절(연구 설계의 기본 원칙, 통계 분석 범위 및 일부 실천적 적용)로 나뉘어져 있으며, 임상 치료사들에게 필요한 내용을 다루고 있다. 그러나 이 판에는 몇 가지 추가적인 특징이 있다. 우선, 다양한 연구 프로젝트에 필요한 표본의 크기를 계산하는 섹션이 추가되어 있다. 연구에 관한 주요 쟁점 중 하나는 적절한 크기의 표본추출을 통해 건전하고 유효한 결론을 도출하는가이다. 실제로는 많은 이유로 표본 수를 확보하기 힘들겠지만, 적절한 표본크기가 계산되는 근거를 아는 것은 여전히 중요하다.

이 판의 두 번째 새로운 특징은 연구발표를 위한 포스터 준비과정이 포함되어 있다는 것이다. 학생들의 작품을 평가하는 방법으로서 점점 더 많이 사용되는 포스터는 연구결과를 비교적 비공식적인 환경에서 배포하는 훌륭한 방법이기도 하다.

그러나 대부분의 새로운 사항이 추가된 것은 본문의 마지막 '응용프로그램' 부분이다. 여기에 네 개의 새로운 장이 추가되어 있다. 첫 번째는 진단 및 선별검사를 개발하고 검증하는 데 매우 귀중한 접근인 반응자 조작 특성이고, 두 번째 새로운 장은 Thurston 쌍방비교기법으로 필요한 우선순위를 결정하는데 필요한 방법이다. 세 번째 새로운 장은 많은 임상 치료사들이 잘 알고 있는 분야인 측정자 간 신뢰도에 초점을 둔 내용이다. 또한 최근에 많이 요구하고 있는 그래픽 표현 기법을 추가적으로 제시하였다. 그리고 마지막으로 체계적 검토에 대한 장이 추가되었다. 많은 연구를 분석하고 종합하기 위한 엄격하고 객관적인 접근법인 체계적 검토는 근거 기반 의료의 중심이 되고 있다. 이러한 내용이 어떤 목적을 위해 연구를 수행하기를 원하는 임상 치료사들에게 도움이 되기를 정말로 희망한다.

마지막으로, 이 책을 쓰는데 도움을 준 많은 사람들(나의 연구생들과 나의 연구방법 과정에 참여한 많은 건강관리 전문가들)에게 감사를 드린다. 그들 모두는 나에게 그들 자신의 관행에 대한 수많은 예시와 통찰력을 제공해 주었다. 임상 치료에 대한 부정확한 진술이 본문에 남아 있다면 그것은 내가 그들의 충고를 잘못 사용했기 때문이다.

그리고 나는 (몇 번이나) 새로운 자료의 다양한 초안을 읽고 건설적으로 논평해 온 남편 피터 스퍼건 교수와 나의 자녀인 톰과 로라에게, 내가 균형 있게 일을 할 수 있도록 도와준 데 대해 감사하고 있다. 그들 모두에게 진심으로 감사한다.

버밍엄, 2008년 CH

차례

SECTION 1 연구의 기본 원리

SECTION 1

연구의 기본 원리

Basic principles research

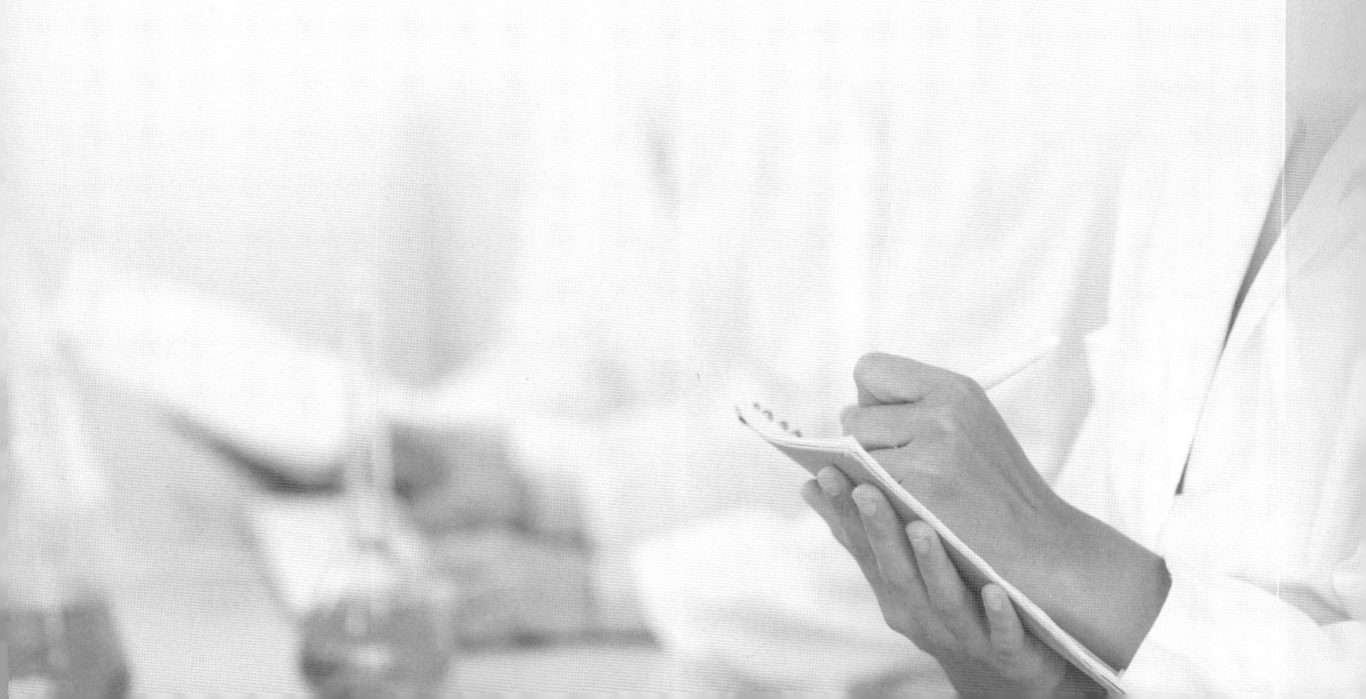

CHAPTER 1

개요

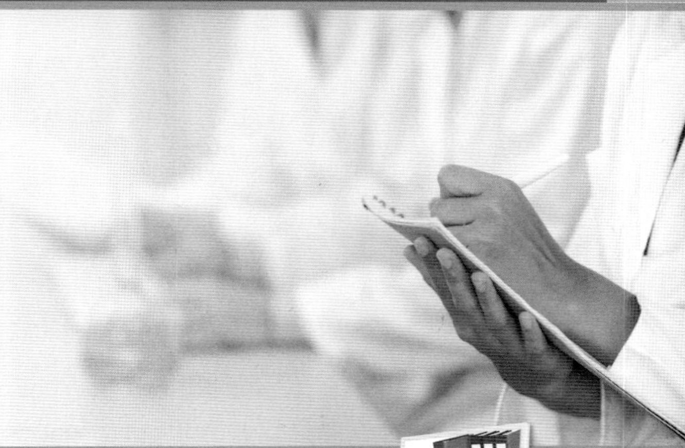

이 장의 내용

임상치료에서 연구의 필요성

임상에서 왜 연구를 진행할까? 이러한 물음이 무의미할 정도로 전문성이 충분히 잘 확립되어 왔다. 현재 시행되고 있는 치료기술들이 수년에 걸쳐 개발되고 분석되어 왔다. 하지만 치료사와 환자 사이 관계가 임상치료 결과에 미치는 영향 같은 정량화하기 어려운 문제들도 임상에서 고려하는 것이 필요하다.

나는 다양한 장소에서 이러한 논쟁을 들어왔고 충분히 그 가치를 인정하는 편이다. 내 생각에 환자의 좋은 결과는 과학뿐만 아니라 환자와의 관계 그리고 잘 설계된 임상적 중재에 따라 달라진다는 것에 의심의 여지가 없다. 따라서 이러한 의미에서 임상치료 연구에는 질적(qualitative) · 정량적(quantitative) 방법론 둘 모두 필요한 방법이다. 이러한 접근방식 중 어느 것도 다른 접근법보다 우월하다고 볼 수 없고, 상호 간에 정보를 제공할 수 있는 힘과 잠재력을 가진 상호보완적 기법으로 볼 수 있다. 따라서 일부 연구 주제, 특히 수치화 할 수 없거나 대량으로 전산처리할 수 없는 주제인 질적 기법을 사용하는 것이 더 좋을 수 있다. 같은 이유로, 임상에서 일상적으로 나타나는 많은 연구 질문들은 실험과 과학적 설계를 이용하면 더 적절하게 답을 구할 수 있다. 의약과 관련된 전문직에서의 실험연구는 비교적 짧은 역사를 가지고 있지만, 근거 기반 의료 시대에서, 건강관리를 제공하는 전문직에게 그 중요성은 그 어느 때보다 높다. 여기서는 건강관리 분야에서 과학연구의 필요성과 관련된 주장을 살펴보도록 한다.

첫 번째 주장은 일반적인 것이다. 건강관리 단체들은 직업의 전문성을 높이는 방향으로 움직이고 있다. 직업의 두 가지 핵심 기준은 첫째, 전문직의 구성원에 의해 개발되고 직접적인 관련이 있는 특정 지식이 있어야 하고 둘째, 필수적인 훈련은 수습(도제 관계)이 아닌 교육을 기반으로 시행되어야 한다. 더 높은 전문직 지위를 추구하기 위해, 건강관리 단체들은 학계에 등록된 대학원 교육과정을 거치도록 권장하는 추세로 나아가고 있다. 이러한 과정의 필수적인 특징으로 학생들은 일반적으로 질적 · 양적 접근법을 모두 다루는 광범위한 연구방법론을 학습해야 할 것이다. 연구 프로젝트를 완료함으로써 교육과정이 평가되는 경우, 이를 통해 학생들은 독립적인 연구를 수행할 수 있는 더 나은 지식을 갖추게 될 뿐만 아니라, 이 과정에서 축적된 경험적 기술과 근거는 임상에 좋은 정보로 활용될 수 있을 것이다. 결과적으로, 고등교육을 통해 전문직으로서 각 치료법의 효과를 보여주고 이에 따른 지식을 정립하는데 기여할 수 있다. 기존 학위 과정에 광범위한 연구기술 훈련을 포함시키는 것은 질적 접근법과 함께 과학적 연구방법론과 통계학이 교육과정 등록에 필수라는 것을 의미한다. 이러한 교육과정은 학문적으로뿐만 아니라 전문적으로 넓고 깊은 신뢰감을 준다.

두 번째 요점은 다른 전문가의 연구 활동과 보고서를 평가하기 위해 임상치료사가 연구방법과 통계를 이해할 필요가 있다는 것이다. 특히 공공 서비스 분야에 책임감이 증가하는 환경에서, 전문가들이 그들의 임상적 결정과 행동을 정당화하고 효과와 효율을 높이는 것은 필수적이다. 이러한 목표를 달성하는 한 가지 방법은 단순히 전통적인 방식이나 의례적인 운영 방식을 기반으로 하는 것이 아니라 적절한 경험적 근거를 통해 얻은 정보를 임상실무에서 확인하는 것이다. 그 결과 건강전문가들은 자신들의 치료방법을 알리고, 자신의 서비스 제공을 합리화하고 주류화하기 위해 점점 더 많은 연구를 발표하고 있다. 따라서 자신의 관심사에 맞는 연구논문일지라도 실무에 바로 적용하기 전에 발표된 연구의 질을 이해하고 평가할 수 있어야 한다. 따라서 임상치료사들이 연구 역량을 개발해야 하는 중요한 또 다른 이유가 발표된 연구와 관련하여 정보에 입각한 적절한 판단을 내릴 수 있어야 한다는 것이다. 이것이 없다면, 제대로 수행되지 않은 연구결과들을 적용함으로써 환자에게 직접 또는 간접적으로 부정적인 영향을 줄 가능성이 높아질 것이다. 물론, 양질의 연구들을 분석하여 양질의 정보를 제공하는 사이트들이 있는데, 예를 들어 다음과 같다.

- **코크란 협회(Cochrane Collaboration):** 보건의료 의사결정을 향상시키기 위한 목적으로, 다양한 주제의 고품질 연구에 대한 체계적인 고찰을 수행하는 독립적이고 국제적인 비영리 단체
- **검토 및 보급 센터:** 보건 및 사회복지 영역의 치료 효과에 대한 연구를 검토하고 문의 서비스를 제공한다. 센터는 또한 독립적으로 평가된 연구 검토의 구조화된 추상적 데이터베이스, NHS 경제 평가 데이터베이스 및 보건 기술 평가 데이터베이스, 이 모든 데이터베이스들을 본 챕터의 말에 인용된 웹사이트를 통해 접근 가능
- **국립보건의료원(NICE):** 다양한 질병과 상태에 대한 건강지침을 제공하기 위해 연구 및 전문가 의견을 종합한 독립 기관
- **국가 서비스 프레임워크:** 광범위한 의료문제 관리를 위한 지침과 장기적인 전략 제공을 목적으로 연구를 평가
- **BMJ 임상 근거:** 다양한 임상증상에 대한 최신 자료 제공

이러한 기관들은 매우 유용한 독립적인 정보를 제공하지만, 모든 것을 완벽하게 다루고 있지는 않다. 따라서 건강전문가들은 관련 연구에 대한 정보를 바탕으로 스스로 판단하고 평가할 수 있어야 한다는 것을 더욱 강조한다. 관심 분야에 대해 쉽게 이용할 수 있는 체계적인 고찰이 없는 경우, 관련된 가능한 연구에 대한 자체 평가를 수행해야 할 수도 있다. 27장은 이 작업을 수행하기 위한 프레임워크를 제공하지만, 다양한 방법론을 사용하는 연구를 평가하는데 도움이 되는 방법이 더 있을 수 있다.

임상치료에서 연구와 관련된 세 번째 주장은 훨씬 더 구체적인 문제 중심적(problem-driven) 이슈와 관련이 있다. 동료와 의견의 불일치 위험이 있더라도, 많은 임상치료사들이 자신이 사용하는 치료들이 경험적으로 확립된 정보보다는 직관, 개인적 선호, 친숙함에 근거하여 선택하는 경우가 많이 있다. 이 점을 설명하기 위해 다음 문제를 고려해야 한다.

1. 통증이 주된 증상인 최근 부상을 치료하려고 한다. 얼음이나 초음파를 선택하는가? 이유는 무엇인가? 내가 고도로 훈련된 물리치료사 집단에 대해 이런 질문을 했을 때, 그들의 의견은 나뉘었다. 이것이 두 방법이 동등하게 효과적이라는 것을 암시할 수 있지만, 이 경우 나는 이것이 사실이라고 생각하지 않는다. 집단의 모든 구성원은 어떤 연구에 기반한 것이 아닌 자신의 경험에 근거하여 한 가지 치료 또는 다른 치료를 주장한다. 즉, 치료방법 결정은 선택의 문제이고 과학적 연구로부터 파생된 사실적 근거에 기반한 것이기 때문에 그들의 견해는 나뉘어졌다. 모든 임상치료법들은 연구를 통해 다른 치료법과 비교할 수 있다. 따라서 주관적인 요소를 제거하고 더 명확하고, 덜 모호하

고, 더 효과적인 의사결정 과정을 만들 수 있다.

2. 유니폼을 입는 것/유니폼을 입지 않는 것에 대한 문제는 준의료 전문직의 일부 영역에서 계속 논란이 되고 있다. 유니폼을 입지 않는 것을 주장하는 집단은 그것이 교감을 감소시킨다 하고 반면에, 유니폼을 입을 것을 주장하는 측은 유니폼이 환자에게 더 큰 자신감과 신뢰를 불러일으킨다고 주장한다. 문제를 어떻게 해결할 수 있는가? 해답은 실험적 방법과 통계 분석을 통해 얻을 수 있을 것이다. 과학적 방법을 사용하여 유니폼 착용과 일반 사복 착용의 효과 측정을 비교 · 분석하면 논쟁이 해결될 수 있다.
3. 근골격계 문제를 다루기 위한 새로운 도수기법에 대해 알게 되었다. 근골격계 문제가 있는 첫 번째 환자에게 시도하고, 그 결과가 호의적으로 보인다면, 같은 문제를 보인 다른 모든 사람에게 시도해 보겠는가? 아니면 새로운 기법과 기존의 표준 치료 절차의 효과를 체계적으로 비교하는 통제된 실험을 하기로 결정하겠는가? 만약 후자를 선택한다면 과학적 방법론과 데이터 분석에 대한 지식이 필요할 것이다.

임상치료 절차를 적절하고 효과적으로 이용하려면 실험과 통계 분석이 필수적이라는 것을 이러한 문제 중심적 이슈의 예에서 볼 수 있기를 바란다.

자원 압박이 심해지는 최근에, 여론과 선호에 바탕을 둔 치료정책은, 정당화되기에는 너무 많은 시간과 돈을 낭비하고 있다. 효율성, 비용 효율성, 성공을 입증함으로써 확고한 전문적 토대를 기반으로 임상적 절차를 확립하는 것은 이 시대에 필요한 사항이다. 이를 위해 실험 디자인, 연구방법 및 통계 분석에 대한 지식이 필수적이다.

연구방법

이 책의 주안점은 실험연구이다. 이는 치료사들이 화학약품과 분젠 버너에 둘러싸인 실험실에 앉아 있을 것으로 예상된다는 것을 의미하는 것이 아니라, 실험 방법의 기본 원칙을 자신의 임상실습에 적용한다는 것을 의미한다. 이러한 맥락에서, 실험은 단순히 환자, 동료 또는 누구든간에 서로 다른 그룹의 사람들을 특정한 방법으로 치료한다는 것을 의미하며, 그들이 받은 중재의 영향으로 인한 그룹 간 결과 차이가 있는지 확인하는 것이다. 이러한 객관적이고 과학적인 방법으로 치료의 효과성을 비교할 수 있다. 실험 설계의 전체적인 이슈는 이 책의 과정에서 보다 자세히 다룰 것이다.

그러나 실험적인 접근법이 건강관리 연구를 수행하는 유일한 방법은 아니며, 반드시 가장 타당한 것도 아니다. 연구는 체계적이고 논리적인 방법으로 질문을 하고 그 질문에 대한 답을 찾는 것이라는 사실을 기억해야 한다. 질문하고 대답하는 것에는 많은 방법이 있다. 따라서 다양한 형태의 연구방법론이 있을 수 있다. 실험연구는 임상치료에 엄청난 가치를 지닌 연구문제를 다루는데, 이 책을 읽으면서 알게 되기를 바란다. 그러나 특정 상황에서 더 적절한 대안적 접근법이 있다. 더욱이, 연구 질문에 답을 찾기 위해 여러 가지 방법을 사용해야 한다는 강력한 주장이 있는데, 이는 보다 포괄적인 대답을 제공할 수 있기 때문이다.

단일사례 설계

모든 사람 중심의 전문직처럼, 임상치료사는 특정한 의학적 문제, 성격, 동기 등을 가지고 개인을 치료하는데 관여한다. 따라서 환자집단에 특정 중재가 더 유효한지 확증할 수 없는 경우, 한 명의 환자에게 특정 치료를 제공하고 유익성을 알아보는 것이 필요한 경우가 있을 수 있다. 이것이 단일사례 설계라고 알려진 연구접근법을 발생시킨 이유가 되었다.

여러분이 뇌졸중을 앓고 있고 왼쪽 팔을 사용하지 않은 지 오래되었고 근육수축이 매우 약한 73세 여성 환자를 치료하고 있다고 가정해 보자. 당신은 감각촉진법 사용으로 수축강도를 증가시키기로 결심한다. 5회 치료 후, 환자의 운동조절능력을 평가하고 향상되었음을 확인한다. 이는 당신의 치료선택이 옳았음을 의미할 수 있다(다른 치료사도 자신의 방법으로 환자의 팔 움직임을 개선할 수 있다고 생각할 수도 있다).

각 절차의 단계를 구분할 수 있는데, 치료를 시작하기 전의 기간을 기초선(baseline) 또는 A라고 부른다. 환자가 감각촉진법을 받은 기간을 치료단계 또는 B라고 부른다. 이러한 경우 실험설계를 AB 설계라고 부른다. 그러나 자연 회복 과정의 결과로 어찌되었든 환자의 움직임 조절능력이 시간이 지남에 따라 개선되었을 가능성이 있기 때문에, 이 접근법만으로 치료의 효과를 단언하기 어렵다. 따라서 AB 설계만으로 치료의 효과를 명확히 입증할 수 없다. 이유는 환자의 호전이 다른 어떤 치료법에서도 관계없이 일어났을 수 있기 때문이다. 이 문제를 극복하는 한 가지 방법은 ABAB 설계이다. 단일사례 ABAB 접근인 경우, 환자는 감각촉진치료를 중단하게 되고 또 다시 치료가 없는 두 번째 A 단계로 들어가게 된다.

감각촉진에 의해 환자의 호전이 발생했다면, 두 번째 A 단계 동안 운동조절능력이 약간 악화가 있을 것으로 예상할 것이다. 그런 다음 감각촉진법으로 운동조절능력이 좋아지는지를 확인하기 위해 다시 중재(두 번째 B 단계)를 적용하여 변화를 관찰한다. 이러한 단계는 그림 1-1에 요약되어 있다. 이 설계는 개별 사례기록을 검토하는 데 유용할 수 있지만, 일부 상황에서는 분명히 부적절할 수 있다. 예를 들어, 1차 치료 단계에서 나타난 운동조절능력 향상이 되돌릴 수 없는 치료 효과라면 2차 A단계에서 악화되지 않을 가능성이 매우 높다. 또한 치료를 보류한다는 측면에서 심각한 윤리적 문제가 있을 수 있기 때문에 ABAB 설계를 사용하기 전에 윤리심의위원회의 승인을 받아야 하는 원인이기도 하다. 마지막으로, 이러한 단일사례 설계는 다른 비교 가능한 상황에 대한 예측 능력이 거의 없다. 이 연구에서 뇌졸중 환자는 개선되었을지 모르지만, 다른 뇌졸중 환자들이 동일한 치료에서 효과가 있을 것이라고 기대할 근거가 없다. 빠른 결정이 이루어져야 하는 경우, 단일사례보다 집단설계 연구에서 도출한 결과에 더 의존하는 이유이기도 하다. 단일사례 실험설계에 대한 자세한 내용은 19장에서 다루고 있다.

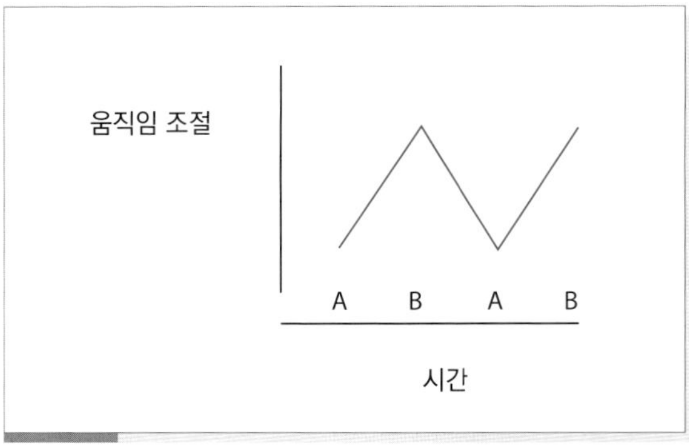

그림 1-1 ABAB 설계에서 감각촉진에 의해 치료되는 동안 환자의 운동조절 정도를 보여주는 그래프

질적(정성적) 연구

모든 연구는 개인 또는 집단에 관한 사실을 수집한다. 이 정보는 속성에 대해 수치로 결과를 측정한 경우(움직임 범위 비율, 보행거리, 척추만곡 정도, 자가 설문지 점수, 혈압 및 온도 등), 정량적(quantitative) 연구로 분류된다. 그러나 환자의 감정 등은 어떻게 정량화할까? 숫자는 많은 상당히 객관적인 사건들을 측정하는 데 사용될 수 있지만, 사람의 생각, 감정, 신념은 이러한 형태의 수치 평가의 대상이 될 수 없다. 때로 이러한 상황에서 더 적절한 것은 개인의 응답을 구두 또는 그림으로 녹음하는 것과 같은 설명이다. 수치적 접근을 피하는 정보 수집을 질적 연구라고 하며, 이는 연구자가 대개 인터뷰와 같은 기술을 사용하여 자신의 자연적 환경 내에서 다른 사람의 견해, 의견, 감정 및 믿음에 대한 통찰력을 얻을 수 있는 수단이다. 질적 연구 기법은 조사관에 의한 통제나 제한 없는 자연스러운 환경에서의 보고에 크게 의존한다. 또한, 협소한 측면에서 개인행동의 변화를 정량화하는 연구와 달리, 질적 연구에서는 전체적으로 그리고 사회적 환경과 관련하여 개인을 기술한다. 그러므로 질적 연구는 전체론적으로 생각할 수 있다. 비록 질적 연구의 원천 자료로서 초점집단이 인기를 끌고 있지만, 질적 연구는 개인이 속한 집단보다 특정 개인에 초점을 둔다.

질적 연구의 또 다른 중요한 측면은 독립적이고 객관적으로 연구대상자에 대한 정보를 수집하는 정량적 연구에서와 다르게 연구대상자와 밀착하여 자료를 수집하는 평가자의 역할이다. 이러한 주관성은 연구의 편향성을 유발할 가능성이 있지만, 동시에 평가하는 동안 민감성과 직관성을 발휘할 수 있도록 해준다. 이는 일부 주제 영역에서는 상당한 이점을 가질 수 있다. 그럼에도 불구하고, 질적 접근법의 정보 수집 과정이 세심하게 구조화되지 않으면, 연구자에 의해 연구결과가 편향되는 위험이 존재한다. 게다가, 인터뷰 기록, 비디오 기록 등의 분석은 매우 노동 집약적이며, 핵심 쟁점을 파악하기 어려울 수 있다. 이 문제는 평가자가 연구 중인 사람들과의 연관성이 있는 경우 더욱 악화되는데, 이는 평가받는 사람들이 종종 자신의 행동 변화를 감시하고 있다는 것을 알기 때문이다.

질적 접근은 준-의료 연구에 매우 중요할 수 있다. 그러나 정량적 기법에 대한 학문적 및 전문적 관점(다소 정당화되지 않지만)은 질적 기법을 무시하는 경향이 있다. 의료/건강 연구에서 표준(gold-standard)으로 알려진 무작위 통제실험에 대한 현재의 압도적 관심은 과학적 방법론 및 수치화에 기인한 추종을 보여주는 것이다. 그러나 임상조건 하에서 발생하는 결과 또는 사람의 속성 전체를 고려하지 않고 일부만을 고려한 것이라고 종종 비난을 받는다. 반면에, 보다 전체적인 접근방식 때문에 질적 기법은 병원이나 보건소 문화 또는 환자의 경험과 같은 현상을 기술하는데 매우 유용하게 사용될 수 있다. 특히 이러한 현상이 특이한 경우 더욱 그러하다. 나는 질적 연구와 양적 연구가 서로 우월하거나 열등하다고 보지 않으며, 상호 보완적인 기술이라고 생각한다. 두 개의 연구는 주어진 문제에 대한 각각의 문제 해결방법을 가지고 있다. 실제로, 나는 다중 방법 접근법이 훨씬 더 가치 있고 정보에 입각한 그림을 제공한다는 의견에 점점 더 동의하고 있다. 따라서 가능한 경우 질적 및 정량적 기법을 함께 사용할 것을 권고하고 싶다.

최근에 소개된 한 가지 기술은 Q-방법론이다. 데이터에 대한 컴퓨터 분석에 의존하기 때문에 이 책에는 포함되지 않았지만, 이 기법은 주관적인 질 높은 자료를 사용하는 질적 연구와 엄격한 통계분석을 이용하는 정량적 방법이 혼합된 것이다. 이는 특히 환자의 치료, 질병 및 재활 경험 또는 보호자의 치료과정 경험을 살펴볼 때 유용하다. 하지만 개인이 관심 있는 어떤 주제에도 적용 가능하다. 이 기법은 응답자를 그들이 말하는 이야기의 유사성에 따라 분류한다. 예를 들어, 만약 당신이 신체적으로 장애가 있는 아이를 돌보는 간병인들의 경험에 관심이 있다면, 그들의 특정한 문제, 관심사 등이 무엇인지 보기 위해 20명 또는 30명의 간병인과 함께 Q-방법론을 사용할 수 있으며, Q 분석 절차는 이러한 관점들을 서로 유사성에 따라 그룹화할 수 있다. 이런 식으로, 여러분은 각각 보호자들이 그들의 장애아들을 돌보는 여정을 어떻게 인식했는지에 대한 이야기를 들려주는 4~5개의 다른 이야기를 하게 될 것이다. 만약 이 기법을 학습하는데 더 관심이 있다면, 이 장의 끝에 언급되어 있다.

관찰기법

질적 · 양적 접근법에 속하는 한 가지 연구 기법은 관찰이다. 연구에 대한 관찰은 단순히 연구원이 관련 사건에 대한 직접적인 기록과 인식을 통해 주어진 주제에 대한 정보를 수집할 수 있다는 것을 의미한다.

관찰기법에는 자가 평가 또는 타인에 의한 평가가 포함될 수 있다. 자가 평가는 특정 상황에 대한 주관적인 반응을 보고하는 형식이다. 통증 측정은 환자가 자신이 겪고 있는 고통의 정도를 주관적으로 기록하는 자기 관찰의 전형적인 예이다. 다른 평가는 어떤 상황을 관찰하고 기록하기 위해 제3자가 기록하는 것이다. 학생들에 대한 평가는 자신의 임상적 경험을 바탕으로 평가하는데, 예를 들어, 환자와 관계가 어떨지에 대한 학생평가는 평가자의 경험적 관찰에 의존한다.

관찰은 클리닉과 같은 자연스러운 환경 또는 실험실과 같이 보다 통제된 환경에서 수행될 수 있다. 두 가지 모두 장점과 단점이 있다. 예를 들어, 자연스러운 환경은 외부 또는 편견의 영향 측면에서 적절하게 통제될 수 없는 반면, 사실성을 관찰한다는 이점이 있다. 반면 실험실 환경은 외부 영향을 제어할 수 있지만 얻은 결과가 자연스러운 환경에 적용되지 않을 수 있다.

모든 연구방법론이 그렇듯이 관찰기법에도 문제가 있다. 관찰의 신뢰성은 문제가 될 수 있으며, 결과적으로 일부 연구주제에는 여러 가지 형태의 관찰 또는 비디오 모니터링 시스템 같은 방법이 필요할 수 있다. 그럼에도 불구하고 관찰 정보 수집은 자체적으로 또는 다른 데이터 수집 기술과 함께 매우 중요한 접근 방식이 될 수 있다.

이 주제는 Robson(2002), Polit & Hungler(2002), Bowling(2002) 및 Polgar & Thomas(2007)에서 보다 자세히 다루고 있으며, 연구 접근방법의 범위에 대한 더 자세한 설명은 이 책을 참고하기 바란다.

설문 및 기타 기술적 기법

연구에서 이러한 접근법은 건강관리 연구자에게 필수적인 방법으로 3장에서 별도로 다룰 것이다. 기법은 특정 집단 내에서 주어진 문제에 대한 개요나 그림을 설정하는 데 유용하다. 예를 들어, 연구자들은 척수손상 환자 그룹을 추적하여 그들이 잔여 통증이나 움직임 제한과 같은 추가적인 신체적 문제를 가지고 있는지 여부, 재활훈련계획을 준수했는지 여부 등을 밝혀내기를 원할 수 있다. 특별히 고안된 설문지를 사용하는 것은 이러한 연구를 수행하는 매우 적절한 방법이 될 것이다.

행동연구

'행동연구'라는 용어는 치료사가 평가하고 치료를 수정하는데 도움이 되는 일련의 사건을 기술하기 위해 점점 더 많이 사용되고 있다. 행동연구에 대한 여러 모델이 있으며 독자는 Hart & Bond(1995)의 연구를 참조하기 바란다. 그러나 본질적으로, 행동연구과정은 실무에 기반한 문제를 식별한다는 점에서 문제 중심적이며, 실무자와 연구자가 이를 조사하기 위해 연구 프로그램을 설계한다. 이들은 결과에 기초하여 변화를 위한 프로그램을 개발하고 변경된 프로그램의 영향을 평가한다. 예를 들어, 뇌졸중 환자가 일상생활을 할 수 있도록 하는 것과 관련된 문제(예: 목욕)가 발견되면, 지역사회 물리치료사 및 작업치료사와 함께 연구자는 목욕을 용이하게 할 수 있는 방법을 설계할 것이다. 이 설계된 프로그램은 환자에게 적용되고 평가되는 과정을 주기적으로 거칠 것이다. 이것이 이 책의 초점인 연구형태와 유사해 보일 수 있지만, 행동연구는 특히 실무자와 연구원의 협력, 연구 문제의 특성, 연구결과에 기초한 중재 수정 및 개발 등의 유기적이고 주기적인 변화를 강조한다. 연구가 임상 환경에서 연구자만 수행하는 것이 아니라, 그 상황에서 실무자들과 협력하는 것이기 때문에, 행동 연구는 실무자에게 힘을 실어주고, 실무와 연구를 통합할 수 있게 도와줌으로서 이론과 실제 사이의 차이를 극복하는데 기여할 수 있다. 사용되는 연구방법은 정성적 또는 정량적 방법일 수 있다.

바탕이론

이것은 임상 추적시대에 특히 유용했던 또 다른 변형된 연구형태이다. 이 용어는 기존 데이터에서 얻어진 가설 또는 이론과 관련이 있다. 그러므로 가설 수용 여부를 확인하기 위해 가설을 만든 후 자료를 수집하는 대신, 바탕이론은 가설과 이론을 현실에 나타나는 현상을 기반으로 하여 만든다. 예를 들어, 역학자는 체계적으로 다발성 경화증의 발생에 대한 자료를 수집하고, 추운 기후, 젊은 사람들 그리고 중상층 부류에서 발생한다는 것을 발견하였다고 하자. 이러한 현상들에 대한 자료는 가설과 이론의 기반이 된다. 임상 추적을 통해 많은 자료가 일상적으로 수집되면 이를 근거로 특정 이론과 가설을 세울 수 있다. 자세한 내용은 Glaser와 Strauss(1999)를 참고하기 바란다.

통계 사용

통계는 정량적 연구의 중요한 부분이다. 여러분이 실험을 수행할 때마다 결과가 분석되고 관련 독자들이 이해할 수 있는 방식으로 제시하는 것은 필수적이며 통계는 이것을 성취하는 하나의 수단이다. 예를 들어, 관절염 발가락 관절에 대한 두 가지 치료 절차를 비교하기 위한 실험이 수행된 경우, 치료 후 각 환자의 운동 범위와 통증 수준을 보여주는 표를 제시하는 것만으로 독자가 이해하고 받아들일 수 있다고 기대하기에는 충분하지 않다. 데이터를 통계적 방법을 사용하여 분석, 기술 및 해석함으로서 연구결과에 대한 객관적인 결론을 얻을 수 있다.

이 책에서 다루는 주요 유형의 데이터 분석은 추정통계로 알려진 기법으로, 실험에서 파생된 결과를 분석하는 가장 일반적인 방법이다. 이 접근법과 관련된 개념과 절차는 6~9장과 13~18장에 설명되어 있다.

단, 데이터는 기술통계 기법을 사용하여 분석할 수도 있다. 연구자는 이 방법을 통해 연구결과 중 관심이 되는 특징을 기술할 수 있다. 기술통계는 흔히 조사 데이터를 분석하는 데 사용되며, 3~5장에서 더 자세히 언급될 것이다.

안타깝게도, 많은 사람들이 연구가 진행되는 동안 필요한 통계절차 때문에 연구를 미루거나 관련 책을 보는 것을 두려워한다. 통계를 이해할 수 없다고 느끼는 것은 대개 감정적인 문제로서, 통계 분석을 체계적으로, 단계별로 접근하는 한 어려운 것은 거의 없다.

통계 분석의 목적이 곱셈과 나눗셈을 테스트하는 것이라고 생각하지 말라. 통계는 단지 데이터 분석을 위한 도구에 지나지 않는다. 이 책은 가장 일반적으로 사용되는 통계 중 일부를 손으로 계산하기 위한 지침을 제공하고 있다. 물론 일반적으로 사용할 수 있고 데이터가 입력되면 통계 분석을 몇 초 만에 수행할 수 있는 수많은 소프트웨어들이 있다. 대표적인 소프트웨어가 SPSS (Statistical Package for the Social Sciences)이다. 필자의 경험에 따르면 일단 데이터가 입력되면 나머지는 상대적으로 쉽다. SPSS가 분석을 실행한 후 많은 양의 출력을 생성하지만, 그 중 많은 부분이 특히 초보 연구자들에게 직접 관련이 있는 것은 아니기 때문에 두려워할 필요 없다. SPSS를 이용한 통계분석 시 도움이 되는 책은 아래와 같다.

- **Julie Pallant (2007) SPSS survival guide.** Open University Press, Milton Keynes
  데이터 입력, 명령 및 메뉴 옵션 사용, 인쇄물 해석에 매우 도움이 되는 읽기 쉬운 책
- **Denis Anthony (1999) Understanding advanced statistics**
  통계 및 SPSS 데이터 분석에 대한 또 다른 단계별 접근법. 그러나 건강관리 연구를 보다 구체적으로 다룸

물론 일단 연구자가 SPSS 소프트웨어를 이용할 수 있다면 매우 쉽게 자료를 탐색하고 분석에 이용할 수 있다. 하지만 이 프로그램을 개인적으로 구매하는 경우 비용이 많이 든다. 연구 규모가 작고 컴퓨터 분석에 익숙하지 않은 연구자는 수동 계산이 더 바람직할 수 있다. 또한 적어도 처음에 직접 통계 계산을 하는 것이 통계적으로 어떻게 처리되는지를 경험하고 이해하는데 도움이 된다. 나의 학생 대부분은 초기 불안감에도 불구하고 펜, 종이, 계산기만으로 데이터베이스를 만드는 것이 매우 유익하고 도움이 된다고 말했다. 이 책이 이런 상황에서 유용하게 쓰이길 바란다.

마지막으로, 이 책에 제시된 통계 공식은 기억할 필요가 없다는 것을 기억하라. 그것들을 어디에서 찾을 수 있고 어떻게 사용하는지 안다면, 기억할 필요가 없다. 또한 공식이 어떻게 통계 이론에서 파생되었는지를 이해할 필요가 없다고 덧붙이고 싶다. 마치 자동차를 운전하면 되지 자동차 작동의 원리를 이해할 필요까지는 없는 것과 같다. 이 책을 통해 여러분에게 원하는 것은 언제, 왜 그리고 어떻게 적절한 통계프로그램을 운영하는가를 이해하는 것이다.

이 책의 구성

이 책은 세 부분으로 나뉘어져 있는데, 첫 번째 부분은 연구 프로젝트 설계, 두 번째는 통계 절차 그리고 세 번째 부분은 연구적용으로 구성되어 있다. 10장까지 읽으면 연구를 설계하는 방법과 그 결과로 얻어진 어떤 데이터에 어떤 분석을 사용해야 하는지에 대한 생각을 가질 수 있어야 한다. 제2절에서는 특정 통계 검사와 관련된 절차에 대해 설명하고 있다. 제3절에는 두 번째 절에서 다루는 통계 절차의 일부를 사용하는 연구적용 방법에 대한 7가지 예시가 수록되어 있다. 일부 주요 장마다 적절한 간격으로 가장 중요한 요점을 요약한 '핵심 개념' 상자가 있다. 그리고 각 장의 끝에 권장되는 추가적 추천도서 목록이 있으므로 참조하기 바란다.

▶ 추신. 이 책의 모든 실험과 데이터는 전적으로 가상의 것이다!

▶ 추신 추가. 예제와 활동의 모든 계산은 전체 소수점 이하 세 자리까지 수행되었다.

'내가 살 날이 하루만 있다면, 나는 통계 수업에 쓸 것이다. 하루가 더 길게 느껴질 것이다(Sanders et al 1985).'

기초 수학

우리들 대부분은 중고등학교 과정 동안에 배운 많은 기본 수학 개념을 잊어버릴 수 있다. 왜냐하면 단순한 이유로 자주 사용하지 않기 때문이다. 이 책의 통계 검사를 위해 계산기를 사용하는 것이 좋지만 다음 두 가지 이유로 수학의 기본 원리를 잘 알고 있어야 한다. 첫째, 계산기가 가장 복잡한 곱셈, 나눗셈 및 정사각형 처리를 수행할지라도 이러한 프로세스가 수행되는 순서를 알아야 한다. 의심의 여지없이 일부 계산은 다른 계산보다 먼저 되어야 한다. 둘째, 비록 계산기를 사용하고 있을지라도 일부 정보가 잘못 입력되었거나 단순히 계산기 오류로 이상한 결과를 내는 것이 가능하다. 따라서 계산 결과를 '눈으로 보고' 올바른지 확인해야 한다.

이 섹션은 여러분이 필요로 하는 기본 원리를 간단히 상기시켜 줄 것이다. 이 원칙은 부록 1에 자세히 설명되어 있다.

기본 규칙

1. 수식에 대괄호가 포함되어 있으면 먼저 그 안의 모든 계산을 수행해야 한다.
2. 수식의 대괄호 안에 괄호가 포함되어 있으면 가장 안쪽 괄호에 있는 계산을 먼저 수행해야 한다.
3. 수식에 더하기와 빼기 또는 곱셈과 나눗셈만 포함되면 왼쪽에서 오른쪽으로 계산한다.
4. 두 개의 음수를 더하면 음수가 된다.
5. 양수에 음수를 더하는 것은 양수에서 음수를 빼는 것과 같다.
6. 두 개의 양수를 곱하면 양수가 된다.
7. 양수와 음수를 곱하면 음수가 된다.
8. 두 개의 음수를 곱하면 양수가 된다.
9. 양수를 음수(또는 그 반대)로 나누면 음수가 된다.
10. 두 개의 음수를 나누면 양수가 된다.
11. 숫자의 제곱은 그 숫자를 곱한 것이다. 그것은 윗첨자^{2}로 표현된다.
12. 주어진 숫자의 제곱근은 자기 자신과 곱하여 주어진 숫자가 되는 양의 실수이다. $\sqrt{}$로 표현된다.
13. 소수점을 반올림하려면 극우측수로 시작한다. 5 이상일 경우 왼쪽으로 1씩 증가시킨다. 5보다 작으면 왼쪽의 숫자는 동일하게 유지된다.

14. 공식에 수학적 기호가 포함되어 있지 않으면 곱셈 기호를 가정한다. 예를 들어, 5(4+8)은 5×(4+8)을 의미한다.

통계기호

책 전체의 수식에 다음과 같은 기호들이 보일 것이다. 기호들이 나올 때 설명하겠지만, 이 페이지는 빠른 참조를 위해 필요할 것이다.

∑ = 기호의 오른쪽에 있는 모든 계산의 총합 또는 합계이다.

예)

$\Sigma 3^2 + 6^2 + 4^2 = 61$

x = 개개의 점수

$\overline{x}$ = 평균 점수

√ = 제곱근의 기호 및 계산이다.

예)

$\sqrt{89} = 9.434$

$\sqrt{17+15+86} = 10.863$

$\sqrt{51 \times 3} + 4 = 12.369 + 4 = 16.369$

N = 실험에서 총 점수

n^2 = 자기 자신의 곱

$8^2 = 8 \times 8 = 64$

< = ~보다 작다.

예) $5 < 7$ (5는 7보다 작다)

> = ~보다 크다.

예) $10 > 2$ (10은 2보다 크다)

C = 실험 조건 수

n = 하위 그룹 또는 조건의 점수

FURTHER READING

General research texts

Bowling A 2002 Research methods in health, 2nd edition. Open University Press, Buckingham

Brown B, Crawford P, Hicks C 2003. Evidence-based research: dilemmas and debates in health care. Open University Press, Maidenhead

Bryman A 2001 Social research methods. Oxford University Press, Oxford

Coolican H 2004 Research methods and statistics in psychology. 4th edition. Hodder and Stoughton, London

Glaser B, Strauss A 1999 The discovery of grounded theory. Chicago, Aldine

Hart E, Bond M 1995 Action research for health and social care: a guide to practice. Buckingham, Open University Press, Buckingham

Polgar S, Thomas S 2007 Introduction to research in the health sciences. Edinburgh, Churchill Livingstone.

Polit DE, Beck CT 2006 Essentials of nursing research: methods, appraisal and utilization, 4th edition. Lippincott, Philadelphia

Polit DE, Hungler B 2002 Nursing research: principles and methods, 6th edition. JP Lippincott and Co, Philadelphia

Rees C 2005 An introduction to research for midwives, 2nd edition. Elsevier Science, London

Robson C 2000 Small scale evaluation: principles and practice. Sage Publications, London

Robson C 2002 Real world research: a resource for social scientists and practitioner–researchers. Blackwell Publishing, Oxford

Saks M, Allsop J 2007 Researching health: qualitative, quantitative and mixed methods. Sage Publishing, London

Sanders DH, Eng RJ, Murph AF 1985 Statistics: a fresh approach. McGraw Hill, New York

Sim J, Wright C 2002 Research in health care: concepts, designs and methods. Nelson Thornes, Cheltenham

Smith K 2005 Understanding grounded theory principles and evaluation. Online. Available: http://nurseresearcher.rcnpublishing.co.uk/resources/archive/GetArticleById.asp?ArticleId=5870

Watson, R, McKenna H, Cowman S, Keady J 2008 Nursing research: designs and methods. Edinburgh, Churchill Livingstone

Qualitative research

Cavanagh S 2005 Content analysis: concepts, methods and applications. Online. Available: http://nurseresearcher. rcnpublishing.co.uk/resources/archive/GetArticleById.asp?ArticleId=5869

Conneeley AL 2002 Methodological issues in qualitative research for the researcher/practitioner. British Journal of Occupational Therapy 65(4): 185-190

Fielding N 2005 Varieties of research interviews. Online. Available: http://nurseresearcher.rcnpublishing.co.uk/resources/archive/GetArticleById.asp?ArticleId=6292

Greenhalgh T, Taylor R 1997 How to read a paper: papers that go beyond numbers (qualitative research). BMJ 315:740-743

Hammell KW, Carpenter C, Dyck I 2000 Using qualitative research: a practical introduction for occupational and physical therapists. Churchill Livingstone, Edinburgh

Hammell KW, Carpenter C 2004 Qualitative research in evidence-based rehabilitation. Churchill Livingstone, Edinburgh

http://www.qualitativeresearch.uga.edu/QualPage/10 December 2008

Lane P 2005 Focus group methodology. Online. Available: http://nurseresearcher.rcnpublishing.co.uk/resources/archive/GetArticleById.asp?ArticleId=6157

Mays N, Pope C 1995 Qualitative research: rigour and qualitative research. BMJ 311:109–112

Mays N, Pope C 2000 Qualitative research in health care: assessing quality in in qualitative research. BMJ 320:50–52

Pope C, Mays N 1995 Qualitative research; reaching the parts other methods cannot reach: an introduction to qualitative analysis in health and health services research. BMJ 311:42–45

Pope C, Mays N 2000 Qualitative research in health care: analysing qualitative data. BMJ 320:114–116

Pope C, Mays N 2006 Qualitative research in health care, 3rd edition. BMJ Publishing, London

Morse J 1992 Qualitative health research. Sage Publications, California

Morse J, Field P 1995 Nursing research: the application of qualitative approaches . Chapman & Hall, London

Roberts P 2005 Planning and running a focus group. Online. Available: http://nurseresearcher. rcnpublishing.co.uk/resources/archive/GetArticleById. asp?ArticleId=6067

Rose K 2005 Unstructured and semi-structured interviewing. Online. Available: http://nurseresearcher. rcnpublishing.co.uk/resources/archive/GetArticleById.asp?ArticleId=6294

Stevenson C 2005 Theoretical and methodological approaches in discourse analysis. Online. Available: http://nurseresearcher.rcnpublishing.co.uk/resources/archive/GetArticleById.asp?ArticleId=5936

Wainwright SR 2005 Analysing data using grounded theory. Online. Available: http://nurseresearcher. rcnpublishing.co.uk/resources/archive/GetArticleBy-

Id.asp?ArticleId=6296

There are a number of online journals specialising in qualitative methods, two useful examples of which are:

The Qualitative Report. Online. Available http://www.nova.edu/ssss/QR December 10 2008

Qualitative Research. Online. Available http://qrj.sagepub.com/ December 10 2008

The *BMJ and Nurse Researcher* are also online

Evidence–based healthcare

BMJ Clinical Evidence. Online. Available http://clinicalevidence.bmj.com/ceweb/index.jsp December 10 2008

Bury T, Mead J 2002 Evidence-based healthcare; a practical guide for therapists, 2nd edition. Butterworth Heinemann, Edinburgh

Carnwell R 2005 Essential differences between research and evidence-based practice. Online. Available: http://nurseresearcher.rcnpublishing.co.uk/resources/archive/GetArticleById.asp?ArticleId=6150

Centre for Reviews and Dissemination . Online. Available http://www.york.ac.uk/inst/crd and http://www.york.ac.uk/inst/crd/crddatabases.htm for the economic and health technology evaluations December 10 2008

Cochrane Collaboration. Online. Available http://www.cochrane.org December 10 2008

Evans D 2003 Hierarchy of evidence: a framework for ranking evidence evaluating healthcare interventions. Journal of Clinical Nursing 12:77–84

Goding L, Edwards K 2005 Evidence-based practice. Online. Available: http://nurseresearcher.rcnpublishing.co.uk/resources/archive/GetArticleById.asp?ArticleId=6197

Gray M 2001 Evidence based healthcare, 2nd edition. Churchill Livingstone, Edinburgh

Hamer S, Collinson G 2005 Achieving evidence-based practice; a handbook for practitioners. Bailliere-Tindall, Edinburgh

http://www.patient.co.uk/printer.asp?doc=40002064

National Institute for Clinical Excellence. http://www.nice.org.uk December 10 2008

National Service Frameworks. Online. Available http://www.dh.gov.uk/en/Policyandguidance/healthandsocialcaretopics/DH_4070951 December 10 2008

Physiotherapy Evidence Database (PEDro). Online. Available http://www.pedro.fhs.usyd.edu.au/links.html December 10 2008

Public Health Research Unit. Online. Available http://www.phru.nhs.uk/Pages/PHD/resources.htm December 10 2008

Sackett D, Haynes B 1995 On the need for evidence-based medicine. Evidence Based Medicine 1:4–5

Sackett D, Rosenberg WMC, Gray JAM, Haynes RB, Richardson WS 1996 Evidence-based medicine: what it is and what it isn't. BMJ 312:71–72

Taylor MC 2007 Evidence-based practice for occupational therapists, 2nd edition. Blackwell Science, Oxford

The quantitative/qualitative debate and some methodological approaches

Bryman A 1988 Quantity and quality in social research. Routledge, London

Carr L 1994 The strengths and weaknesses of quantitative and qualitative research: what method for nursing? Journal of Advanced Nursing 20:716–721

Clark AM 1998 The qualitative–quantitative debate: moving from positivism and confrontation to post-positivism and reconciliation. Journal of Advanced Nursing 27 (6): 1242–1249

Creswell JW 2003 Research design: qualitative, quantitative and mixed methods approaches, 2nd edition. Sage Publications, London

Hammersley M 1991 Deconstructing the qualitative–quantitative divide. In Hammersley M (ed) What's wrong with ethnography? Routledge, London

Kelly B, Long A 2005 Quantity or quality. Online. Available: http://nurseresearcher.rcnpublishing.co.uk/resources/archive/GetArticleById.asp?ArticleId=6151

Newell R 2005 Single case experimental design: controlling the study. Online. Available: http://nurseresearcher. rcnpublishing.co.uk/resources/archive/GetArticleById.asp?ArticleId=6071

Rose S 1976 The conscious brain. Penguin, Harmondsworth.

Williamson GR 2005 Illustrating triangulation in mixed-methods nursing research. Online. Available: http://nurseresearcher.rcnpublishing.co.uk/resources/archive/GetArticleById.asp?ArticleId=5955

Q–methodology

Cordingly L 2005. Q methodology. http://nurseresearcher. rcnpublishing.co.uk/resources/archive/GetArticleById.asp?ArticleId=5871

Herron-Marx S, Williams A, Hicks C 2007 A Q methodology study of women's experiences of enduring post-natal perineal and pelvic floor morbidity. Midwifery 23(3): 322–334. Online. Available http://www.ncbi.nlm.nih.gov/sites/entrez?db=pubmed&uid=1 7126457&cmd=showdetailview&indexed=google December 10 2008

Statistics and computer software

Pallant J 2007 SPSS survival manual, 3rd edition. Open University Press, Buckingham

Anthony D 1999 Understanding advanced statistics. Churchill Livingstone , Edinburgh

CHAPTER 2

연구설계 및 통계: 기본 개념

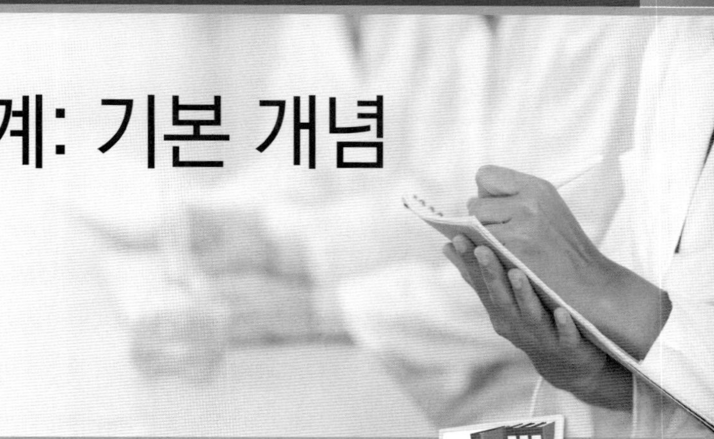

이 장의 내용

기술통계
기술통계의 예시

추정통계
추정통계의 예시

여러분이 연구에 참여할 때, 대부분 정보를 수집하거나 근긴장도, 회복률, 폐활량, 환자 만족도, 환자 수, 통증 수준, 일상생활능력 등 무언가를 측정하게 될 것이다. 이러한 정보를 자료라고 한다. 연구가 어느 정도 가치를 지니기 위해서는 다른 연구원들이 이해할 수 있는 방법으로 이러한 자료의 의미를 제시해야 한다. 예를 들어, 다발성 경화증 환자의 다리 운동을 촉진하기 위한 반사요법과 치료 마사지 사이의 효과를 비교하기 위해 설계된 실험을 수행한 후 자료를 정리하여 제시하지 않고, 수집된 그대로 제시한다면 연구의 의미가 없어지게 된다. 다시 말해서, 연구자는 그 결과를 잘 이해할 수 있게 제시해야 한다.

결과를 이해시키는 방법은 여러 가지가 있지만, 임상치료사에게는 두 가지 방법이 가장 중요하다. 첫 번째 방법은 기술통계(descriptive statistics)로서, 연구자는 일반적으로 조사 양식에서 데이터 세트를 수집한 다음 가장 중요한 특징(예: 평균점수, 점수 범위 등)을 기준으로 설명하는 것이다. 두 번째 방법은 추정통계(inferential statistics)라고 하며, 일반적으로 실험에서 수집된 자료를 통해 수집되지 않은 자료의 특성까지 추정하는 방법이다. 이러한 접근법의 차이에 대해서는 지금 간략하게 설명하고 이후 장에서 자세히 설명할 것이다.

기술통계

이미 언급한 바와 같이, 기술통계는 설문조사에서 흔히 사용된다. 설문조사는 많은 사람들로부터 인터뷰나 설문지를 사용하여 정보를 수집하는 형태의 연구방법으로, 이 그룹의 전반적인 모습을 연구자가 관심을 갖는 특성으로 설명할 수 있도록 하는 연구 방식이다. 정부가 정책방향을 설정하기 위한 방안 중 하나로 일상적으로 수집되는 많은 데이터를 기술통계기법을 사용하여 분석하고 있다는 것은 기술통계의 가치를 잘 보여준다. 예를 들면, 도수치료에 대한 만족, 물리치료실 외래환자 불참률, 예방 접종률 등이 있다. 이러한 방식으로 수집된 정보는 가장 흥미로운 결과를 강조하기 위해 기술통계기법을 사용하여 분석된다. 예를 들어, 실제로 영국 정부는 당뇨병과 심장동맥질환과 같은 주요 질병의 위험군을 알아보기 위해 집단검진 도입을 추진하고 있다. 어떤 집단이 가장 낮고 가장 높은 효과를 보이는지, 대중들의 반응과 인식, 조기 선별의 장기적인 건강 영향 등을 평가하는데 유용할 것이다. 이러한 종류의 설문조사 결과 중 상당수는 기술통계기법을 사용하여 분석될 것이다.

설문조사가 수행되는 방식은 다음 장에서 보다 자세히 설명된다. 그러나 기술통계와 추정통계가 어떻게 다른지에 대한 개요를 얻을 수 있도록 설문조사 방법과 기술통계에 대해 간략히 설명한다.

예를 들어, 당신이 정형의학에 대한 일반적인 주제에 관심이 있다고 가정해 보자. 이 주제에 대한 방대한 양의 데이터를 쉽게 수집할 수 있을 것이다. 예를 들면 다음과 같다.

1. 특정 지역에서 현재 고용된 지역사회 정형의학 전문의 수와 전문 분야
2. 지난 한 해 동안 지역 내 정형의학 전문의의 1주당 평균 통화 수
3. 지난 한 해 동안 관찰된 환자의 유형(연령, 건강 상태, 인종, 사회계층, 성별 등)
4. 특정 범주의 환자를 치료하는 데 걸린 평균 시간
5. 지난 10년 동안 지역사회 정형의학 관련 사항의 변화를 기록할 수 있다(예: 특정 환자 집단에 대한 제공 증가).

이 모든 조사 데이터를 통해 다음과 같은 정보를 얻을 수 있다.

- 특정 지역에서 진행 중인 일들(지역사회 정형의학 관련 서비스의 제공 유형 및 범위)
- 기존 또는 잠재적 문제 영역의 식별(예: 일부 지역 또는 일부 범주의 환자 변동)
- 문제 범위
- 설명 가능한 사유

또한 설문조사는 과거 경향을 파악할 수 있으므로 미래 패턴을 예측하는 데 사용될 수 있다(예: 75세 이상 연령대의 인구 증가와 지역사회 기반 의료에 대한 증가 추세를 반영해 노년층의 문제에 관심을 갖고 있는 지역사회 정형의학 전문의 추가 공급 및 수요의 필요성을 제기할 수 있다). 이러한 설문조사의 결과는 중대한 사안뿐만 아니라 사소한 정책 결정에도 근본적인 영향을 줄 수 있다. 그리고 그러한 정책 변경이 시행되는 경우, 설문조사는 이러한 변화가 미치는 영향을 평가하는데 사용될 수 있다. 기술통계가 임상치료사에게 유용할 수 있는 몇 가지 방법을 보다 구체적인 예를 통해 살펴보겠다.

기술통계의 예시

여러분이 정형의학대학의 학장이라고 가정해 보자. 분명히, 학교에서 실기 및 이론을 포함한 학생 성적의 표준치에 대해 걱정할 것이다. 특히, (a) 이러한 표준치가 매년 감소하고 있는지 또는 증가하는지, (b) 전국의 다른 학교들과 비교하여 어느 정도 수준인지 알고 싶을 것이다. 이를 위해서, 기술통계, 즉 자료의 특성을 잘 드러내는 수학적 방법을 사용할 필요가 있을 것이다.

첫 번째 예를 들어 보자. 표준치가 매년 변화하는지 확인하려면 최종 이론과 실기 시험에 대한 지난 10년 동안 평균점수를 수집한다. 표준치를 연도별로 그래프를 그려보면 아래 그림 2-1과 같이 나타날 것이다.

이러한 평균점수 그래프를 통해 성적 흐름과 실기 및 이론 시험의 성적을 비교할 수 있다. 여러분의 학교를 다른 학교들과 비교하기 위해서, 2019년 다른 모든 학교들로부터 평

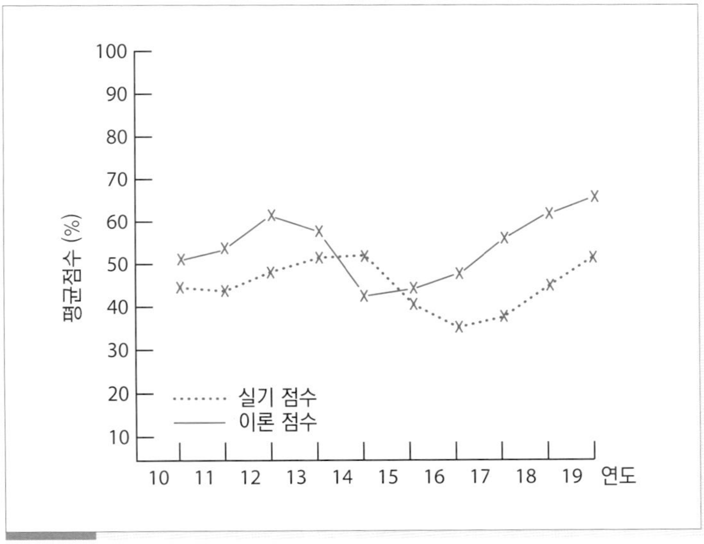

그림 2-1 최근 10년간 정형의학대학의 이론과 실기 평균점수

균점수를 수집하여 표 2-1과 같이 자료를 정리할 수 있다.

표 2-1 2019년도 모든 정형의학대학의 평균 시험성적

학교	이론 평균점수	실기 평균점수
A	63	58
B	45	55
C	48	59
D	57	45
E	70	50
F	52	60
G	54	61
H	67	66

2019년도 평균(이론 66%, 실기 52%, 그림 2-1 참조)을 다른 학교의 평균과 비교하여 여러분의 학교가 얼마나 잘 수행하고 있는지 알아볼 수 있다. 이 정보를 통해 여러분의 학교는 이론 시험에서 세 번째이지만 실기 시험에서는 일곱 번째에 불과하다는 것을 알 수 있다. 또한, E 학교가 이론에서 가장 좋은 성적을 보이지만 이론과 실기 사이에 가장 큰 차이가 있다는 것을 알 수 있을 것이다. 즉, 자료로부터 상당량의 정보를 수집할 수 있다.

위에 설명된 방법 외에도 자료를 설명하는 방법은 여러 가지가 있다. 그러나 가장 보편적으로 사용되는 3가지 기술통계 유형은 다음과 같다. 그래프; 전형적인 점수와 결과를 중심으로 자료의 집중 경향의 측정치; 점수의 변이 측면에서 자료를 제시하는 분산의 측정치. 이들 각각은 5장, '기술통계'에서 좀 더 자세히 설명한다.

기술통계는 연구자가 어떤 종류의 조사를 통해 많은 양의 데이터를 수집하고 데이터에 대한 설명을 제공하기 위해 특정 종류의 정보를 추출하고자 할 때 사용된다. 기술통계를 통해 관심 있는 데이터의 속성에 대한 설명을 할 수 있지만, 수집한 자료 이상의 다른 것을 추론할 수는 없다는 점을 알아야 한다. 다시 말해서, 만약 여러분이 20명의 근위축 환자군의 근력을 측정한다면, 수집된 자료에 대해 힘의 평균, 범위, 수축 속도 등의 측면에서 자료를 설명하기 위해 기술통계를 사용할 수 있다. 하지만 수집된 자료 이외에 다른 환자에 대해 어떤 것도 추론할 수 없다. 추론을 하기 위해서는 추정통계를 사용해야 한다.

추정통계

대부분 선거가 시작되기 전에 어느 정당이 우세할 것인가에 대한 여론조사를 실시한다. 연구자는 이러한 정보를 얻기 위해 전 국민을 대상으로 조사할 수 없기 때문에 표본(samples)을 추출하여 조사한다. 표본으로 선택된 사람들의 반응을 이용하여 다른 사람의 생각을 유추 또는 추정하게 된다. 그러나 여러분은 이런 여론조사가 올바르지 않을 수 있다고 생각할 수 있다. 예를 들면, 특정 지역을 대상으로 표본을 추출한다면 결과가 다르게 나타날 수 있다.

전 국민을 대표할 수 있는 표본을 추출하는 방법을 무작위 표본추출(random sampling)이라고 부른다. 무작위 추출을 하기 위해서는 모든 대상이 표본으로 선택될 기회가 동등해야 한다. 예를 들면, 52장의 카드에서 6장의 카드 뽑기를 시행한다면, 먼저 52장의 카드를 마음대로 섞고 난 후 6장의 카드를 뽑게 할 것이다. 카드를 돌리는 사람이 속이지 않는 한 뽑는 사람은 무작위로 섞인 52장의 카드에서 동등하게 6장의 카드를 뽑게 된다.

여기에서 중요한 사실이 있다. 첫째, 만일 처음 뽑은 카드를 다시 되돌려 받지 않고 두 번째 사람이 카드를 뽑으면 동등한 입장이 되지 않는다. 유사하게, 만일 하지절단 환자 집단에서 무작위로 두 그룹의 하지절단 환자를 선택한다면, 두 그룹은 그들의 특성(예: 나이, 신장, 건강상태 등)이 동일하지 않다. 둘째, 표본이 많이 추출될수록 그 집단의 특성을 잘 나타낸다. 예를 들면, 하지절단 환자 60명 중 3명을 선택하는 것보다 30명을 선택하는 것이 하지절단 환자의 특성을 잘 보여줄 것이다. 무작위로 표본을 추출하는 방법은 3장에서 더욱 자세히 소개하겠다. 다시 여론조사로 되돌아가서, 비록 무작위로 추출된 표본이 전체 집단을 잘 대변할 수 있지만, 아직도 선거를 예견하는 데 있어서 오류의 요인이 존재한다. 왜냐하면 어떤 사람은 실제 투표에서 마음이 변할 수 있고, 투표를 포기하거나 질문을 잘못 이해하여 답하는 경우가 있기 때문이다.

그럼에도 불구하고, 만일 선거권을 가진 자 중에서 무작위 추출이 잘 이루어졌다면, 추정통계학을 이용한 오류의 정도 계산으로 선거의 결과를 예상할 수 있다. 이런 통계학은 연구자가 적은 표본을 이용하여 얻은 결과로 표본이 추출된 집단을 유추할 수 있게 한다. 일반적으로 이런 일이 행해지는 방법은 가설을 설정하고, 가설검정을 위한 실험을 설계하고, 가설이 올바른지를 알아보기 위하여 추정통계학을 이용하여 실험의 결과를 분석하는 것이다. 다시 말하면, 추정통계학은 가설을 검정하기 위하여 사용된다. 가설을 검정하는 방법은 실험설계(experimental design)와 상관설계(correlational design)의 두 가지 형태가 있다. 이에 대해서는 6장에서 자세히 다루고 있다.

추정통계의 예시

이 방법은 환자에게 두 가지 치료법을 적용하여 나타난 효과를 비교하기 위해서 물리치료사가 가장 흔히 사용하는 전통적인 방법이다. 여러분이 요실금으로 고통받고 있는 30대 중

반의 여성을 위한 방광조절 기술에 관심이 있다고 상상해 보자. 여러분이 A와 B라는 두 치료법을 알고 있다면, 둘 중 어떤 것이 더욱 효과적인지를 알고 싶을 것이다.

이런 의문을 해결하기 위하여, 30대 중반의 요실금을 가진 모든 환자를 검사하는 것은 불가능하다. 따라서 여러분은 A치료에 동의한 20명을 무작위로 선택하고 또한 B치료에 동의한 20명의 환자를 무작위로 선택할 것이다. 두 그룹은 치료행위를 제외한 모든 환경은 동일한 상태에서 실험에 참여하게 되고, 치료가 끝나면 두 그룹의 방광조절 능력을 비교할 것이다.

A치료가 B치료보다 방광조절 능력을 향상시켰다고 상상해 보자. 이런 차이가 우연히 발생한 것(예: 환자의 감정상태, 성격적 요소, 현재의 건강상태, 피로 등에 의해 두 그룹 간에 차이가 발생)이라고 생각할 수 있다. 의문은 두 그룹 간의 차이가 치료효과에 의한 차이인지, 아니면 우연에 의해 생긴 차이인지이다.

만일 실험이 적절한 선행조건에 맞게 실행되었다면, 통계적 검정을 이용하여 자료를 분석하고 차이가 우연에 의한 것인지, 치료효과에 의한 것인지를 결정할 수 있다. 만일 치료효과에 의한 차이라면 A치료가 더욱 효과적이라고 결론을 내릴 수 있다. 그리고 표본이 무작위로 추출되었다면 전체 요실금 환자에게 확대하여 A치료를 권유할 수 있을 것이다.

핵심 개념

연구 자료는 독자가 이해할 수 있는 방식으로 제시되어야 한다. 이를 수행하는 두 가지 주요 방법이 있다.

- 기술통계: 평균점수 등을 기술하여 설문조사 결과의 주요 특징을 요약
- 추정통계: 가설을 검증하기 위해 사용되며, 연구대상자 중 일부 표본을 추출하고, 연구결과를 표본이 추출된 모집단으로 확대해석하는 방법

즉, 기술통계학은 연구자가 얻어진 결과에 대하여 언급할 수 있게 하고, 수집된 자료를 넘어선 추측은 할 수 없다. 반면에 추정통계학은 연구자가 수집된 자료를 넘어선 추측을 할 수 있게 한다.

FURTHER READING

Boynton P 2005 The research companion: a practical guide for the social and health sciences. Psychology Press, Hove

Cohen L, Holliday M 1996 Practical statistics for students. London, Paul Chapman Publishing

Coolican H 2004 Research methods and statistics in psychology, 4th edition. London, Hodder Arnold

Coolican H 2006 Introduction to research methods in psychology, 3rd edition. London, Hodder Arnold

Field A, Hole G 2004 How to design and report experiments. London, Sage

Parahoo K 2006 Nursing research: principles, process and issues, 2nd edition. Macmillan, London

Polgar S, Thomas S 2007 Introduction to research in the health sciences. Churchill Livingstone, Edinburgh

Robson C 2004 Real world research, 2nd edition. Blackwell Publishing, Oxford.

Robson C 1999 Experiment, design and statistics in psychology. Penguin Psychology, Harmondsworth

Scott I, Mazhindu D 2005 Statistics for health care professionals. Sage Publications, London

Watson R, McKenna H, Cowman S, Keady J 2008 Nursing research: designs and methods. Edinburgh, Churchill Livingstone

CHAPTER 3

설문지, 설문조사, 표본추출

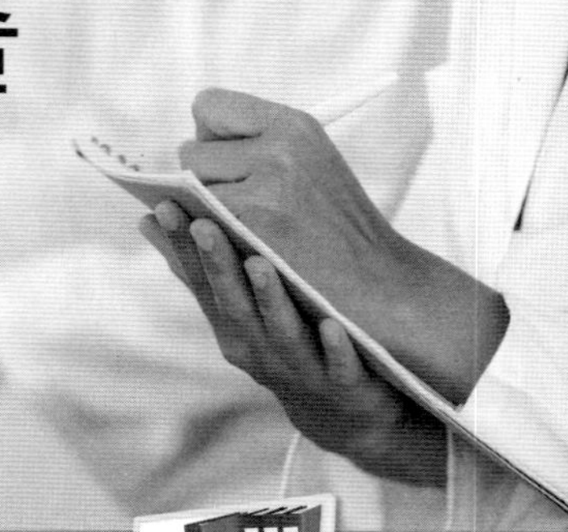

이 장의 내용

이전 장에서는 설문지를 어떤 집단에 대한 정보를 수집하는 수단으로 설명하였지만, 실험 또는 단일 사례 설계에서도 사용될 수 있기 때문에 매우 귀중한 데이터 수집 방법이 된다. 이 장에서는 설문지 설계의 기본 원칙을 살펴보고 설문조사 수행에 대해 자세히 다루고자 한다. 21장에서는 특정 형태의 설문지–태도 측정에 대해 더 자세히 살펴볼 것이다.

설문지 설계

좋은 설문지를 설계하는 것은 고도의 기술이 필요한 것으로 단순히 몇 가지 질문을 종이에 적어 놓는 것이 아니다. 좋은 설문지의 설계와 적용을 위해서는 6단계를 거쳐야 한다.

1. 설문지가 다룰 일반적인 주제 확인하기(연구자가 생각하고 있는 목표 반영)
2. 이 모든 주제를 다루는 질문 초안 작성하기
3. 설문지 파일럿(사전) 조사하기(확실하지 않거나 의미 없는 질문, 모호한 지침 등에 대한 피드백을 수집하기 위해 설문지를 여러 사람에게 제공하는 것–설문지를 대상 모집단에게 반드시 해야 하는 것은 아님)
4. 파일럿 평가에서 수집한 정보를 이용하여 설문지 수정하기
5. 초기 문제가 해결됐는지 여부를 규명하기 위한 두 번째 파일럿 조사 시행하기

6. 실제 연구 또는 조사에 설문지 적용하기(완성된 설문지를 다양한 방법으로 분석할 수 있음)

연구원이 중요하다고 여긴 질문 이외에도 중요한 질문이 있을 수 있기 때문에 적절하게 구성되었는가를 확인하는 것은 중요하다. 이것은 주요 주제를 확인하기 위해 문헌을 철저히 검토해야 한다는 것을 의미한다. 각각의 주제로부터 일련의 질문들을 구성할 수 있다. 문헌을 통한 주제 검토는 설문지에 대한 어느 정도의 타당성(21장 참조)을 제공한다. 이는 도구가 측정하고자 하는 것을 측정하려 할 때 필수적으로 필요한 사항이다. 보고서나 출판물로 글을 쓰는 경우, 관련 연구 작업을 인용하여 주제를 정당화하는 것도 중요하다. 예를 들어, 관절대치술 후 조기 퇴원프로그램에 대한 환자의 평가와 관련된 설문지를 개발하는 경우, 문헌 검색에서 일반적으로 발생하는 5가지 주제를 알게 되었다면, 각 주제들을 이용하여 설문지 구성의 토대가 되는 질문을 만들 수 있다. 5가지 주제는 다음과 같은 것일 수 있다.

- **주제 1:** 비공식적 보호자에 대한 압박(Smith 2006; Jones 2007; Bloggs 2007; Brown 2008)
- **주제 2:** 가정환경의 친근함(Andrews 2005; Blake 2006; Clark 2007; Davies 2007)
- **주제 3:** 임상적으로 관련된 불안감(Evans 2004; Freeman 2006; Gold 2007; Harris 2008) 등

질문 작성을 위한 연구문헌 고찰은 연구원이 핵심 사안을 잘 알고 있으며, 설문지에 질문 항목을 포함시킬 수 있는 근거로서 작용한다. 그러나 이용 가능한 문헌만으로 설문지를 개발하는 것은 아니다. 포커스 그룹을 실행하거나 관련자와 비공식적인 인터뷰를 수행하면 문헌검색에서 얻은 결과를 더 분명히 하고 입증할 수 있다. 예를 들어, 위의 경우에서 조기 퇴원 환자와 병원 및 지역사회 보건 전문가를 인터뷰하여 조기 퇴원을 둘러싼 문제에 대한 견해를 얻을 수 있다.

질문하기

질문은 열린 형태와 닫힌 형태의 두 가지 형태가 있다. 열린 형태 질문은 대답을 할 때 응답자가 자유롭게 응답할 수 있는 질문이다. 즉, 대답에 경계나 제약을 주지 않는 질문이다. 반면 닫힌 형태 질문은 응답자가 질문에 대답하는 방법으로 제한된 선택만 가능한 것이다. 이 둘의 차이점을 설명하기 위해 모든 임상치료사가 환자의 건강에 대한 간단한 질문을 예

로 들어보자.

환자에게 '오늘 기분이 어떤가요?' 아니면, 대체적으로 '오늘은 좀 나아졌어요?'

첫 번째 질문은 환자가 그들의 고통 수준, 식욕, 불안 수준 등에 대해 진술할 기회가 주어지기 때문에 열린 형태 질문이다. 두 번째 예는 닫힌 형태 질문이다. 환자가 실제로 '예' 또는 '아니오'로만 대답할 수 있기 때문이다. 이 예는 단순하지만, 정보를 도출하기 위한 질문의 형태를 보여준다.

두 가지 유형의 질문은 장단점이 있다. 열린 형태 질문은 응답자에게 더 많은 유연성을 부여하며, 결과적으로 연구자가 생각하지 못했던 유형의 정보를 더 많이 도출할 수 있다. 그러나 이러한 답변은 객관적으로 분석하기가 어렵다. 즉, 한 사람의 대답을 다른 사람의 대답과 비교하는 것이 어려울 수 있으며 매우 노동 집약적일 수도 있다. 실제로 개방적인 대응을 적절히 분석하기 위해서는 상세하고 체계적인 내용 분석이 필요하다. 1장 말미에 '정량적 연구' 내용과 질적 데이터의 주제적 분석에 관한 'Adride-Stirling'(2001년) 논문도 참조하기 바란다(이런 종류의 정성적 데이터를 분석하는 데 사용할 수 있는 소프트웨어, NVivo가 있지만 여전히 응답을 입력하는 데 많은 시간이 필요하다). 또한, 개방형 질문은 응답자가 완료하는 데 더 많은 시간이 소요되며, 답변 지침이 없으면 많은 참가자가 요점을 완전히 놓치고, 매우 피상적인 답변만 하거나 유용하지 않은 답변을 제공할 수 있다.

구조화된 닫힌 질문 형식은 답변이 신속하게 완료되고, 쉽게 분석되며, 사람 간의 직접 비교가 가능하다. 그러나 분석은 각 문항에 제공된 응답 범주에 제한될 수밖에 없다(이 점은 4장 및 이 장 후반부에서 더 자세히 논의). 이러한 질문의 가치는 질문 작성자에 의해 결정되기 때문에, 작성자는 모호함과 편견이 없는 질문과 포괄적이고 적절한 응답 구조를 제공해야 한다. 응답자들은 자신의 요구를 충족시키지 못하는 답변 형식에 흔히 짜증을 내고 결과적으로 답변을 거부하기도 한다.

이러한 점들은 질문지 설계에서 질문의 단어를 쓰는 방법과 닫힌 질문에 대한 응답 형식을 구성하는 방법의 특히 중요한 두 가지 문제를 제기한다.

질문 문장 만들기

올바른 질문을 하는 것은 숙련된 과학이며 여기에서 적절히 다룰 수 있는 주제는 아니다(Oppenheim, 1992 '설문지 설계 및 태도 측정' 참조). 여기서는 몇 가지 지침을 제공하고자 한다. 좋은 질문 설계를 위해서는 해야 할 일과 하지 말아야 할 일이 있다.

1. 복잡한 문장 구조를 사용하지 않는다. 문장을 분명하고 단순하게 유지한다.
   예) 다음과 같이 질문한다.
   '낭포성 섬유증이 정부지원을 받아야 하는 최우선 유전질환이라고 생각하십니까?'
   예) 다음과 같은 질문은 피한다.
   '생명을 위협하는 무서운 질병인 곤충성 섬유증과 환자와 가족에게 막연한 불안, 고통, 통증을 유발하는 낭성 섬유증이 유전공학 프로젝트를 위한 정부기금을 받는 최우선 사항으로 고려되어야 한다고 생각하십니까?'

2. 의학 전문용어를 사용하지 않는다. 응답자가 이해할 수 있는 단어와 구를 사용한다.
   예) 다음과 같이 질문한다.
   '당신은 언제 쓸개 수술을 받았습니까?'
   예) 다음과 같은 질문은 피한다.
   '당신은 언제 담낭 절제술을 받았습니까?'

3. 한 번에 두 가지 이상을 묻는 것으로 응답자를 혼동시키지 않는다. 문장 하나당 하나의 아이디어를 유지한다.
   예) 다음과 같이 질문한다.
   '먹은 후에 통증이 있습니까?', '걷고 나서 통증이 있습니까?'
   예) 다음과 같은 질문은 피한다.
   '당신은 먹거나 걸을 때 통증을 경험한 적이 있습니까?'

4. 모두가 당신이 의미하는 바를 알 것이라고 가정하지 않는다. 명확하게 질문한다.
   예) 다음과 같이 질문한다.
   '매일 20분 이상 운동을 합니까?'
   예) 다음과 같은 질문은 피한다.
   '당신은 정기적으로 운동을 합니까?'

5. 이중 부정을 사용하지 않는다. 긍정적인 질문을 한다.
   예) 다음과 같이 질문한다.
   '운동을 한 후에 어떤 것을 먹기를 원하십니까?'
   예) 다음과 같은 질문은 피한다.
   '운동을 한 후에 아무것도 먹고 싶지 않았습니까?'

6. 유도 질문을 하지 않는다. 감정적이지 않고 편견이 없는 형식으로 질문한다.
   예) 다음과 같이 질문한다.

'흡연자가 흡연과 관련된 질병 치료에서 벗어나야 한다고 생각하십니까?'

예) 다음과 같은 질문은 피한다.

'흡연자가 스스로 자초한 흡연질환에 대한 치료를 받을 자격이 없다는 의견에 동의하십니까?'

설문지 작성방법에 대한 지침은 명확하고 모호하지 않아야 한다. 또한, 오해를 피하기 위해 필수용어가 무엇인지에 대한 정의를 동봉해야 할 수도 있다. 예를 들면, '운동하기'는 '자신이 하고 있는 모든 형태의 운동을 의미하며 1시간 이상 시행된 것을 의미한다' 같은 용어 정의가 제공되는 것이 필요하다. 설문조사 시 발생할 수 있는 잠재적인 문제를 확인하고 교정할 수 있는 기회를 제공하는 파일럿 조사는 필수적인 절차임을 기억하라.

닫힌 질문 설문형식을 위한 응답 양식

응답 방법을 체계화하는 것은 응답자가 얼마나 정직하게 답변하는 지와 설문지로부터 도출할 수 있는 정보의 가치와 양을 결정하기 때문에 설문지 설계에서 중요하다. 이러한 응답 형식은 질문에 대한 개인의 생각을 측정하는 방법으로, 측정 범위는 단순한 것부터 복잡한 척도까지 다양할 수 있다. 척도나 측정 수준은 모든 종류의 연구에서 중요한 부분이며 4장에서 자세히 다루고 있고 여기서는 간단한 소개만 할 것이다.

여러분이 전립선 절제술 후 요실금을 경험하고 있는 환자를 치료해왔다고 가정해 보자. 그리고 수술 6개월 후에 그들에게 어떻게 진행되는지 알아보기 위해 후속 설문지를 보내기를 원한다고 가정하자. 여러분이 묻고 싶은 한 가지 질문은 '여전히 요실금을 앓고 있는가?' 이에 대한 가능한 답변은 다음과 같은 여러 가지 방법으로 구성할 수 있다.

(a) 아직도 요실금으로 고통받고 있으십니까?

예 □ 아니오 □

(b) 아직도 요실금으로 고통받고 있으십니까?

1	2	3	4	5
전혀	드물게	자주	매우 자주	항상

(c) 아직도 요실금으로 고통받고 있으십니까?

전혀 없음	□	하루에 세 번	□
하루에 한 번	□	하루에 네 번	□
하루에 두 번	□	하루에 다섯 번	□

첫 번째 응답 형식은 간단한 것으로 기본적인 정보만 제공한다. 예를 들어, '예' 상자를 선택한 응답자는 한 달에 한 번 또는 한 시간에 한 번씩 요실금을 앓을 수 있지만, 이런 종류의 답변 형식은 그런 수준의 세부 사항을 제공하지 못한다.

두 번째 답변 형식은 요실금 전체 빈도에 대한 다양한 정보를 수집할 수 있기 때문에 다소 더 정교하다. 그러나 '가끔', '자주', '흔히' 등의 서술은 주관적인 해석에 의존해야 한다. 이전의 형식보다 환자의 요실금 수준에 대한 정보를 더 많이 제공하지만, 여전히 객관성과 정밀성이 결여되어 있다.

마지막 대응 형식은 세 가지 중에서 가장 정교하다. 왜냐하면 환자가 얼마나 자주 고통을 받는지에 대한 상세하고 정확한 정보를 제공하기 때문이다.

이러한 다양한 유형의 응답은 분석을 위해 서로 다른 기법이 필요하다. 일반적인 원칙으로서, 가능한 경우 가장 정교하고 객관적인 응답 형식을 사용하는 것이 더 낫다. 이는 응답자에 대한 훨씬 더 많은 정보를 제공하기 때문이다.

또한, 반드시 그러한 것은 아니지만 응답자들이 자신의 대답을 항상 정직하게 하지 않을 수 있다는 점도 인식해야 한다. 이는 그들이 의도적으로 연구자를 속이고 싶어 하기 때문이 아니라, 단순히 가능한 한 최상의 시각으로 자신을 표현하고 싶어 하기 때문이다. 이러한 경향은 사회-만족도 반응으로 알려져 있으며, 민감하거나 감정적인 주제들은 이러한 유형의 편견에 특히 취약하다. 연구자는 데이터를 분석할 때 이를 인지해야 한다.

마지막으로, 응답자들을 존중하라. 당황스럽거나 거슬리는 질문을 하지 말고, 그들의 대답을 사용하여 타협하지 말고, 어떤 식으로든 그들을 오도하지 마라. 만약 대답이 익명이거나 비밀이라고 말했다면 그것을 지켜라. 이 문제에 대한 자세한 지침을 위해 6장의 윤리 관련 섹션에서 보다 자세한 내용을 다루었다.

설문지의 장점과 단점

설문지의 주요 장점은 어떤 목적이나 집단에도 맞도록 설계하고 맞춤화할 수 있다는 것이다. 또한, 설문지를 응답자에게 보내는 방법을 통해 많은 사람들을 표본으로 참여시킬 수 있다. 이것의 장점은 다음과 같다. 첫째, 설문지를 보내는 방법(우편 등)은 개별 참가자들을 연구센터로 데리고 오거나 만나기 위해 여러 지역을 방문해야 하는 부담을 줄일 수 있다. 둘째, 설문지를 발송하는 경우, 연구자가 자신도 모르게 또는 의도적으로 응답자의 답변에 영향을 미칠 가능성이 상당히 줄어든다.

그러나 설문지에도 단점이 있다. 만약 설문지를 우편으로 보낸다면, 많은 수령자들이 답신을 하지 않을 가능성이 매우 높다. 이 회수율은 우표가 붙은 봉투를 함께 보내는 방법으로 다소 줄일 수 있지만, 그럼에도 불구하고, 회수율이 낮은 점을 감안하여 목표보다 많은 설문을 보내야 하기 때문에 일부 비용이 증가하는 점이 있다. 그러나 응답자에게 미리 알림 메시지를 보내는 것은 응답률을 높일 수 있다. 또한 비응답자는 응답자와 매우 다른 관점을 가질 수 있으며, 결과적으로 낮은 응답률은 연구결과를 일반화하기 어렵게 만든다는 것을 기억해야 한다. 우편물 설문지의 경우, 약 40%의 회수율이면 적절하다고 여겨진다.

또한 설문지를 직접 또는 우편으로 작성하든, 여전히 일부 질문은 무시되거나 잘못 작성될 가능성이 높고, 지침이 잘못 해석될 수 있으며, 일부 답변은 불적절할 수 있다. 또한, 응답자들은 질문을 읽을 수 있어야 한다. 이는 시각장애, 다른 언어를 사용하는 사람, 문맹 문제 같은 사항이 고려되어야 한다는 것을 의미한다. 물론, 데이터 수집 도구로서의 용이성과 효율성 때문에 설문지가 매우 널리 사용되고 있지만, 대상 그룹이 설문지에 대한 피로를 느끼고 있을 수 있다. 하지만 설문지는 여전히 의료 분야 내에서 매우 인기 있고 매우 유용한 데이터 수집 기법이다.

핵심 개념

- 설문지는 의료 분야에서 데이터를 수집하는 매우 유용한 방법이다.
- 적절한 질문을 하는 것은 매우 숙련된 기술이 필요하며, 여러 가지 문제를 고려해야 한다.
- 질문은 열린 형태 또는 닫힌 형태가 가능하며, 이 두 가지 모두 장단점이 있다.
- 닫힌 형태 질문은 답변을 구조화하는 것이 가능하며, 질문자가 답변 구조를 설정하는 방법은 중요한 고려사항이다.

설문조사

앞의 장에서, 집단에 대한 일반적인 특성에 대한 정보를 얻을 수 있도록 다수의 사람들로부터 데이터를 수집하는 것을 포함하는 조사 기법으로 설명되었다. 설문조사(survey)는 보통 정보가 수집되는 수단으로 설문지나 인터뷰를 사용하지만, 설문조사의 주요 특징은 참여하는 사람들이 많기 때문에 인터뷰보다 질문지를 사용하는 것이 더 빠르고 훨씬 저렴하다. 실제로, 수백 명의 사람들을 인터뷰하는 것은 비용이 너무 많이 든다. 인터뷰와 관련된 문제는 여기서는 다루지 않는다(인터뷰 기법에 대한 자세한 사항은 Polgar & Thomas(2007년)와 Robson(2002년)의 문헌 참조).

설문조사의 일반 원리

조사 설계의 첫 번째 단계는 그 목적을 확정하는 것이다. 즉, 어떤 질문을 통해 원하는 대답을 얻을 수 있는가? 예를 들어, 당신이 허리통증 클리닉에서 서비스에 대한 조사를 하고 있다면, 다음과 같은 질문을 하고 싶을 수 있다.

1. 1년 동안 몇 명이 이용했는가?
2. 그들은 어디에서 왔는가?
3. 클리닉을 이용하는 남성은 몇 명인가?
4. 클리닉을 이용하는 여성은 몇 명인가?
5. 이용자는 어떤 민족인가?
6. 이용자의 나이는 어떠한가?
7. 이용자의 직업은 무엇인가?
8. 현재 의학적 문제는 무엇인가?
9. 이용자는 세션당 얼마나 오랫동안 클리닉을 방문하는가?
10. 이용자는 클리닉에서 받는 진료의 질을 어떻게 평가하는가?

이후 당신은 이 질문들에 대한 답을 찾는 가장 좋은 방법을 결정해야 한다. 다시 말해서, 당신은 조사를 설계해야 한다.

설문조사의 설계

일반적으로 사용되는 두 가지 설문조사 설계는 전향적(prospective) 설계와 후향적(retrospective) 설계이다.

전향적 설계는 연구집단을 선정하고 그들이 특정 서비스를 사용할 때 필요한 정보를 수집하는 방법이다. 예를 들어, 등에 알려진 상처가 없이 허리통증 클리닉을 이용하는 환자들에게 초점을 맞추기를 원할 수도 있다. 이러한 환자들이 클리닉에 들어가는 즉시, 연구자는 그들에게서 관련 정보를 수집할 것이다. 이 접근방식은 연구자가 명확하게 정의된 기준에 따라 참여자를 선택할 수 있지만, 적절한 수만큼 참여자에 대한 정보를 수집하는데 매우 많은 시간이 소요될 수 있다.

일반적으로 사용되는 조사 접근방식은 후향적 설계로, 특히 과거 사건에 초점을 둔다. 예를 들어, 허리통증 클리닉의 진료 기록부를 통해 허리통증 증상이 나타났지만 다른 등 부상이 없는 환자를 확인할 수 있다. 그런 다음 이러한 환자와 연락하여 그 이후의 문제,

치료의 인식 등 필요한 정보를 수집할 수 있다. 이 접근방식의 주요 문제는 참가자들의 기억력을 온전히 믿기 힘들다는 점이다. 결과적으로 수집되는 정보들이 편중될 수 있다.

일단 설계를 결정하면, 다음에 당신의 조사에 참여할 사람들을 확인해야 한다.

참여자 선정

연구에 참여할 수 있는 적절한 사람 수와 유형을 찾는 것을 표본추출(sampling)이라고 한다. 이것은 조사든 실험적인 접근이든 간에 연구설계에서 필수적인 부분이다. 추정통계에 관한 이전 섹션(제2장)에서 표본추출에 대한 내용을 일부 다루고 있다.

표본추출

조사를 수행할 때, 관심이 있는 모든 사람들을 참여시키는 것은 실무적 · 재정적 이유로 불가능하다. 예를 들어, 뼈엉성증을 앓고 있는 여성들에 대해 연구를 하고 싶어도 국내에 이런 여성들이 수천 명이나 있을 것이기 때문에 그들을 모두 연구하는 것은 완전히 불가능할 것이다. 따라서 그들 중 연구에 참여할 일부만을 선택할 것이다. 이들 여성들이 결국 표본이 되는 것이다.

그러나 표본에서 수집한 데이터가 어떤 값을 보이더라도, 이는 여성 뼈엉성증 환자 전체를 대표해야 한다. 모든 뼈엉성증 환자들의 전체 집단을 모집단(population)이라고 부른다. 모집단은 연구자가 관심을 갖는 특성을 가진 모든 사람들로 정의할 수 있다. 이 모집단을 표본추출 틀이라고 부르기도 한다. 따라서 뼈엉성증 환자 표본은 뼈엉성증 환자들의 전체 숫자의 일부분이다. 또 다른 예를 들자면, 지역보건 당국이 천식 환자에 대한 치료 절차를 살펴보기를 원할 수 있다. 이 기관에 있는 모든 천식 환자들은 모집단을 구성하게 될 것이고, 당신은 그 중 500명의 표본을 연구에 사용할 수 있을 것이다.

그러나 표본에서 유용한 정보를 수집하려면 표본이 추출된 모집단을 잘 나타내는지 확인해야 한다. 그렇지 않다면, 연구에서 도출한 결론은 다른 모집단에 쉽게 일반화될 수 없으며, 그 모집단에 대해 잘못된 가정을 하게 할 수 있다. 즉, 표본을 선택할 때 특정 특성에 대한 표본 평균(또는 평균)은 모집단 평균과 같아야 한다. 이러한 경우 표본으로부터 얻은 결과는 모집단에 더 신뢰감 있게 적용될 수 있기 때문이다. 그러나 실제로는 표본 평균과 모집단 평균 사이에는 항상 차이가 있을 것이며 이 차이를 표본오차(sampling error)라고 한다. 일반적으로 표본이 크고 사용한 표본추출 방법이 엄격할수록 표본오차는 작아진다.

이 생각을 예를 들어 설명해 보자. 소아과에서 천식의 발생률을 조사하고 싶다고 가정하자. 설문지를 작성해서 두 지역 내의 모든 가족에게 발송한다. 당신이 그 결과를 얻고 자료를 분석하면, 놀랍게도 5살 이하의 어린이들 중 70%가 천식을 앓고 있다는 것을 알게 된다. 그러고 나서 당신 지역의 모든 미성년자 중 70%가 천식을 앓고 있다고 가정하고 예상되는 서비스에 대한 수요를 충족시키기 위해 네 명의 전문 치료사를 모집하기 시작했다. 2년 후, 당신은 특별히 모집된 이 치료사들 중 두 명이 할 일이 부족하고 그들의 계약을 해지해야 한다는 것을 알게 된다. 무슨 계획이 잘못됐을까?

한 가지 가능한 이유는 설문 표본을 선택한 방법일 수 있다. 이것을 확인하기 위해 다시 돌아가 보면, 당신이 선택한 두 지역이 모두 고속도로 연결망에 가까운 도심 지역이었다는 것을 알게 된다. 결과적으로, 대기오염은 그 지역에서 매우 높을 것이다. 게다가, 당신은 흡연이 도심 지역에서 더 흔하다고 주장하는 새로운 보고서를 읽는다. 따라서 표본에 있는 아이들은 또한 그들의 집에서도 높은 수준의 대기오염에의 노출 가능성이 있다. 그렇다면 여러분의 조사 결과가 어린 시절의 천식 발생률이 엄청나게 높다는 것은 놀랄만한 일이 아니다. 이는 왜 인력배치가 잘못된 계획인지를 알려준다. 즉, 인력배치계획은 지역 인구 중 나머지에게 일반화할 수 없는 매우 편향된 표본의 결과에 근거를 두었기 때문이다.

따라서 조사든 실험이든 간에, 어떤 연구에서 채택된 표본추출 기법이 반드시 적절해야 한다. 과학 및 건강 연구에서 가장 일반적으로 사용되는 표본추출 방법은 우연 표본추출(incidental sampling)과 무작위 표본추출(random sampling)이다.

우연 표본추출

우연 표본추출은 모집단에서 가장 쉽게 표본에 접근할 수 있는 방법으로, 따라서 표본을 추출하기가 쉽다. 그러나 이것은 표본을 비확률적으로 수집하는 방법이기 때문에(과정이 무작위가 아니기 때문) 엄밀히 말하면, 실험 연구에 사용되어서는 안 된다(비록 간혹 사용되기도 함). 당신이 치료를 위해 사지마비 환자들의 상담 필요성에 대한 설문조사를 하는 것에 관심이 있다고 가정해 보자. 지역 병원의 임상치료사인 친구에게 자신의 설문지를 해당 병동의 모든 관련 환자에게 제공하도록 요청한다.

이것은 당연히 표본에 접근하기 쉬운 방법이지만, 모집단을 대표할 수 있는 환자를 선택하지 못할 수도 있다. 예를 들어, 업무량 때문에 임상치료사인 친구는 최근에 사지마비 상태가 된 환자만 담당하거나 또는 진행성 상태의 환자만 담당할 수 있다. 하지만 사지마비 환자의 모집단은 반드시 진행성 질환만을 앓고 있는 것도 아니고, 모두 새로 마비된 것도 아니기 때문에, 이 우연 표본추출은 대표성이 있을 것 같지 않다. 게다가, 새로 진단된 사지마비 환자나 진행성 질환이 있는 환자들은 그들의 상태로 인해 더 많은 상담지원 요구를 할 수 있기 때문에, 조사 결과는 아마도 모든 사지마비 환자의 지원 요구를 반영하지 못할 것이다. 하지만 사지마비 환자의 인구에 대해 충분한 정보를 가지고 있지 않다면, 표본이 편향된 것인지 아니면 대표적인 것인지 알 수 없을 것이고, 결과적으로 조사된 상담 요구가 모집단의 요구를 반영한 것인지 알 수 없을 것이다.

한 가지 대안 방법은 우연 표본추출의 가지인 할당 표본추출법을 사용하는 것이다.

할당 표본추출

사지마비 환자의 상담 요구에 상당한 영향을 미칠 두 가지 주요 변수가 있다고 가정해 보자. 즉, 사지마비의 원인(외상 또는 진행성 질환)과 치료에 소요되는 시간(1년 미만 또는 1년 이상)이라고 가정하자. 표 3-1과 같이 진행성 질병이 원인인 경우 환자의 40%가 1년 이상 임상치료를 받았고 반면 60%는 1년 이내에 치료를 중단하였다. 외상인 경우 환자의 70%는 1년 이상 임상치료를 위해 참석하였고 30%는 1년 이내에 중단한다는 사실을 알게 된다. 즉 각 하위 집단별로 상당히 다른 지원과 상담 요구가 있을 것으로 예상할 수 있다. 예를 들어, 특히 예후가 좋지 않은 진행성 질환으로 인한 사지마비 환자들은 예후가 나쁘기 때문에 상담지원 요구가 특히 많을 것이다.

이 정보를 가지고 있으면 할당량에 따라 표본을 수집할 수 있을 것이다. 다음과 같이 할당한다.

1. 진행성으로 인한 사지마비 환자 표본 중 40%는 1년 이상 임상치료를 위해 참석한다.
2. 진행성으로 인한 사지마비 환자 표본 중 60%는 1년 이내에 임상치료를 중단한다.
3. 외상으로 인한 사지마비 환자 표본 중 30%가 1년 이내에 임상치료를 중단한다.
4. 외상으로 인한 사지마비 환자 표본 중 70%가 1년 이상 임상치료를 받는다.

그러나 이 접근법은 연구에서 어떤 특정한 특성이 중요하게 영향을 줄 가능성이 있는지를 알아야 한다는 것을 의미하며(위의 예에서 이것들은 임상치료와 병리학에서 시간의 길이로 가정되었다) 둘째로, 이러한 범주에 속하는 사지마비 환자의 비율이 어느 정도인지를 알아야 한다. 이러한 정보 조각은 얻기 어렵거나 불가능할 수 있으며, 이로 인해 적절한 할당 표본추출이 어려울 수 있다.

표 3-1 상담 요구 설문조사에 참여하는 사지마비 환자의 임상치료 이력 및 현재 진단

진단	임상치료 1년 미만	임상치료 1년 이상
외상	30%	70%
진행성 질병	60%	40%

다른 비확률 표본추출 기법은 다음과 같다.

- 임의(accidental) 표본추출(조사자의 임의대로 이용 가능하고 의향이 있는 표본추출)
- 목적(purposive) 표본추출(조사자의 판단 또는 목적에 따라 표본추출)
- 자원(volunteer) 표본추출(자발적인 참가자의 요청에 따라 표본추출)
- 스노우볼(snowball) 참가자(자신이 아는 사람을 초대하고 그 사람이 또 다른 사람을 초대하는 방식으로 표본추출)

무작위 표본추출

무작위 표본추출은 확률 표본추출이라고도 하며, 이 범주에 속하는 방법은 아마도 가장 일반적으로 사용되며 가장 좋은 표본선택 방법일 것이다. 또한 무작위 통제실험의 기본 요구사항이기도 하다(이 방법에 대한 설명은 6장 참조). 기본 개념은 이전 장의 '추정통계' 섹션에서 언급되었으며, 여기서는 간략히 언급할 것이다. 무작위 표본추출의 기본 원칙은 대상 모집단의 모든 구성원이 연구를 위해 선택될 수 있는 동등한 기회를 가져야 한다는 것이다. 이를 달성할 수 있는 방법은 여러 가지가 있는데, 그 중 일부는 매우 복잡하다. 예를 들어, 간단한 무작위 표본추출법으로, 당신은 모자에 모든 모집단 구성원들의 이름을 넣은 다음, 복권 추첨처럼 표본을 추출할 수 있다. 또는 난수표(임의의 숫자 표)를 사용할 수 있다. 모집단의 모든 구성원에게 숫자를 부여한 다음 필요한 표본크기만큼 무작위로 선택하는 방법이다[난수표는 롭슨(1999)과 같은 여러 연구 문헌에서 찾을 수 있다]. 난수표는 표의 임의 지점에서 동일한 확률로 발생하는 0~99의 숫자로 구성된다. 만약 당신이 100명의 목통증 환자 모집단에서 25명의 환자를 선택하기를 원한다면, 당신은 0에서 99까지 각각의 숫자를 환자에게 할당하고, 눈을 감고 무작위 숫자 표에 핀을 꽂을 것이다. 그 숫자로부터 상하좌우 중 원하는 한 방향(한 번 시작한 후에는 방향을 변경하지 마라)으로 이동하면서 25개의 다른 숫자들을 만든다. 이를 통해 무작위 표본을 추출할 수 있다. 난수표(예: http://www.decisionanalyst.com)를 생성할 수 있는 소프트웨어 패키지를 무료로 내려받을 수 있다.

무작위 표본추출의 두 가지 변형이 있다. 즉, 층화(stratified) 무작위 표본추출과 계통(systematic) 무작위 표본추출이다.

층화 무작위 표본추출

층화 무작위 표본추출(stratified random sampling)은 연구자가 모집단과 관련하여 하위군을 정의하는 것이 필요하다는 점에서 할당 표본추출과 유사하다. 하위 집단에서 표본을 추출할 때 층화 표본추출법에서는 조사 진행 동안 표본단위 동질성을 유지하기 위해서 무작위 추출이나 계통 추출을 이용해서 확률적 표집방법으로 유지한다. 할당 표본추출법은 표본단위 동질성을 고려하지 않기 때문에 임의표본추출법이나 판단표본추출법으로 표본 구성요소를 추출한다. 무작위 표본추출은 복권추첨 방식 또는 난수표를 사용하여 각 하위 집단에서 표본을 추출하는 것이다. 이 접근방식은 모집단의 모든 중요한 특징이 하위 집합 표본에서 나타나도록 보장하지만 무작위 표본추출과 같이 모집단의 모든 구성원의 이름이 필요하며 따라서 비용이 많이 들고, 어려우며 시간이 많이 소요된다.

계통 무작위 표본추출

행정학 전자사전의 내용을 인용하면 계통 표본추출은 모집단을 구성하고 있는 구성요소들이 자연적인 순서 또는 일정한 질서에 따라 배열된 목록에서 매 k번째의 구성요소를 추출하여 형성한 표본을 말한다. 만약 목록에 포함된 구성요소가 1,000개이고 이 중에서 100개의 표본을 뽑는다면 먼저 표본간격인 k를 구해야 한다. k는 표본수를 모집단으로 나눈 값인 N/n이다. 그러므로 위의 사례에서 k의 값은 10이 된다. 먼저 1에서 10 사이에서 무작위 수를 하나 뽑고 이 무작위 수에 10씩을 더하여 100개를 추출한다. 만약 여기에서 5라는 무작위 수를 선정하였다면 표본은 5, 15, 25, …가 될 것이다.

또한 집락(cluster) 표본추출도 있다. 집락 표본추출은 모집단을 여러 가지 이질적인 구성요소를 포함하는 여러 개의 집락 또는 집단으로 구분하고, 구분된 집단을 표본추출단위로 하여 이들 집단들 중에서 무작위로 몇 개의 집단을 표본으로 추출한 다음, 이들 표본으로 추출된 집단에 대하여 그 구성단위를 전수 조사하는 방법이다. 집락은 주로 지리적 구획과 같이 자연스럽게 나뉘었거나 행정적으로 혹은 조직체제상 구분된 단위들을 의미한다. 가령 특별시, 광역시, 도, 시, 군, 구, 읍, 면, 동 등이 집락의 사례이다. 예를 들면, 어느 사회조사기관에서 1,000명의 유권자를 표본으로 추출하여 국민들의 투표행위를 예측하려 한다고 가정하자. 1,000명의 표본을 단순무작위 표본추출방법으로 추출하기 위해서는 전국의 유권자 명부를 작성하고 이로부터 표본이 무작위적으로 추출되어야 한다. 그러나 사회조사기관에서 유권자 명부를 작성하는 것은 거의 불가능하다. 만일 선거관리위원회에서 그 명부를 구한다 하더라도 단순무작위 표본추출에 의하여 1,000명의 유권자를 추출한다면 표본에 뽑힌 구성요소들이 전국적으로 흩어져 있어서 조사비용과 시간이 많이 소모되므로 비능률적인 조사가 될 것이다. 이 때 집락 표본추출방법을 적용하면 비용, 시간 그리고 작업의 질 면에서 능률적일 뿐만 아니라 무작위 표본추출과 거의 같은 정확성을 갖는 조사를 실시할 수 있다. 그런데 집락 표본추출방법은 모집단을 몇 개의 하위집단으로 나누고 이들 가운데서 표본단위를 추출한다는 점에서는 층화 표본추출과 유사하다. 그러나 층화 표본추출의 표본추출 대상은 그 계층이 아니라 각 구성요소인 반면, 집락 표본추출은 집락이 표본추출단위가 된다. 그리고 층화 표본추출은 각 계층의 요소들은 동질적이고 계층과 계층 간에는 이질적인 경우에 적용하는 것이 바람직한데 반해, 집락 표본추출은 각 집락이 모집단의 구성요소를 대표할 수 있는 이질적인 요소로 구성되고 집락과 집락들 사이에는 거의 차이가 없는 경우에 적용된다. 집락 표본추출의 장점으로는 첫째, 시간과 비용을 절약할 수 있으며, 둘째, 전체 모집단의 목록표를 작성하지 않아도 되며, 셋째, 선정된 각 집단은 다른 조사의 표본으로도 사용될 수 있다는 것이다. 이 방법의 단점은 첫째, 집단의 요소가 동질적이면 오차의 개입 가능성이 높고, 둘째, 단순무작위 표본추출보다 특정 집단을 과대 또는 과소 표현할 위험이 더 많다.

무작위 표본은 모집단을 더 대표하기 때문에 표본이 매우 클 필요가 없다는 점에서 다른 표본 추출법보다 중요한 장점이 있다(표본크기는 이 장의 후반과 8장 참고). 하지만 연구자는 이론적으로 무작위로 표본을 선택하기 위해 모든 모집단 구성원에 접근할 수 있어야 한다. 예를 들어, 당뇨나 심혈관 질환이라는 주제로 이런 일을 한다고 생각해 보면 이 일은 불가능할 것이다. 수반되는 비용과 자원을 감당하기 힘들다. 이에 비해 우연 표본추출은 쉽게 적용할 수 있기 때문에 훨씬 싸고 덜 노동 집약적으로 수행할 수 있을 것이다.

표본크기

표본 선정에 적합한 방법을 선택한 경우, 몇 명을 조사할지 결정해야 한다. 다수의 연구원이 연구에 참여하지 못하는 이유는 그들이 수백 명의 사람들이 참여해야 한다고 믿기 때문이다. 실제로 건강관리 연구의 황금기준인 무작위 통제실험을 위해 많은 연구자들이 '여러 기관들과 연계하여 수행하는 프로젝트'를 유일한 수단이라고 생각하는 경향이 있다. 연구 수행 시, 특히 고통스러운 절차나 윤리적 문제가 관련된 경우 많은 사람들이 참여하도록 하는 것은 바람직하지 않을 수 있다. 결정은 수행 중인 연구의 특성에 크게 의존하기 때문에 최선의 표본크기를 확정하는 쉬운 방법은 없다. 그러나 일반적으로 크기가 작은 표본보다 큰 표본이 모집단을 대표할 가능성이 더 높으며, 게다가 추정통계의 기법이 적용되는 경우, 표본이 작은 경우에는 분석에 이를 반영한 교정작업이 있어야 한다.

적절한 표본크기를 계산하는 절차는 실험설계인지 조사연구인지에 따라 달라진다. 설문조사에 적용되는 방법은 여기에서 다룰 것이고 실험설계는 8장에서 다루겠다. 더 자세한 지침은 설문조사를 위한 표본크기를 빠르고 쉽게 계산할 수 있는 방법을 제공하는 다음 웹사이트에서 찾을 수 있다(http://www.decisionanalyst.com).

표본크기는 최근 몇 년 동안 두드러진 문제가 되었다. 당연히, 표본이 모집단을 합리적이고 정확하게 반영할 수 있을 만큼 큰 표본을 사용하는 것이 매우 중요하다. 표본이 너무

작으면 대표성이 없을 위험이 있으므로 연구자가 부정확한 결론을 도출할 수 있다. 개인적인 예를 들어보자. 나는 박사학위 심사위원장을 맡아야 했는데, 그 자리에는 대학원생과 외부 심사위원 2명 그리고 나 4명이 참석했다. 그 후, 나는 그들과 함께 점심을 먹으러 갔다. 네 사람 중 세 사람은 왼손잡이였다. 또한 세 사람은 채식주의자였다. 만약 내가 이 두 가지 경우의 표본을 대표적이고 적당한 크기라고 믿었더라면, 나는 인구의 75%가 왼손잡이고 100% 채식주의자라는 결론에 도달했을 것이다. 두 가지 결론은 명백히 비논리적이다.

한편, 자원 관점에서도 필요한 것보다 더 많은 사람을 목표로 삼지 않는 것도 중요하다. 300개의 표본으로 모집단의 특성을 나타낼 수 있다면 400 또는 1,000을 사용하는 것은 불필요한 자원 낭비가 될 것이다. 왜냐하면 표본을 더 추출하여도 결과의 정확도가 더욱 증가하지 못하기 때문이다. 즉, 적절한 표본크기가 300명이었으면, 600명을 사용하면 대표성이 높아질 수 있지만 두 배의 정확한 결과가 도출되는 것은 아니다. 그러므로 수익 감소의 법칙에 따라 표본크기를 계산하는 것이 바람직하다. 시간, 돈 및 자원이 제한되는 경우 불필요하게 큰 표본에 그것들을 낭비하지 않는 것이 중요하다. 그러나 표본이 추출된 모집단의 관점을 반영할 수 있을 만큼 충분히 큰 것도 중요하다. 따라서 표본크기를 정확하게 계산하면 대표성과 비용 효율성을 모두 달성하는 데 도움이 될 수 있다. 또한 자원을 낭비하는 것 외에도 불필요하게 큰 표본이 귀중한 정보를 모호하게 할 수 있다는 점에 유의해야 한다. 예를 들어, 1,000명의 뇌졸중 환자를 대상으로 '작업치료(OT) 서비스에 대한 만족도'를 조사했다면, 소수의(예: 10명) 극단적인 견해는 990개의 다른 관점에 의해 묻힐 것이다. 하지만 만약 당신이 100명의 표본을 사용했다면, 이러한 외향적인 견해는 더욱 뚜렷하게 드러날 것이다. 이러한 응답자들을 좀 더 자세히 살펴보면, 특이치가 모두 OT 서비스에 대해 매우 부정적이지만, 이들 응답자들은 모두 다른 표본과 구별되는 공통점을 가지고 있다는 것을 발견할 수 있을 것이다. 예를 들어, 이 응답자들은 모두 같은 백인 남성이고 OT를 수행한 사람이 나이 든 특정 인종일 수 있다. 서비스 제공에 대한 극심한 불만은 문화적 불감증의 산물일 수 있는데, 이는 직원 교육 문제로 다뤄질 필요가 있을 것이다. 이 예는 조사에서 적합한 표본크기를 얻는 것이 중요함을 보여준다.

표본의 크기를 결정하는 것은 편향의 잠재적 출처, 표본추출 방법 등과 같은 여러 요인에 따라 달라진다. 여기에 제시된 방법은 보수적인 추정치(즉, 가장 필요한 수)를 위한 것이다. 결과적으로 대부분의 설문조사에 적합하다. 수치를 계산하려면 두 가지 핵심 정보가 필요하다.

- 질문에 대한 표본의 응답 예측 정도
- 표본의 표준오차

이 정보는 다음과 같은 방정식으로 표현된다.

$$\frac{P_y \times P_n}{(\text{표준오차})^2} = N$$

여기서 P_y와 P_n은 질문에 대한 예상 답변이고 N은 필요한 참가자 수이다. 이 용어들에 대해 자세히 설명할 것이다.

P_y와 P_n

이 용어는 연구자가 예상하는 각 질문에서 얻을 수 있는 응답을 말한다. 뇌졸중 환자의 OT 서비스에 대한 만족도를 계속 예로 사용한다면, 이전 연구에 근거하여 응답자의 70%(또는 0.7)가 OT 치료의 빈도에 불만족할 것으로 예상할 수 있다(따라서 30% 또는 0.3은 불만족스럽지 않을 것이다). P_y가 불만족하지 않은 비율(0.3)을 의미하고 P_n이 불만족 비율(0.7)을 의미한다면, 우리는 이 값을 곱하여 0.21의 숫자(분자의 숫자)를 얻을 수 있다(어떤 비율이 P_n으로 표현되는지는 중요하지 않다). 그러나 동일한 설문지 내에서, 응답자가 OT의 의사소통기술에 대한 만족도와 관련된 질문이 있을 수 있다. 환자들이 이것에 어떻게 반응할 지에 대한 기대가 없다고 가정하자. 따라서 우리는 50/50이라고 가정할 것이다. 따라서 P_y와 P_n은 모두 0.5가 될 것이며, 이는 0.5 × 0.5 = 0.25라는 수치가 될 것이다. 본질적으로, 연구자가 설문지에 대한 잠재적인 반응에 대해 더 많은 자신감을 가질수록, 참여해야 할 사람들의 수는 줄어들 것이다. 연구자가 예상 결과에 대해 전혀 알지 못하는 경우, 더 큰 표본이 필요할 것이다. 다음의 예를 통해 보다 명백하게 알 수 있다. 2000년 미국 선거에서, 조지 W. 부시는 몇 번의 재검표 끝에 결국 대통령으로 확정되었다. 부시와 고어의 격차는 워낙 적어서 선거 결과를 미리 예측할 수 없었다. 선거 전 어떤 여론조사도 당선자가 누가 될 것인지를 정확하게 정하기 위해 사실상 전체 유권자를 표본으로 삼아야 했을 것이다. 반면 2001년 영국 총선에서는 토니 블레어가 많은 표차로 승리했는데 모든 여론조사가 이를 일관되게 예측했다. 결과는 잠재적으로 매우 명확해서 높은 정확도로 결과를 예측하기 위해 투표용지의 비교적 작은 표본만 조사하면 되었다. 즉, 압승보다는 접전의 결과를 정확하게 예측하기가 훨씬 어렵기 때문에, 좀 더 정확한 결과를 도출하기 위해서는 훨씬 더 큰 표본이 필요하다.

분자의 계산은 수학적으로 쉬울 수 있지만, 두 가지 이유에서 쉬운 일만은 아니다. 첫째, 조사자가 질문에 대한 결과를 예상할 수 있는 정보가 없는 경우가 많으며, 둘째, 조사 설문지의 각 질문에 대해 필요한 표본크기를 계산하는 것은 특히 같은 수의 응답자가 각 질문에 답하는 것과 같이 힘든 것이다. 설문지에는 연구자가 응답을 예측할 수 없는 질문이 포함되므로, 연구자가 예측할 수 없는 질문에 근거하여 표본크기를 계산하는 것이 논리적으로 타당하다. 이는 보수적 관점이며 여기에 제공되는 지침의 기초이다. 따라서 우리의 설문지가 결과를 예측할 수 없는 최소한 한 가지 질문을 가지고 있다고 가정한다면, 우리는 P_y와 P_n이 모두 0.5(즉, 응답자의 절반이 한 방향으로, 나머지 절반은 다른 방식으로 응답할 것이다)라고 결론을 내려야 한다. 이는 적어도 하나의 질문에 대한 응답 방향을 완전히 알 수 없는 설문지를 사용할 때마다 항상 숫자 0.25가 된다는 것을 의미한다. 반면에, 모든 질문의 결과를 예측할 수 있는 경우, P_y와 P_n에 대한 정보 및 관련 비율을 사용할 수 있다.

표준오차

이미 조사원이 조사를 위해 선택한 표본이 자신이 추출한 모집단을 합리적으로 대표해야 하는지를 확인해야 하는 이유를 간략히 설명했다. 대표 표본에서 나온 모든 결과는 모집단에도 적용될 가능성이 있다. 표본이 모집단의 관련 특성을 반영하는 정도는 표본과 모집단이 이러한 특성에 가까울수록 더 일반적이고 정확한 결과를 얻을 수 있기 때문에 조사연구와 실험설계 모두에서 핵심이다. 뇌졸중 환자의 OT 서비스에 대한 만족도 예시를 계속 사용해 보자. 표본 중 65%가 서비스 제공의 질에 불만족스럽다는 결과를 보였다면, 이 수치는 뇌졸중 환자의 전체 모집단의 대략적인 견해와 같아야 한다. 다른 표본의 반응과 모집단과의 불일치를 표본오차라고 이미 설명하였다. 일반적으로 허용되는 표본오차는 5% 또는 0.05이며, 이는 연구자가 자신의 연구결과가 모집단 결과의 5% 이내로 정확하다고 95% 확신하기를 원한다는 것을 의미한다. 때로는 연구자가 더 높은 정확도를 필요로 하기 때문에 허용 가능한 표본오차를 1%(99%)로 줄일 수 있다. 조사에 필요한 표본크기를 계산할 때, 자신의 결과가 얼마나 정확하기를 원하는지(즉, 표본오차의 허용 가능한 크기)를 미리 결정해야 한다. 위에 표시된 두 가지 오류 수준에 대해 5%와 1%의 계산은 다음과 같다.

5% 오차한계와 95% 신뢰도를 사용하여 위 방정식에서 분모에 대한 표준오차(standard error) 값을 구하려면 5%(또는 0.05)를 1.96(정확도 수준에 대한 상수 값)으로 나누어야 한다.

$$0.05 \div 1.96 = 0.0255102$$

0.026의 이 수치는 표준오차로서 위의 표본크기 공식에 사용하기 위해 제곱해야 한다.

$$0.0255102^2 = 0.0006507$$

이제 표본크기 공식으로 대입하면:

$$\frac{0.25}{0.0006507} = 0.384$$

따라서 384는 연구자가 설문지 내 적어도 하나의 질문의 결과를 예측할 수 없을 때 그리고 5%의 오류한계가 적절할 때 필요한 최대 표본크기이다. 단, 설문조사 완성에 필요한 숫자라는 점에 유의한다. 항상 응답률이 100%가 아니기 때문에, 처음 발송 시 이를 고려하여 발송하는 것이 필요하다. 우편 설문지의 적정 응답률은 40%이므로 필요한 384개의 설문지를 얻으려면 약 1,000개의 설문지를 발송해야 한다.

오차 한계를 1%(또는 99% 신뢰)로 줄이려면 상수값을 2.576을 대입해야 한다. 일단 설문결과를 수집하고 나면 그 결과를 이해해야 한다. 이를 수행할 수 있는 몇 가지 방법은 다음 장에 설명되어 있다. 조사나 다른 유형의 연구 접근방식이 완전하지 않음을 이해해야 한다. 현장 및 응용 연구의 실제적인 어려움과 복잡성 때문에, 설계 시 조정은 항상 이루어져야 한다. 그러나 연구자가 어떤 결정을 실행하기 전에 어떤 결정의 장단점, 반대, 함축적 의미를 아는 것이 중요하다. 여기서는 이러한 기본적인 사항만 일부 다루었다.

만약 당신이 조사방법에 대해 더 많은 것을 알고 싶다면, 추가 읽기에 나열된 책들이 유용할 것이다.

핵심 개념

- 설문조사는 설문지나 인터뷰를 통해 많은 사람들로부터 정보를 수집하여 해당 집단에 대한 전반적 윤곽에 대한 정보를 얻을 수 있도록 하는 연구접근방식이다.
- 설문조사는 전향적 또는 후향적 설계를 적용할 수 있다. 후향적 조사가 더 흔하게 사용되지만, 대상자의 사건 회상력에 의존하기 때문에 선택적이거나 부적절한 기억력에 의해 잘못된 결과가 도출될 위험이 있다.
- 연구에 참여하는 사람을 결정하는 것을 표본추출이라고 한다. 표본추출의 가정은 표본에서 추출한 결과를 나머지 모집단까지 일반화할 수 있다는 것이다.
- 여러 가지 표본추출법이 있는데, 각각 장단점이 있다.
- 적절한 표본크기는 연구대상과 관련된 모집단의 특성에 대한 연구자의 지식에 따라 매우 달라지기 때문에 판단하기가 쉽지 않다.
- 조사에 적합한 표본크기를 계산하려면 조사지 질문에 대한 응답을 예상할 수 있어야 한다. 조사자가 정보에 입각한 예측을 할 수 없는 경우 가장 일반적으로 필요한 표본크기는 384명이다.

FURTHER READING

In addition to the general research texts cited at the end of Chapter 1, the following are particularly useful:

Surveys

Abramson JH, Abramson ZH 2008 Survey methods in community medicine, 6th edition. Churchill Livingstone, Edinburgh

De Vaus D 2002 Surveys in social research, 5th edition. Routledge, London

Kelly B, Long A 2005 The design and execution of social surveys. Online. Available http://nurseresearcher.rcnpublishing.co.uk/resources/archive/GetArticleById.asp?ArticleId=6151

May T 2003 Social research: issues, methods and process, 3rd edition. Open University Press, Buckingham

Watson R, McKenna H, Cowman S, Keady J 2008 Nursing research: designs and methods. Edinburgh, Churchill Livingstone

Interviews

Polgar S, Thomas S 2007 Introduction to research in the health sciences. Edinburgh, Churchill Livingstone

Robson C 2002 Real world research: a resource for social scientists and practitioner-researchers. Oxford, Blackwell Publishing

Questionnaire design

Boynton P 2004 Administering, analysing and reporting your questionnaire. BMJ 328:1372–1375

Boynton P, Greenhalgh T 2004 Selecting, designing and developing your questionnaire. BMJ 328:1312–1315

Foddy W 1994 Constructing questions for interviews and questionnaires: theory and practice in social research. Cambridge University Press, Cambridge.

Gillham B 2000 Developing a questionnaire (real world research). Continuum, London

Kelly B, Long A 2005 The design and execution of social surveys. Online. Available http://nurseresearcher.rcnpublishing.co.uk/resources/archive/GetArticleById.asp?ArticleId=6151

Oppenheim A 2000 Questionnaire design and attitude measurement. Continuum, London

Watson R, McKenna H, Cowman S, Keady J 2008 Nursing research: designs and methods. Edinburgh, Churchill Livingstone

Analysing qualitative data

Attride-Stirling J 2001 Thematic networks: an analytic tool for qualitative research. Qualitative Research 1(3): 385–405

Gibbs GR 2002 Qualitative data analysis: explorations with NVivo. Open University Press, Buckingham

Pope C, Ziebland S, Mays N 2000 Analysing qualitative data. BMJ 320:114–116

Stevenson C 2005 Theoretical and methodological approaches in discourse analysis. Online. Available http://nurseresearcher.rcnpublishing.co.uk/resources/archive/GetArticleById.asp?ArticleId=5936

Watson R, McKenna H, Cowman S, Keady J 2008 Nursing research: designs and methods. Edinburgh, Churchill Livingstone

Randomisation

Altman DG, Bland JM 1999a Treatment allocation in controlled trials: why randomise? BMJ 318:1209

Altman DG, Bland JM 1999b How to randomise. BMJ 319:703–704

Jadad A 2007 Randomised controlled trials, 2nd edition. Blackwell, BMJ Books, Oxford

Sampling

Parahoo K 2006 Nursing research: principles, process and issues, 2nd edition. Macmillan, London

Robson C 1999 Experiment, design and statistics in Psychology, 3rd Edition. Harmondsworth, Penguin

Robson C 2002 Real world research: a resource for social scientists and practitioner-researchers, 2nd edition. Blackwell Publishing, Oxford

Saks M, Allsop J 2007 Researching health: qualitative, quantitative and mixed methods. Sage Publishing, London

자료의 속성

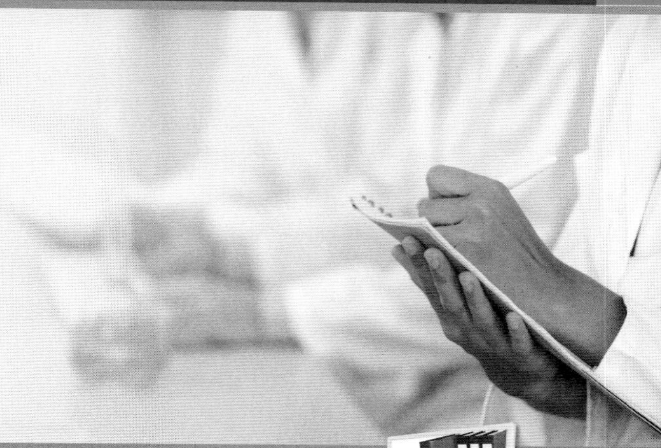

이 장의 내용

측정의 수준

어떤 연구를 하든지 항상 무언가를 측정하여야 한다. 예를 들면, 시험점수, 관절가동범위, 근긴장도, 통증, 폐활량 등과 같은 것을 측정해야 할 것이다. 측정은 물리치료사가 평가할 때나 치료계획을 세우거나 연구를 할 때 항상 염두에 두어야 하는 사항이다. '변수들을 측정할 때는 무엇을, 어떻게 측정할까?'를 결정해야 한다. 예를 들어, 통증 정도를 측정한다고 가정하자. 여러분은 통증이 1) "있다", "없다"로 나누어 기록할 수도 있고, 다른 방법으로 시각통증척도(visual analogue scale)를 이용하여, 2) 0~10까지 범위 내에서 통증 정도를 표시하게 할 수도 있다. 이와 같이 측정수준이 어떠한가에 따라 수집된 정보들이 연구자에게 주는 정보는 달라진다. 참고로 1)과 같은 자료를 범주형 자료라 하고, 2)와 같은 자료를 연속형 자료라 한다.

연구에서 측정되는 모든 것은 네 가지 측정범주로 나눌 수 있다. 여러분이 측정하고 있는 변수가 어느 범주에 속하는지를 이해하는 것은 매우 중요하다. 왜냐하면 어느 범주에 속하는가에 따라 연구결과를 분석하는데 이용하는 통계방법이 달라지고 제공하는 정보의 양이 달라지기 때문이다. 네 가지의 측정범주를 측정수준(levels of measurement)이라 부르고 각각의 범주는 연구자에게 서로 다른 정보를 제공해 준다. 종류에는 명목척도(nominal level or scale), 서열척도(ordinal level or scale), 간격척도(interval level or scale) 그리고 비척도(ratio level or scale)가 있다.

핵심 개념

연구를 수행할 때 무언가를 측정하게 된다. 이러한 측정을 통해 자료(데이터) 또는 결과를 만든다. 또한 측정된 자료는 그 속성에 따라 네 가지 주요 측정범주 중 하나에 속하게 된다. 따라서 측정하는 변수가 어느 범주에 속하는지 이해하는 것이 중요하다. 측정된 자료의 속성은 연구결과를 분석하는 통계방법에 영향을 주기 때문이다.

명목척도(수준)

네 가지 척도 중에서 가장 낮은 수준의 척도이다. 명목척도는 수집된 자료의 순서, 크기 또는 질적인 면을 고려하지 않고 단지 자료를 구별하기 위해 명칭을 부여하여 분류하는 것이다. 예를 들어, 여러분이 특정 학교에서 배출된 물리치료사들이 어떤 곳에서 얼마나 근무하는지 알기를 원한다고 하자. 이를 해결하기 위해 여러분은 특정 학교 출신 치료사들이 근무하는 곳을 조사하여야 한다. 그런 다음, 종합병원, 개인병원 그리고 복지관에 몇 명의 치료사가 근무하는지를 표기할 것이다. 이와 같이 분류하기 위하여 수집된 자료들을 명목척도라고 한다. 즉, 특정 기준에 합당한 자료인지 아닌지를 판단하여 자료를 수집하는 것이다.

명목척도는 두 가지 특징이 있다. 이 수준에서 수집된 자료들은 크기, 정도, 순서에 무관하기 때문에, 분류 명칭을 쉽게 바꿀 수 있다. 예를 들어, 종합병원을 A, 개인병원을 B, 복지관을 C라고 명칭을 바꾸어 자료를 분류할 수 있다. 왜냐하면 A라고 하여도 종합병원에 근무하는 치료사 수는 변하지 않기 때문이다. 둘째는 분류 범주는 상호 배타적이다. 종합병원에 속하는 치료사는 개인병원이나 복지관에 중복 포함시킬 수 없기 때문이다.

예를 들면, 만일 A 학교와 B 학교 학생을 대상으로 물리치료사 국가고시 시험 합격률(평균 50점 이상 받으면 합격)을 알고자 한다면, 여러분은 각 학교 학생의 합격자 수와 불합격자 수를 조사할 것이다. 분류 범주는 합격과 불합격이다. 그 결과 다음과 같이 나왔다고 가정하자.

	합격자 수	불합격자 수
A 학교	29	11
B 학교	33	7

분류 범주의 명칭은 결과에 영향을 주지 않으므로, 다음과 같은 범주를 설정했다고 하면,

용 = 평균 50점 이상 받은 학생들

뱀 = 평균 50점 미만 받은 학생들

용의 범주에 들어간 학생은 뱀의 범주에 들어갈 수 없다. 왜냐하면 상호 배타적이기 때문이다.

이런 측정수준은 연구자에게 매우 제한적인 정보를 제공한다. 즉, 위의 자료로 알 수 있는 것은 합격자와 불합격자의 수만 알 수가 있고, 합격자 학생들이 어떤 점수로 통과하였는지 연구자에게 알려주지 않는다. 예를 들어, 위와 같이 자료를 수집하면 B 학교 학생이 우세한 것처럼 보인다. 그러나 만약, A 학교 합격자 학생들은 평균점수가 모두 90점 이상이고, 반면에 B 학교 합격자 학생들은 평균 50~55점 사이라면 아직도 B 학교가 우세하다고 말할 수 있는가?

물리치료에서 흔히 사용되는 명목척도들은 다음과 같은 것들이다.

환자의 성(남/여), 뇌성마비 형태(강직형/실조형/무정위형), 편마비 환자의 형태(강직/이완) 등을 들 수 있다.

다음은 명목측정 수준의 예이다.

- 모든 정형전문의에게 질문지를 보내어 다음을 표시하도록 요청한다.
  담배를 피우십니까? 예 ________ 아니오 ________

이 경우 42명의 사람들이 담배를 피우고 101명이 담배를 피우지 않는 질문에 회신을 받았다. 그러나 흡연자가 얼마나 많은 담배를 피우는지 알 수 없다. 하루 5개 또는 65개일 수도 있다. 다만 분명히 알 수 있는 것은 특정 지역의 흡연자는 42명, 비흡연자는 101명이라는 것이다. 따라서 명목수준의 자료는 정보가 매우 제한적이다. 일부 교과서에서는 명목수준의 자료를 '범주형' 데이터라고 부른다.

서열 또는 순서척도(수준)

순서척도라고 불리는데, 명목척도보다는 한 단계 위 수준으로 자료를 수집하는 것이다. 명목척도와 다른 점은 각 범주들 사이에 서열이 있다는 점이다. 즉 수집된 자료들을 관심사에 따라 순위를 부여할 수 있다. 예를 들어, 고유감각 중 위치감각의 온전함 정도에 따라 손상이 없으면 3, 약간 손상이 있으면 2, 심하게 손상된 경우 1 그리고 전혀 감각이 없으면 0을 부여하였을 때, 이것이 바로 서열척도이다.

서열척도에서 사용되는 수치는 명목척도에서 사용되는 수치와는 다른 의미를 가진다. 명목척도에서 수치가 사용된다면 이것은 단순히 분류를 위한 수치이지만, 서열척도에서 사용된 수치는 상대적인 크기를 의미한다. 즉 4>3>2>1>0의 의미가 가능하다. 그러나 수치들 간의 수식은 불가능하다. 다시 말하면 4는 2보다 2배 큰 값을 의미하는 것은 아니다. 단지 4는 2보다 상대적으로 큰 값임을 의미하는 것이다. 또한 4−3=1이라는 수식이 허용되지 않는다. 다시 위의 예로 돌아가서 3(위치감각이 온전함)을 부여받은 사람이 1(위치감각이 심하게 손상)을 부여받은 사람보다 3배 위치감각이 좋다고 말할 수 없다. 단지 '1을 부여받은 사람보다 3을 받은 사람이 위치감각이 더 좋다'라는 해석만 가능하다.

위의 예를 가지고 명목척도로 측정하면, '위치감각이 없는 사람은 몇 명이고, 있는 사람은 몇 명이다'라는 정보를 연구자에게 줄 수 있다. 하지만 서열척도로 측정하면, 위치감각의 온전함(정상, 약간, 심한 손상)에 따라 몇 명이 있는지를 알 수 있다. 따라서 명목척도보다는 더 많은 정보를 제공한다.

물리치료에서 서열척도를 이용하여 자료를 수집하는 형태는 다음과 같다.

경련성 정도에 대한 MAS(Modified Asthworth Scale) 척도, 도수근력검사를 이용한 근력 정도, 일상생활의 독립성 정도 등이 있다. 하지만 통상적으로 이용되는 측정 점수는 등간척도로 간주하는 경향이 있다.

점 척도

서열척도의 또 다른 예는 점 척도이다. 만족도 설문조사에 흔히 사용되는 형태이다(전혀 만족하지 않음 0점, 매우 만족함 5점). 이러한 형태로 자료를 수집하는 것을 리커트 척도라고 부르기도 한다. 예를 들어, 각 학생이 얼마나 유능(역량이 좋은지)한지 표시하도록 임상 감독관에게 요청했다고 가정하자. 아래와 같이 자료를 수집하는 경우가 점 척도를 이용하는 경우로서 서열수준에서 자료수집의 한 예이다.

1	2	3	4	5
전혀 역량이 좋지 않음	상당히 무능함	평균	상당히 유능함	매우 유능함

그러나 순서척도는 다소 부정확하다는 점에 유의해야 한다. 통증, 태도, 만족도 등 주관적인 것들을 평가하는 데 일반적으로 사용된다. 결과적으로 그것은 매우 개인적인 해석에 의존하기 때문에 절대적인 의미가 있다고 가정할 수 없다는 점을 유의한다.

간격(등간)/비척도(수준)

간격 또는 등간척도는 앞서 언급된 명목척도나 서열척도보다 높은 수준의 척도이며 더 많은 정보를 제공해 준다. 이 척도는 서열척도와 비슷하지만, 차이점은 측정 수치들 간의 간격이 일정하다는 전제를 하고 있다. 여기에 속하는 예로는 온도, 지능지수, 시험점수 등이 포함된다.

간격척도는 두 가지 특징이 있다. 먼저, 30과 90의 차이(60)는 30과 60의 차이(30)보다 2배 크다는 것을 말할 수 있다. 왜냐하면 측정 수치들 간에 간격이 같다는 전제가 있기 때문이다. 이전의 서열척도는 이런 가정을 말할 수 없고, 단지 크다는 것만을 말할 수 있었다. 두 번째는 간격척도는 비록 임의로 0점을 설정할 수 있지만, 절대적인 0점이 존재하지 않는다. 예를 들면, 해부학 시험에 한 학생이 0점을 받았다고 가정하자. 하지만 0점은 이 학생이 해부학에 대하여 전혀 모른다는 의미는 아니다. 다만 시험문제가 학생이 알고 있는 지식 밖에서 출제되었기 때문이라고 볼 수 있다. 따라서 간격척도의 0은 절대적인 기준 수치가 아니고 임의의 수치이다.

비척도는 간격척도와 동일하다. 하지만 다른 점은 절대적인 0점이 존재한다는 것이 차이점이다. 여기에 속하는 예로는 몸무게, 신장, 신경전달 속도 등이 포함된다. 하지만 통계적 검정을 위한 목적에서는 간격척도와 비척도를 같은 측정수준으로 보기 때문에 여러분은 두 척도의 구분에 대하여 염려하지 않아도 될 것이다.

측정수준과 분석

연구자는 가능하면 높은 수준의 척도를 사용하여 측정해야 한다. 높은 수준의 척도란 간격척도/비척도를 의미하고, 낮은 수준은 명목척도를 의미한다. 높은 수준의 척도는 낮은 수준의 척도보다 많은 정보를 연구자에게 줄 수 있고 좀 더 강력하고 예민한 분석절차를 거친다.

다음의 예를 보면서 측정수준에 따른 정보량을 비교해 보자.

7명의 실험 대상자로부터 측정된 관절가동범위는 다음의 표와 같다.

비척도는 대상자의 관절가동범위를 측정대로 기입한 것이고, 간격척도는 대상자 B의 3°를 임의의 0으로 정하고 이에 따른 관절가동범위를 기록한 것이다. 그리고 서열척도는 관절가동범위를 크기순으로 번호를 부여한 것이고, 명목척도는 수집된 자료를 70°를 기준으로 아래 각은 2, 위의 각은 1을 부여하여 측정한 것이다. 측정된 관절가동범위 값을 명목척도로 기록하면, 연구자가 알 수 있는 정보는 극히 제한적이다. 즉, 같은 1 범주 내에 있

단위: (°)

대상자	비척도	간격척도	서열척도	명목척도
A	160	130	7	1
B	30	0	1	2
C	35	5	2	2
D	60	30	3	2
E	70	40	4	2
F	100	70	5	1
G	145	115	6	1

는 자(A, F, G) 중 누가 더 큰 값을 가지는지, 얼마나 더 큰지를 알 수가 없다. 서열척도 역시 많은 정보를 제공하지 못한다. A가 가장 관절가동범위가 크다는 것은 알 수 있지만, G보다 얼마나 더 큰지를 알 수가 없다. 간격척도로 기록하면 개개인의 실제 관절가동범위를 알 수가 없다. 비척도로 기록하면 실제 대상자의 관절가동범위도 알 수 있고, 다른 사람에 비하여 얼마나 더 큰 각도를 가지는지를 알 수 있다. 이와 같이 같은 변수를 측정하더라도 어떤 측정수준으로 기록하는가에 따라 연구자가 해석할 수 있는 범위는 달라진다.

측정수준이 어떠한가에 따라 가설을 검정하기 위한 통계방법이 달라진다. 따라서 연구자는 연구를 계획하는 과정이나 분석하는 단계에서 자신이 측정한 자료가 어떤 측정수준인지를 미리 알아야 적절한 통계방법을 사용할 수 있다. 또한 연구자는 자료나 연구결과에 대하여 논의할 때, 수집한 자료의 측정수준에 맞게 해석을 하여야 한다. 측정은 명목척도로 하고 해석은 비척도 수준으로 결론을 내리거나 해석을 해서는 안 된다.

점 척도: 서열수준인가, 간격수준인가?

점 척도를 구성할 때 점 사이의 간격이 같기 때문에 때로는 연구자들이 점 척도를 순서척도가 아닌 일정 간격 눈금처럼 처리하는 경우가 있다. 경우에 따라서 합리적인 생각이라고 볼 수 있다(예: 설문지 데이터 분석). 엄격하게 적용하지 않는 경우, 7개 이상의 점으로 구성하고 점 사이의 거리가 유사하다고 가정하는 경우, 분석을 위해 간격척도로 분류하여 적용할 수 있다. 예를 들어, 통증을 측정하는 시각통증척도(Visual Analogue Scale: VAS)를 이용하는 경우이다. 길이가 정확히 10cm인 눈금이 표시되지 않은 선을 환자에게 제시하는 것으로 0cm는 고통 없음이고 10cm 지점은 극심한 고통을 의미한다.

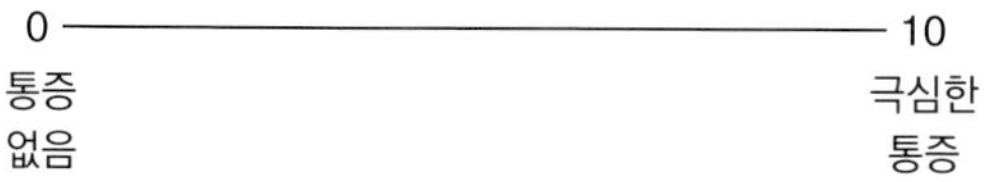

(이 선의 길이는 정확히 10 cm이다)

환자에게 얼마나 많은 고통을 겪고 있는지 이 선에 표시하도록 한다. 이 방법으로 어떤 환자는 54mm의 통증을, 또 다른 환자는 19mm의 통증을 호소한다는 것을 알 수 있다.

그런 다음 데이터를 분류하는 방법에 관한 문제가 발생한다. '통증은 주관적이므로 서열척도로 해야 하는가?'라는 문제이다. 그러나 센티미터 또는 밀리미터 단위의 길이 측정은 간격/비척도이다. 그렇다면 문제를 어떻게 해결할 수 있을까? 여기서 올바른 대답은 없으며 연구자에게 맡겨야 한다. 그러나 데이터 수집의 일반적인 규칙으로 보다 정교한 분석이 수행될 수 있기 때문에 가능한 가장 정교한 측정수준을 사용하는 것이 좋다. 따라서 시각통증척도(VAS) 데이터를 간격/비로 처리하는 것이 좋다.

핵심 개념

네 가지 수준의 측정이 있으며, 각 측정수준은 자료에 대해 서로 다른 양의 정보를 제공한다.

- 명목수준은 최소한의 정보를 제공하며 우리의 데이터를 분류할 수 있다. 합격/불합격, 남성/여성, 60세 이상/60세, 개선/개선 없음. 응답 범주는 상호 배타적이다.
- 서열수준은 우리가 관심을 가지는 차원에 따라, 예를 들어, 가장 적게는 가장 가벼운 흡연자, 가장 가벼운 운동 등에 따라 우리의 데이터를 순위 순으로 올릴 수 있다는 점에서 우리에게 조금 더 많은 정보를 준다. 눈금 지점 사이의 간격은 동일하다고 가정하지 않는다.
- 간격/비척도는 실제 수치 점수(예: 무게, 높이, 시간, 백분율, 압력, 용량 등)를 처리하여 직접적인 수학적 비교를 할 수 있는 더 많은 정보를 제공한다. 간격은 동일한 것으로 가정한다.
- 간격과 비척도 자료는 데이터 분석 시 같은 수준으로 간주하며 동일하게 처리한다.

FURTHER READING

Belcher J 2005 Nonparametric methods. Online. Available http://nurseresearcher.rcnpublishing.co.uk/resources/archive/GetArticleById.asp?ArticleId=6172

Brink PJ, Wood MJ 2001 Basic steps in planning nursing research, 5th edition. Jones and Bartlett Publishers, Sudbury, Massachusetts

Coolican H 2004 Research methods and statistics in psychology, 4th edition. Hodder Arnold, London

Coolican H 2006 Introduction to research methods in psychology. Hodder Arnold, London

Crichton N 2005 Principles of statistical analysis in nursing and healthcare research. Online. Available http://nurseresearcher.rcnpublishing.co.uk/resources/archive/GetArticleById.asp?ArticleId=6171

Eaton N 2005 Parametric data analysis. Online available:http://nurseresearcher.rcnpublishing.co.uk/resources/archive/GetArticleById.asp?ArticleId=6063

Field A, Hole G 2004 How to design and report experiments. Sage, London

Greene J, D' Oliveira M 2005 Learning to use statistical test in psychology, 3rd edition. Buckingham, Open University Press
http://www.socialresearchmethods.net/kb/measlevl.php
December 11 2008

http://cnx.org/content/m10809/latest/Connexionsat Rice
University, Texas, USA

Lunsford BR 1993 Methodology: variables and levels of measurement . American Academy of Orthotists and Prosthetists. 5(4): 121–124. Online. Available http://chss.montclair.edu/sociology/statbooklevels.htm Montclair State University, New Jersey, USA

Parahoo K 2006 Nursing research: principles, process and issues, 2nd edition. Macmillan, Basingstoke

Polgar S, Thomas S 2007 Introduction to research in the health sciences. Edinburgh, Churchill Livingstone

Watson R, McKenna H, Cowman S, Keady J 2008 Nursing research: designs and methods. Edinburgh, Churchill Livingstone

CHAPTER 5

기술통계 기법

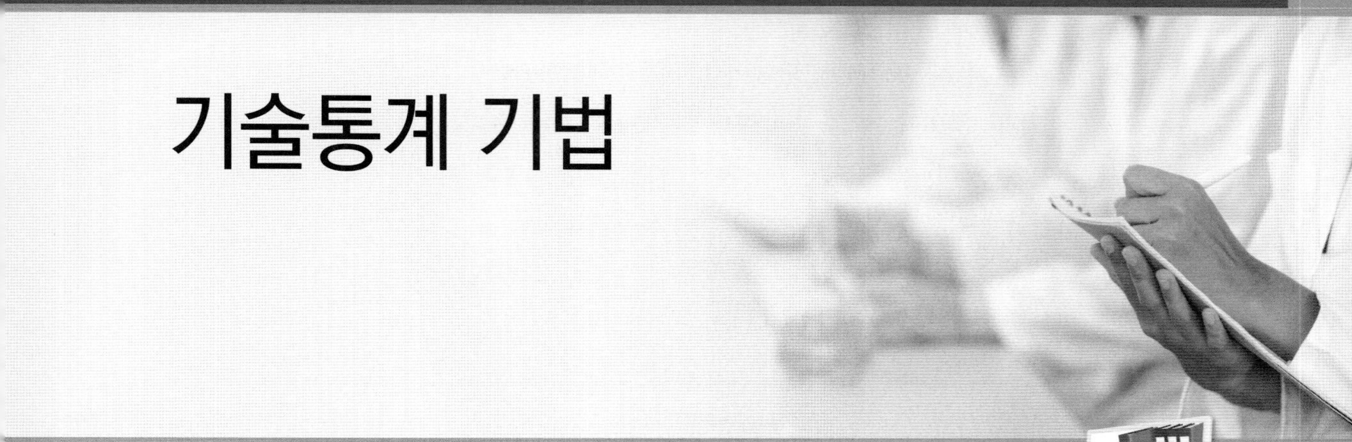

이 장의 내용

여러분은 연구를 할 때마다 무엇이든 측정을 시도할 것이다. 예를 들면, 연구자는 근긴장도, 회복속도, 폐활량, 통증 정도 등과 같은 사항을 측정할 것이다. 이렇게 측정된 것들을 자료(data)라고 한다. 연구한 내용이 의미와 가치를 가지기 위해서는 다른 연구자들이 이해할 수 있도록 표현되어야 한다. 예를 들어, 다발성 경화증 환자를 대상으로 효과적인 두 개의 방광조절 치료법들 간의 효과를 비교하기 위하여 연구를 시행한 후, 자료를 정리하지 않고 발표한다면 독자들에게 큰 의미를 주지 못할 것이다. 즉, 다른 연구자도 이 연구결과를 잘 받아들일 수 있도록 자료를 배열 · 정리하여야 한다. 자료에 대한 정리뿐만 아니라 자료에 대한 해석 역시 연구자가 해야 하는 중요한 일이다. 자료를 해석하는 2가지 방법은 기술통계(descriptive statistics)와 추정통계(inferential statistics)이다.

기술통계는 연구자가 많은 자료를 수집한 후(일반적으로 설문지 같은 방식으로) 자료의 주요 특징이나 의미를 하나의 숫자 형태(예: 평균점수, 수집된 자료의 범위 등)로 기술하는 것으로 자료를 분석하는 첫 번째 단계이다. 자료에 대한 기술통계적 분석 후, 이를 바탕으로 가설을 설정할 것이다. 이 가설을 검증하는데 사용되는 분석이 추정통계학이다. 기술통계는 연구자가 수집한 표본의 특성에 대해 기술하는데 사용되고 추정통계는 수집된 표본이 속한 모집단에 대한 특성을 추정하기 위해 사용된다.

자료를 표로 작성하기

단순히 다량의 원자료를 보는 것만으로는 어떤 의미 있는 정보를 찾아내기는 매우 어렵다. 하지만 만약 자료가 표로 작성된다면, 훨씬 이해하기가 쉬워진다. 여러분이 스포츠 부상 환자들을 조사하였고, 부상의 특성, 통증 수준, 치료의 종류 그리고 진행률에 관한 많은 정보를 가지고 있다고 가정해 보자. 이 정보를 표로 작성해 보면 핵심 포인트를 명확하게 할 수 있을 것이다. 예를 들어, 다리골절에 초점을 맞추기 위해, 여러분이 가지고 있는 정보, 즉 축구, 럭비, 스키, 오토바이 경주, 운동 경기 등과 같은 명목수준의 부상원인을 표 5-1과 같이 정리할 수 있다.

표 5-1을 통해 가장 보편적인 부상과 가장 흔한 상해의 원인을 한눈에 볼 수 있다. 이러한 종류의 표를 작성하려면 관련 명목범주(여기에서는 부상의 원인)를 만들고 이 범주에 속하는 환자의 수를 세어 표를 만들 수 있다.

다음으로 다리골절 환자의 통증 정도를 알아보기로 결정했다면, 환자에게 5점 척도의 통증척도를 제시하고 통증 정도를 표현하게 한다. 표 5-2와 같이 이 정보를 표로 표시할 수 있을 것이다. 표 형식으로 수치를 표시하기 위해 각 통증 범주에 해당하는 모든 환자

표 5-1 1년간 스포츠 관련 다리골절의 원인

손상의 원인	부상자 수
축구	52
럭비	21
스키	11
오토바이 경주	14
운동선수	19
기타	9
합계	126

표 5-2 1년간 스포츠 관련 다리골절 환자의 통증 수준에 대한 빈도

통증 수준	부상자 수
통증 없음(1)	0
가벼운 통증(2)	5
중간 통증(3)	29
심한 통증(4)	76
극도의 통증(5)	16
합계	126

를 세어야 한다. 다음으로 관심 있는 것이 석고붕대를 제거하자마자 도움 없이 걸을 수 있는 거리였다면, 원자료를 표 5-3과 같이 정리할 수 있다. 표 5-3을 작성하려면 각 거리 간격에 해당하는 총 환자 수를 세어야 한다. 그러나 표 5-3에 있는 것과 같이 간격이 많으면 표는 크고 다루기 힘들며 해석하기가 다소 어려울 수 있다.

따라서 이러한 경우 간격을 그룹화하는 것이 더 나을 수 있다(표 5-4). 이는 급간격(class interval)이라고 알려져 있다. 표 5-4는 더 나은 표일 수 있지만, 이러한 방식으로 데이터를 그룹화 함으로써 많은 세부 정보가 손실된다는 점에 유의해야 한다. 자료 간격을 이렇게 결합하려면 그룹화 된 간격이 동일한지 확인해야 한다. 표 5-1~표 5-4를 보면 환자에 대한 한눈에 볼 수 있는 정보가 제공되므로 결과를 설명하는 데 매우 유용한 기술임을 알 수 있다. 모든 표의 범주는 독자들이 명확하게 이해할 수 있도록 표기해야 한다.

표 5-3 석고붕대 제거 후 다리골절 환자의 보행거리에 대한 빈도

거리	부상자 수
1m 미만	1
2m	3
3m	5
4m	8
5m	13
6m	16
7m	16
8m	12
9m	15
10m	11
11m	15
12m	5
13m	3
14m	1
15m	2
합계	126

표 5-4 석고붕대 제거 후 다리골절 환자의 보행거리에 대한 빈도

거리	부상자 수
0~3m	9
4~7m	53
8~11m	53
12~15m	11
합계	126

그래프

때로는 수집된 자료의 결과가 표(table)보다는 그래프로 제시되었을 때, 이해하기가 더욱 쉽다. 표는 단지 숫자를 보여주지만, 그래프는 더욱 명확하게 자료의 경향 및 특징을 보여준다. SPSS와 Excel과 같은 프로그램은 그래프를 그리는데 도움이 된다. 여러분이 학교나 다른 곳에서 그래프를 그려보았겠지만, 그래프를 그리는 간단한 원칙을 언급하겠다.

물리치료 연구에서 빈도(frequency)분포 그래프는 가장 흔히 사용하는 방법이다. 빈도분포는 얼마나 자주 특별한 사건이 일어나는가에 대한 것이다. 예를 들면, 특정 연령에서 다음과 같은 심박동수를 가지는 심장질환자가 얼마나 많이 있는가? 60~65회/분, 66~70회/분, 71~75회/분.

가장 흔히 사용하는 빈도분포 그래프는 히스토그램(histogram), 막대그래프, 원형 차트, 꺾은선 그래프(frequency polygon)이다. 각각의 특징을 간략히 소개한다.

히스토그램과 막대그래프

많은 사람들이 막대그래프가 더 명확하다고 느끼지만 이 두 그래픽 기법은 매우 유사하다. 막대그래프는 일반적으로 명목 자료 및 순서 자료에, 히스토그램은 간격/비척도 자료를 표시하는 데 사용된다. 각 방법은 자료를 일련의 수직 직사각형으로 표시하며, 각 직사각형은 특정 범주의 점수(수)를 나타낸다. 그러나 히스토그램에서는 수직 막대가 서로 바로 인접해 있는 반면 막대그래프의 경우 그 사이에 공백이 있다.

이 방법들은 그림으로 가장 잘 이해할 수 있다. 지역별 안쪽번짐목말발 환자의 분포에 관심이 있다고 가정하자. 표 5-5와 같은 수치를 얻었다고 생각하자.

표 5-5의 명목범주에 대한 빈도수는 그림 5-1과 같이 막대그래프로 나타낼 수 있다. 범주는 수평 또는 X축

표 5-5 지역별 안쪽번짐목말발 환자 분포

지역	안쪽번짐목말발
대구	15
서울	32
부산	26
대전	10
광주	6

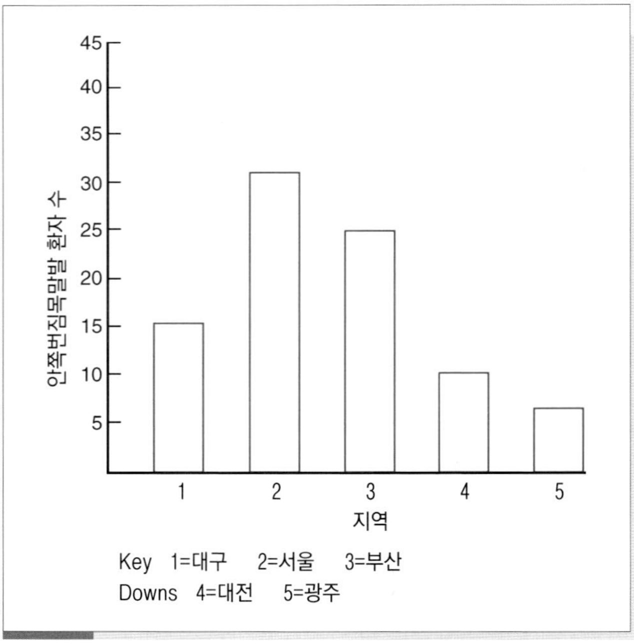

그림 5-1 안쪽번짐목말발 환자의 지역별 분포(bar graphs)

으로, 빈도는 수직 또는 Y축에 배당함을 유의한다.

히스토그램

일반적으로 간격/비척도 자료를 나타내는 데 사용되는 히스토그램은 다음 예제로 설명할 수 있다. 여러분이 손목굴증후군과 체중 사이 관련성에 관심이 있다고 가정하자. 정상, 과체중, 저체중을 일정 간격으로 세분화하여 체중별 손목굴증후군 환자 수를 기록한 후, 이 자료를 그림 5-2와 같이 히스토그램으로 제시할 수 있을 것이다.

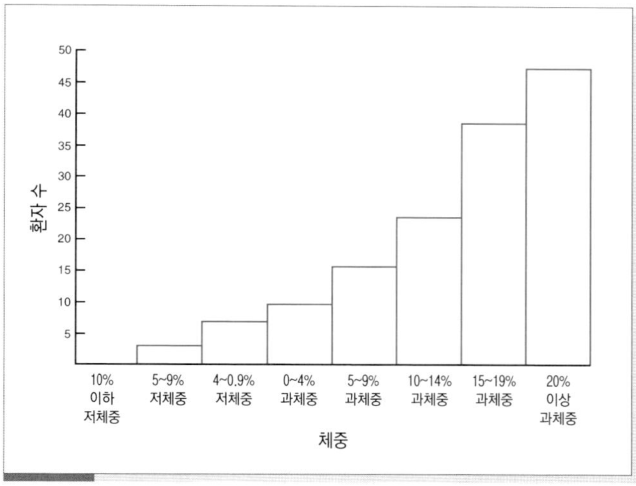

그림 5-2 손목굴증후군 환자의 체중 분포(histograms)

환자의 체중은 다양한 간격 또는 범주로 세분화할 수 있지만, 범주의 크기는 이용 가능한 자료에 따라 적절히 결정되어야 한다. 너무 적은 범주는 자료의 상세한 정보를 많이 잃어버리는 반면 너무 많은 범주는 표나 그래프를 복잡하게 할 것이다. 범주는 9개 이내로 하는 것이 좋다.

원형 차트

명목자료는 원형 차트를 사용하여 그림으로 나타낼 수도 있다. 원형 차트는 각 섹션이 각 범주 또는 이벤트의 숫자를 비례적으로 나타내는 것이다. 이를 위해서는 각 범주의 수치를 먼저 총수의 백분율로 환산해야 한다. 표 5-5의 데이터를 막대그래프가 아닌 원형 차트로 표현하고 싶다고 가정해 보자. 원형 차트는 그림 5-3과 같다. 원형 차트를 만들기 위해서는 각 지역의 백분율을 도 단위로 변환해야 한다. 원형 차트의 가치

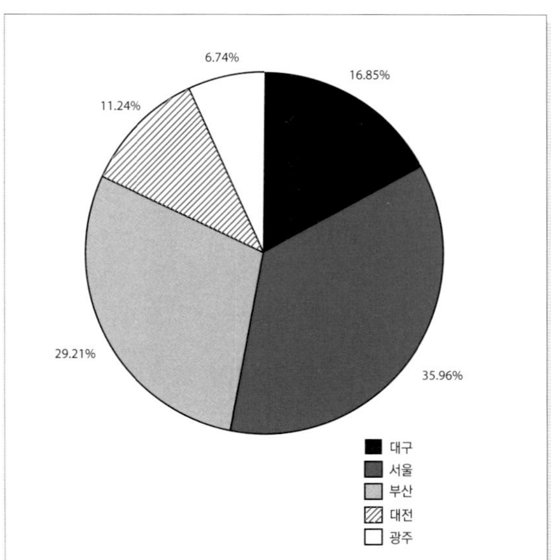

그림 5-3 지역별 안쪽번짐목말발 환자의 분포(원형 차트)

는 즉각적인 시각적 호소력과 비율을 비교할 수 있는 용이성에 있다. 그러나 카테고리가 많으면 원형 차트가 복잡하여 정확하게 구성하고 해석하기가 어려울 수 있다.

꺾은선 그래프

간격 및 비척도 유형의 자료는 꺾은선 그래프로 표기할 수도 있다. 나이별로 폐렴환자의 수를 기록하였다고 가정하자. 수집된 자료는 그림 5-4처럼 꺾은선으로 나타낼 수 있다. 가로축은 발병 연령을 구분하여 보여주고 세로축은 각각의 연령대에 속하는 폐렴환자의 수를 나타낸다. 각 연령대에 속하는 환자 수는 인접하는 두 연령대 사이에 위치하게 표시한다. 그리고 이들 점들을 직선을 이용하여 연결한다(그림 5-4).

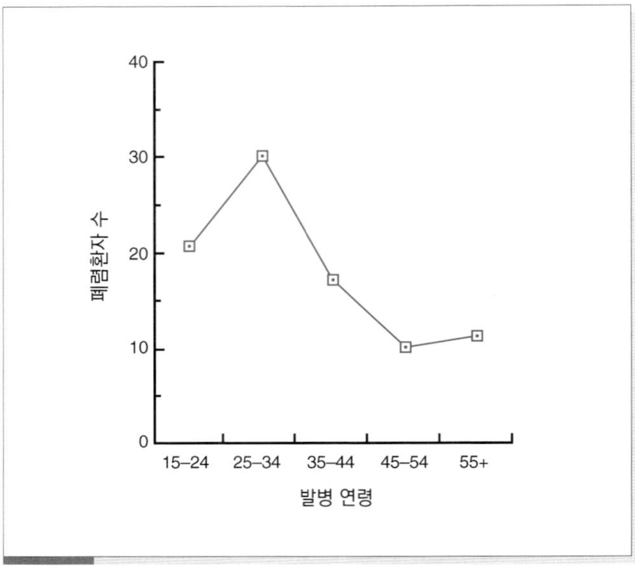

그림 5-4 특정 지역 내 폐렴 발병 연령

그림 5-4의 그래프는 가로축에 닿지 않는다. 어떤 이는 이런 그래프는 이상한 모양을 보여주기 때문에 싫어하는 의견을 제시한다. 만일 적절하다면 양끝 단의 연령대를 추가하여 가로축에 닿도록 할 수도 있다. 이런 예는 그림 5-5에서 보여준다. 표 5-6은 1998년 물리치료 학교들에서 인체운동학 기말시험을 본 결과이다.

표 5-6 물리치료 학교의 기말시험 평균

기말시험 평균	학교 수
31~40	0
41~50	1
51~60	3
61~70	4
71~80	1
81~90	1
91~100	0

위의 결과를 그래프로 보여주면 다음과 같다.

31~40점과 91~100점에 속하는 학교는 없다. 그러므로 좀 더 완전한 모양의 그래프를 위해 31~40과 91~100을 위해 선을 연장한다(그림 5-5에서 점선으로 표시).

여러분이 표현하기를 원하는 자료의 속성에 따라 막대그래프, 히스토그램 또는 꺾은선 그래프 중에 적당한 것을 선택해야 한다. 일반적으로 꺾은선 그래프는 두 개 이상의 자료들 간에 비교를 할 때 적당하다. 왜냐하면 선의 수는 색깔과 모양으로 달리 표현이 가능하기 때문에 같은 그래프에 여러 개의 선으로 자료를 비교할 수 있다.

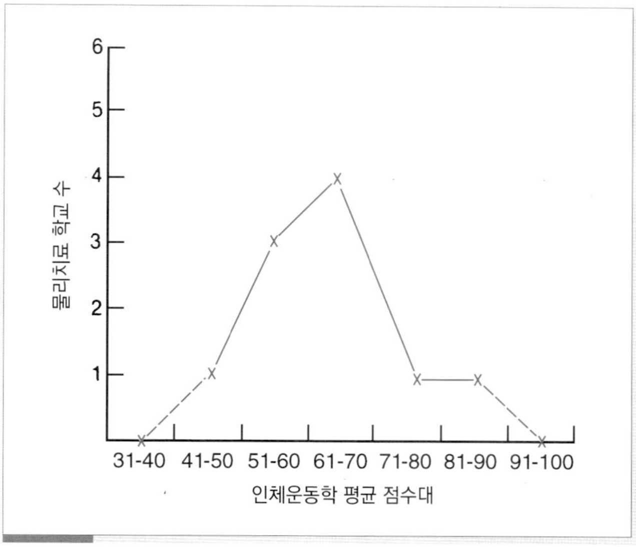

그림 5-5 1998년 인체운동학 기말시험 결과 물리치료 학교 분포 (frequency polygon)

어떤 형태의 그래프가 사용되어야 하는가?

히스토그램, 막대그래프, 원형 차트 또는 꺾은선 그래프 중 어떤 그래프를 사용할지는 자료의 특성에 따라 달라진다. 예를 들어, 명목자료는 꺾은선 그래프로 표시하지 않고 막대 또는 원형 차트로 표시되어야 한다.

일반적으로 꺾은선 그래프는 두 개 이상의 자료들을 비교해야 하는 경우에 더 적합하다. 다수의 라인을 동일한 그래프에서 다른 색상이나 스타일로 나타낼 수 있기 때문이다. 일반인들은 그들이 주제 영역에 익숙하지 않을 때, 히스토그램과 막대그래프가 더욱 쉽게 이해하는데 도움이 된다. 간단히 말해서, 어떤 기술을 사용하는지는 목표와 데이터의 성격에 달려 있다.

부드러운 그래프 만들기

일반적으로 많은 양의 자료를 그래프에 표시하면 빈도분포 그래프는 부드러운 곡선을 그린다. 하지만 적은 양의 자료를 그래프로 나타내면 불규칙적인 모양의 그래프가 형성된다. 만일 여러분이 자료의 규칙성이나 어떤 경향을 알고자 한다면, 빈도분포의 그래프가 부드러워야 할 것이다. 만일 수집한 자료가 적어 그래프가 이런 형태를 나타내지 않으면, 가로축에 표시되는 분류를 축소함으로써 이런 효과를 나타낼 수 있다. 여러분이 뇌졸중 환자의 회복 속도에 관심이 있다고 가정하고 다음과 같은 자료를 얻었다고 하자.

4명의 환자는 4일 후 퇴원	9명의 환자는 9일 후 퇴원
6명의 환자는 5일 후 퇴원	15명의 환자는 10일 후 퇴원
10명의 환자는 6일 후 퇴원	3명의 환자는 11일 후 퇴원
13명의 환자는 7일 후 퇴원	5명의 환자는 12일 후 퇴원
10명의 환자는 8일 후 퇴원	2명의 환자는 13일 후 퇴원

만일 이런 자료를 그래프로 그린다면 그림 5-6과 같을 것이다.

그러나 만일 여러분이 가로축에 있는 분류기준을 축소하면 그림 5-7과 같이 그래프가 더욱 부드러워질 것이다. 그림 5-7의 그래프에서 규칙성을 더욱 알아보기 쉬울 것이다.

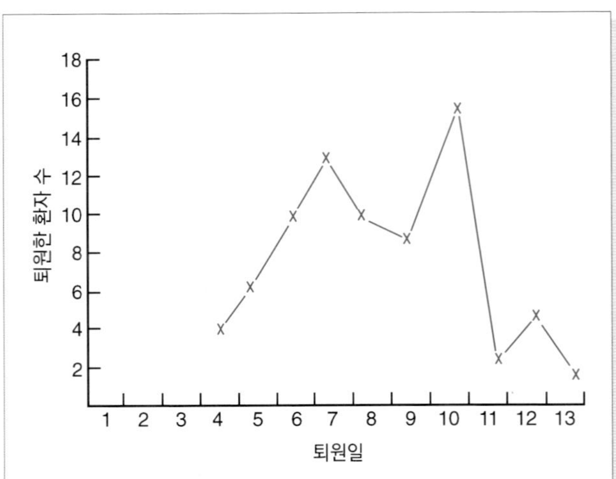

그림 5-6 뇌졸중 후 회복속도의 꺾은선 그래프 (frequency polygon)

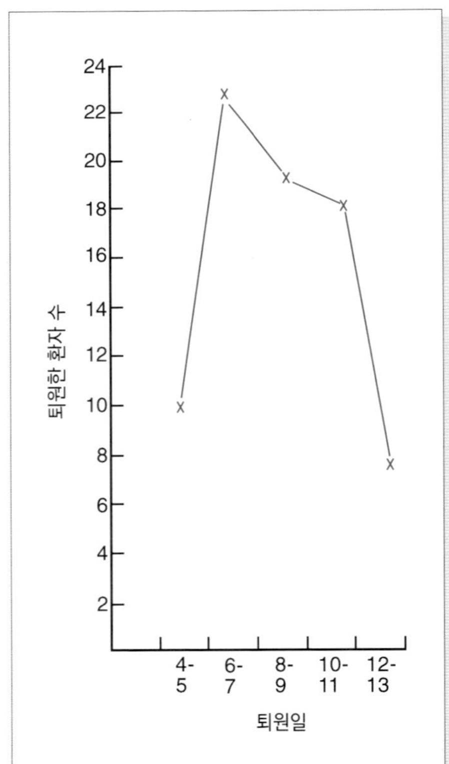

그림 5-7 뇌졸중 후 회복속도의 꺾은선 그래프 (frequency polygon)

빈도그래프를 그리는 10가지 규칙

1. 가로 축(X 축이라고도 함)은 범주 또는 사건을 나타내는 데 사용한다.
2. Y축 또는 수직 축은 사건이 발생하는 빈도를 나타내는 데 사용한다.
3. 축 간격은 그래프가 정확하게 그려지고 해석될 수 있도록 적절한 크기여야 한다.
4. 축의 교차점은 일반적으로 0이어야 한다. 만일 그렇지 않은 경우에는 독자를 위해 명확히 설명해야 한다.
5. 모든 그래프는 명확하게 표시되고 설명되어야 한다. 두 축에도 단위표시가 있어야 한다.
6. 명목자료와 순서자료는 대개 막대그래프 또는 원형 차트로 설명한다.
7. 등간/비척도 자료는 일반적으로 히스토그램 및 꺾은선 그래프로 설명한다.
8. 등간/비척도 자료인 경우 간격 조절을 통해 그래프의 경향을 확인하는데 사용한다.
9. 범주를 너무 많거나 적게 하는 경우 자료 해석의 어려움 또는 정보의 소실이 발생할 수 있다.
10. 자료를 세부 범주로 나누는 경우 세부 범주의 크기는 동일해야 한다. 그렇지 않으면 정보가 왜곡된다.

핵심 개념

- 데이터를 그래프로 나타낼 수 있다.
- 히스토그램과 막대그래프는 각 범주 또는 사건에서 얻은 숫자를 나타내기 위해 수직 막대를 이용하여 빈도분포를 보여줄 수 있다.
- 원형 차트는 각 범주 또는 사건의 숫자를 나타내는 분할된 원을 사용하여 자료를 그림으로 보여준다.
- 꺾은선 그래프는 각 사건의 숫자를 연결하여 하나의 선으로 보여주는 그래프이다.
- 명목 및 순서자료는 막대그래프와 원형 차트를 사용하여 가장 잘 설명된다.
- 간격/비율자료는 히스토그램과 꺾은선 그래프로 가장 잘 설명될 수 있다.

빈도분포 곡선의 모양

여러분이 수집한 자료를 그래프로 그려보면 다양한 형태의 그림이 그려질 것이다. 대표적인 그래프의 형태는 다음과 같은 것들이다.

이것은 아마도 모든 빈도분포 모양 중에서 가장 중요한 것이고 통계학에서 수많은 의미를 가지고 있다. 인위적인 자료가 아닌 체중, 신장 등 자연 상태의 자료를 수집하여 그래프로 나타내면 그림 5-8과 같은 형태의 그래프가 그려질 것이다. 좌우 대칭인 종 모양으로

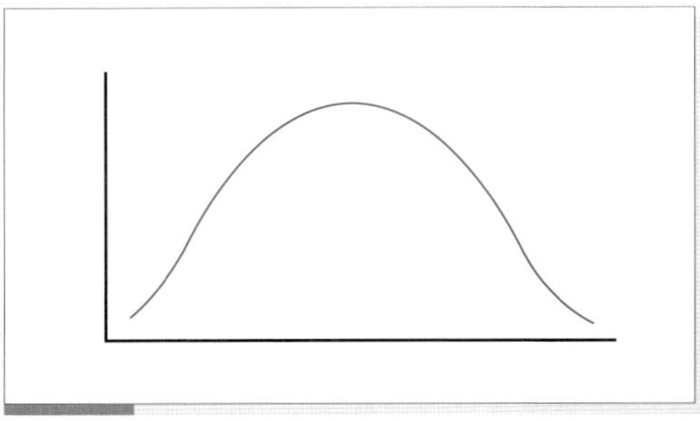

그림 5-8 정규분포(normal distribution)

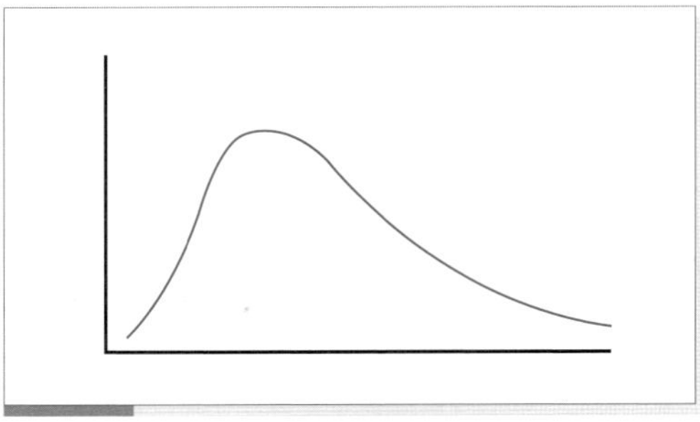

그림 5-9 비틀어진 분포-양성 비대칭 (skewed distribution-positive skew)

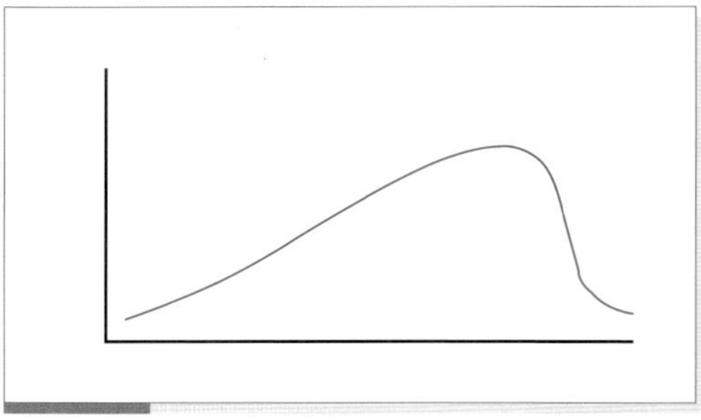

그림 5-10 비틀어진 분포-음성 비대칭 (skewed distribution-negative skew)

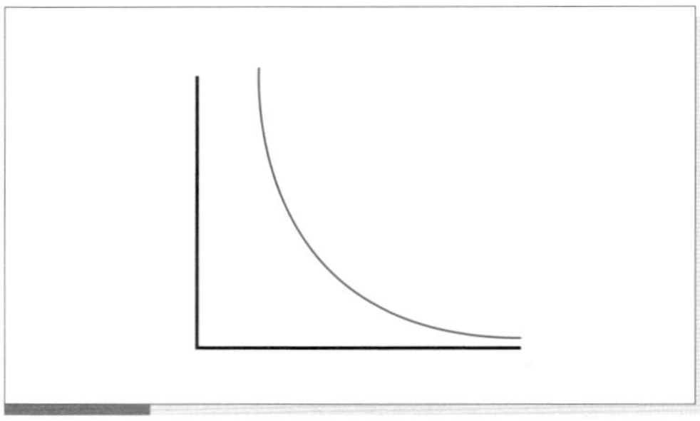

그림 5-11 J-모양의 분포

그려지는 것을 정규분포라고 말한다. 이 모양은 자료수집이 이상적으로 된 것을 의미한다.

빈도분포 중 왼쪽으로 치우쳐 있는 형태의 그래프를 양성 비대칭(positive skew)이라고 부른다(그림 5-9). 이것은 시험문제가 어려울 때 학생들이 낮은 점수를 받게 되는데, 이때 점수를 그래프로 나타내면 위와 같은 그래프가 그려진다.

그림 5-10은 그림 5-9의 그림과는 반대로 오른쪽으로 치우쳐 있는데 이러한 형태의 그래프를 음성 비대칭(negative skew)이라고 한다. 시험문제가 너무 쉬울 때 흔히 나타나는 형태이다.

그림 5-11의 그래프는 식사 후 환자들의 위장 수축 횟수를 기록하면 위와 같은 형태를 보인다. 대부분의 환자는 아마도 초기에는 위가 채워져 있어 위 수축이 매우 적다. 그러나 일부 환자는 좀 더 많은 수축을 보일 수 있다.

그림 5-12와 같은 분포는 두 개의 뚜렷한 최고점이 있는 것이 특징이다. 흡연자와 비흡연자의 폐활량을 측정하면 그림 5-12와 같은 형태의 그래프를 보일 것이다. 왼쪽에 형성된 봉우리는 아마도 폐활량이 적은 흡연자를 보여줄 것이고, 오른쪽 봉우리는 비흡연자를 나타낼 것이다.

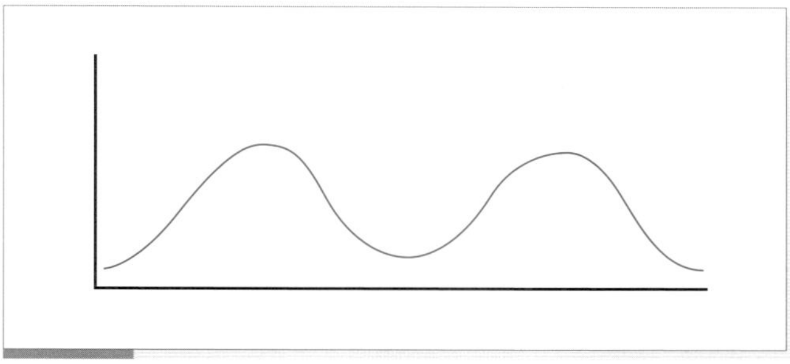

그림 5-12 양봉 분포(bimodal distribution)

중앙집중성 측정치

이미 언급하였듯이 한 편의 연구결과는 독자가 이해할 수 있게 제시되어야 한다. 이런 목적을 위해 앞에서는 표와 그래프를 이용한 방법을 언급하였다. 이번에는 중앙집중성 측정치를 이용한 방법을 살펴보고자 한다.

중앙집중성 측정치는 수집한 자료들이 어떤 값을 중심으로 어느 정도 떨어져 분포하고 있는지를 알기 위해서 사용하는 것이다. 이런 접근법은 물리치료사에게 두 가지 측면에서 가치가 있다.

1. 정상집단과 환자집단의 능력을 비교할 때, 예를 들면 비슷한 연령대에서 엉덩관절 전치환술을 받은 환자와 정상인의 운동성을 비교할 때 사용할 수 있다.
2. 이전에 알려지지 않은 표준 자료 제시, 예를 들면 근이형성증 환자의 근육을 자극하는데 유용할 것으로 생각되는 새로운 장비가 개발되었다면, 정상적인 근수축을 유발하는 자극 수치를 확립하는 것이 필요할 것이다. 이때 중앙집중성 측정값을 사용할 수 있다.

중앙집중성의 측정치를 표현하는 방법에는 흔히 산술평균(arithmetic mean), 중위값(median), 최빈값(mode) 세 가지 방법이 있다.

산술평균

수집된 자료들의 평균값으로, 수집된 표본의 측정치를 모두 더하고 더한 개수로 나눈 값이다. 일반적으로 $\bar{x}$로 표현된다. 이것은 통계학에서 매우 중요하며 한 눈에 자료의 결과를 알 수 있게 한다. 예를 들면, 이전 예에서 엉덩관절 전치환술을 받은 환자와 정상인 간 평균 가동성의 차이가 있는지를 비교하는데 사용할 수 있다.

비록 산술평균(arithmetic mean)이 통계학에서 사용되는 가장 유용한 형태이기는 하지만, 잘못 해석될 수도 있다. 여러분이 두 가지 오십견 치료방법 중에서 더 좋은 방법을 알기를 원한다고 가정하자. 4주간의 치료 후, 다음 표처럼 A치료는 평균 40%, B치료는 평균 51%의 어깨 관절 가동성을 증가시켰다. 그러면 B치료가 더 효과적이라고 볼 수 있을 것이다. 그러나 수집된 원자료(original data)를 자세히 검토해야 할 필요가 있다.

A 치료		B 치료	
1	38%	1	30%
2	42%	2	28%
3	45%	3	100%
4	36%	4	100%
5	40%	5	31%
6	39%	6	33%
7	44%	7	30%
8	46%	8	28%
9	34%	9	30%
10	36%	10	100%
$\overline{x}$	40%	x	51%

비록 A치료의 산술평균은 B치료보다 낮지만, B치료에서 3개의 100% 증가를 보인 자료를 제외하면, 나머지 모든 자료는 A치료보다 효과가 떨어진다. 다시 말하면, 3개의 극단값이 B치료 효과를 왜곡하여 원자료를 살펴보지 않으면 결론을 잘못 해석하게 되는 것이다. 원자료를 살펴봄으로써 여러분은 A치료를 선택할 수 있을 것이다. 산술평균은 비록 통계학에서 중요하지만, 극단값에 의해 영향을 많이 받으므로 산술평균 그 자체만으로는 자료 결과에 대한 필요한 정보를 충분히 제공하지 못한다. 따라서 기술통계학을 위한 다른 형태가 요구된다.

중위값

수집한 자료를 크기순으로 나열했을 때, 중간에 위치하는 값을 말한다. 예를 들면, 다음과 같은 자료를 얻었다고 가정하자.

14 9 28 5 11

중위값을 알기 위해 크기순으로 자료를 나열하면 다음과 같이 된다.

5 9 11 14 28

그러면 중위값은 11이 된다. 그러나 만약 수집한 자료의 수가 짝수이면, 중위값은 가운데 두 수를 더해서 나눈 값이 된다. 만약 여러분이 다음과 같이 자료를 얻었다면

14 9 28 5 11 18

위의 자료를 크기순으로 나열하면,

5 9 11 14 18 28

중위값은 (14+11)/2=12.5이다.

비록 중위값은 자료 결과에 대하여 명확히 말해줄 수 있지만, 자료의 범위에 대해서는 알려주지 못한다. 예를 들면, 다음의 두 자료에서의 중위값은 10이 된다.

13 12 11 10 9 8 7

99 98 97 10 3 2 1

그러나 수집된 자료의 속성은 아주 다르고 수집된 자료의 값들은 자료를 해석하는데 중요한 의미를 가질 수 있다. 예를 들면, 첫 번째 줄의 자료들로부터 특별한 질환을 유발하는 환자의 나이로서 자료를 해석할 수 있지만, 두 번째 줄의 자료로서는 이런 해석을 하기가 힘들다. 따라서 연구에서 측정된 자료들이 명확히 해석되기 위해서는 측정된 자료 값들의 속성이 중요하다. 그러므로 중위값 자체만으로는 자료의 속성에 대한 정보를 충분히 제공하지 못한다. 만약 중위값과 산술평균이 함께 사용된다면, 좀 더 많은 정보를 얻을 수 있다. 중위값과 산술평균값이 비슷한 값을 나타낼수록, 측정된 자료의 범위는 더욱 작아진다. 이런 것은 위의 예에서 분명히 나타난다. 첫 번째 줄의 자료에서 중위값과 평균값은 10이고, 자료들은 작은 범위 내에 존재한다(13~7). 그러나 두 번째 줄의 자료에서 중위값은 10이고, 평균값은 44.3이고, 범위는 99~1까지 굉장히 넓다. 비록 평균이 통계에서 중요하지만, 극단값이 존재한다면 중위값이 더욱 가치가 있다.

최빈값

최빈값(mode)은 수집된 자료 중에서 가장 흔히 보이는 값이다. 다음의 보기에서 최빈값은 15가 된다.

15 15 14 10 15 18 15

15 15 3 2 1 4 5

그러나 자료를 수집하다 보면 최빈값이 하나 이상이 존재할 수 있다.

평균값, 중위값 그리고 최빈값에 대한 비교

산술평균, 중위값, 최빈값를 비교하면, 산술평균은 통계학에서 가장 흔히 사용되고 있으며 중위값과 최빈값보다 더 많은 정보를 제공해 준다. 이런 이유는 산술평균이 수집된 자료를 모두 이용하기 때문에 자료 중 하나만 변해도 평균이 변하기 때문이다. 따라서 평균이 자료의 속성을 가장 잘 반영한다. 중위값과 최빈값은 자료 변화에 덜 민감하다. 다음의 예로 살펴보면,

3 14 10 19 8 5 15 20 3

자료의 평균은 10.8이고, 중위값은 10, 최빈값은 3이다. 만일 20이 40으로 변하면 평균은 13이 되지만, 중위값은 변하지 않는다. 게다가, 수집된 자료 중 많은 부분이 변하여도 중위값과 최빈값은 영향을 받지 않는 경우가 있다. 만일 위의 숫자들이 다음의 숫자로 변하였다고 가정하자.

3 34 10 39 2 1 45 17 3

비록 9개 중 6개의 숫자가 변하였지만 여전히 중위값은 10이고 최빈값은 3이 된다. 반대로, 중위값과 최빈값은 한 개의 숫자만 변하더라도 극적으로 변할 수 있다. 위의 자료에서 첫 번째 숫자 3이 34로 변한다면, 중위값은 17이 되고 최빈값은 34가 된다. 즉 중위값과 최빈값은 자료에 대한 정보를 제공하는 데 있어서 산술적 평균보다 신뢰도가 떨어진다. 왜냐하면 많은 자료의 변화에도 민감하지 않을 수 있고, 또한 하나의 자료만 변해도 크게 변할 수 있기 때문이다.

그러나 이전에 언급하였듯이 만일 수집된 자료 중에 극단값이 존재한다면 산술평균은 사용되지 않는 편이 낫다. 비록 기술통계학에서 사용되는 이 세 가지의 개념은 각각 자료에 대한 정보를 제공하지만, 항상 산술평균을 구하고, 이후 중위값과 최빈값이 산술평균과 비슷한 정보를 제공하는지 알아보는 것이 좋은 방법이다.

핵심 개념

중앙집중성 측정치는 기술통계학의 한 형태이고 수집된 자료의 특성을 연구자에게 알려준다. 가장 흔히 사용하는 방법은 다음의 세 가지 방법이다.

- 산술평균 – 수집된 자료의 평균값
- 중위수 – 수집된 자료를 크기순으로 나열했을 때, 가운데 위치하는 값
- 최빈수 – 수집된 자료 중 가장 흔히 존재하는 값

산포성 측정

이전의 중앙집중성 측정치 예에서 보았듯이 평균은 같거나 비슷한데 자료들의 범위가 완전히 틀린 경우가 있다. 예를 들면, 다음 두 자료들의 평균은 10이다.

9 11 12 8 10 11 12 12 8 7

1 2 40 3 10 4

첫 번째 줄의 자료들은 7~12 범위 내의 비슷한 수를 가지고 있지만, 두 번째 줄은 1~40까지의 수를 포함하고 있다. 따라서 단지 평균만을 아는 것은 자료에 대한 결과를 잘못 이해할 수 있다. 즉 자료의 변화 정도(퍼져 있는 정도)를 알아야 한다. 자료의 변동성을 기술하는 것을 산포성 측정이라고 부른다. 이것은 중앙집중성 측정치만큼 통계학에서 중요하다.

기술통계학에서는 중앙집중성 측정치뿐만 아니라 자료들이 얼마나 평균값을 중심으로 퍼져 있는가를 보여주는 산포성 측정이 필요하다. 산포성 측정치에는 범위(range), 편차와 분산(deviation and variance), 표준편차(Standard Deviation, SD)가 있다.

범위

범위는 수집된 자료 중에서 가장 낮은 값과 높은 값의 차이를 말한다. 범위를 계산하는 방법은 다음의 보기와 같다.

14 22 5 11 12 19 31 27

범위: 31－5＝26

분명하게, 중앙집중성 측정치와 함께 사용된다면 더 많은 정보를 제공할 수 있다. 하지만 범위를 사용하여 얻을 수 있는 정보는 제한적이다. 왜냐하면 범위는 자료들이 어떻게 분포하고 있는지를 보여주지 못하기 때문이다. 이런 문제를 좀 더 해결하는 것이 편차와 분산이다.

편차와 분산

수집된 개개의 자료들이 평균으로부터 얼마나 떨어져 있는가를 보여주는 것이 편차와 분산이다. 편차는 평균값에서 개개의 측정치를 뺀 것을 말한다. 따라서 다음의 예에서는

10 15 21 8 11 12 14 5

평균값은 12이다. 개개 자료들의 편차는

$10-12=-2$

$15-12=+3$

$21-12=+9$

$8-12=-4$

$11-12=-1$

$12-12=0$

$14-12=+2$

$5-12=-7$

위와 같이 편차를 구함으로써, 여러분은 평균에 대한 개개의 자료들의 상대적 위치를 알 수 있다. 즉 15라는 숫자는 평균으로부터 +3 떨어져 있는 것이다.

그러나 개개의 자료로부터 편차를 구하는 것은 아주 번거로운 작업이다. 따라서 좀 더 간단한 방법으로 자료가 퍼져 있는 정도를 알 수 있는 방법이 필요하다. 여러분도 알고 있듯이 모든 편차를 더하면 0이 된다. 이것은 자료에 대하여 아무 것도 말해 주지 못한다. 그래서 모든 편차를 제곱하여 더하면 나오는 값이 분산이다. 위의 자료에서 분산을 구하면

$$\frac{(-2^2)+(3^2)+(9^2)+(-4^2)+(-1^2)+(0^2)+(2^2)+(-7^2)}{8}$$

$$=\frac{4+9+81+16+1+0+4+49}{8}$$

$$=\frac{164}{8}$$

$$=20.5$$

수집된 자료들에 대한 분산은 자료들이 얼마나 퍼져 있는가를 말해준다. 분산의 값이 작을수록 수집된 자료들이 비슷한 값을 가지며, 반대로 분산의 값이 클수록 자료들이 더 많이 흩어져 있음을 의미한다. 이전에 오십견에 대한 두 치료기법 자료에서, 분산을 구할 수 있을 것이다. 이때 분산값이 작을수록 치료과정이 일관성이 있고 신뢰성이 있음을 의미한다.

표준편차

비록 분산값이 수집된 자료의 다양성 정도를 말해 주지만, 이것은 여러 개의 편차를 제곱하여 총괄적으로 더한 값이다. 때로는 수집된 자료들에 대한 총괄적인 분산보다는 평균 또는 표준편차를 알기를 원할 때가 있을 것이다. 이것을 충족하는 방법이 표준편차이고, 통계학에서 흔히 사용하는 방법이다.

표준편차를 구하는 공식은 다음과 같은데, 분산을 수집된 자료의 수로 나눈 값에 제곱근을 해 준다.

$$\mathrm{SD} = \sqrt{\frac{\sum (x-\bar{x})^2}{N}}$$

여기서 x = 수집된 자료들의 개별 값

$\bar{x}$ = 산술평균

$\sqrt{}$ = 이 기호 다음의 모든 계산 값에 대한 제곱근

Σ = 합 또는 총계

N = 수집된 자료의 전체 개수

때로는 표준편차를 구하는 공식에서 $N-1$인 경우가 있다. $N-1$은 수집된 자료를 이용하여 모집단의 표준편차를 추정하고자 할 때 사용된다. 반면에 단지 N은 수집된 자료의 표준편차를 알고자 할 때 사용되는 것이다. 하지만 실제 상황에서 이런 변화는 거의 영향을 주지 못하므로 너무 걱정하지 않아도 된다.

이전의 자료를 이용하여 표준편차를 구하면

$\sqrt{\frac{164}{8}} = 4.528$ 이 된다.

이것은 수집된 자료의 일관성을 결정하는데 특히 중요하게 사용된다.

지금까지 수집된 자료에 대해 기술통계학을 이용한 표현방법을 살펴보았다. 그러나 실제로 여러분이 자료를 표현하기에 가장 적절한 방법을 결정하기는 쉽지 않을 것이다. 일반적으로, 수집된 자료에 대하여 산술평균, 범위와 표준편차를 구하는 것이 좋다. 이후에 이들 수치 중에서 여러분의 연구목적에 적절한 정보를 제공해 줄 수 있는 것을 결정하여 기술하면 무방할 것이다.

핵심 개념

산포성 측정치는 수집된 자료가 얼마나 다양하게 퍼져 있는가를 알게 해 주는 기술통계의 한 방법이다. 흔히 사용되는 방법은 세 가지가 있다.

- 범위: 수집된 자료 중에서 가장 낮은 값과 높은 값의 차이를 말한다.
- 편차: 수집된 각 자료들이 평균으로부터 얼마나 흩어져 있는지를 말해 준다. + 또는 − 로 표현된다.
- 분산: 개개의 편차를 제곱하여 모두 더한 수치를 말하며, 평균으로부터 총 이탈 정도를 보여준다.
- 표준편차: 분산값을 총 개수로 나누고, 여기에 제곱근을 한 것으로, 평균 이탈 정도를 보여 준다.

상대적 성취도 측정

기술적 통계가 상대적 성취 또는 역량에 대한 정보를 제공하는 데 매우 유용하다고 언급하였다. 즉, 주어진 개인이 그룹 내에서 얼마나 잘 수행하는지 알 수 있다.

예를 들어, 당신은 골관절염에 걸린 노인환자가 다른 비슷한 환자에 비해 앉아 있는 상태에서 서 있는 상태로 이동하는 데 얼마나 오래 걸리는지 평가하는 데 관심이 있을 수 있다. 또는 특정 개인이 국가적인 표준자료에 비해 어느 정도 도달했는지에 관심을 가질 수 있다. 예를 들어, 국가 정상 발달 이정표에 비해 뇌성마비가 있는 아동의 상대적인 성장 발달률이 어느 정도인지 관심이 있을 수 있다. 아동의 상태가 국가표준에 비해 성장이 느린가? 빠른가? 이러한 의문을 가질 수 있다. 질문에 답하기 위해, 같은 연령에 속하는 아동들에 대한 국가표준자료에 비해 특정 아동의 키 또는 몸무게가 어떠한지 비교하는 것이 필요하다. 이러한 비교를 위해, 연구자는 백분위와 십분위를 사용할 수 있다.

백분위수

백분위수 지점(p)은 주어진 백분율 지점 이하의 점수를 의미한다. 따라서 15번째 백분위수 지점은 하위 15%를 의미하는 것이고 72번째 백분위수 지점은 하위 72%를 의미한다. 따라서 관절치환술 후 200명의 환자를 대상으로 이동성 평가 후 m 단위로 기록한 경우 다음과 같을 수 있다(왼쪽에서 가장 작은 점수, 오른쪽에서 가장 높은 점수).

2.3 2.5 3.1 3.1 3.7 .... 23.6 23.7 24.8 25.6

이 자료에서 1번째 백분위수는 점수들 중 하위 1%, 즉 표본이 200명의 환자이므로 하위 2개 점수(2.3과 2.5)이다. 10번째 백분위수는 하위 10%에 해당하는 점수들이고, 35번째 백분위수는 하위 35%에 해당하는 점수들이다. 여기서 우리는 중위수가 50번째 백분위수와 같다는 것을 알 수 있다. 이 가상의 예에서 백분위수 지점을 식별하는 것은 쉽다. 왜냐하면 우리는 편리하게 200개의 점수들을 가지고 있기 때문이다. 점수들이 100개도 아니고 100개의 배수가 아닌 경우, 예를 들어 표본이 167명의 환자인 경우 백분위수 지점을 찾는 것은 더 어려워진다. 이것은 분명히 다른 접근법이 필요하지만, 우리가 이 백분위수를 계산하기 전에, 일반적으로 사용되는 또 다른 상대적인 성취도 용어에 대해 간단히 언급하면: 십분위(decile)인 경우 1번째 십분위는 10번째 백분위수와 같고, 4번째 십분위는 40번째 백분위수와 같다. 당연히 중위값은 5번째 십분위와 같다.

때때로 '사분위'라는 용어가 연구보고서에서 언급되기도 한다. 사분위는 25번째 백분위수와 같다. 따라서 1사분위는 하위 25%에 해당하는 점수들이고, 2사분위는 하위 50%에 해당하는 점수들이다(그리고 중위수, 50번째 백분위수, 5번째 십분위수와 동일). 3사분위는 하위 75%에 해당하는 점수들이다. 그러나 가장 일반적으로 사용되는 측정치는 백분위수이다.

만약 763명의 환자가 있고, 그 중 다수가 같은 점수를 얻는다면 어떻게 백분위수를 계산할 수 있을까? 계산방법은 기본적으로 중위수값을 계산하는 데 사용되는 공식을 적용한다. 의족 후 이동성과 관련된 예로 설명하겠다. 먼저 데이터를 그룹화하기 위해 정확한 급간격을 사용하여 표 5-7과 같은 표를 구성한다. 이후 데이터의 누적 빈도도 계산한다.

일반적으로 상대적인 성취도를 평가할 때 매 10번째 백분위수를 사용한다(이 점은 십분위수와 동일하지만 용어가 일반적으로 덜 사용됨). 따라서 건강 전문가들은 일반적으로 10번째, 20번째, 30번째, 40번째, 50번째, 60번째, 70번째, 80번째, 90번째 백분위수 지점을 사용하여 개인의 성과를 비교한다. 이를 통해 특정 환자의 이동성을 그룹의 나머지 부분과 비교할 수 있으며, 환자가 얼마나 잘 하고 있는지 또는 얼마나 잘 못하고 있는지를 파악할 수 있다. 예를 들어, 환자의 이동성은 10번째 백분위수 이하일 수 있다. 즉, 다른 환자들과 비교했을 때, 그는 큰 진전을 이루지 못하고 있다는 뜻이다. 또 다른 환자는 다른 환자에 비해 이동성이 매우 우수하다는 것을 나타내는 90번째 백분위 이상일 수 있다. 개인의 성

표 5-7

이동거리 간격	각 간격에 속하는 사람 수	누적 빈도
27.5 ~ 33.5	2	2
33.5 ~ 39.5	4	6(i.e. 2+4)
39.5 ~ 45.5	4	10(i.e. 2+4+4)
45.5 ~ 51.5	5	15(i.e. 2+4+4+5)
51.5 ~ 57.5	7	22(and so on)
57.5 ~ 63.5	8	30
63.5 ~ 69.5	11	41
69.5 ~ 75.5	12	53
75.5 ~ 81.5	6	59
81.5 ~ 87.5	5	64
87.5 ~ 93.5	3	67
93.5 ~ 99.5	2	69
99.5 ~ 105.5	1	70
총계 = 70		

과를 그룹의 나머지 성과와 비교하려면 데이터 집합에 대해 10번째 백분위수 지점마다 계산해야 한다.

10번째 백분위수인 경우(p 10)

1. 원하는 백분위수 지점(예: 10)을 총 점수들의 수(예: 70)로 곱하고 100으로 나눈다.

   $$\frac{10 \times 70}{100} = 7$$

   공식은 다음과 같다.

   $$\frac{p \times N}{100}$$

   p = 원하는 백분위수 지점

   N = 데이터 집합의 모든 점수들의 수

   7은 10번째 백분위수 지점을 의미한다.

2. 표 5-7에서, 누적 빈도로 이동하여 7번째 점수에 속해 있는 범주간격(예: 39.5~45.5)을 확인한다. 이 범주간격의 하한은 39.5이고 L로 불린다.

3. 7번째 점수가 있는 범주간격에 포함된 점수들의 수(예: 4)를 기록한다. 이 수는 f라고 불린다. f=4.

4. 7번째 점수가 포함된 범주간격보다 작은 범주간격에 포함되어 있는 점수들의 수를 계산한다(예: 4+2=6). 이 값을 S라고 한다. 따라서 S=6.

5. 사용한 범주간격의 크기를 기록한다(예: 27.5-33.5=6). 이 값은 I라고 하며, 따라서 I=6이다.

6. 다음 값을 p10(필수 백분위수 지점) = 공식으로 대입한다.

   $$= L + \left[\frac{\left(\frac{p \times N}{100} \right) - S}{f} \times I \right]$$

   그러므로 이제 우리는 다음과 같이 말할 수 있다.

   점수 중 10%가 41m 이하입니다.

   점수 중 20%는 50.3m 이하입니다.

   점수 중 30%가 56.642m 이하입니다.

   점수 중 40%가 62m 이하입니다.

   점수 중 50%가 66.23m 이하입니다.

점수 중 60%가 69.998m 이하입니다.
점수 중 70%가 73.5m 이하입니다.
점수 중 80%가 78.5m 이하입니다.
점수 중 90%가 86.3m 이하입니다.

훈련 후 48.7m를 걸은 의족 환자는 그룹의 하위 20% 안에 있는 반면, 81.3m를 걸은 환자는 그룹의 80% 이상으로 더 잘하고 있다. 그러나 10번째와 20번째 백분위수 사이에 있는 환자는 이 두 백분위수 사이의 중간 지점에 있을 수도 있고, 또는 어느 한쪽에 가까울 수도 있기 때문에 그룹과 단순 비교하는 것은 더 자세한 정보를 제공하지 않을 것이다. 개별 항목이 백분위수 어디에 위치하는지 정확한 위치에 대해 자세히 알아보려면 다음 공식이 필요하다.

$$P = \frac{\left[\frac{f}{I}\right] \times \left[P_p - L\right] + S}{N} \times 100$$

여기 있는 기호는 이전 백분위수 계산에서 했던 것과 같다. 따라서 방금 사용한 예(보행 48.7m, 81.3m)의 경우, 이러한 점수가 있는 백분위수를 정확히 계산할 수 있다. 48.7의 경우 48.7이 있는 범주간격을 찾아 관련 값을 대체한다. 48.7은 범주간격 45.5~51.5에 속한다.

그러므로

L = 이 범주간격의 하한 = 45.5

f = 해당 범주간격의 점수들의 수 = 5

I = 사용된 범주간격의 크기 = 6

P_p = 사용 중인 점수 = 48.7

S = P_p보다 작은 범주간격에 포함되어 있는 점수들의 수 = 10

따라서 P = 18.1

따라서 48.7m는 18번째 백분위수(가장 가까운 정수로 반올림)에 있다. 81.3m에 대한 백분위수 역시 이 과정을 반복해야 한다. 계산을 하면 P = 84

따라서 81.3m의 점수는 84번째 백분위수이다. 상대적인 성과 또는 성취도를 측정하기 위해 백분위수 지점을 이용하고 있다. 어떤 개인이 그룹 또는 국가 기준에 대해 비교하여 어느 위치에 있는지 명확하게 파악할 수 있기 때문에 널리 사용된다. 하지만 이것은 지표로는 매우 유용하지만, 오해를 일으킬 수 있다. 예를 들어 10번째 백분위와 20번째 백분위수 사이의 간격이 9.3m인 반면 60번째 백분위와 70번째 백분위수 사이의 간격은 3.502m에 불과하다. 즉, 41m를 걷는 환자는 9.3m를 걸어야 10%가 올라가고 69.998m를 걸은 다른 환자는 3.502m만 걸으면 동일한 백분위수가 올라갈 수 있다. 따라서 25번째와 28번째 백분위수에 위치한 두 명의 환자가 걷는 미터의 차이는 각각 3% 포인트씩 차이가 나더라도, 67번째와 70번째 백분위에 위치한 두 환자와 반드시 미터의 차이가 같지는 않다. 이것은 백분위수가 단순히 상대성이나 순위를 나타내는 순서 척도라는 것을 의미한다. 즉 점수의 실제 차이에 대한 어떠한 정보도 제공할 수 없다. 만약 연구자가 그룹의 나머지 부분과 비교하여 특정 점수가 정확히 어디에 있는지 더 정확성이 필요하다면, 우리는 표준, 즉 z 점수를 사용할 필요가 있다. 정규분포의 속성은 z 점수와 직접 관련되기 때문에 이 절차는 다음 섹션 이후에 설명할 것이다.

정규분포

이전에 보았듯이 통계학에서 발생되는 빈도분포는 여러 형태가 있다. 이 중 가장 흔히 만들어지는 것이 정규분포(또는 Gaussian 분포라고 함)이다. 정규분포의 모양은 좌우가 대칭적인 종 모양의 분포를 말한다(그림 5-13).

이런 모양은 수학적으로 다음과 같은 특성을 가진다.

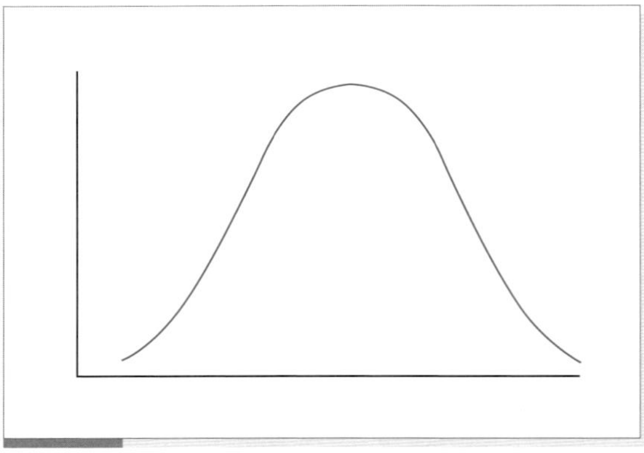

그림 5-13 정규분포(normal distribution)

1. 좌우 대칭적이다.
2. 평균, 중위수 그리고 최빈수가 모두 동일한 수이다.
3. 곡선의 꼭지점에서 좌우가 처음에는 급히 내려가지만, 꼬리 부분에 와서는 서서히 내려가는 모양을 한다.
4. 곡선은 결코 가로축에 닿지 않는다.
5. 정규분포 곡선은 자료를 많이 수집하였을 때 만들어진다. 즉 신장, 지능지수 같은 자료

를 모집단으로부터 많이 수집하여 그래프로 표시하면, 정규분포 곡선이 만들어진다.

6. 만약 정규분포하는 자료의 평균과 표준편차를 안다면, 이 자료에 대한 정규분포 곡선을 그릴 수 있다. 이런 일은 표준편차와 정규분포 곡선 사이의 관계로부터 만들어질 수 있다. 관계라는 것은 측정값의 일정한 퍼센트로 항상 곡선 아래의 일정한 영역에 해당된다.

표준편차와 정규분포 곡선

그림 5-14처럼 평균에서 1 표준편차씩 위와 아래로 움직이게 되면 수집된 자료의 68%가 이 범위 내에 존재하게 된다. 즉 평균보다 위의 1 표준편차에 34%가, 아래에 34%가 존재하게 된다.

만일 평균으로부터 2 표준편차씩 움직이면 수집된 자료의 95%가 이 범위 내에 존재하게 되고, 3 표준편차씩 움직이게 되면 99.73%가 이 범위 내에 존재하게 된다(그림 5-15). 예를 들면, 모집단의 평균 지능지수가 100이고, 표준편차가 20이라고 가정하자. 그러면 모집단의 68%는 지능이 80~120 이내에 존재하게 된다. 또한 95%는 60~140 사이에 존재하고 99.73%는 40~160 사이에 존재하게 된다(그림 5-15).

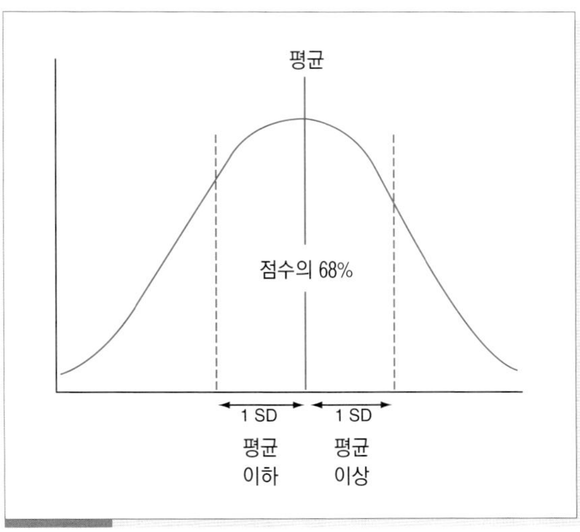

그림 5-14 이론적 정규분포

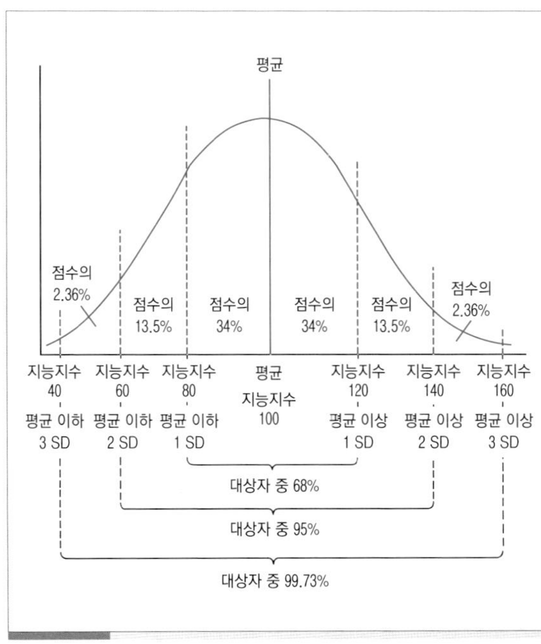

그림 5-15 지능지수에 대한 이론적 정규분포 곡선

정규분포의 가치

정규분포 곡선의 가치는 두 가지 측면이 있다. 첫 번째는 연구자가 수집한 자료를 기술할 수 있게 하고, 또한 특정 분류 내에 분포하는 모집단의 비율을 예견할 수 있게 한다. 예를 들면, 만일 수집된 심박동수의 평균이 72이고, 표준편차가 5이고, 자료가 정규분포 한다고 가정하면 여러분은 그림 5-16과 같은 곡선을 그릴 수 있을 것이다.

평균에서 1 표준편차씩 이동하면 68%의 자료가 존재함을 알 수 있다. 즉 심박동수 67~77 내에 68%의 사람이 존재함을 알 수 있다. 역으로 만약 심박동수 86을 가진 사람이 있다면 이 사람은 분당 심박동수가 비정상적으로 높음을 알 수 있다. 왜냐하면 86은 2.36% 내에 존재하는 사람이기 때문에 통계적으로 흔한 사람이 아니라는 것을 알 수 있다.

정규분포 곡선의 두 번째 기능은 추정통계학과 관련이 있다. 추정통계학에서 사용하는 검정방법은 분석되어야 할 자료가 정규분포할 것을 요구한다(모수검정 통계). 만일 자료가 정규분포하지 않는다면, 이런 검정방법은 올바르지 않다. 따라서 다른 검정방법, 즉 비모수 검정 통계를 사용해야 한다. 여기에 대해서는 이후에 자세히 설명할 것이다. 추정통계학은 측정된 자료의 결과가 정규분포함을 가정하고 있다. 따라서 수집된 자료가 정규분포하는지를 먼저 확인하고 자료 분석방법을 결정하는 것이 필요하다. 정규분포 여부를 확인하는 방법은 여러 가지가 있다. 대표적인 방법은 아래와 같다

1. K-S(Kolmogorov-Smirnov) 검정: 정규분포 여부를 확인하는 검정방법
2. 비대칭(skew) 확인: 정규분포 곡선에 비해, 수집된 자료의 비뚤어진 정도로서 0에 가

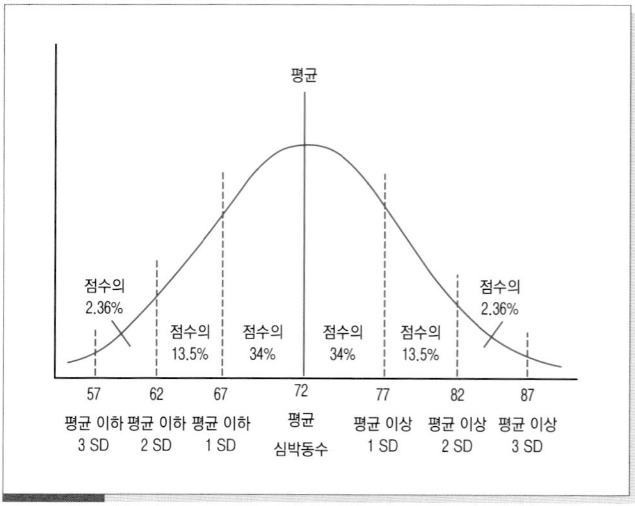

그림 5-16 심박동수에 대한 이론적 정규분포 곡선

까울수록 정규분포함을 의미

3. 첨도(kurtosis) 확인: 정규분포 곡선에 비해, 수집된 자료의 곡선 꼭지점이 높은지 또는 낮은지를 의미하는 것으로 0에 가까울수록 정규분포함을 의미
4. 평균과 표준편차: 평균값에 비해 표준편차가 작을수록 정규분포함을 의미

예를 들어, 20명의 뇌졸중 환자에서 운동치료가 심혈관에 미치는 영향을 알아보기 위해 운동 중 맥박의 변화를 관찰하였다. 수집된 자료의 결과는 다음과 같았다.

80 78 90 95 100 80 75 86 100 96 65 75 86 93 91 90 89 82 101 82

이 자료가 정규분포하는지를 알아보기 위해 먼저 꺾은선 그래프를 통해 시각적으로 확인이 가능하고, 비대칭, 첨도를 통해 어느 정도 정규분포 여부를 확인할 수 있다. 확실한 방법은 K-S 검정을 통해 정규분포 여부를 확정할 수 있다. SPSS 통계프로그램을 이용한 검정 방법은 다음과 같다.

1. 그림 5-17처럼 자료를 입력한다.

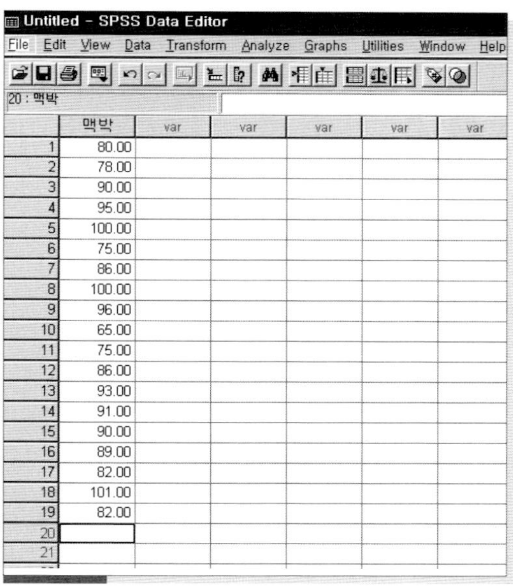

그림 5-17 자료 입력

2. 비대칭과 첨도의 확인 절차는 아래 글상자처럼 진행하면

Analyze → Descriptive Statistics → Descriptive

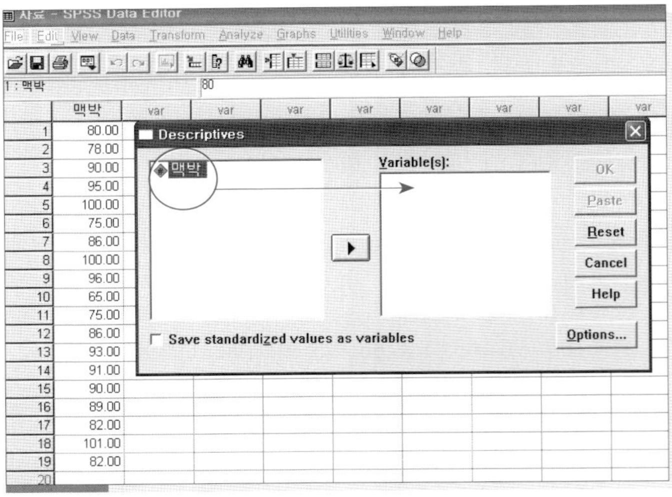

그림 5-18 변수 이동 대화상자

그림 5-18과 같은 대화상자 화면이 나타난다. 맥박을 변수(variables)로 이동시킨다.

Option 키를 누르면 그림 5-19와 같은 대화상자 화면이 나타난다. 평균(mean), 표준편차(standard deviation), 비대칭(skew) 그리고 첨도(kurtosis)를 클릭하고 확인(OK)키를 누른다.

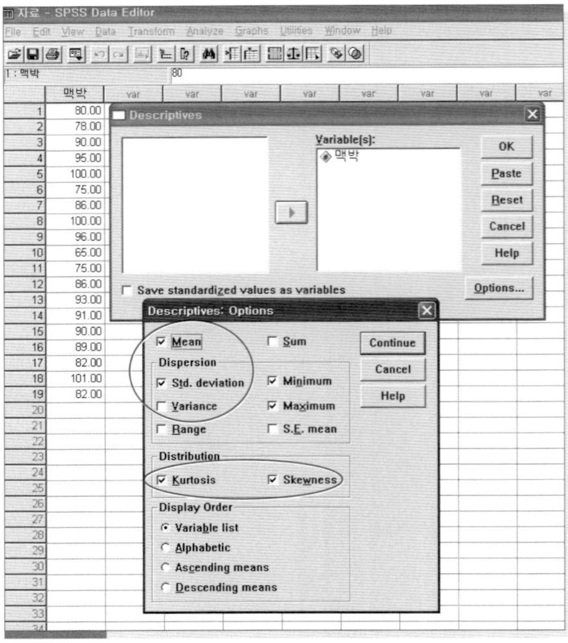

그림 5-19 대칭과 첨도 확인을 위한 option 결정

결과는 그림 5-20과 같이 나타난다. 여기에서 비대칭과 첨도 정도를 확인하여 정규분포 정도를 확인할 수 있다.

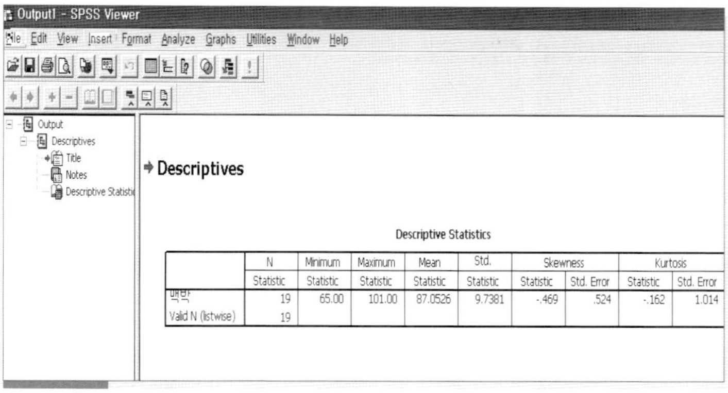

그림 5-20 왜도 및 첨도 결과

3) K-S 검정을 이용한 정규분포 확인을 위해서는 아래 글상자처럼 진행하면

Analyze → Non-parametric Statistics → 1-sample K-S

그림 5-21과 같은 대화상자가 나타난다. 맥반변수를 선택하고 Normal을 클릭한 후, 확인(OK)키를 누른다.

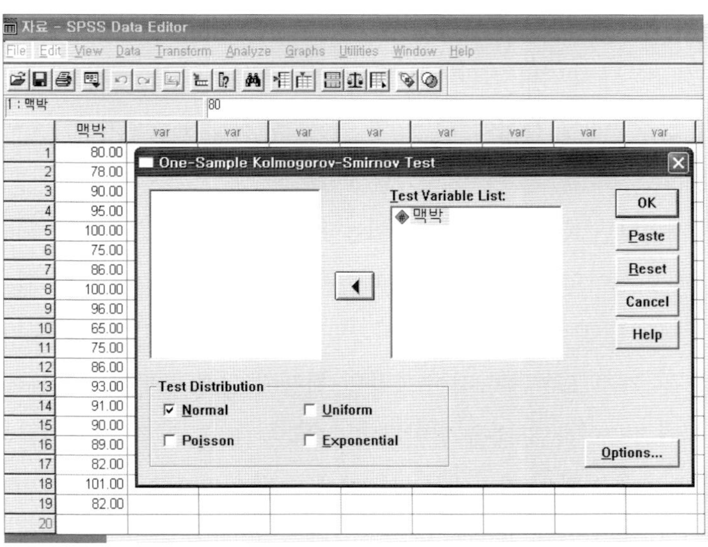

그림 5-21 자료의 정규분포 확인을 위한 대화상자

그림 5-22와 같은 결과가 나타난다. 여기에서 유의수준을 확인하여 정규분포 여부를 결정한다. 그림 5-22에서, Asymp. Sig. 값은 .984이므로 자료는 정규분포한다고 해석할 수 있다.

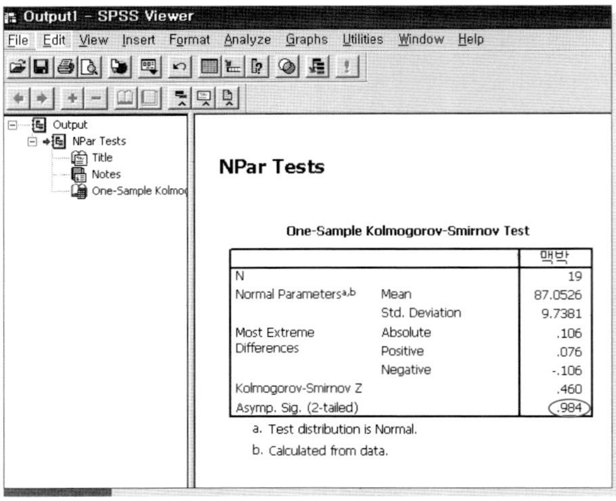

그림 5-22 자료의 정규분포 확인 결과

표준점수 또는 z 점수

표준점수는 z 점수라고도 하며 주어진 점수가 얼마나 높은지 또는 낮은지 알려준다. z 점수는 대략적으로 정규분포된 데이터에만 사용할 수 있으므로 정규분포에 대한 이전 내용을 읽는 것이 중요하다. 정규분포 데이터 집합에서 점수들의 68%는 1 표준편차 내에 있으며, 평균보다 낮은 1에서 2 표준편차 사이에 13.5%와 높은 1에서 2 표준편차에 13.5%의 점수들이 있다. 이후 비율은 2.36%와 0.14%이다(그림 5-16 참조).

IQ(지능지수) 예제를 계속하면 IQ가 130인 어린이는 평균보다 1.5 표준편차에 해당하고(이 점수는 표준편차 1과 2 사이의 중간에서 오기 때문에) 반면 IQ가 50인 어린이는 평균보다 2.5 표준편차가 낮다고 말할 수 있다(표준편차 2와 3의 중간에서 점수가 나오기 때문이다). 이 두 가지 예는 두 가지 표준편차 사이의 중간 지점에 쉽게 떨어지기 때문에 간단하다. 하지만 만약 아이가 137이나 53점을 받았다면? 우리는 IQ를 z 점수로 변환하지 않고서는 이 아이가 평균에 비해 정확히 어디에서 왔는지에 대해 어떤 주장도 할 수 없다.

z 점수를 계산하려면 데이터 세트의 평균과 표준편차라는 두 가지 값이 필요하다. 위에서 설명한 IQ 예제에서 평균은 100이었고 표준편차는 20이었다. 다음 공식을 사용하여 137과 53의 IQ를 z 점수로 변환할 수 있다.

$$z = \frac{R - \overline{x}}{SD}$$

R = 원 점수

x = 평균 점수

SD = 표준편차

따라서 원시 IQ 점수 137의 경우:

$z = 1.85$

즉, IQ 137이 평균보다 1.85 더 높은 표준편차이다.

IQ 점수 53의 경우

$z = -2.35$

따라서 53의 IQ는 평균보다 2.35 표준편차가 낮다(아래는 마이너스 기호로 표시됨). z 점수는 연구자가 특정 집단 또는 국가 데이터와 비교하여 개별 원점수들이 어디에 위치하는지를 정확하게 알아보는데 사용된다.

핵심 개념

정규분포 곡선은 특정 수학적 특성을 갖는 공통적으로 발생하는 빈도분포이다.

- 어떤 집합의 평균과 표준편차가 알려져 있다면, 연구자는 모집단의 몇 퍼센트의 점수가 일정 범위 내에 있는지 예측할 수 있다. 이는 모집단의 고정 비율이 특정 점수 범위 내에 속할 수 있기 때문에 가능한 일이다.
- 정규분포 곡선은 추정통계를 위해 이론적으로 중요하다.
- 정규분포 데이터 집합에서, 연구자는 z 점수를 사용하여 평균과 비교하여 주어진 점수가 어디에 있는지 정확하게 식별할 수 있다.
- z 점수는 특정 점수의 평균보다 높거나 낮은 표준편차의 수를 정확하게 표시한다. 이것은 개인의 상대적 성과를 평가하는 데 가치가 있다.

FURTHER READING

Coolican H 2004 Research methods and statistics in psychology, 4th edition . Hodder and Stoughton, London

Coolican H 2006 Introduction to research methods in psychology, 3rd edition. London, Hodder Arnold

Crichton N 2005 Principles of statistical analysis in nursing and healthcare research. Online. Available http://nurseresearcher.rcnpublishing.co.uk/resources/archive/GetArticleById.asp?ArticleId=6171

Hallett C 2005 The use of descriptive statistics in nursing research. http://nurseresearcher.rcnpublishing.co.uk/resources/archive/GetArticleById.asp?ArticleId=6062

Watson H, McFadyen A 2005 Non-parametric data analysis. Online available: http://nurseresearcher.rcnpublishing.co.uk/resources/archive/GetArticleById.asp?ArticleId=6064

Parahoo K 2006 Nursing research: principles, process and issues, 2nd edition. Basingstoke, Macmillan

Pearson L 2005 Quantitative analysis: the principles of data presentation. Online. Available http://nurseresearcher. rcnpublishing.co.uk/resources/archive/GetArticleById.asp?ArticleId=6065

Polgar S, Thomas S 2007 Introduction to research in the health sciences. Churchill Livingstone, Edinburgh

Robson C 2002 Real world research: a resource for social scientists and practitioner-researchers, 2nd edition. Blackwell Publishing, Oxford

Watson R, McKenna H, Cowman S, Keady J 2008 Nursing research: designs and methods. Edinburgh, Churchill Livingstone

CHAPTER 6

가설 검정

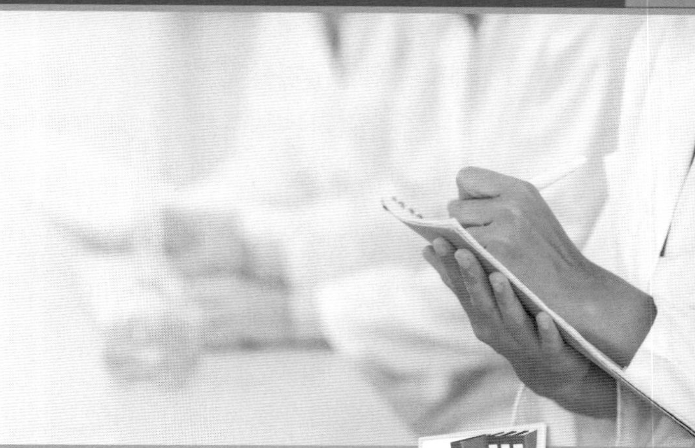

이 장의 내용

실험가설

귀무가설

기본적인 설계 유형
- 실험설계: 예시
- 상관설계: 예시

실험설계
- 하나 이상의 독립변수
- 하나의 독립변수를 가진 설험설계에 포함되는 기본적인 원칙
- 연구 윤리적 문제

좀 더 복잡한 실험설계

상관설계
- 두 세트 이상 자료에 대한 상관관계: 신뢰도 측정
- 상관계수
- 산포도
- 양의 상관
- 음의 상관
- 상관분석 후 주의사항
- 예측하기

윤리문제

이전에 보았듯이 기술통계학은 연구결과를 표현하기 위한 하나의 방법이다. 그러나 이 방법은 전형적으로 설문지 같은 형식으로 자료를 얻어 독자를 이해시키는 방법일 뿐, 가설을 검정하기 위해 실험을 통하여 결과를 분석하는 데에는 적합하지 않다. 이런 것을 가능하게 하는 것이 추정통계학(inferential statistics)이다.

설문지를 이용하여 방대한 자료를 얻기보다는 때로는 특정 주제에 대하여 여러분의 생각을 검정하기를 원할 때가 있을 것이다. 예를 들면, 요통에 경피자극 치료가 좋은지 아니면 SSP 요법이 좋은지 알기를 원할 때가 있을 것이다. 이런 경우, 통계적 검정을 이용하여 결과를 분석해야 한다. 이런 경우를 추정통계학이라고 한다. 적은 표본을 대상으로 어떤 실험을 수행하고 얻어진 결과로 표본이 추출된 집단, 즉 모집단에 이 결과를 적용할 수 있기 때문에 추정이란 단어를 사용한다.

그러나 여러분이 실험을 통하여 얻은 결과를 가지고 어떤 것을 추정하기 이전에, 실험 설정과 설계가 적절하게 수행되어야 한다. 이 장과 다음 장은 좋은 실험을 설계하는 방법에 대하여 언급할 것이다.

가설을 검증하는 연구를 할 때에는 다음의 과정을 확인해야 한다.

- 가설이 명확히 고안되고 진술되었는가?
- 가설을 검증할 수 있게 실험이 설계되었는가?
- 연구결과는 적절한 통계검정 방법을 이용하여 분석되었는가?
- 차후 인용을 위한 연구들이 준비되었는가?

여기에서는 각각을 차례대로 다룰 것이다. 이 장에서는 가설을 세우는데 관련된 원칙과 연구설계에 대한 기본 개념에 대해 다룰 것이다.

실험가설

가설에는 실험가설(대립가설 또는 연구가설)과 귀무가설(명가설)이 있는데 먼저 실험가설에 대해 논의하겠다. 어떤 연구를 시작하는 동기의 출발점은 실험가설 또는 연구가설로 알려진 생각이다. 때로는 H_1으로 표현된다. 실험가설은 어떤 이론이나 실험자가 경험한 사실을 토대로 한다. 예를 들면, 임상에서 환자를 치료하다 보면 어떤 환자는 특정 치료방법이 다른 치료보다 효과가 뛰어난 경우가 있을 것이다. 이런 임상적 관찰은 실험가설의 기초가 될 수 있다. 가설은 특정 집단과 특정 변수를 간략히 기술하는 것이 좋다. 다음은 실험가설의 예시이다.

1. 물리치료학과 학생 중 남학생이 여학생보다 측정 및 평가능력이 더 뛰어나다.
2. 골절 후 회복능력은 고강도 초음파 치료보다 저강도 초음파 치료가 더욱 효과적일 것이다.
3. 직업 만족도는 종합병원 근무자보다 지역사회 복지관에 근무하는 물리치료사가 더욱 높을 것이다.

아마도 여러분은 관심 있는 분야에 대해 많은 아이디어를 가지고 있을 것이다. 이러한 생각들은 가설을 설정하는데 좋은 자원이 된다. 위의 가설들을 살펴보면, 가설은 둘 또는 그 이상의 어떤 일(이것을 변수라고 부름, variable)들 사이의 관계를 예측하는 것임을 알 수 있을 것이다. 예를 들면, 1번 가설은 물리치료학과 학생의 성(남과 여)과 측정 및 평가능력 사이의 관계를 예측하는 것이다. 성별에 따른 능력의 차이가 있는지를 알아보는 것이다. 여기에 사용된 두 가지 변수는 성과 능력이다. 2번 가설에서는 초음파 치료 강도와 회복 속도 사이의 관계를 예측하는 것이고, 두 가지 변수는 치료 강도와 회복 속도이다.

이제 여러분이 관심 있는 실험가설을 적어보고, 여기에 포함되는 두 가지 이상의 변수를 찾아보자. 이런 작업이 끝나면, 다음 단계로 넘어가 여러분의 가설을 검정하기 위한 실험설계를 해야 하고, 이후 결과를 분석하는 적절한 검정방법을 찾아야 할 것이다. 그러나 이러한 작업을 진행하기 전에 알아야 할 중요한 사항이 있다.

핵심 개념

실험가설은 어떤 연구를 시작하는 출발점이고, 두 변수 또는 둘 이상의 변수들 사이의 관계를 예측하는 것이다.

이제 여러분이 수행하고자 하는 연구 프로젝트에 대해 생각해 본다. 두 변수 간의 관계를 예측하도록 실험가설을 진술한다. 변수가 무엇인지 적어보자.

실험가설을 세울 때, 염두에 두어야 할 몇 가지 요점이 있다. 첫째, 가설을 검증할 수 있어야 한다. 극단적인 예로, 동일한 치료 중재를 받는 경우, 혼수상태 환자가 비 혼수상태 환자보다 통증이 적다는 것을 예측할 수 있을 것이다. 당신은 혼수상태 집단의 통증수준을 어떻게 평가할 것인가? 거의 불가능한 일이 될 것이며 그 결과 가설은 검증될 수 없을 것이다.

둘째, 가설은 그 목표에서 현실적이어야 한다. 이것은 여러분이 지나치게 과장해서는 안 된다는 것을 의미한다. 예를 들어, 인슐린 의존 당뇨병 환자 전체 집단을 비 인슐린의존 당뇨병 환자와 비교해 신경병증의 징후를 비교하는 것은 엄청난 과제일 것이다. 그 규모의 프로젝트는 불필요할 뿐만 아니라 개별 연구원이 할 수 있는 코호트 연구 범위를 벗어나는 것이다. 결과적으로 실험 목적은 할 수 있는 일에 국한되어야 한다.

셋째, 변수의 의미를 정의해야 한다. 위의 예에서, 혼수상태의 환자들은 매우 느슨한 개념이다. 그들은 왜 혼수상태인가? 그들의 건강상태는 어떠한가? 그들의 나이는 어떠한가? 연구대상자의 조건이 무엇을 의미하는지 정확히 밝힐 수 있어야 한다.

다음 단계는 당신의 가설에서 예측된 관계가 실제로 존재하는지 알아내는 것인데, 그것은 당신이 가설을 검증하기 위한 적절한 프로젝트를 설계하고 수행해야 한다는 것을 의미한다. 연구로부터 얻은 모든 결과는 적절한 통계 테스트를 사용하여 분석한다. 하지만 우리가 앞으로 어떻게 진행되는지 이야기하기 전에, 한 가지 아주 중요한 점을 짚어봐야 한다.

귀무가설

여러분의 실험가설에서 예측되는 관계가 잘못되었다는 것이 이론적으로 뒷받침되는 경우가 있다. 즉, 실험을 수행할 필요가 없는 경우이다. 예를 들면, '물리치료학과에 재학 중인 1학년 학생보다는 3학년 학생이 질환별 물리치료 점수가 높을 것이다'라는 가설을 세웠다고 생각하자. 이 가설을 증명하기 위한 실험은 무의미할 것이다. 왜냐하면 이 가설이 틀릴 가능성은 희박하기 때문이다. 그러므로 가치 있는 연구를 수행하기 위해서는 예견된 관계가 존재하지 않는 가설이 있어야 한다.

실험가설이 틀릴 가능성을 보여주기 위해 여러분은 귀무가설을 진술하여야 한다 – 때로는 H_0로 표시된다. 실험가설은 두 변수 사이에 관계가 있음을 예측하지만, 귀무가설은 두 변수 사이에 관계가 없음을 진술하는 것이다. 관계가 없다는 것은 실제적으로 두 변수 사이의 관계가 없는 것을 말하거나 또는 관계가 있다 하더라도 우연에 의해 생긴 관계를 말한다. 예를 들어서 설명하겠다. 여러분이 임상에서 환자를 치료해보니 노인들은 문장으로 쓰여진 지시보다 구두지시에 더욱 반응을 잘 보임을 알았다고 가정하자. 여러분의 직감이 올바른지 알아보기 위해 실험을 시행하기로 결정하였다. 먼저 실험가설은 '노인은 문장지시보다 구두지시에 더 잘 순응한다'라고 기술할 것이고, 노인이라는 특정 집단을 대상으로 두 변수의 지시방법과 순응도 간의 관계를 예측할 것이다. 그러나 임상적 관찰이 틀릴 경우도 있기 때문에 '지시방법과 순응도는 관련이 없다'라는 귀무가설을 진술해야 한다. 즉, 귀무가설은 '지시방법과 순응도 사이에는 아무런 관계가 없다'라고 진술해야 한다. 이것은 실험을 통하여 드러난 순응도 차이는 우연히 발생한 차이이거나 또는 실제적으로 차이가 없다는 것을 의미하는 것이다.

많은 학생들이 귀무가설을 실험가설의 반대되는 가정으로 혼동하는 경우가 있다. 위의 예에서 실험가설에 반하는 가정으로 귀무가설을 '노인은 문장지시가 구두지시보다 순응도를 높인다'라고 생각해서는 안 된다.

모든 실험에 왜 귀무가설이 언급되어야 하는가? 우리는 실험가설이 틀릴 수 있다는 가정을 항상 해야만 하는가? 여기에 대한 해답은 철학적 명제에 있다. 기본적으로 여러분이 어떤 연구를 할 때, 실험가설을 직접적으로 지지하기 위한 설정을 하기보다는 귀무가설이 틀림을 입증하기 위해 실험을 설정해야 한다. 이는 "다른 상황을 생각하게 하는 뚜렷한 증거가 없는 한 현상적인 모든 차이는 0(무)이다"라는 명제를 따르고 있기 때문이다. 다시 말하면, 판사가 재판을 할 때에는, 항상 무죄의 원칙(귀무가설)에서 시작한다. 이후 재판은 피고인이 죄가 있음을 입증하는 순으로 진행된다. 연구도 이와 같다. 실험가설에서 예측되는 관계를 찾기 위해서 하는 것은 귀무가설을 버리는 실험설정을 통해 실험가설을 지지해야 한다.

핵심 개념

귀무가설은 실험가설에서 예측하는 관계가 존재하지 않음을 진술하는 것이다. 즉, 연구에서 나타난 결과는 우연히 생긴 일(chance factor)이거나 실질적인 차이가 없음을 의미한다. 연구를 수행할 때 연구자는 귀무가설을 기각함으로써, 연구자의 예측(실험가설)을 지지할 수 있도록 실험설정을 하여야 한다.

기본적인 설계 유형

여러분의 연구에 합당한 실험과 귀무가설을 설정하였다면, 여러분이 예측한 관계가 실제적으로 존재하는지를 알아보기 위한 가장 적절한 방법을 결정해야 한다. 즉 연구를 수행하기 위한 적절한 실험설계를 하여야 한다. 가설을 검정하는 방법에는 여러 가지가 있을 수 있으므로 연구목적에 맞는 설계를 선택하여야 한다. 다시 말해서 적절한 연구 프로젝트를 설계해야 한다. 가설을 검증하는 데 사용할 수 있는 설계가 여러 개 있는 경우가 많으며, 가장 적절한 가설을 선택하는 것은 연구자에게 달려 있다는 점에 유의해야 한다. 가설 검증을 위해 단 하나의 방법만 있는 것이 아니기 때문에 연구자는 여러 가지의 설계를 고려해야 한다. 그리고 연구자는 왜 이런 설계를 했는지 연구보고서 또는 논문에 명확히 기술하는 것이 좋다.

연구설계의 종류에는 기본적으로 실험설계(experimental design)와 상관설계(correlational design) 두 가지가 있다. 실험설계와 상관설계는 두 가지 변수 이상의 관계를 예측하는 실험가설을 가지고 시작하지만, 목적과 방법에서 차이가 있다. 이러한 차이를 예를 들어 설명하겠다. '물리치료사의 임상경력은 직업 만족도에 영향을 준다'라는 가설을 세우고, 실험을 계획했다고 가정하자. 이 가설은 실험설계 또는 상관설계에 의해 검증될 수 있지만, 본질적으로 실험설계는 다른 등급의 물리치료사들 간에 직업 만족도의 차이를 찾는 반면, 상관설계는 물리치료사 경력과 만족도 사이 일정한 패턴이 있는지 확인하는 데 관심이 있다. 다음의 내용은 이런 가설을 해결하기 위한 각각의 방법을 보여준다.

실험설계: 예시

실험설계에서는 임상경력 10년이 된 물리치료사 10명과 신참 물리치료사 10명을 각각 선출하여 두 집단으로 나눈다. 이후 두 집단에서 직업 만족도를 측정하고, 두 집단 간 직업 만족도에 차이가 있는지를 알아보게 된다. 다음과 같은 모양이다.

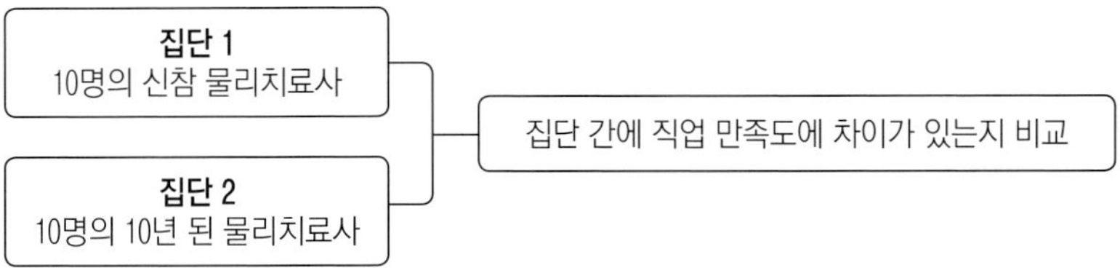

상관설계: 예시

반면에, 상관설계에서는 많은 물리치료사를 임상경력 정도에 따라 분류하고, 이들의 직업 만족도를 측정한다. 이후 임상경력 정도와 직업 만족도 사이에 유사성 또는 관련성이 있는지를 알아본다. 예를 들어, 경력이 많을수록 직업 만족도가 높은지를 알아보게 된다. 상관설계는 다음과 같은 모양이다.

대상자	임상경력 정도	직업 만족도 정도
1	신참	9
2	2년 된 물리치료사	8
3	3년 된 물리치료사	5
4	5년 된 물리치료사	4
5	10년 된 물리치료사	4

이와 같이 하나의 가설에 실험설계와 상관설계를 사용할 수 있다. 그러므로 연구설계를 하기 전에 연구목적을 명확히 결정하여 가장 적절한 연구방법을 결정하여야 한다. 이는 연구자의 몫이다.

핵심 개념

- 실험설계는 둘 이상의 변수 간 차이를 알아보는 것이다.
- 상관설계는 둘 이상의 변수 간 유사성 또는 관련성을 알아보는 것이다.
- 각각의 접근방법은 목적이 다르다. 결과적으로 가설을 검정하는 방법을 달리 해야 한다.

실험설계와 상관설계에 대해 좀 더 자세히 알아보도록 하겠다.

실험설계

이제 여러분은 연구가설이 두 변수 이상의 관계를 예측하는 것이라는 것을 알았을 것이다. 실제로 관계가 있는지를 알아보는 가장 간단한 방법은 변수들 중 하나를 변화시키는 것이다. 이것이 실험설계의 기본이다. 변수를 변화시키는 것을 변수조작(manipulation of variables)이라고 한다. 우리가 인식하지는 못하지만 이런 일은 실생활에서 흔히 일어난다. 예를 들면, 여러분이 친구 집에 놀러갔다고 가정하자. 의자에 앉아서 TV를 보기로 결정하고 TV는 켰지만 소리가 작았다. 여러분은 친구 집 TV에 익숙지 않으므로 소리를 조절하는 것이 무엇인지 확신하지 못할 것이다. 그러나 TV에 부착된 튀어나온 꼭지를 보고 저것이 소리를 조절할 수 있을 것이라고 생각할 수 있다. 자신도 모르게, 가설을 세운 것이다 – 즉, '꼭지와 소리는 관계가 있다'라는 가설. 이 가설을 검정하기 위하여 두 변수 중 하나를 조작해야 한다 – 다시 말하면, TV 소리에 꼭지가 영향을 미치는지를 알아보기 위하여 꼭지를 조절해 보아야 한다. 이런 조작 후 꼭지와 소리의 관계를 알게 된다. 이런 과정은 간단하게 가설에 대한 실험을 수행한 것이다. 이것이 실험설계의 기본이다.

그러면 두 변수 중에 어떤 변수를 조작해야 하는지는 어떻게 결정되는가? 다시 TV에 대한 예에서 살펴보면, 이것에 대한 답은 아주 상식적이고 논리적이다. 왜냐하면 우리는 꼭지에 미치는 영향을 알아보기 위해 소리를 조절한다는 것은 불가능하기 때문이다. 만일 두 변수 중에 어느 것을 조작해야 할지 확신할 수 없다면, 각 변수가 다른 변수에 영향을 줄 수 있는지를 생각해 보면 해답은 분명히 보일 것이다.

변수들은 각자 이름이 있다. 즉 조작되는 변수를 독립변수(Independent Variable, IV)라고 하고, 조작에 의해 변화 또는 차이가 관찰되거나, 측정되는 것을 종속변수(Dependent Variable, DV)라고 한다 – 종속변수는 독립변수의 조작에 영향을 받기 때문에 종속(dependent)변수라고 한다. 다시 말하면 독립변수는 원인(cause)으로, 종속변수는 효과(effect)로 볼 수 있다. 예를 들면, 골절 후 고강도보다는 저강도 초음파가 더욱 좋을 것이라는 가설을 세웠다고 가정하자. 여기에서 두 변수는 치료형태와 환자의 회복률이다. 독립변수는 무엇인가? 치료형태에 영향을 주는지 알아보기 위해 회복률을 조절할 수는 없을 것이다. 그러나 치료형태에 따라 회복률이 달라질 수 있다. 그러므로 치료형태는 독립변수이고 회복률은 종속변수이다. 왜냐하면 회복률은 치료형태에 의존(dependent)하기 때문이다.

핵심 개념

실험설계는 조작할 수 있는 독립변수와 독립변수에 의해 변화가 생기는 종속변수가 있어야 한다. 독립변수는 원인으로 간주할 수 있고 종속변수는 효과로 간주할 수 있다.

하나 이상의 독립변수

지금까지 우리는 모든 연구가설은 하나의 독립변수를 가진다고 가정하였다. 그러나 항상 그런 것은 아니다. 둘 이상의 독립변수를 가지는 경우도 있다. 예를 들면, '유아기와 아동기 뇌성마비 환자는 고유수용성 촉진법 치료 혹은 신경발달치료법에 따라 재활속도가 달라진다'라는 가설을 세웠다고 가정하자. 여기에서 독립변수는 환자의 나이와 치료형태이고 종속변수는 재활속도이다. 이와 같이 독립변수가 두 개인 경우는 실험설계도 복잡해진다. 참고로 이때는 이원분산분석(two way ANOVA)을 실시하게 된다. 이 책에서는 독립변수가 하나인 경우를 주로 다룬다. 둘 이상의 독립적 변수를 가진 실험설계에 대한 자세한 내용을 보려면 Polgar & Thomas(2007) 또는 Greene & D'Oliveira(2006)를 참조한다. 또한 SPSS를 이용한 통계처리 방법은 2절에서 다루고 있다.

하나의 독립변수를 가진 실험설계에 포함되는 기본적인 원칙

실험설계는 연구자가 독립변수를 조작하여 종속변수에 미치는 영향을 알아볼 수 있게 설정되어야 한다. 즉, 하나의 변수를 조작하여 다른 변수의 변화량을 측정하는 것이다. 따라서 실험설계는 차이(difference)를 조사하는 것이다.

만일 여러분이 귀무가설과 실험가설을 설정하였다면, 다음 단계는 가설을 검정할 수 있는 적절한 실험설계를 하는 것이다. '심리학을 이수한 물리치료사는 환자에 대한 태도가 좋을 것이다'라는 가설을 세웠다고 가정하자. 여기에서 독립변수는 심리학 이수 유무이고 종속변수는 환자를 대하는 태도이다. 이 가설을 검정하기 위해 여러분은 심리학을 이수한 물리치료사를 대상으로 설문지를 이용하여 환자를 대하는 태도 정도를 측정해야 할 것이다. 그러므로 다음과 같은 설계가 될 것이다.

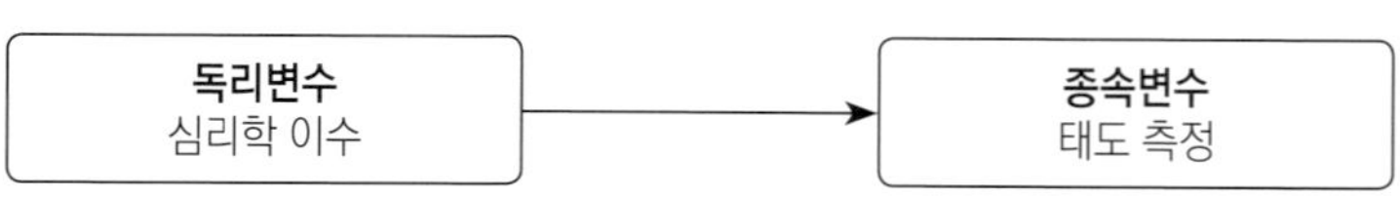

위와 같은 과정을 통해 여러분은 어떤 결론을 낼 수 있는가? 물리치료사의 태도가 변했는지를 알 수 있는가? 위와 같이 설정하면 심리학 과정을 이수하기 전의 물리치료사가 환자를 대하는 태도를 알 수 없기 때문에 여러분은 아무런 결론을 낼 수 없다. 따라서 실험에 들어가야 할 것은 심리학 과정 이수 전의 물리치료사의 태도이다. 따라서 설정은 다음과 같이 되어야 한다.

1. 실험 전 종속변수 측정
2. 심리학 과정 이수

3. 심리학 이수 후 종속변수 측정

위와 같은 실험설정으로 어떤 결론을 내릴 수 있는가? 여러분은 위와 같은 실험설정으로 심리학 과정 이수 전과 후의 태도 점수를 측정하여 점수의 변화가 있는지를 통계적 검정을 통하여 알 수 있을 것이다. 그러나 만약 태도 변화가 있었다 하더라도 이것이 반드시 심리학을 이수하였기 때문에 발생한 결과라고 확신하기는 힘들다. 왜냐하면 다른 요인에 의하여 태도가 변할 수 있기 때문이다.

예를 들면, 물리치료사들이 시간이 지남에 따라 환자에 대한 태도가 변할 수 있고 또한 임상경력에 의해 환자를 대하는 태도가 달라질 수 있기 때문에 반드시 심리학 이수 유무에 영향을 받는다고 결론을 내릴 수는 없다. 실험을 오염시킬 수 있는 요인들은 다음에 '실험의 타당성과 신뢰성'이라는 제목으로 자세히 다루도록 하겠다. 따라서 여러분은 이런 위험을 방지하기 위하여 다음과 같은 실험설정을 하여야 한다.

집단 1: 심리학 과정을 이수한 물리치료사들
실험 전 종속변수(태도) 측정 → 심리학 과정 참석 → 심리학 과정 이수 후 종속변수 측정

집단 2: 심리학 과정을 이수하지 않은 물리치료사들
실험 전 종속변수(태도) 측정 → 심리학 과정 불참석 → 심리학 미이수 후 종속변수 측정

위와 같이 두 집단으로 나누어 실험을 수행하여야 오염요인을 방지할 수 있다. 위에서 심리학 과정에 참석한 물리치료사 집단을 '실험군(experimental group 또는 condition)'이라고 하고, 심리학 과정에 불참석한 물리치료사 집단을 '대조군(control group 또는 condition)'이라고 한다. 즉 실험군은 독립변수를 받아들이는 집단을 말하고, 대조군은 독립변수를 받아들이지 않은 집단을 말한다. 위와 같이 실험설계를 하고 두 집단 사이에서 환자를 대하는 태도(종속변수)의 변화 차이가 있는지를 통계적으로 검정하면 된다. 만약 차이가 있다면 이 차이는 심리학 이수로 인한 것으로 생각할 수 있다. 이러한 생각은 논리적이다. 하지만 실제 연구에서는 달성하기 어려운 점이 있다. 대조군과 실험군 설계에서 독립변수 적용 유무는 잘 조절할 수 있지만, 연구 참여 이전 및 연구 참여 중 대조군의 일상생활이 어떠했는지?에 대한 통제는 어렵다. 할 수 있는 최상의 방법은 대조군과 실험군의 속성을 가능한 일치시키는 것이다. 이렇게 할수록 연구의 내적 타당도(internal validity)는 높아진다.

위약효과

때로는 대조군이 약간 다르게 사용되는 경우도 있다. 대조군에 대한 적절한 정의는 '치료하

지 않는 집단'이지만, 이 집단에 '치료하는 척'을 하는 것이 더 적절한 경우가 있을 수 있다. 예를 들어 보자. 당뇨노인들을 위해 사회서비스로서 a치료제를 제공하고 있지만 실제 효과가 있는지에 대한 의문이 있다고 상상해 보자. 이것을 검증하기 위한 한 가지 방법(윤리적으로 승인된 경우)은 실험군과 대조군을 선정하고 적용해 보는 것이다. 대조군에게는 효과가 없는 가짜 약을 중재 기간 동안 제공한다. 이 경우 고려해야 하는 것 중 하나가 대조군 당뇨환자들이 가짜 약을 제공받았지만, 진짜라고 생각하고 나아질 것이라는 기대에 의한 효과이다. 만약 대조군도 효과가 있었다면 치료효과가 순전히 a치료제에 의한 것이라고 생각하기 어려워진다. 더미 치료(dummy treatment)라 불리는 위약효과는 몇몇 환자들에게 진짜 약을 주고 다른 환자들에게 쓸모없는 소금이나 설탕 알약을 주는 약물 실험에서 많이 사용된다. 위약집단(대조군)에서 효과를 보이는 경우는 대부분 환자의 기대심리에 의한 것이다. 디스커버리 채널 프로그램(위약효과: 2002년 10월 26일)은 큰 알약이 작은 알약보다 더 효과적이고, 두 개의 알약이 한 개의 알약보다 더 효과적이며, 붉은 알약이 흰 알약보다 더 효과적이라고 보고했다. 위약문제는 의료 관련 연구에서 중요한 이슈인데, 아직도 실험설계 중 가장 좋은 것이라는 무작위 통제실험(RCTs)에서 널리 사용되고 있지만, 연구 윤리적인 문제가 있다.

핵심 개념

- 실험군에 속한 참여자는 독립변수(치료)가 적용된다.
- 대조군에 속한 참여자는 독립변수가 적용되지 않는다.
- 때로는 대조군에게 위약이라는 가짜 치료법을 적용하기도 한다.

연구 윤리적 문제

마지막으로 윤리적인 문제를 고려해봐야 한다. 위와 같은 설정에서는 물리치료사들이 심리학을 이수하지 않는 것이 큰 문제가 되지는 않는다. 하지만 뇌성마비 아동을 대상으로 신경발달 치료의 효과를 입증하려는 연구를 하고자 한다고 가정하자. 그러면 실험군은 일정 기간 동안 신경발달 치료를 받겠지만, 대조군은 치료 없이 일정 기간 동안 시간을 보내야 한다. 이때 대조군 아동에 대한 윤리적인 문제, 즉 치료를 하지 않고 방치하여야 한다는 문제가 발생한다. 따라서 윤리적인 문제가 최소화될 수 있도록 연구를 설정해야 한다. 예를 들면, 다음과 같은 연구설정으로 신경발달 치료와 보존적 운동치료 간의 비교를 통하여 할 수도 있다.

집단 1: 신경발달 치료
실험 전 종속변수 측정 → 신경발달 치료 → 종속변수 측정

집단 2: 보존적 운동치료
실험 전 종속변수 측정 → 보존적 운동치료 → 종속변수 측정

이런 설정에서는 두 집단 모두 치료를 받기 때문에 윤리적인 문제는 최소화되었다고 볼 수 있다. 위와 같은 설계를 유사 실험설계(quasi-experimental design)라 부른다. 즉, 대조군이 없는 형태이다. 기존 치료와 새로운 치료를 비교할 때 흔히 사용되고 있지만, 여전히 윤리적인 문제가 존재한다.

비록 연구의 질은 떨어지지만, 윤리적인 문제를 유발하지 않고 대조군을 설정하는 방법이 있다. 즉, 자연발생적으로 만들어진 집단, 치료를 거부하는 집단 또는 특정 치료를 위해 대기하고 있는 집단을 실험에 포함하는 것이다. 하지만 이 경우 실험군과 대조군의 속성이 연구 초기부터 다를 수 있다. 대조군의 상태가 같은 질병이지만 심각하지 않거나, 연령에서 차이가 있거나 등의 문제가 있어 비교하는 것이 어려운 경우도 있을 수 있다. 연구설계를 하더라도 연구가 가치가 있다면 연구를 진행할 수도 있을 것이다.

좀 더 복잡한 실험설계

하나의 독립변수를 사용하여 종속변수와의 관계를 예측하는 실험설정은 다음과 같이 다양하게 할 수 있다.

① 하나의 실험군과 하나의 대조군
② 두 개의 실험군
③ 두 개의 실험군과 하나의 대조군 등

위와 같이 실험설정이 달라지면 이를 검정하기 위한 통계적 검정방법도 달라진다. 실험에 참여한 집단이 몇 개인가에 따라 검정방법이 달라지는데 자세한 방법은 9장에서 기술하겠다.

상관설계

모든 연구가 독립변수를 조작하여 종속변수의 변화를 측정하는 것은 아니다. 때로는 집

단 간의 차이를 알기를 원하기보다는 집단 사이의 관련성이나 유사성을 알기를 원할 때가 있다.

예를 들어, 학생들의 이론 성적과 실기 성적에 어떤 관련성이 있는지 알기를 원하였다고 가정하자. '실습점수와 이론점수 사이에는 관련성이 있을 것이다'라는 가설, 즉 이론점수가 높으면 실습점수도 높을 것이라는 것이다. 두 변수는 이론점수와 실습점수이다.

실험설계와의 가장 큰 차이는 상관설계에서는 변수조작을 하지 않는 것이다. 따라서 물리치료과 학생들을 무작위로 선출하여 이론시험 점수와 실기시험 점수를 있는 그대로 수집하기만 하여 두 변수 간의 관련성이 있는가를 관찰하면 된다. 상관설계에서는 독립변수와 종속변수를 구분하는 것은 무의미하다. 왜냐하면 변수조작이 없기 때문이다. 그러므로 상관설계에서는 인과관계를 설명할 수 없다. 예를 들어, 실습점수가 높을수록, 이론점수가 높다는 결과를 얻었다고 가정하자. 이런 결과를 가지고 여러분은 실습경험이 이론점수에 영향을 주었다고 말할 수 없다. 또는 이론적 지식이 실습점수에 영향을 주었다고 말할 수도 없다. 역으로, 이론점수와 실습점수는 제3의 요인에 의해 영향을 받을 수 있다. 예를 들면, 시험문제가 너무 쉬워서 두 점수가 높게 나타날 수도 있을 것이다. 그러므로 무엇 때문에 무엇이 발생한다는 인과관계로 결론을 내릴 수가 없다. 또 다른 예로 정신지체와 간질 사이에 강력한 관련성이 있다는 결과를 얻었다고 가정하자. 이 결과로부터 정신지체에 의해 간질이 발생한다고 할 수 있는가? 간질에 의해 정신지체가 발생한다고 할 수 있는가? 상관설계에서는 독립변수 조작이 없기 때문에 이런 결론을 내릴 수가 없다. 따라서 연구자들은 상관설계보다는 실험설계를 더 선호하는 경향이 있지만, 상관설계는 윤리적 측면에서 많은 이점이 존재한다.

핵심 개념

실험설계

- 가설에는 독립변수와 종속변수가 포함되어야 한다.
- 연구자는 독립변수를 조작하여 종속변수가 영향을 받는지를 관찰한다. 따라서 여기에서는 인과관계를 결론으로 설명할 수 있다.

상관설계

- 가설에는 두 변수가 존재하지만 독립변수나 종속변수가 존재하지 않는다. 여기에서는 변수조작이 없기 때문에 한 변수가 다른 변수에 영향을 주었다고 결론을 말할 수 없다.

두 세트 이상 자료에 대한 상관관계: 신뢰도 측정

상관설계는 단지 두 개의 자료 세트들이 어느 정도 관련되어 있는지 확인하는 데만 국한되지 않고 세 개 이상의 자료 세트 사이의 유사성의 정도를 살펴보는 데 사용될 수 있다.

뇌성마비가 있는 아이를 언어 명료성, 척추만곡, 이동성, 기능 상태, 제어 등과 같은 다양한 특징에서 관찰하고 싶다고 상상해 보자. 만약 당신이 그 아이를 한 번만 관찰한다면, 당신이 보는 것이 그 아이의 전형적인 행동인지 어떻게 알겠는가? 관찰된 행동들 사이 유의한 유사성이 있는지 확인하기 위해 여러 번 아이를 관찰하는 것이 낫지 않을까? 즉 정확성을 높이기 위해 관심 있는 행동을 여러 번 반복 평가하는 것이 필요하다. 그런 다음 상관설계의 원칙에 따라 데이터를 분석하면 관찰 결과가 유사한지 여부를 확인할 수 있으며, 이를 통해 아이의 행동 측정에 대한 신뢰도 평가를 받을 수 있다. 이처럼 특정 변수를 반복 측정하는 '자체 점검'은 임상치료에서 유용하며, **측정자 내 신뢰도 측정(intraobserver reliability measures)**이라 불린다.

이 생각을 한 걸음 더 나아가자. 당신이 이 아이와 몇 달 동안 같이 지내왔고 그 아이와 친해졌다고 가정해 보자. 이 경우, 감정은 그 아이의 행동을 관찰하는 데 편견을 만들 수 있다. 따라서 여러 명의 치료사가 독립적으로 그 아이의 행동에 대해 평가하고 얼마나 비슷한 결과를 보이는지 확인하는 게 좋을 것이다. 즉, 여러 명의 치료사가 독립적으로 수집한 결과에 대해 상관분석을 실시하고 자료들 사이 유사성이 높다는 것을 확인한다면, 아이 평가에 대한 신뢰성을 얻을 수 있을 것이다. 이러한 형태의 점검을 **측정자 간 신뢰도 측정(interobserver reliability measures)**이라 부른다. 이 기술에 대한 더 자세한 내용은 26장에 제시될 것이다.

상관계수

다시 이론점수와 실습점수의 예로 돌아가자. 상관설계에 따른 실험이 끝나면 통계적 검정을 통하여 두 변수 사이의 관련성을 알아보게 된다. 통계적 검정방법은 나중에 자세히 다루겠다. 만약 여러분이 통계적 검정을 적절히 시행하고 나면 −1.0에서 1.0까지 범위 내의 숫자가 결국 만들어지는데, 이 숫자를 상관계수(correlational coefficient)라고 부른다. 상관계수의 크기는 두 변수 사이의 관련성을 의미한다. 즉 1 또는 −1에 가까울수록 두 변수는 관련성이 높은 것이고, 반대로 0에 가까울수록 관련성이 낮은 것이다(그림 6-1).

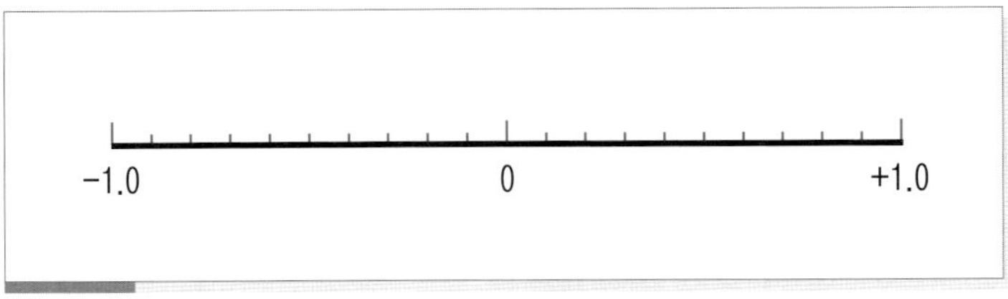

그림 6-1 상관계수 값의 범위는 -1에서 +1까지이다.

산포도

좀 더 구체적으로 30명의 물리치료학과 학생들에 대해 각각의 이론점수와 실습점수를 수집하였다고 가정하자. 두 점수들 간에 상관성이 있는지를 알아보기 위하여 산포도(scattergram)를 그릴 수 있을 것이다.

양의 상관

만일 자료분포 모양이 위 또는 아래로 향하는 기울기를 가지면 두 변수 사이에 관련성이 있음을 말해 준다. 따라서 여러분이 수집한 자료를 산포도로 그렸을 때 그림 6-2와 같이 자료가 분포하면 두 변수 사이에 상관성이 있음을 알게 될 것이다. 수집한 자료분포 모양이 위로 향하는 기울기를 가진다면(그림 6-3, 상관계수가 1에 가깝다) 우리는 이것을 양의

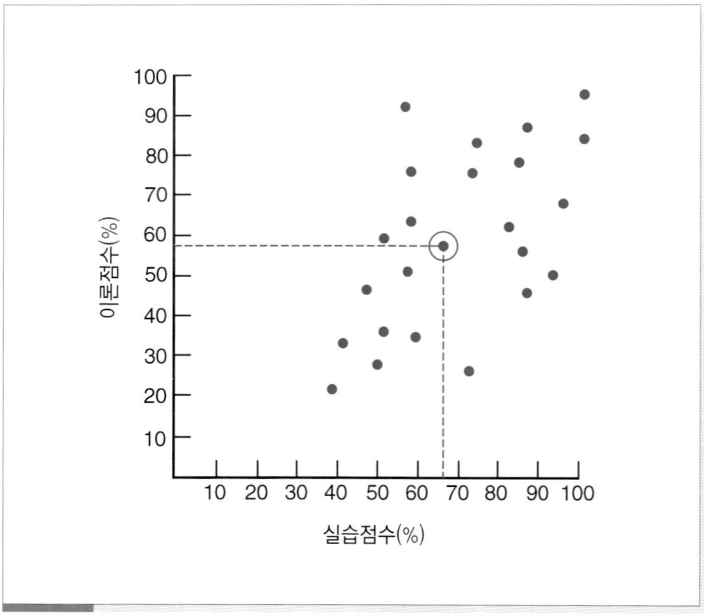

그림 6-2 산포도

상관(positive correlation)이 있다고 말한다. 이는 한 자료 값이 올라가면 다른 자료 값도 증가하는 형태인 경우이다.

음의 상관

때때로 한 변수의 높은 점수가 다른 변수의 낮은 점수와 관련이 있을 수 있다. 예를 들어, 관절염 환자의 체중과 걸을 수 있는 거리 사이의 관계를 가정한 경우, 체중이 많을수록 걷는 거리가 짧아질 수 있다. 이 경우처럼 아래로 향하는 기울기를 가진다면(그림 6-4, 상관계수가 −1에 가깝다) 음의 상관(negative correlation)이 있다고 말한다.

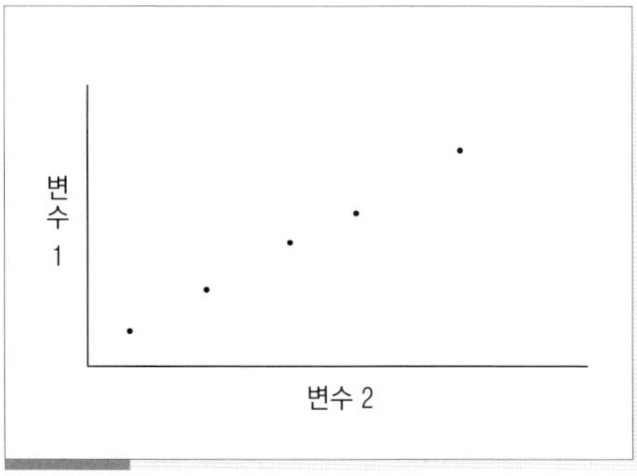

그림 6-3 양의 관계의 산포도

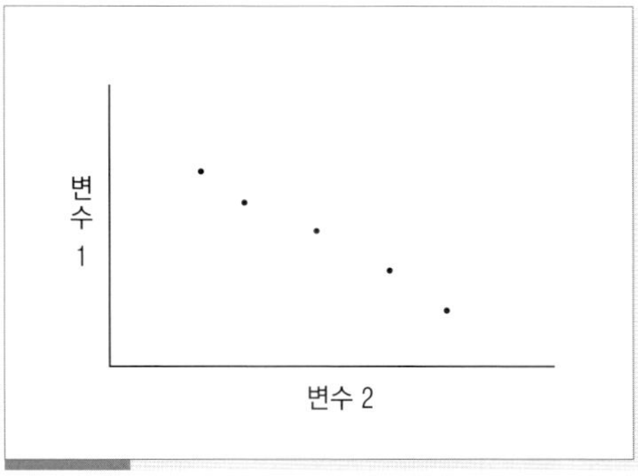

그림 6-4 음의 관계의 산포도

혹시 음의 상관을 보인다고 해서 두 변수 사이에 상관성이 없다고 생각하면 안 된다. 음의 상관은 한 변수가 높을수록 다른 변수의 값은 낮은 관계를 보임을 의미하는 것이다. 따라서 두 변수 사이에는 관계가 없는 것이 아니다. 그러나 다음과 같은 자료를 여러분이 수집하였다고 가정하자.

대상자	연령	교통사고 수
1	19	1
2	30	2
3	57	0
4	41	5
5	25	4
6	32	1

위의 자료를 산포도로 그려보면 그림 6-5와 같다.

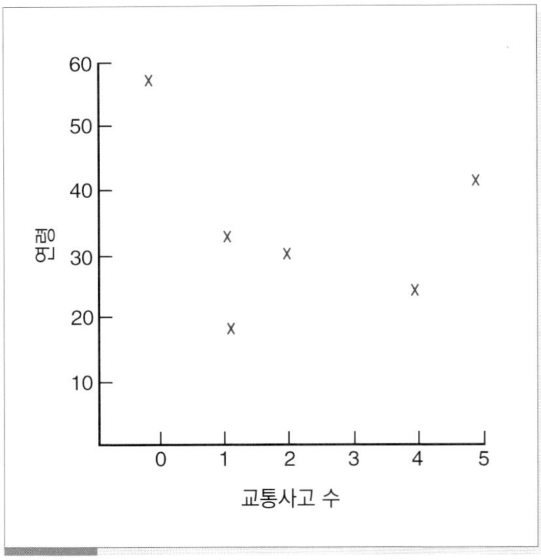

그림 6-5 연령에 따른 교통사고 수

그림 6-5의 자료들은 일정한 기울기를 가지지 않고 불규칙적으로 분포되어 있다. 즉 두 변수(연령과 교통사고 수)는 아무런 관련이 없음을 의미한다. 이런 경우는 상관계수가 0에 가깝다.

만약에 두 변수가 상관성이 있는 것으로 결과가 발생하였다면, 한 변수로부터 다른 변수에 대한 정보를 얻을 수 있다는 것을 알아야 한다. 즉, 두 변수 사이에 양의 관계가 있다면 한 변수가 높은 수치를 보이면 다른 변수도 높은 값을 나타냄을 예견할 수 있다.

지금까지 상관계수와 산포도가 가지는 의미에 대하여 알아보았다. 그러나 상관계수가 완전히 1 또는 −1인 경우는 거의 존재하지 않는다. 그러므로 어떤 상관성에 대하여 결정 내리기 전에 여러분은 산포도가 얼마나 일정하게 형성되는가? 상관계수가 얼마나 1 또는 −1에 가까운지를 확인하여야 한다. 예를 들어, 0.63 또는 −0.54라는 숫자가 주는 의미는 무엇인가? 상관성에 대한 어떤 결론을 내리기 전에 여러분은 상관계수가 통계적으로 충분한 의미가 있는 숫자인가를 통계적 검정방법을 이용하여 확인하여야 한다. 이것은 얼마나 많은 대상자가 여러분의 실험에 참여하였는가에 따라 달라질 수 있다. 일반적으로 상관계수가 0.3 이하이면 약한 관계, 0.3~0.7 사이이면 보통관계 그리고 0.7 이상이면 강한 관계를 보이는 것으로 해석할 수 있다.

상관분석 후 주의사항

강한 양의 또는 음의 상관을 발견하더라도 여전히 변수들 사이 인과관계가 있다고 결론지을 수 없다는 점을 다시 한 번 강조한다. 많은 연구자들이 이 오류를 범하는 경향이 있다. 예를 들어, 에이즈 문제가 몇 년 전부터 부각된 시점에서, 한 연구자가 에이즈 환자 수 증가와 슈퍼마켓에서 판매하는 요구르트 판매량 사이 강한 양의 상관이 있음을 발견하였다고 하자. 그렇지만 요구르트가 에이즈 발병의 원인이라고 단정할 수 없다. 즉 상관분석을 통해 인과관계는 단정지을 수 없음을 주의한다.

핵심 개념

- 양의 상관은 한 변수의 수치가 높으면 다른 변수의 수치 역시 높음을 의미한다. 산포도로 그리면 위로 올라가는 기울기를 가지며, 상관계수 값이 1에 가까울수록 더욱 밀접한 연관이 있음을 의미한다.
- 음의 상관은 한 변수의 수치가 높으면 다른 변수의 수치는 낮음을 의미한다. 산포도로 그리면 아래로 내려가는 기울기를 가지며, 상관계수 값이 −1에 가까울수록 더욱 밀접한 연관이 있음을 의미한다.
- 만약 상관계수가 0에 가까우면 두 변수 사이에는 아무런 연관이 없는 것을 의미하며, 산포도로 그려보면 분포형태가 일정하지 않다.

예측하기

두 변수가 서로 관련되어 있다는 것을 알게 되면, 한 변수에 대한 정보를 통해 다른 변수에 대한 예측을 할 수 있다. 즉, 두 변수가 음의 상관관계가 있다면, 한 변수의 값이 낮으면 다른 변수의 값은 높을 것이라고 예측할 수 있다. 마찬가지로 두 변수가 양의 상관관계를 가진다면, 한 변수의 점수가 높으면 관련된 다른 변수 값도 높을 것이라는 것을 예측할 수 있다.

예를 들어, 환자의 직업 스트레스의 정도와 척추 긴장 정도 간 양의 상관관계가 있음을 알았다고 가정하자. 환자가 특정 직업 스트레스 발병률을 보일 경우, 이 지식을 통해 환자가 경험한 척추 긴장 정도를 예측할 수 있다. 이 기법은 선형회귀(linear regression)로 알려져 있으며 18장에서 더 자세히 다뤄질 것이다.

통계적으로 복잡하기 때문에 이 책의 범위를 벗어나지만, 상관관계가 있는 자료를 활용하여 좀 더 복잡한 통계방법을 통해 어떤 현상을 예측하는 방법은 건강 관련 전문가에게 유용할 수 있다. 예를 들어, 노인들 사이의 낙상에 대한 위험요인을 파악하여 어떤 종류의 예방조치를 취해야 하는지에 관심이 있다고 하자. 다중회귀 또는 로짓회귀(multiple or logistical regression)라 불리는 기법을 사용하여 상관관계를 보이는 자료 중 어느 것이 낙상의 가장 좋은 예측인자인지를 확인할 수 있다(다중회귀 또는 로짓회귀는 예측하고자 하는 변수의 속성에 따라 달라지는데 명목변수인 경우 로짓분석을, 연속변수인 경우 다중회귀분석을 실시한다). 나이, 혼자 사는 것, 조기 치매는 위험의 가장 좋은 예측 변수라는 것을 알 수 있을 것이다. 따라서 이러한 위험요인에서 높은 점수를 받은 노인의 집에 일부 안전 장비(예: 그립 레일)를 설정하는 것을 권장할 수 있다[Pallant(2007) 책 참조].

윤리문제

우리는 이미 대조군 또는 통제집단과 관련된 일부 윤리문제를 검토했다. 그러나 윤리적 고려는 모든 형태의 연구설계에서 이루어져야 한다. 인간 대상과 관련된 모든 연구는 참가자들의 권리, 존엄성, 신체적, 심리적 복지를 보호하기 위해 노력해야 한다. 대부분의 보건기구 또는 학술지는 현재 참가자가 환자든 간병인이든, 직원이든 관계없이 모든 연구 제안서가 먼저 윤리위원회를 통과하도록 요구하고 있다.

윤리적 지침과 절차는 국립환자안전청(National Patient Safety Agency: http://www.nres.npsa.nhs.uk)에서 확인할 수 있다(영국의 경우). 국내의 경우 연구윤리정보센터(http://www.cre.or.kr/)의 정보를 활용할 수 있다. 또한 독자들이 유용하다고 여길 수 있는 Eckstein(2003)의 종합적인 매뉴얼도 있다. 연구윤리에는 많은 내용이 있지만, 6가지 주요 원칙이 있다(ICN 1996).

첫째는, 이 프로젝트가 연구에 참여하는 사람들뿐만 아니라 더 많은 사람들에게도 어느 정도의 이익이 있을 것이라는 것을 증명할 수 있어야 한다는 **유익성(beneficence)**의 원칙이다.

두 번째 원칙은 '해롭지 않다'라는 규칙인 **비-해로움(non-maleficence)**이다. 이것은 참가자들이 일시적 또는 영구적으로 신체적 또는 정신적 위험을 받지 않음을 의미한다.

세 번째 원칙은 **충실성(fidelity)**으로, 이는 연구자가 참가자를 보호해야 하기 때문에 그들 사이에 신뢰가 있어야 한다는 전제하에 만들어지는 것이다. 연구자는 결코 연구달성을 참가자 복지보다 우선해서는 안 된다.

네 번째 원칙은 **정의(justice)**인데, 이것은 모든 참가자들에게 평등하고 공평하게 대우해야 하는 것이다.

다섯 번째 원칙은 **진실(veracity)**이며, 이는 참가자가 연구의 목적, 과정, 가능한 결과, 부작용 등 어떤 단계에서도 속아서는 안 된다는 것을 의미한다. 이중 맹검법(8장 참조)과 위약(placebo)의 사용은 속임수의 형태로 이루어지기 때문에, 경우에 따라서는 비윤리적일 수 있다.

마지막 원칙은 **기밀(confidentiality)**유지로, 연구 중에 수집된 모든 데이터는 보호되어야 하고 모든 참가자는 물론 연구 프로젝트 외부의 어느 누구도 식별할 수 없어야 한다는 것이다. 여러분의 연구가 어떤 식으로든 실험 샘플을 위태롭게 하지 않도록 하기 위한 좋은 출발점으로, 자신에게 다음 질문을 한다.

연구 주제는 무엇인가?

연구는 그 결과가 연구자 이외의 누군가에게 이익이 될 것이라는 가정으로 시작해야 한다. 그 자체를 위해서 혹은 민감하고 당혹스러운 문제들을 포함하고 있는 연구는 윤리위원회에 의해 승인되지 않을 것이다.

누가 연구를 수행할 것인가?

인간이라는 주제에 관련된 모든 연구는 신체적 또는 심리적으로 참가자에게 부주의하게 해를 끼치지 않고 필요한 절차를 수행할 수 있는 충분한 기술과 능력을 가진 사람에 의해 수행되어야 한다. 또한, 연구자는 참가자를 근본적으로 존중해야 한다. 또한 연구원이 참가자에게 힘과 영향력을 행사하는 위치에 있다는 것을 기억하라. 이 권한은 환자들이 그들의 의지에 반하는 연구에 참여하도록 강요하기 위해서 결코 남용되어서는 안 된다.

참가자는 어떻게 대우받을 것인가?

참가자의 보호는 모든 연구원의 주요 관심사가 되어야 한다. 마찬가지로, 연구 제안을 제출한 윤리위원회의 주요 목적은 참가자에게 어떠한 해도 끼치지 않도록 하는 것이다. 의료 연구자들이 직면하고 있는 특별한 윤리적 딜레마는 사전동의 문제인데, 이는 참가자들이 고의로, 기꺼이, 이성적으로 그리고 자유롭게 참여하도록 요구한다. 수많은 건강관리 연구는 필연적으로 취약계층(통증으로 인한 고통, 불안감, 고통, 심리적 장애, 노인, 젊음, 혼란 등)을 대상으로 실시되고, 결과적으로 동의 문제가 발생한다. 다음 지침을 준수해야 한다는 점을 명심한다.

- 어떤 식으로든 참가자를 속이거나 강요하지 않는다.
- 항상 완전하고 정확한 동의를 얻는다.
- 참가자를 당황하게 하거나 참가자와 타협하지 않는다. 항상 존엄성과 웰빙을 유지한다.
- 항상 참가자의 기밀성과 프라이버시를 보장한다.
- 항상 참가자에게 현재 또는 미래의 치료를 위태롭게 하지 않고 언제든지 연구로부터 철수할 수 있는 권한을 부여한다.
- 제안된 연구에 착수하기 전에 항상 관련 기관과 상의하고 이를 통보한다.
- 항상 숙련된 연구원과 함께 이 방법이 적절한지, 환자에게 손상 없이 수행될 수 있는지 확인한다.

- 연구를 수행할 때에는 최대한 사려 깊고, 존중하며, 객관적으로 행동한다. 항상 성실하게 행동한다.

연구는 어떻게 수행될 것인가?

질적 방법론과 양적 방법론은 모두 윤리적 문제를 가지고 있다. 실험설계에서 대조군의 문제는 이미 논의되었다. 실험 대상 그룹에 대한 치료를 보류하는 것이 비윤리적일 수 있는 연구설계나 위약조건이 부적절한 경우, 두 번째 치료 그룹을 사용해야 한다. 정성적 연구에서 치료조건의 조작이 없더라도, 참가자에게 어려운 사적이고 민감한 문제를 제기하는 방해 면접 기술은 심각한 윤리적 문제를 야기한다. 또한, 연구자가 질적 데이터에 대해 하는 해석(예: 설문지의 무응답)은 조사자 자신의 가치를 불가피하게 반영하게 된다. 이는 연구자가 참가자의 반응을 의도적으로 왜곡하는 것이 아니라 주관적인 데이터베이스를 이해할 때 피할 수 없는 정도의 편향이 있을 것이라는 것을 암시하는 것이다. 이것은 어떤 참가자의 진정한 의도가 연구자의 견해와 개인적인 의도로 잘못 표현된다는 것을 의미할 수 있다. 그리고 마지막으로, 연구원이 난처한 개입이나 시험 과정에 참석해야 하는 관찰 연구는 분명히 윤리적으로 문제가 있다.

연구 배포

만약 제대로 실행된 연구가 미래의 환자 치료에 유익한 영향을 미칠 수 있는 결과를 만들어낸다면, 연구자는 그 결과가 가장 잘 적용될 수 있는 포럼에 발표해야 할 도덕적 의무가 있다. 또한 출판과정에서 연구자는 결과에 대한 완전하고 공정한 설명이 제시되도록 해야 한다. 결과는 실제 데이터를 뛰어넘는 비현실적이거나 입증되지 않은 주장을 하지 않고 가능한 객관적으로 해석되어야 한다.

모든 건강관리 연구는 참가자의 복지를 존중하고 보호할 의무가 있다. 다른 적용된 연구 영역과 마찬가지로 임상치료 관련 연구는 윤리적 고려사항과 연구설계의 타당성을 모두 고려하는 것이 필요하다.

FURTHER READING

Anthony D 2005 Regression analysis. Online. Available http://nurseresearcher.rcnpublishing.co.uk/resources/archive/GetArticleById.asp?ArticleId=6066

Brown B, Crawford P, Hicks C 2003 Evidence based research: dilemmas and debates in health care. Open University Press, Maidenhead

Chalmers AF 1999 What is this thing called science? 3rd edition. Hackett, London

Cohen L, Holliday M 1996 Practical statistics for students. Paul Chapman, London

Coolican H 2004 Research methods and statistics in psychology, 4th edition. Hodder Arnold, London

Coolican H 2006 Introduction to research methods in psychology, 3rd edition. Hodder Arnold, London

Eckstein S 2003 Manual for Research Ethics Committees, 6th Edition. Cambridge University Press, Cambridge

Field A, Hole G 2004 How to design and report experiments. Sage, London

Greene J, D' Oliveira M 2006 Learning to use statistical tests in psychology, 3rd edition. Open University Press, Buckingham

Greenhalgh T 1997 How to read a paper: statistics for the non-statistician II. BMJ 315:422–425

ICN 1996 Ethical guidelines for nursing research. International Council of Nurse, Geneva

Merrill Education 2006 A guide to ethical conduct for the helping professions, 2nd edition. Prentice Hall, London

National Patient Safety Agency. Online. Available http://www.nres.npsa.nhs.uk

Oliver P 2003 The students' guide to research ethics. Open University Press, Buckingham

Pallant J 2007 SPSS survival manual, 3rd edition. Open University Press, Buckingham

Polgar S, Thomas S 2007 Introduction to research in the health sciences. Churchill Livingstone, Edinburgh

Robson C 2002 Real world research: a resource for social scientists and practitioner-researchers, 2nd edition. Blackwell Publishing, Oxford

Walker W 2005 The strengths and weaknesses of research designs involving quantitative measures. Journal of Research in Nursing 10(50): 571–582

Walley T 2007 Health technology assessment in England: assessment and appraisal. The Medical Journal of Australia 187(5): 283–285

Watson R, Mckenna H, Cowman S, Keady J 2008 Nursing research: designs and methods. Edinburgh, Churchill Livingstone

CHAPTER 7

연구 설계하기

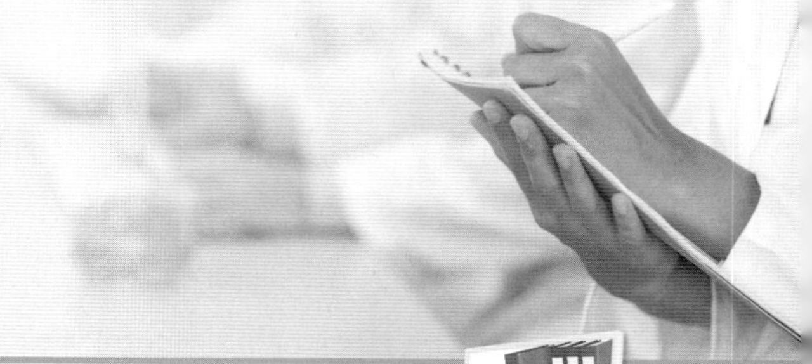

이 장의 내용

- **기본 개념**
  - 연구 대상자의 정의
  - 일반화
- **연구 대상자 처리**
- **실험설계의 종류**
- **서로 다른 집단설계**
- **동일한 집단설계**
- **짝지어진 집단설계**
- **무작위 통제실험**
  - 무작위 할당
  - 비교집단
  - 이중-맹검(차단)법
  - 대조군
  - 정량적 측정
  - 절차의 표준화

기본 개념

연구 대상자의 정의

연구를 할 때는 항상 실험에 참가할 사람을 모집하여야 한다. 실험에 참가하는 사람들을 연구 대상자(subject)라고 한다(Ss로 표시).

여러분은 항상 연구에 필요한 대상자(예: 연습생, 임상치료사, 뼈엉성증 환자 등)를 결정해야 할 것이며, 이러한 대상자들은 신중하고 명확하게 정의되어야 한다. 예를 들어, 단순히 '허혈성 환자'라고 하면 불충분하다. 이 용어는 문제의 원인과 유형 등이 다양할 수 있기 때문이다. 그러므로 대상자의 특징에 대해서는 분명히 해야 한다. 포함할 사람에 대해 사용하는 정의를 '대상 기준'이라고 부르기도 한다. 이에 대한 자세한 내용은 무작위 통제실험에서 다루겠다.

일반화

여러분이 어떤 대상으로 결정했든 간에, 매우 중요한 점이 있다. 여러분의 결과가 실험에 참여한 작은 집단이나 표본에만 적용되기를 원치 않을 것이다. 즉, 결과를 일반화할 수 있어야 한다. 이것은 연구의 중요한 특징이며 추정통계의 핵심이다.

예를 들어, 노인 뇌졸중 환자의 기본적인 자조 행동 수행을 돕기 위해 두 가지 다른 기법(A와 B)을 비교했고, B기법을 사용하는 집단에서 훨씬 더 나은 결과를 발견했다고 가정해 보자. 이러한 결과는 연구에 참여한 적은 수의 대상자에게만 적용되는 것이 아니라, B기법이 대부분의 노인 뇌졸중 환자의 기술 수행 능력을 향상시킬 것이라는 것이 중요하다. 여기서 요점은, 만약 여러분의 결과가 이러한 방식으로 일반화될 수 있다면, 예측이 가능하다는 것이다. 따라서 새로운 노인 뇌졸중 환자를 치료해야 할 때, 연구결과의 일반성에 근거하여, A기법보다 B기법에 의해 자조기술 수행이 개선될 가능성이 더 높다고 예측할 수 있다. 이러한 지식은 치료사가 치료방법을 선택하는데 도움이 되고 근거가 될 수 있다.

하지만 수많은 노인 뇌졸중 환자들을 대상으로 실험을 하는 것 외에, 여러분의 결과를 일반화할 수 있다는 것을 어떻게 확인할 수 있는가? 우리는 이미 이 쟁점에 대해 추정통계 소개에서 다루었다. 추정통계는 실험에 참여한 작은 표본을 이용하여 이러한 실험결과로부터 얻은 동일한 결과를 표본이 추출된 더 큰 모집단에 적용될 것이라고 추정하는 것이다. 이러한 가정을 하려면, 연구를 위해 선택한 표본이 충분히 크고 대표성이 있는지 확인해야 한다.

표본크기

조사와 관련된 표본크기의 문제는 이미 3장에서 소개되었지만, 실험연구에 적절한 표본크기를 계산하는데 있어 몇 가지 원칙이 있다. 이러한 원칙들은 다음 장에서 소개할 개념이 많이 포함되어 있으므로 표본크기의 주제는 여기서 다루어질 것이다.

표본은 그것의 근원지인 모집단을 반영할 수 있도록 충분히 커야 한다. 간호사가 주간 근무시간 변경에 대해 고민하고 있는 상황을 생각해 보자. 만약 30명 중 한 명의 간호사에게 물어본다면, 30명 중 15명에게 묻는 것보다 전체 집단(또는 모집단)의 의견을 반영할 가능성이 떨어질 것이다. 즉, 연구를 위해 선택하는 대상자의 수는 실험의 결과를 일반화할 수 있을 만큼 충분히 커야 한다.

실제로 이것은 무엇을 의미하는가? 적절한 표본크기는, 특히 독립변수의 영향을 알아보기 위한 검정력과 독립변수의 영향 정도 같은 것들에 따라 달라지기 때문에 이에 대한 간단한 해답은 없을 것이다. 표본크기를 계산하기 위해 흔히 사용되는 프로그램이 G*Power이다. 검정력(흔히 80%, 0.8), 유의수준(예: 0.05) 그리고 집단 수 및 통계검정 등이 결정되면 필요한 표본크기를 계산하여 알려주는 유용한 프로그램이다.

대표 표본

모집단에서 추출된 표본은 모집단의 전형적인 특징(대표성)을 가지고 있어야 한다. 대표성을 확인하는 가장 쉬운 방법은 연구 대상자를 무작위(randomness)로 추출하는 것이다. 다시 말해 제비뽑기를 시행하거나 확률수표를 이용하여 표본을 추출하는 것이다. 그러나 항상 무작위로 대상자를 추출할 수는 없다. 왜냐하면 특이한 질병은 대상자 수가 적기 때문이다. 이런 경우에는 연구결과를 일반화하기에는 제한점이 있다는 것을 알고 있어야 한다.

연구 대상자 처리

윤리적 문제는 앞 장에서 보다 자세히 다루었지만, 특히 대상자를 다루는 방법과 관련하여 다시 한 번 간략한 언급을 할 만큼 충분히 중요하다. 어떤 방식으로든 대상자에게 상해를 입히거나 해롭게 하는 일은 절대 해서는 안 된다. 연구 대상자들을 존중하고, 그들을 속이지 않으며, 당신의 지위를 이용하여 참여하도록 압력을 가해서도 안 된다.

연구 대상자들은 참여하기에 앞서 자신들을 위해 무엇을 하고 있는지를 아는 것이 중요하므로, 연구동의서를 받아야 한다. 어떤 연구라도 연구 프로젝트는 시작하기 전에 관련 윤리위원회의 승인을 받아야 한다. 이러한 지침을 준수하지 않을 경우 연구자의 명성이 떨어지거나, 임상치료 연구가 저평가 될 가능성이 있으며, 연구 대상자들에게 신체적 또는 심리적으로 피해를 줄 수 있다.

실험설계의 종류

어떤 대상자를 연구하든지, 연구자는 항상 연구설계에서 대상자를 어떻게 이용할지를 결정해야 한다. 이것은 연구를 설계할 때 중요한 고려사항이다. 예를 들어, 가운을 입은 치료사와 가운을 입지 않은 치료사에 대한 환자의 신뢰도 정도를 비교하는 연구를 한다고 가정하자. 이 연구를 위해서 치료사를 두 집단으로 나누어 연구를 할 수 있을 것이다. 즉 가운을 입은 치료사(실험군)와 입지 않은 치료사(대조군)로 나누어 환자의 신뢰도를 측정하면 된다. 그러나 효과 비교를 위해 항상 두 집단 이상이 필요한 것은 아니다. 때로는 한 집단이 두 가지 이상 상황에 참여하는 연구설계가 더욱 적절할 때가 있다.

서로 다른 둘 이상의 집단으로 연구설계를 할 경우를 서로 다른 집단설계(관련되지 않은 집단설계 또는 집단 간 설계)라고 하고, 한 집단이 여러 상황에 참여하는 경우를 동일한 집단설계(관련된 집단설계 또는 집단 내 설계)라고 한다. 여기에 대하여 좀 더 자세히 설명하겠다.

서로 다른 집단설계 (관련되지 않은 집단설계 혹은 집단 간 설계)

연구는 가설을 검정하는 것이다. 가설을 검정하는 방법은 여러 가지가 있을 수 있으므로 연구자는 가설검정을 위해 가장 적절한 실험방법을 선택해야 한다. 하지만 어떤 가설은 단지 하나의 실험방법으로만 검정되는 경우가 있다. 예를 들면, 이전에 언급된 가설인 심리학 과정 이수 여부에 따른 치료사의 태도를 다시 상기해 보자. 이 가설을 검정하기 위해서는 두 집단이 필요하다.

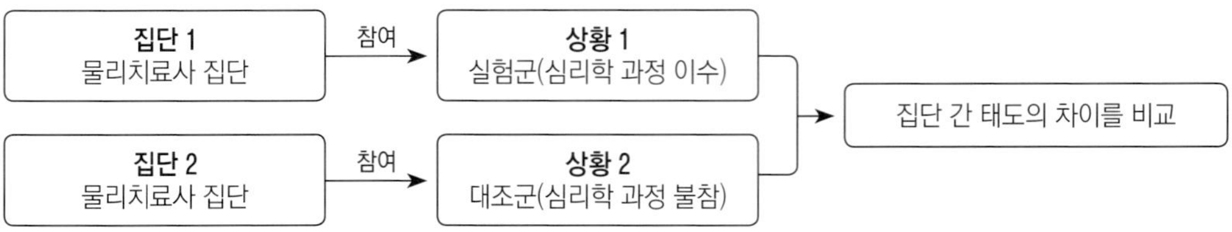

위와 같이 실험설계 후 두 집단 간에 태도변화가 있었는지를 비교하면 된다.

이 가설은 전형적으로 서로 다른 집단설계를 하여 검정해야 하는 경우이다. 그러나 만일 이 가설을 한 집단으로 실험설계를 하게 되면 여러 가지 문제가 발생한다. 이 가설을 한 집단으로 실험계획을 세우면 다음과 같이 될 것이다.

1) 3개월 동안 실험군 상황에 참여(심리학 참여)한 후 3개월 동안 대조군 상황에 참여(심리학 불참)
2) 3개월 동안 대조군 상황에 참여(심리학 불참)한 후 3개월 동안 실험군 상황에 참여(심리학 참여)

이와 같이 연구를 설계하면, 대조군 상황과 실험군 상황이 1)과 2)의 경우에 포함되어 있지만, 그 결과는 오염될 수 있다. 왜냐하면 한 집단이 두 가지 상황에 모두 참여하기 때문이다. 예를 들어, 1)의 경우 대조군 상황에서는 태도 변화가 없었고 실험군 상황에서 태도 변화가 있었다고 하자. 대조군 상황이 태도에 영향을 주지 않는다고 명확하게 말할 수 있는가? 대조군 상황에서 치료사의 태도가 변하지 않은 것은 이미 치료사의 태도가 심리학 과정 말기에서 변할 수 있을 만큼 변했기 때문일 수 있다. 반대로 대조군 상황에서 태도 변화가 있었다면, 이것은 이전의 심리학 과정에 참여한 효과가 지속적으로 이어졌기 때문일 수 있고 또는 시간이 지나면서 경험이 증가함에 따라 변할 수 있는 것이다 – 연구자는 어떤 것에 영향을 받았는지 구별할 수가 없다.

2)의 경우에, 심리학 이수 후 태도 변화가 있었다 하더라도, 이것은 반드시 실험군 상황에 의해 발생한 변화라기보다는 대조군 상황과 실험군 상황이 연합되어 나타날 수 있고 또

는 시간과 경험 축적에 의해 발생할 수 있는 것이다. 즉, 어떤 상황에 먼저 참여하였는가에 따라 연구결과의 해석은 여러 가지로 나올 수 있다. 왜냐하면 한 집단이 두 상황에 참여하였기 때문에 결과가 오염될 수 있다. 이것을 순서효과(order effect)라고 한다. 그러므로 위와 같은 가설은 두 집단으로 연구설계를 해야만 하는 경우이다.

인종, 성별, 나이 그리고 환자의 유형 등에 따른 비교를 원할 때는 반드시 두 집단 이상으로 연구를 설계해야만 하는 경우이다. 예를 들어, 여러분이 동양과 서양 어린이의 근긴장도 비교를 원한다고 가정하자. 그러면 동양 어린이 집단과 서양 어린이 집단이 필요하다. 여기에서는 한 집단 설정은 불가능하다. 동양과 서양에 모두 포함되는 어린이는 없기 때문이다.

비록 실험에는 두 집단이 필요한 경우들이 흔히 있지만, 이런 실험설계의 주요 단점은 연구 대상자들 서로 간에 차이가 있다는 것이다. 예를 들면, 여러분이 동양과 서양 어린이의 근긴장도 비교를 원할 때, 어떤 아동은 실험에서 해야 할 상황을 이해하지 못하는 경우가 있을 것이고, 어떤 아이는 독감에 걸려 있을 수 있고, 어떤 아이는 흥분되어 있는 경우가 있을 것이다. 이런 요소들이 연구 과정과 결과에 영향을 미칠 수 있다.

그러나 만약 모든 집단이 무작위로 균등하게 추출된다면 개인적 차이로 인한 영향은 없어질 것이다. 무작위로 배치한다는 것은 두 가지 측면이 있다. 먼저, 연구 대상자를 선정하고(예: 엉덩관절 대치술 환자) 그들의 반은 실험군으로 나머지 반은 대조군으로 할당하는 것을 의미한다. 그러나 근긴장도에 대한 위의 예에서는 이런 배당을 할 수가 없다. 왜냐하면 어린이를 선정하고 그들을 동양과 서양 어린이 집단으로 무작위로 분배하는 것이 불가능하기 때문이다. 따라서 여기에서 사용되는 무작위의 개념은 약간 다르다 – 각 집단에 속하는 대상자는 무작위로 선정되며, 그들이 속한 집단의 특성을 대표하는 것이다. 즉, 동양 어린이 집단에 속하는 대상자는 특별히 약하거나 강하지 않고 전반적인 동양 어린이의 특징을 보이는 아동을 의미한다. 서양 어린이도 같은 의미이다.

핵심 개념

둘 이상의 집단이 실험에 사용되는 경우를 관련되지 않은 집단설계 또는 집단 간 설계 또는 서로 다른 집단설계라고 부른다.

이 설계의 장점은 실험상황 순서와 연관된 문제를 극복할 수 있는 것이고, 인종, 연령, 성별, 환자의 유형 같은 고정된 차이에 따른 비교를 할 때에는 필수적으로 사용되는 설계이다. 그러나 단점은 대상자 간의 개인적 차이에 의해 실험결과가 왜곡될 수 있다는 것이다. 이런 문제는 대상자를 무작위로 배치함으로써 일부 해결할 수 있다.

동일한 집단설계 (관련된 집단설계 혹은 집단 내 설계)

때로는, 서로 다른 두 집단설계가 적당하지 않은 경우가 있다. 두 집단보다는 한 집단으로 연구설계를 하는 것이 더욱 바람직한 가설이 있다. 이 집단에 속한 모든 대상자는 모든 상황에 참여하고 각각의 상황에서 그들의 수행능력이 측정되고 비교된다.

예를 들면, 가운을 입은 치료사와 가운을 입지 않은 치료사에 대한 환자의 신뢰도를 조사하기 원한다고 가정하자. 여러분은 환자를 무작위로 선택하여 가운을 입은 치료사로부터 치료를 받을 경우와 가운을 입지 않은 치료사로부터 치료를 받을 경우에 환자들이 느끼는 신뢰도를 측정할 것이다. 이 경우의 연구설계는 다음과 같다.

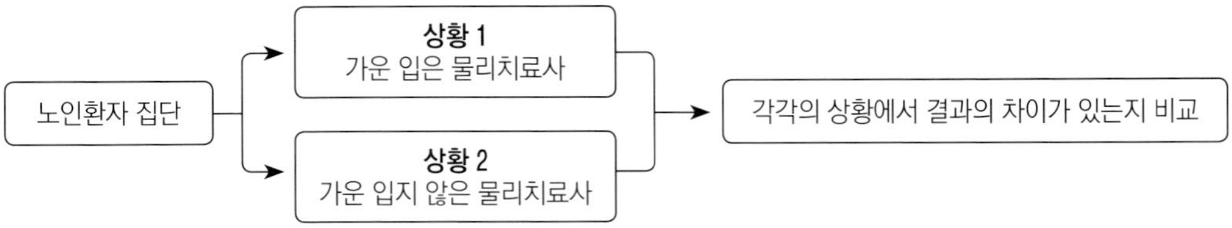

한 집단은 두 상황에 참여하고, 치료사에 대한 신뢰도를 표현한다. 그리고 각각 상황에서 측정된 결과들이 차이가 있는지를 비교하면 된다. 만일 여기에서 두 집단으로 설계하는 것은 부적절하다. 두 집단은 본질적으로 다르기 때문에 여러 가지 요인이 결과에 영향을 미칠 수 있다. 하지만 한 집단으로 설계하면 두 상황에 참여하는 구성원의 특성이 동일하기 때문에 결과에 미치는 오염 요인이 최소화될 수 있다. 그러므로 동일한 집단설계의 장점은 서로 다른 두 집단설계에서 나타나는 구성원의 본질적 차이를 극복할 수 있는 것이다. 이런 이유 때문에 치료과정의 효과를 알아보는 '전 · 후(before and after) 비교' 실험에 많이 이용된다.

그러나 이 설계는 많은 제약이 존재한다. 만일 이전의 예에서 노인환자들이 먼저 가운을 입지 않은 치료사에게 치료를 받고 나중에 가운을 입은 치료사에게 치료를 받았다고 생각해 보면, 노인환자는 처음에는 자신들이 무엇을 하는지 알 수 없어 신뢰성을 제대로 반영하지 못하고, 두 번째 상황에서 무엇을 해야 하는지 알고 신뢰성에 대한 점수를 부여하였다면, 결과는 왜곡될 것이다. 반대로 두 번째 상황에서 환자는 지루함과 피로를 느껴 신뢰성 점수를 낮게 부여할 수 있다. 즉, 실험결과는 대상자들이 수행하는 과제의 순서에 의해 영향을 받는다. 이런 오류를 방지하기 위해서는 대상자의 반은 A 상황에 먼저 참여하고, 이후 B 상황에 참여하게 하고, 나머지 반은 B 상황에 먼저 참여하고, 이후 A 상황에 참여하게 하는 설계가 필요하다. 이것을 역균형화(counterbalancing)라고 한다.

핵심 개념

한 집단에 속한 모든 대상자가 모든 상황에 참여하고 각각의 상황에서 그들의 수행능력을 측정하여 비교하는 것을 관련된 집단설계 또는 동일한 집단설계 또는 집단 내 설계라고 한다. 이 설계의 장점은 개별 대상자의 특성 차이에 의한 실험결과의 왜곡을 억제할 수 있는 것이다.

그러나 단점은 성별, 나이, 인종 등과 같은 고정된 변수에서는 사용할 수가 없다. 또 상황에 참여하는 순서에 의해 영향을 받는다. 이것은 무작위 순서배치를 통해 해결해야 한다.

짝지어진 집단설계

서로 다른 두 집단설계와 동일 집단설계의 단점을 극복하는 한 가지 방법은 구성원들 간에 특징이 짝지어진 두 집단을 사용하는 것이다. 예를 들면, 질환으로 기인한 골절과 스포츠 손상으로 인한 골절의 회복률을 비교하기 원한다고 가정하자. 이 경우 두 집단으로 설계해야만 한다. 그러나 각각의 집단에 속한 대상자의 특성이 결과에 영향을 준다는 것을 인지해야 한다. 스포츠 손상으로 인한 골절환자는 젊고, 체력이 좋은 사람이 많은 반면, 질환으로 인한 골절환자는 노인과 체력이 약한 사람이 많을 것이다. 이런 요인들이 회복률에 영향을 미쳐 결과를 왜곡할 수 있다. 따라서 실험결과에 영향을 미칠 수 있는 연구 대상자의 실험적 편견과 집단 구성원들을 짝짓는 것이 필요하다.

연구 대상자를 짝짓는 방법은 먼저 결과에 영향을 주는 개인적 특성(연령, 성별, 건강 상태 등)을 모두 알아내는 것이다. 이후 서로 비슷한 특성을 가진 대상자를 각각의 집단에 포함되게 한다. 두 집단은 단지 골절 형태만 다르고 나머지 다른 개인적 특성은 동일하게 만드는 것이다.

여러분이 만일 '서로 다른 두 치료법의 효과' 같은 고정되지 않은 집단을 비교할 때, 대상자를 먼저 짝지어 각각의 치료 방법에 무작위로 할당할 수 있다. 대상자의 유사성 때문에 짝지어진 집단설계인 경우 통계적 분석은 동일한 집단설계처럼 이루어진다. 짝지어진 설계는 동일한 집단설계처럼 연구 대상자의 개인적 차이 문제를 해결할 수 있고 서로 다른 두 집단설계처럼 순서효과(order effect)를 방지할 수 있다.

그러면 모든 연구를 짝지어진 집단설계 방식으로 할 수 있는가? 불행히도 대상자를 짝짓는 것은 쉬운 일이 아니다. 비록 여러분이 알고 있는 것들을 짝지어 대상자를 선정한다고 해도, 결과에 영향을 미칠 수 있는 알려지지 않은 다른 요인들이 존재할 수 있다(예: 골밀도, 혈액 등 생화학적 요인). 따라서 대상자를 짝짓는 작업은 이론적으로는 가능하지만 현실적으로 많은 제한이 따른다. 그래서 짝지어진 집단설계보다는 동일한 집단설계를 더 선호하는 편이다.

핵심 개념

짝지어진 집단설계는 실험결과에 영향을 줄 수 있는 변수를 비슷하게 만들어 대상자를 선정하고, 그들을 각각의 집단에 할당하는 것이다.

이 설계는 동일한 집단설계와 서로 다른 두 집단설계의 장점을 모두 가지고 있지만, 현실적으로 불가능하다는 단점이 있다.

개인적 특성이 충분히 비슷한 대상자를 찾는 것이 힘들고, 또한 여러분이 알지 못하여 짝을 이루지 못한 변수들이 결과에 영향을 줄 수 있기 때문이다.

무작위 통제실험

지금까지 이 장에서 실험설계의 기본 원리를 다루었고 이것만으로도 충분한 지식이 되겠지만, 건강관리전문가라면 무작위 통제실험(randomized controlled trial, RCT)에 대한 지식이 필요하다. 편향성을 제거할 수 있는 능력 때문에 건강 관련 연구 분야의 표준으로 간주되는 RCT에서 도출된 결과는 임상의사 결정, 치료지침 및 프로토콜을 국내외적으로 알리기 위해 사용된다. 그러나 RCT는 의료 중재 및 평가 영역에서 제한적으로 적용되는 것으로 비판을 받아왔지만, 엄격성과 객관성 때문에 RCT의 가치는 매우 높게 평가되고 있으며 결과적으로, RCT의 결과는 의료제공과 관련된 지침으로 간주되고 있다. 여기에서는 RCT의 기본 개념에 대해 간략히 다루겠다. 자세한 내용은 Jadad(1998)와 Duley & Farrell(2002)의 문헌을 참조하라.

RCT는 연구의 모든 단계에서 편향성 또는 왜곡을 없애는 데 초점을 두는 실험설계로서 구체적인 원칙들이 있다. 대상자의 참여 상황이나 집단 구분에서 무작위 원칙을 적용한다. 중재 결과는 집단 또는 조건 사이 차이점을 비교하여 제시한다. 결과는 항상 측정할 수 있거나 정량화할 수 있어야 한다(질적이라기보다는). RCT는 많은 실험군들 또는 하나의 실험군과 하나의 대조군을 사용하여 수행할 수 있다. 이러한 의미에서, RCT는 이 장의 앞부분에서 논한 실험설계의 한 종류이다. 그러나 RCT를 특징짓는 본질적인 특징은 다음과 같다.

- 참가자들은 치료집단에 무작위로 배정된다.
- 집단 내 참가자의 특성이 매우 비슷한 경우, 결과는 치료의 효과로 생각될 수 있다.
- 이중-맹검법을 사용하므로, 참여자나 그들을 치료하고 있는 보건전문가 모두 어떤 환자가 어떤 치료를 받고 있는지 알 수 없다.

- 한 집단은 치료를 받지 않거나 위약처방을 받도록 통제한다. 이 방법을 통해 중재의 효과를 비교한다.
- 결과는 수치로 측정 가능하다.
- 집단이 모두 동일한 방식으로 처리되도록 절차가 표준화된다.
- 연구에 개입하지 않는다.
- 중재 자체에 대한 사항은 예외지만, 집단에 적용되는 모든 절차를 항상 동일할 수 있도록 표준화해야 한다. 다음에서 각 특징을 차례대로 살펴볼 것이다.

무작위 할당

RCT 대상자는 치료 집단에 무작위로 할당되어야 한다. 무작위 할당은 모든 참가자가 연구의 어떤 집단(예: 대조군 및 실험군)에 할당될 가능성이 동일하다는 것을 의미하는 것으로 엄격히 적용되어야 한다. RCT에서 무작위 할당을 위해서는 특정 절차를 수행해야 하는데, 이 모두는 편견의 영향을 최소화하기 위한 것이다. 첫째, 참가자와 관련 연구자 모두 어떤 집단에 배정되었는지를 알지 못하게 해야 한다. 이를 이중-맹검법이라고 하며, 제8장에서 논의될 것이다. 이는 자기가 속한 집단에 대한 인식을 통해 발생할 수 있는 오류를 방지하기 위한 안전장치이다. 둘째, 무작위화 방법은 사전에 결정해야 한다. 셋째, 이 시스템은 연구 내내 준수해야 한다. 무작위화를 달성하는 가장 좋은 방법은 계속 논의되고 있지만, 가장 간단한 방법은 동전을 던지고 앞면/뒷면 결과에 근거하여 참가자를 할당하는 것이다. 이것은 RCT가 하나의 중재집단과 통제집단으로 구성되었을 때만 사용될 수 있다. 더 많은 중재집단이 있는 경우, 주사위를 굴리거나 무작위 숫자 표를 사용할 수 있다. 다른 형태의 무작위 표본추출을 사용할 수 있는데, 연구자가 각 중재에 동일한 수의 참가자를 할당할 수 있는 블록 무작위화 설계(randomized block designs), 각 중재집단에 불평등한 참가자 수를 할당할 수 있는 가중 무작위화(weighted randomization) 그리고 층화 무작위화(stratified sampling) 모집단을 먼저 중복되지 않도록 층으로 나눈 다음 각 층에서 표본을 추출하는 방법) 등을 사용할 수 있다. 이 절차는 참가자를 최소화 할 수 있기 때문에 중재의 안전성에 대한 우려가 있는 경우에 유용하다[무작위화 절차에 대한 자세한 설명은 Jadad(1998년) 참조].

비교집단

무작위 할당은 개인적인 차이가 결과를 왜곡할 가능성을 감소시킨다. 참가자가 무작위로 집단에 할당될 경우 결과에 영향을 미치거나 편향적인 요소 또는 개인적인 차이가 집단 전체에 균등하게 분산될 가능성이 높다. 따라서 집단들은 기본적으로 균형을 이루는 것으로 여겨진다. 이에 근거하여, RCT가 종료될 때, 집단들 간 어떠한 차이도 중재의 효과에 의해 발생한 것이라고 여길 수 있다. 이러한 무작위화 절차는 편향의 위험을 감소시키지만 이를 완전히 제거하지 못한다는 점에 유의해야 한다.

무작위화 절차는 집단이 기준선(중재 전 시기)에서 균형을 이루도록 하기 위한 것이지만, 연구에 적합한 참가자를 선정하는데도 중요하다. 이를 위해서는 조사자가 명확하고 명시적인 대상 및 제외 기준을 규정해야 한다. 예를 들어, 전기 자극이 뇌졸중 환자의 이동성에 미치는 영향을 비교하는 RCT는 다음과 같은 환자만 포함할 수 있다고 명시할 수 있다.

- 70~80세 사이(70세 미만 및 80세 초과 제외)
- 우뇌 병변만 있음(좌우+우뇌 병변 제외)
- 동반질환 없음(심장질환, 진행성 질환자 제외) 등

이러한 기준은 RCT의 초기에 명확히 정해야 하며, 모집 과정 전반에 걸쳐 준수해야 한다. 단, RCT의 결과는 연구집단과 유사한 다른 환자들에게만 일반화할 수 있으며 전체 뇌졸중 환자 모집단에는 해당되지 않는다는 점에 유의해야 한다.

대상 및 제외 기준 중 어느 것으로 참가자를 결정할지는 논란의 여지가 있으며 두 옵션 모두 장단점을 가지고 있다.

이중-맹검(차단)법

무작위화를 위해서는 두 가지 중요한 점이 있다. 첫째, 참가자가 받는 중재가 어떤 것인지에 대해 치료를 수행하는 사람과 참가자 모두 모르게 해야 한다. 하지만 이것은 특정한 윤리적 문제를 야기할 수 있다. 또한 중재가 약리적 또는 물리적 상황인 경우 대조군에 위약제를 주거나 무의미한 운동 프로그램을 적용할 수 있기 때문에 참가자에게 맹검법을 적용할 수 있을 것이다. 수술 중재인 경우 맹검법을 적용하기 어려울 뿐 아니라 윤리적 문제도 심각한 편이다.

둘째, 무작위화에 책임을 지고 있는 사람은 RCT 연구 수행팀에 포함되어서는 안 된다. 그렇지 않은 경우 연구의 편향이 유발될 수 있다.

대조군

RCT는 이름에서 알 수 있듯이 부분적으로 통제 또는 처치받지 않는 집단의 사용에 따라 성공 여부가 달려 있다. 처치하지 않는 방법으로 종종 위약 중재가 적용되는데, 이는 이미 언급한 바와 같이 환자에게 거짓 중재를 하는 상황이기 때문에 심각한 윤리적 문제를 야기한다. 따라서 대조군은 종종 일반적인(표준) 중재를 받는다. 예를 들어, 뇌졸중 환자 중 대조군에 단순한 형태의 운동을 표준중재로 적용하는 경우일 것이다. 엄격한 의미에서, 환자들이 어떤 형태의 치료를 받고 있는 상황은 진정한 대조군이 아니다. 하지만 통제 조건으로서 표준중재를 적용하는 것은 많은 윤리적 문제들을 상쇄할 수 있다.

정량적 측정

RCT는 분석을 위해 수치 데이터를 수집한다는 점에서 정량적 방법론이다. 분석을 통해 중재가 결과에 어떤 영향을 미쳤는지 여부를 확인한다. 표본이 많을수록 효과가 드러날 가능성이 크다(8장 표본크기 계산 참조). 그러나 통계적 유의성이 반드시 임상적 의의와 같지는 않으므로 필요한 임상적 효과의 크기를 미리 규정해야 한다(8장 참조).

절차의 표준화

RCT에서 절차의 표준화는 편향 가능성을 최소화하기 위한 것이다. 즉, 모든 집단은 실제 치료 자체를 제외하고 나머지는 정확히 같은 방법으로 적용되어야 한다. RCT는 일반적으로 의료 연구자료 중 가장 가치 있는 것으로 간주되지만 비판자가 없는 것은 아니다. 여기에서 RCT에 대한 논쟁과 반대 주장을 논할 장소는 아니지만, 임상환경에서 쉽게 RCT 연구를 적용할 수 없는 경우가 많다는 것이다. 예를 들어, 다양하고 복잡한 대인관계 상호작용이 있는 중재인 경우 RCT로 수행하기 어려운 점이 있다. 섭식 장애를 가진 환자의 정신 치료법을 예로 들어보자. 의뢰인과 치료사 간의 관계, 의뢰인과 가족 간의 관계, 의뢰인과 다른 환자 간의 관계, 의뢰인과 동료 집단 간의 관계, 사회적 관계와 같은 다양하고 역동적인 상호작용 상황 요소에 의해 중재의 성공 여부가 달라지기 때문에, 이 중 하나의 요소만을 선택하고 RCT를 적용하여 중재하는 것은 무의미할 것이다.

또한, RCT는 편향성을 줄이기 위해 도입된 프로토콜임에도 불구하고, RCT가 평가해야 할 연구 주제, 환자 및 의약품 등이 인간, 정치 및 경제적 관점에 의해 편향되게 분석 및 해석될 수 있다(Rogers 2002 참조).

따라서 적절하게 수행된 RCT의 결과는 의료 전문가들이 중재를 선택하는데 유용할 수 있지만, 전혀 편향되지 않은 것은 아니다. 즉, 의료에 대한 정보를 제공하는 데 있어서 귀중한 역할을 하고 있지만, 이러한 정보를 제공하는 유일한 방법은 아니다.

핵심 개념

무작위 통제실험(RCT)은 엄격한 형태의 실험설계로, 편향성을 최소화하는 능력 때문에 건강 관련 연구에서 표준기준으로 여겨진다. 특성은 다음과 같다.

- 엄격하고 잘 정의된 무작위화 절차를 사용하는 실험군 또는 대조군에 대상자를 무작위로 할당한다.
- 치료를 받지 않거나 위약 또는 일반적인 치료를 받는 대조군을 설정한다.
- RCT 시작 전 집단 사이 비교를 통해 동질성을 확인한다.
- 이중-맹검법 적용으로, 참가자 및 연구자들이 실험군인지 대조군인지 인식하지 못하게 한다.
- 질적인 것과는 반대로, 결과는 항상 정량적 수치로 측정한다.
- 집단 간 차이가 중재에 의한 결과일 수 있도록 절차를 표준화한다.
- RCT는 의료에 정보를 제공할 수 있는 귀중한 근거이지만, 보다 포괄적인 중재가 필요한 경우 유용하지 않을 수 있다.

FURTHER READING

Brown B, Crawford P, Hicks C 2003 Evidence-based health; dilemmas and debates. Buckingham, Open University Press

Cohen L, Holliday M 1996 Practical statistics for students. Hodder Arnold, London

Coolican H 2004 Research methods and statistics in psychology, 4th edition. Hodder and Stoughton, London

Coolican H 2006 Introduction to research methods in psychology, 3rd edition. Hodder Arnold, London

Duley L, Farrell B (eds) 2002 Clinical trials. BMJ, London

Greene J, D' Oliveira M 2005 Learning to use statistical tests in psychology 3rd edition. Buckingham, Open University Press

Jadad AR 1998 Randomised controlled trials: a user's guide. BMJ, London

Peat J 2001 Health science research; a handbook of quantitative methods. Sage Publishing, London

Pett M 1997 Nonparametric statistics in health care research. Sage Publishing, London

Polgar S, Thomas S 2007 Introduction to research in the health sciences. Churchill Livingstone, Edinburgh

Rogers WA 2002 Evidence-based medicine in practice: limiting or facilitating patient choice? Health Expectations 5:95–103

Siegel S 1956 Nonparametric statistics for the behavioural sciences. McGraw Hill Kogakusha, Tokyo

Watson R, Mckenna H, Cowman S, Keady J 2008 Nursing research: designs and methods. Churchill Livingstone, Edinburgh

CHAPTER 8

연구에서 발생하는 오류

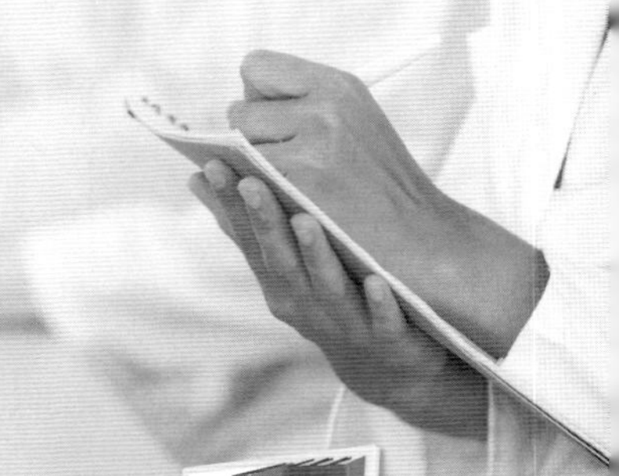

이 장의 내용

- **순서효과**
  - 역균형화
- **실험자 편견효과**
  - 맹검/차단법
- **지속오류**
- **무작위 오류**
- **확률**
- **유의수준**
- **유의수준 관련 오류 유형**
  - 제I형 오류
  - 제II형 오류
- **통계적 및 임상적 유의수준**
  - 표본크기
  - 효과크기와 검정력 수준
- **표본크기 계산하기**

실험의 설계에 영향을 미칠 수 있는 편견이나 오류의 잠재적 원인은 여러 가지가 있다. 이들은 연구결과를 왜곡시킬 수 있으므로, 반드시 통제되어야 한다. 이것들을 각각 따로 살펴볼 것이다.

순서효과

여러분은 독립변수를 조작하여 종속변수를 변화시킬 수 있다는 기대 하에 실험설계를 하고 연구를 수행할 것이다. 독립변수 조작에 의해 종속변수가 영향을 받는 경우를 실험효과(experimental effect)라고 한다. '실습생들은 정형 물리치료 분야보다 신경 물리치료 분야에서 수행능력이 좋지 않다'라는 가설을 세웠다고 가정하자. 이 가설을 검정하기 위해 다음과 같은 실험설계를 하였다(그림 8-1).

여러분은 적절한 통계적 검정을 통해서 각각의 분야에서 실습생의 수행능력에 차이가 있는지를 비교할 것이다. 정형 물리치료에서 좋은 수행능력을 보였다고 가정하면, 과연 신경 물리치료보다 정형 물리치료를 더 잘한다고 결론을 내릴 수 있는가? 다른 해석은 가능한가? 이전에 언급되었듯이 실습생이 배치되는 분야의 순서를 고려해야 한다. 만약 실습생들이 신경 물리치료에 먼저 배치되고 나중에 정형 물리치료에 배치되었다면, 정형 물리

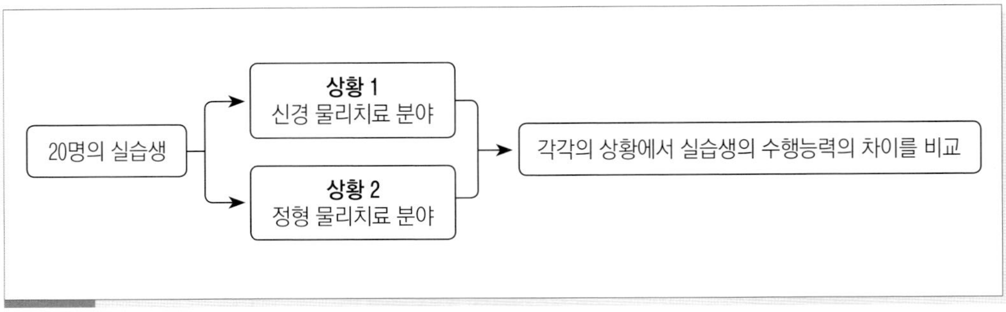

그림 8-1 한 집단이 두 가지 상황에 노출되는 동일 집단 실험설계

치료 분야에서 수행능력이 좋은 것은 당연할 수 있다. 왜냐하면 시간이 지남에 따라 실습생들은 병원 분위기에 익숙해질 것이고, 더욱 기술이 늘어날 것이기 때문이다 – 이런 것을 실행효과(practice effect)라고 한다. 반대로 정형 물리치료에서 수행능력이 더 좋지 않았다면 이것은 실습생이 시간이 지남에 따라 지치고, 동기가 결여되었기 때문일 수 있다 – 이런 것을 피로효과(fatigue effect)라고 한다. 즉, 이런 설계에서는 치료 분야보다는 배치 순서에 의해 영향을 받을 수 있다. 한 집단설계에서는 항상 순서효과가 문제를 유발한다.

따라서 이러한 문제를 해결하기 위해서는 역균형화(counterbalancing)를 해 주어야 한다. 무작위로 실습생의 반은 정형, 신경 물리치료 순으로 배치하고, 나머지 반은 신경, 정형 물리치료 순으로 배치해야 한다. 역균형화를 한다고 해서 순서효과가 완전히 없어지는 것은 아니지만 순서효과를 최소화할 수 있는 방법이다.

역균형화

순서효과의 문제를 해결하려면, 역균형화라는 방법을 사용하는데, 예를 들어, 참가자의 절반은 활동 A를 먼저 하고, 그 다음 활동 B를 하고, 나머지 절반은 활동 B를 먼저 하고, 그 다음에 활동 A를 하게 한다. 위의 예에 적용하면, 10명의 학생들은 신경외과에 배치를 먼저 하고, 그 다음에 정형외과 배치를 하고, 나머지 10명은 순서를 바꾸어서 실습을 시행한다. 이 연구가 끝날 때 모든 신경학적 실습 점수와 정형외과 실습 점수는 비교될 것이다. 이런 방법은 순서효과에 의한 어떤 영향을 완화시킬 것이다. 참가자 중 일부에게 먼저 어떤 배치를 할지를 무작위로 선정하는 과정도 중요하다. 이런 식으로 역균형화를 적용함으로써 순서효과에 의한 결과의 편향을 상쇄할 수 있다. 여기서 중요한 점은 순서효과를 완전히 제거할 수는 없다는 것이다. 왜냐하면 이와 같은 설계에서는 하나의 활동이 다른 활동보다 앞서야 하기 때문이다. 가능한 순서효과에 의한 영향을 상쇄해야 한다. 두 가지 이상의 조건이 있는 경우, 즉 3가지 배치 상황(A, B, C)이 있다면 무작위 할당방법을 사용하

표 8-1 3가지 상황인 경우 추천되는 순서

하위 집단	배치		
	A	B	C
1	1	2	3
2	2	3	1
3	3	1	2

여 그룹을 3개의 하위 집단으로 나눈 다음 표 8-1에 나온 것과 같이 배치순서를 할당한다.

여전히 순서효과를 완전히 제거하지는 못할 것이다. 순서효과를 통제하는 데 더 많은 도움이 될 수 있는 훨씬 더 복잡한 역균형화 방법이 있다. 예를 들어, 위의 예에서 표본을 3가지 상황 배치 순서에 따라 여섯 개의 하위 집단으로 나눌 수 있다. 예를 들어, 그룹 1 = ABC, 그룹 2 = BCA, 그룹 3 = CAB, 그룹 4 = ACB, 그룹 5 = BAC 및 그룹 6 = CBA로 구분하여 적용할 수 있다. 하지만 역균형화를 적용한다 해도, 여전히 결과에 영향을 줄 수 있는 다른 변수들이 있다.

핵심 개념

만일 한 집단설계를 한다면 순서효과를 고려해야 한다.

대상자가 마지막에 참여한 활동에서 수행능력이 좋았다면 실행효과 때문일 수 있고, 마지막 활동에서 수행능력이 저조했다면 피로효과 때문일 수 있다. 따라서 이런 순서효과를 억제하기 위해서는 역균형화가 필요하다. 즉, 참가자의 절반이 먼저 활동 A를 하고, 그 다음이 B를 하고, 나머지 시간은 순서를 반대로 한다.

실험자 편견효과

연구자 자신의 가설을 지지하고자 하는 열망이 강한 경우 자신도 모르게 실험에서 오류를 범할 수 있다. 이것은 측정 자료를 임의로 조작하는 것을 의미하는 것은 아니다. 그러나 자신도 모르게 점수를 부여하는 기준을 다르게 설정할 수 있다는 것이다. 예를 들어, 실험자는 자신의 가설을 지지하기 위해 자신도 모르게 좀 더 긍정적 또는 부정적 판단을 할 수 있는데, 즉 2점인 경우를 3점으로 기록할 수 있다는 것이다. 이런 오류를 실험자 편견효과(experimenter bias effects)라고 한다. 어떻게 하면 이런 오류를 방지할 수 있을까?

맹검/차단법

실험자 편견효과를 방지하기 위해서는 실험을 설계할 때에 맹검법을 실시해야 한다. 즉, 실험의 가설에 대한 전혀 알지 못하는 제3의 측정자를 두어 자료를 수집하게 하는 방법이다. 왜냐하면 제3의 측정자는 실험을 통하여 얻고자 하는 결과를 모르기 때문에 객관적으로 측정할 수 있다.

맹검법에는 두 가지 종류가 있을 수 있다. **단일-맹검법(single-blind)**은 참가자 또는 자료를 수집하는 사람이 연구과제의 가설을 모르게 하는 경우, **이중-맹검법(double-blind)**은 참가자와 측정자 모두 연구의 목적이 무엇인지 모르게 하는 방법이다. 이중-맹검과정은 의료적 연구(특히 약물의 효과 비교)에서 흔히 사용된다. 예를 들어, 한 집단은 진짜 약물을 투여하고, 다른 집단은 위약(placebo)을 투여하지만, 환자와 측정하는 의사에게 이 사실을 모르게 하고, 실험을 진행하여 환자나 의사의 예측 기대를 미리 배제하는 것이다.

핵심 개념

때로는 실험자도 모르게 그들의 행위 또는 대상자와의 관계가 실험결과에 영향을 주는 경우가 있다. 이것을 실험자 편견이라고 한다.

이것을 극복하기 위해서는 이중-맹검(차단)법이 필요하다. 즉, 참가자와 측정자가 가설이나 예측되는 결과를 알지 못하게 하고 진행하는 방법이다.

그러나 비록 우리가 순서와 실험자 편견효과를 통제하더라도, 여전히 결과에 영향을 미칠 수 있는 다른 변수들이 있다. 이러한 것을 지속오류(constant errors)와 무작위 오류(random errors)라고 한다. 지속오류를 먼저 살펴보자.

지속오류

지속오류는 가능한 모든 왜곡 요인을 의미하며, 이것은 실험결과에 지속적으로, 예측되는 방향으로 영향을 준다. 다시 실습생의 분야별 수행능력의 예로 돌아가서, 지속오류를 알아보자. 신경 물리치료 병동에는 50명의 환자와 2명의 물리치료사 그리고 10명의 실습생이 있다고 가정하고, 정형 물리치료 병동에는 25명의 환자, 5명의 물리치료사, 10명의 실습생이 있다고 가정하자. 이런 환경에서는 신경 물리치료 병동에 있는 실습생의 수행능력이 떨어지는 것은 당연하다. 왜냐하면, 치료사당 환자 수가 많기 때문에 치료사의 작업량이 많고, 치료사가 적어 실습생을 교육하고 평가하는 일이 힘들어진다. 이런 환경은 실습생이 지루함을 느끼게 되고 빨리 피곤해질 수 있다. 이러한 요인들은 결과를 왜곡시킬 수 있는 예측 가능한 방법 때문에 지속오류라고 부를 수 있다.

실험에서 가능한 모든 지속오류의 발생원을 찾아내고 그것들을 제거하거나 통제하는 것은 연구원들의 책무이다. 만약 어떤 일정한 오류를 통제하지 않고 내버려둔다면, 연구 결과는 독립변수의 조작에 의해서가 아니라 이 오류에 의한 것으로 설명될 수 있다. 여기에서 예로 제시된 지속오류는 표 8-2와 같은 방법으로 제거하거나 통제할 수 있다. 즉, 각 배치에서 실험상황의 모든 측면을 표준화해야 한다.

표 8-2 지속오류 제거 및 통제(학생 실습 관련 예)

지속오류	해결
환자/직원 비율 차이	환자/직원 비율 동등화
교육자로서 역할을 하는 직원의 자질 차이	직원의 자질 동등화
각 상황에서 감독 시간의 차이	각 상황에서 동일한 시간의 임상지도
각 상황에서 이동거리의 차이	각 상황에서 이동거리 동등화
각 상황에서 실습시간의 차이	각 상황에서 실습시간 동등화

따라서 실험을 설계할 때, 결과를 일정하고 예측 가능한 방법으로 편향시키는 모든 요인을 제거하려고 노력해야 하며, 그러고 나서 각각의 조건에서의 상황과 절차를 표준화함으로써 이러한 요인을 제거하거나 통제하려고 노력해야 한다.

무작위 오류

무작위 오류를 다루는 것은 쉬운 일이 아니다. 그들의 이름에서 알 수 있듯이, 그들은 무작위로 발생하고 무작위로 작용하며 결과에 무작위적이고 예측할 수 없는 영향을 미친다. 예를 들어, 환자, 치료사 그리고 실습생의 분위기(mode)는 결과에 영향을 줄 수 있다. 만일 신경 물리치료 병동에 있는 모든 환자는 우울하고 정형 물리치료 병동에 있는 모든 환자는 좋은 분위기를 가진다면, 이것은 결과에 영향을 줄 것이라고 예측 가능하기 때문에 지속오류로 분류될 수 있다. 하지만 분위기는 고정되지 않고 시간마다 변한다. 따라서 이것의 영향을 조절하거나 제거하기는 힘들다. 환자, 치료사 그리고 실습생의 분위기, 동기, 건강상태처럼 수시로 변하는 이런 요인들을 무작위 오류라고 한다.

실험에서 무작위 오류를 가능한 최소화하기 위해서는 먼저 실험에 참여하는 사람들

(예: 환자, 치료사, 실습생)이 그들의 전체 집단(모집단)을 잘 표현하는 전형적인 표본을 선정해야 한다. 그리고 이들을 무작위로 배치해야 한다.

핵심 개념

- 지속오류는 결과를 일정하거나 예측 가능한 방식으로 왜곡하는 요인이다. 절차, 조건 및 기타 필수 요소가 각 집단 및 상황 간 유사하다는 것을 확인하여 제거하거나 통제할 수 있다.
- 무작위 오류는 무작위 또는 예측할 수 없는 방법으로 결과를 모호하게 하는 요인이다. 대상자 무작위 선정과 배치가 적어도 이론적으로 이런 오류를 줄일 수 있는 방법이다.

확률

만일 우리가 무작위 오류를 제거하지 못한다면, 어떻게 실험결과가 모호한 무작위에 의해 나타난 것이 아니고 변수들 간에 어떤 관계가 현실적으로 존재한다고 확신할 수 있는가? 해답은 통계적 검정(statistics test)에 있다. 결과물을 분석하기 위하여 통계적 검정을 사용하면, 마지막에 결과물에 대한 수치적 평가값(value)이 나온다. 이 값을 확률표에서 찾아보면, 일반적으로 소수(예: 0.01) 또는 퍼센트(예: 1%)로 표현되는 적절한 확률 또는 *p*값을 찾을 수 있다. *p*값은 실험결과가 무작위 오류에 의해 발생할 확률을 의미하는 것이다. 이것을 이해하는 것은 매우 중요하다. 이것이 통계학의 기본이기 때문이다.

*p*값은 실험결과가 실제 존재하는 사실이 아니라 무작위 오류에 의해 발생할 확률을 의미하기 때문에 *p*값이 작을수록 실험결과의 무작위 오류 또는 우연한 사건의 발생 확률이 낮아진다. 따라서 가설에서 예측된 것처럼 변수들 사이에 어떤 관계가 존재할 확률이 높아진다. 그러므로 *p*값이 작을수록 실험가설이 더 강하게 지지되는 것이다. 만일 *p*값이 매우 낮으면 두 변수 사이에 관계가 없다는 귀무가설은 기각되고, 실험가설을 지지한다는 결론을 내릴 수 있다(직접적으로 실험가설을 지지하기 위하여 실험설계를 하는 것이 아니라, 귀무가설을 기각하기 위하여 실험을 수행함을 기억한다).

확률값은 소수 또는 퍼센트로 표시될 수 있다. 그러므로 만일 *p*값이 5%(또는 0.05)라면 실험결과가 무작위 오류에 의해 우연히 발생할 확률이 5%라고 말할 수 있다(때로는 5% 오류 한계 또는 5% 오류 비율로 표현된다). 즉 실험가설을 95% 지지함을 의미하는 것이다. 다른 예로 설명하면, 만일 실험결과를 분석한 결과 *p*값이 3%였다면, 3/100은 무작위 오류에 의해 우연히 발생할 확률이고, 97/100은 가설에서 예측된 대로 실제 효과가 있음을 의미한다.

핵심 개념

결과를 분석하기 위하여 통계적 검정을 사용하면, 마지막에 결과물에 대한 수치적 평가값이 나온다. 이 값을 확률표에서 찾아보면, 일반적으로 소수(예: 0.01) 또는 퍼센트(예: 1%)로 표현되는 적절한 확률 또는 p값을 찾을 수 있다.

p값은 실험결과가 무작위 오류에 의해 발생할 확률을 의미하는 것이다. p값이 작을수록 더 강하게 실험가설을 지지할 수 있다.

유의수준

이전에 언급하였듯이 p값이 작으면 귀무가설을 기각하고 실험가설을 지지한다는 결론을 내린다고 하였다. 귀무가설을 기각할 때, 결과는 유의(significant)하다고 말한다. 그러나 실험결과가 유의하다고 결론을 내리기 위해서 p값은 얼마나 작은 값을 가져야 하는가? 간단한 문제는 아니지만, 일반적으로 실험의 성격에 의존한다. 즉 실험이 인간에게 미치는 영향의 정도에 따라 다르다.

예를 들어, '강직의 억제에는 예전의 고전적인 치료보다는 새로운 치료법이 좋다'는 가설을 세웠다고 가정하자. 이 가설을 검정하기 위해 여러분은 각각 20명씩 새로운 치료법과 고전적인 치료법에 무작위로 배치하고, 한 달간 치료 후 두 치료법이 강직 억제에 미치는 효과를 비교할 것이다. 분석결과 p값이 5%로 나왔다면, 여러분은 만족스러운 결과라고 생각할 수 있다. 왜냐하면 95/100명은 새로운 치료법에 의해 강직이 많이 감소하였고 단지 5%만이 오류 한계를 보였기 때문이다. 그러나 만일 새롭게 개발된 백신의 효과를 검정하는 연구라고 가정할 때, 5%의 오류 한계는 치명적이다. 왜냐하면 5명은 죽을 수 있기 때문이다. 이런 연구를 할 때는 훨씬 더 낮은 오류 한계가 필요할 것이다(예: 1%, 0.1%). 그러므로 실험결과가 유의하다는 결론을 내리기 전에 설정되는 오류의 한계는 오류가 미치는 영향에 의해 결정된다.

실험에서 연구자가 결정한 오류 한계를 유의수준(significant level)이라고 한다. 만일 실험결과 도출된 p값이 연구 이전에 설정되었던 유의수준보다 같거나 작으면 유의하다고 판정한다. 즉 귀무가설을 기각하고 실험가설을 지지한다는 의미이다. 또한 만일 p값이 유의수준보다 크면 유의하지 않다고 판정한다. 이것은 귀무가설을 기각하지 못함을 의미한다.

특정 연구에서 적합하다고 생각하는 유의수준은 연구자에게 달려 있으며, 최종적으로 선택된 유의수준은 실험의 성격이 반영되어 있을 것이다. 일반적으로 사용되는 것은 5%의 유의수준이다. 따라서 p값을 5% 이하로 얻으면 결과가 유의미하고 실험가설이 뒷받침되었다는 결론을 내릴 수 있다. 대부분의 임상치료 연구에서는 5%의 유의성이 적절할 것이다. 이 점은 차후 다시 다루겠다.

핵심 개념

p값은 실험결과가 무작위 오류에 의해 발생할 확률을 의미하는 것이다. 만일 p값이 충분히 작으면 실험결과가 유의하다고 결론을 내릴 수 있다. 즉, 귀무가설을 기각하고 실험가설을 지지한다는 결론을 내릴 수 있다. 연구자는 결론을 내리기 이전에 오류의 한계(유의수준)를 결정해야 한다. 유의수준은 연구의 효과가 미치는 영향에 따라 달라진다. 만일 사회적 혼란과 재앙을 유발하는 연구라면 유의수준을 매우 작게 설정해야 한다. 그러나 큰 위험이 뒤따르지 않는 연구라면 일반적으로 유의수준을 5%로 설정한다.

유의수준 관련 오류 유형

연구결과를 분석하고 확률표에서 확인해 보면, 연구결과가 무작위 오류에 의해 야기될 확률을 나타내는 확률 또는 p값을 얻을 것이다. 일반적으로 이 p값이 5% 이하일 경우 결과는 유의미하다고 하며 따라서 실험가설을 뒷받침한다. 이러한 결론에 근거하여, 연구자는 예측과 권고를 할 수 있는 근거를 확보하게 된다. 연구자는 가설의 변수들 사이 관계가 있다고 결론 내릴 때, 이것이 옳다는 것을 확신하기를 원하는데, 이를 참양성(true positive)이라고 부른다. 마찬가지로, 변수들 사이에 아무런 관계가 없다고 결론 내릴 때, 연구자는 이를 확신하기를 원한다. 이것은 참음성(true negative)이라고 부른다. 그러나 연구자는 잘못된 결론을 도출할 수 있으며, 이러한 오류들을 제1형 오류와 제2형 오류라고 부른다.

실제로 옳은 귀무가설을 기각하는 경우(제1형 오류, α error)와 귀무가설이 틀림에도 불구하고 귀무가설을 받아들이는 경우(제2형 오류, β error)이다. 이것을 판사가 죄의 유무를 판정하는 과정을 예로 살펴보겠다. 일단 판사는 무죄의 원칙으로 시작하여 가해자가 죄가 있는지를 과학적 근거로 판단한다(마치 추정통계에서 귀무가설처럼). 판사의 결정에는 두 종류의 오류가 발생할 수 있다. 즉, 죄가 없음에도 불구하고 죄가 있다고 판정하는 경우(제1형 오류)와 죄가 있음에도 불구하고 죄가 없다고 판정하는 경우(제2형 오류)이다. 여기에서 중요한 것은 제1형 오류인 죄가 없는 사람을 죄가 있다고 판정하는 경우이다. 그러므로 판사는 제1형 오류를 최소한으로 방지하는 한계를 두어야 할 것이다. 마찬가지로 연구자는 귀무가설이 옳음에도 불구하고 기각하는 한계, 즉 유의수준 α를 결정해야 한다. 좀 더 쉽게 말하면, 완벽한 연구는 존재하기 힘들다. 따라서 연구자가 이 정도 오류는 받아들이겠다는 표현으로 유의수준을 설정하는 것이다.

유의수준을 크게 하면 귀무가설을 기각하기가 쉬워지고, 작게 하면 귀무가설을 기각하기가 어려워진다. 따라서 실험자는 연구의 성격에 따라 적절한 유의수준을 결정해야 한다. 일반적으로 연구결과가 잘못되었다 하더라도 사회적 재앙 또는 혼란을 유발하지 않는 연구에서는 유의수준을 5%로 설정한다. 물리치료 분야에서도 역시 5~1% 내에 유의수준을 설정하는 편이다.

그러나 최근에는 유의수준을 특별히 정하지 않는 경우도 있다. 이것은 실험결과를 독자가 판단하게 하기 위해서이다. 연구자는 단순히 p값만을 제시하여 독자가 귀무가설을 받아들인 것인지, 기각할 것인지를 결정하도록 하는 것이다. 왜냐하면 연구결과를 받아들이는 사람에 따라 차이가 있기 때문에 일방적으로 연구자가 기각과 수용을 결정하는 것보다는 독자에게 맡겨 놓는 것이 좋기 때문이다. 예를 들어, 연구자는 유의수준을 0.05로 결정하였고, 실험결과 p값이 0.052로 나왔다고 하자. 그러면 연구자는 귀무가설을 받아들일 것이다. 하지만 p값 0.048과 0.052의 차이는 무엇인가? 이것은 마치 시험 성적이 91점(A 학점)과 89점(B 학점)이 나온 것과 같을 것이다. 명확히 91점이 나온 학생과 89점이 나온 학생에서 차이가 있는 것인가? 따라서 p값만 제시하고 독자들이 판단하게 하는 것이 좋을 듯하다.

제1형 오류

제1형 오류(α 오류)는 실험가설이 실제로 뒷받침되지 않음에도 불구하고 지지되었다고 결론을 내리는 상황을 말한다. 때로는 거짓양성이라고 불린다. 이런 오류는 다음 두 가지 안전장치로 방지할 수 있다.

1. 선택된 유의수준이 적절한지 확인한다. 다시 말해서 대부분의 연구는 5% 이상의 유의수준을 설정한다. 하지만 잘못된 결론이 미치는 영향을 고려해 1% 유의수준도 생각해본다(이전 장의 표본크기에 관한 내용 참조).
2. 제3자에 의한 연구 복제 시 같은 결과가 나온다면 원래 연구결과의 신빙성을 높이는데 기여한다.

제2형 오류

제2형 오류(β 오류)는 실험가설이 옳음에도 불구하고 귀무가설을 지지하는 결론을 내리는 상황을 말한다. 이것은 거짓음성이라고 알려져 있다. 이 오류를 줄이기 위해서는 다음과 같은 처치를 한다.

1. 표본의 크기를 늘린다.
2. 유의수준을 높인다(엄격성을 내린다). 유의수준을 선정할 때, 결과의 의미가 미치는 영향을 고려해야 한다. 만약 그렇지 않다면, 환자에게 부정적으로 영향을 줄 수 있다. 이러한 결과는 아래 표 8-3에서도 나타낼 수 있다.

   참양성, 참음성, 거짓양성 및 거짓음성은 ROC 분석에 관한 내용을 참조한다.

표 8-3 제1형과 제2형 오류의 의미

결정	두 변수 사이 관련이 있음	두 변수 사이 관련이 없음
연구자가 관계가 있다고 결론을 내림	참양성	거짓양성
연구자가 관계가 없다고 결론을 내림	거짓음성	참음성

통계적 및 임상적 유의수준

때로는 결과가 통계적으로 유의하지만 임상적 의미는 거의 없는 경우도 있다. 예를 들어, 여성이 시행하는 운동 형태에 따라 산후 골반바닥근육의 상대적 근력의 차이에 대한 연구를 수행한다고 가정하자. 한 그룹의 여성은 하루에 30분씩, 다른 그룹은 60분 동안 운동을 한다. 후자의 집단이 통계학적으로 상당히 강한 골반바닥근육을 가지고 있는 것으로 밝혀졌지만, 그럼에도 불구하고 여성들은 여전히 스트레스성 요실금을 상당히 겪고 있다고 가정하자. 이러한 결과는 통계적으로 유의미했지만 임상적으로는 무의미하다고 말할 수 있다.

따라서 유의수준은 자료가 연구자의 가설을 뒷받침하는지 여부를 결정하는 데 필수적인 지침이 되지만, 임상적 의미를 고려하여 판단하는 것이 필요하다. 임상적 의미는 표본크기를 계산할 때 중요한 문제이다.

표본크기

설문조사와 관련된 표본크기의 문제는 3장에 소개되었지만, 실험설계를 위한 적절한 표본크기를 계산하는 방법은 몇 가지 다른 원칙이 있다. 이러한 원칙은 이미 소개된 많은 개념들과 관련되어 있으므로 이를 다시 확인할 필요가 있다. 표본을 선택할 때, 연구자는 표본에서 나온 결과가 표본을 추출한 상위 모집단의 결과와 최대한 근접할 수 있도록 노력해야 한다. 이를 통해 표본으로부터 나온 결과를 모집단에 적용할 수 있다고 더 자신 있게 가정할 수 있을 것이다. 표본과 모집단 간의 유사성을 입증하려고 할 때, 추정통계에 사용되는 특정 변수의 평균(mean)을 알아본다. 즉, 특정 변수에 대한 표본의 평균과 모집단의 평균이 같은지를 알아본다. 모집단의 어떤 특성을 의미하는 어떤 값을 모수(population parameter)라고 한다. 따라서 연구자는 표본의 평균과 모집단의 평균이 가능한 가깝도록 보장하고자 한다. 두 평균이 가까울수록 결과를 일반화할 수 있다. 그러나 표본의 평균과 모집단 평균 사이에는 항상 차이가 있을 것이며 이를 표본오차(sampling error)라고 한다. 일반적으로 표본이 클수록 표본오차는 작아지기 때문에 결과를 일반화하는데 어려움이 적어진다. 연구자는 데이터 세트를 분석할 때, 모수에 대한 실제 평균값을 알 필요가 없다. 표본오차는 표본결과의 분산을 이용한 통계적 검정을 통해 계산되기 때문이다. 따라서 표본으로부터 얻은 결과를 모집단에도 적용된다고 가정하려면 표본이 충분히 커야 한다.

건강 분야 연구에서, 표본크기를 계산하는 것이 점차 중요해지고 있기 때문에, 연구자는 적합한 표본크기를 결정하기 위해 필요한 통계개념을 가지는 것이 필요하다. 기본적으로 표본크기는 독립변인(IV)의 효과(effect)크기와 IV 효과를 감지(detect)할 수 있는 통계적 검정력을 고려해야 한다.

효과크기와 검정력 수준

실험연구를 수행할 때, 연구자는 독립변인(IV)을 조작하는 것이 종속변인(DV)에 어떤 영향을 주는지 알아내는 것에 관심이 있다. 따라서 데이터를 수집했을 때, IV가 DV에 어떤 영향을 주는지 알려주는 통계적 검정을 한다. 예를 들어, 뇌성마비 아동의 근력증가와 운동 형태 사이 관계를 예측하는 가설에서 IV는 운동 형태이고 DV는 근력이다. 이 가설을 검증하기 위해 두 집단(한 집단은 근력강화운동, 다른 집단은 운동을 적용하지 않음)의 뇌성마비 아동의 근력을 비교할 것이다. 적절한 통계 검정을 사용하여 분석할 수 있으며, 이를 통해 IV가 DV에 유의한 영향을 미치는지 알 수 있다. 통계적 검정은 IV의 효과를 감지하는 능력에 따라 차이가 있다. 어떤 검정은 다른 검정보다 더 강력할 수 있다. 이는 유의한 결과가 특정 검정에 의해 나타날 가능성이 높다는 것을 의미한다. 예를 들어, 모수검정은 비모수검정보다 더 강력하다. 검정력은 일정한 것이 아니다. 왜냐하면 IV의 효과 여부를 식별하는 검사 능력 역시 표본의 크기와 IV의 효과가 얼마나 되기를 원하는지에 달려 있기 때문이다. 일반적으로 표본크기가 클수록 검정이 IV의 효과를 더 잘 식별할 수 있고 반대로 표본크기가 작을수록 식별능력이 떨어진다. 또 다른 의미로, 검정은 큰 표본일수록 더 강력해진다. 그렇다면 작은 표본만 가지고 있는 경우, 결과의 유의성을 발견하는 검정력은 감소하기 때문에 IV의 효과를 유의하게 식별하기 위해서는 더 많은 표본이 필요하다. 이는 또한 표본이 작고 5%의 유의수준에서 유의하지 않다고 결과가 나온 경우, 실제로 그럴 수도 있지만, 통계적 검정이 이러한 작은 표본으로 효과를 감지할 만큼 충분히 강력하지 않다는 것을 의미한다.

이미 언급한 바와 같이, 표본이 많으면 통계 검정에서 IV의 효과를 검출할 가능성이 더 높다. 일반적으로 표본이 클수록 이러한 현상이 발생할 가능성이 더 높다. 그러나 표본크기가 매우 클 경우, IV의 매우 작은 효과가 유의한 것으로 간주되는 경우도 있다. 이 효과는 통계적으로 유의미할 수 있지만 임상적으로 무의미할 수 있다. 발 전기자극이 뇌졸중 환자의 이동성에 미치는 영향을 살펴보는 연구를 예로 들어보자. 여기서 IV는 전기자극이고 DV는 이동성이다(걸어간 거리로 측정). 연구자는 전기자극이 이동성에 미치는 영향을 비교하는 데 관심이 있어서 1,500명의 뇌졸중 환자를 임의로 '자극' 또는 '자극 없음' 집단으로 할당한다. 6주 후에 두 집단의 이동성을 비교한다. 자료에 대한 통계적 분석 결과, 전기자극 집단이 상당히 더 멀리 이동하는 것으로 나왔다($p < 0.001$). 따라서 IV가 이동성에 상당한 효과가 있기 때문에, 연구자는 그 방법을 보다 광범위하게 사용하려고 할 수 있다. 그러나 결과에 대한 면밀한 분석에서, 전기자극 집단이 평균 9.74m를 걸었고 비-자극 집단은 평균 9.15m를 걸었다. 즉, 겨우 0.59m의 차이만 났었다. 현실에서 이것은 정상적인 걸음걸이의 약 반 정도이며, 아마도 환자와 기능적 관련성은 거의 없을 것이다. 즉, 큰 표본은 임상적으로 중요하지 않지만 통계적으로 유의한 결과를 산출할 수 있다. 따라서 임상적으로 유의하거나 의미 있는 것으로 분류하기 위한 기준을 연구자가 미리 결정할 필요가 있다. 효과크기는 작음, 보통(중간), 큼으로 분류되는데, 이러한 효과크기를 감지하는 검정력은 사용된 표본의 크기에 의해 결정된다. 작은 효과, 중간 효과 또는 큰 효과 등의 효과크기를 미리 정하는 것은 연구자가 연구 중인 분야에 대한 기존 지식이 얼마인가에 따라 달라질 것이다. 따라서 필요로 하는 표본의 크기는 다음에 따라 달라진다.

- 연구자가 요구하는 임상적 영향이나 효과크기
- 이 효과크기를 감지하기 위한 검정력

통계 검정의 이상적인 검정력은 0.8(즉, 80%의 효과 감지 확률)이 필요하다. 이는 다음을 의미한다.

- 통계적 검정들은 효과를 감지하기 위한 고유의 검정력이 다르고
- 표본크기에 따라 검정력 수준이 변동하고
- IV의 효과를 식별하는 검정력은 IV가 가지는 임상적 중요성을 반영하여 연구자가 원하는 특정 효과크기에 따라 다르기 때문이다.

표본의 크기를 결정할 때 이러한 모든 요인을 고려해야 한다. 따라서 80% 검정력을 달성하기 위해 미리 결정된 효과크기로 적절한 표본크기를 계산할 수 있다. 연구에서 얻은 결과에 대한 효과크기를 계산해야 하는 경우, 사용할 통계공식은 자료분석에 사용된 검정에 따라 다르다는 점에 유의해야 한다. 이에 대한 자세한 내용은 다음 웹 사이트를 참조한다.

http://www.waisman.wisc.edu/~yu/statistics.html

http://www.leeds.ac.uk/educol/documents/00002182.htm

http://www.cemcentre.org/renderpage.asp?linkID=30325015

한편, 컴퓨터를 사용하여 자료를 분석해야 하는 경우, SPSS와 같은 일부 패키지는 일부 검정의 결과 출력물에 효과크기를 제공한다. 이것은 주어진 자료에 대한 검정결과와 그에 상응하는 확률 값과 함께 고려하여 만들어진 후향적 효과크기 계산이다. 컴퓨터 패키지에는 효과크기를 제공하는 몇 가지 통계 값이 있는데, 가장 일반적인 것은 에타제곱(eta squared) 값이다. 에타제곱 값은 0부터 1.0까지이다. 코헨(1992)은 에타제곱 값 0.01을 작은 효과, 0.06을 중간 효과, 0.14를 큰 효과로 정의하였다. 따라서 만약 이러한 통계 값을 제공하는 컴퓨터 패키지를 사용했다면, 이 값들을 임상적 유의 지수로 제공하면 된다.

또한 의학과 사회과학 사이 연구전통에서 약간의 차이가 있음에 주의한다. 의학 연구원들은 유의한 결과를 얻기 위해 얼마나 많은 참가자가 필요한가라는 질문을 할 가능성이 더 크다. 이 경우, 검정력과 효과크기에 기초하여 표본크기를 계산하는 것이 연구설계에서 필수적인 첫 번째 단계이다. 반면에, 사회과학에서 흔히 나오는 질문은: 내 표본크기 X를 고려하면, 그 결과는 유의한가? 이 경우, 참가자 표본을 먼저 정하고, 분석한 자료에서 유의한 차이가 존재하는지 여부를 파악한다. 즉 행동의 순서가 뒤바뀌는 것이다. 공식적인 표본크기 계산을 참조하여 문제를 복잡하게 만들고 싶지 않은 사람들에게 유용한 지표는 표본크기가 100 이상인 경우이다. 이 경우, 통계적 검정의 검정력은 문제가 되지 않는다(Stevens, 1996). 단, 표본크기가 작을 경우 검정력이 감소할 수 있다. 즉, 자료에서 유의한 결과가 있을 수 있지만, 통계 검정이 이를 감지하기에 충분한 힘을 가지고 있지 않다. 이 경우에 Stevens은 유의수준을 0.10 또는 0.15로 올리기를 권장한다. 즉 유의수준을 올려서 가설에 있는 변수들 사이에 실제 관련이 있을 수 있지만 아무런 관계가 없다고 결론지을 위험을 없애라고 권장한다. Coolican(1992)은 사회과학과 더 밀접한 관계가 있다고 느끼는 사람들에게 25~30의 표본이 적당하다고 제안한다. 그러나 이 정도의 표본크기를 사용하여 결과가 유의한 것으로 판단되기 위해서는 IV의 영향이 더 분명해야 한다.

핵심 개념

- 실험연구에 적합한 표본크기를 계산하는 것은 몇 가지 주요 개념이 필요하다.
- 실험연구를 수행할 때 연구원은 DV에 대한 IV의 영향을 확인하는 데 관심이 있다.
- 통계 검정은 IV의 효과를 감지하는 고유의 능력이 다르다.
- 표본크기가 큰 경우 효과를 쉽게 감지할 수 있다.
- 통계 검정은 통계적으로 유의한 효과를 식별할 수 있지만 임상적 의미를 판단하는 것은 아니다.
- 연구자는 임상적 중요성에 필요한 만큼의 효과크기를 결정해야 한다.
- 따라서 적절한 표본크기를 계산하기 위해서 연구자는 필요한 효과크기를 알아내기 위한 특정 통계의 검정력을 알아야 한다.
- 이는 표본크기를 계산하기 위한 유일한 수식이 없음을 의미한다.
- 일부 연구자는 경험적으로 100명이면 충분하다고 제안하지만, 다른 사람들은 25~30명을 추천하기도 한다.

표본크기 계산하기

표본크기에 대한 명확한 기준이 없음에도 불구하고 충분한 크기의 표본 확보에 대한 압박은 늘 있다. 여기에서 표본크기를 계산하는 방법에 대한 소개가 있을 것이다. 좀 더 복잡하거나 특이한 것을 원하는 사람들을 위해 이 장의 마지막 부분에 언급된 참고문헌을 참조한다.

이미 언급했듯이, 연구에는 충분한 수의 참가자가 있는 것이 중요하다–너무 많은 표본은 연구원과 참가자 모두에게 시간과 노력이 낭비될 수 있다; 너무 적으면 결과를 신뢰할 수 없게 된다. 표본이 충분하면 모든 연구가 통계적으로 유의한 결과를 만들 수 있다는 점은 주목할 가치가 있다. 그러나 이러한 결과는 임상적으로 의미가 없을 수 있으며 임상적 의미를 위해서는 표본크기 계산이 필수적이다. 따라서 연구에 필요한 표본은 연구질문에 신뢰성 있고 유용하게 답할 수 있는 최소 참가자 수이다. 즉, 가설의 IV가 DV에 실제로 효과적이며 신뢰할 수 있는 효과가 있는 경우, 선택한 표본크기로 이 효과를 감지할 수 있다. DV에 대한 IV의 영향이 클 것으로 예상되는 경우, 적은 표본을 사용할 수 있다. 반대로 IV의 효과가 작으면 많은 표본이 있어야 이를 감지할 것이다. 표본크기의 계산은 연구의 주요 결과 척도(즉, 주요 DV)에 기반을 둔다. 연구결과가 둘 이상인 경우 각 결과에 대해 표본크기를 계산해야 하는데, 이중 표본이 많은 경우를 기준으로 참가자를 모집해야 한다. 다음은 일반적인 원칙이다.

- 표본크기는 다음과 같은 경우 계산할 필요가 없다–질적 연구 또는 정량적 파일럿 연구
- 표본크기는 자금지원을 받은 경우 계산해야 한다.
- 박사학위 같은 일부 연구들은 표본크기 계산이 필요할 수 있다.

연구지원 계획서를 제출할 때 특히 표본크기 계산이 필요한데, 이때 전문 통계학자와 상담하는 것이 좋다. 이를 불필요하거나 어렵다고 생각하면 도움이 되는 여러 가지 통계 패키지(예: Hyperstat 또는 Clinstat)가 있다. 또한 서적(예: Altman, 1991) 및 표본크기 표(예: Lwanga와 Lemeshow, 1989)와 Altman의 노모그램(nomogram)이 있다. 또한 G*Power라는 소프트웨어는 다양한 연구설계에 맞는 효과크기, 검정력, 표본크기 등을 계산하는데 유용하다(추가 정보는 이 장의 추천문헌 참고).

적절한 표본크기를 계산하려면 네 가지 정보가 필요하다:

1. 검정력

이미 지적했듯이 검정력은 귀무가설이 정확하게 기각될 확률과 관련이 있으며, 암시적으로 실험가설을 올바르게 받아들일 수 있는 확률과 관련이 있다. 검정력이 높을수록 잘못된 결론(예: 독립변수가 종속변수에 아무런 영향을 미치지 않는다고 결론)을 이끌어 낼 확률은 낮아진다. 예를 들어, 올바른 검정력을 가진 연구는 근육퇴행위축 환자의 근력(DV)에 전기자극(IV)이 미치는 영향이 없다고 결론 내릴 수 없을 것이다. 이것은 제2형 오류(거짓음성)이다. 적절하게 검정력을 가진 연구는 이런 오류의 발생을 막을 수 있다. 임상치료사들이 수행할 가능성이 있는 대부분의 연구에서는 80%의 검정력이면 충분할 것이다. 이 수치는 연구의 성격에 따라 90% 또는 95%로 증가될 수 있지만 결코 80%보다 낮아서는 안 된다. 선정된 검정력이 높을수록 표본이 많아야 된다는 점에 유의한다.

2. 임상적으로 중요한 치료효과

이것은 DV에 대한 IV 효과의 임상적 중요성에 관한 것이다. 여기에서의 중요성은 결과의 임상적 중요성을 의미하는 것으로 통계적 유의성을 의미하지 않는다. 이 점은 이미 다뤘지만 간략하게 다시 말하면, 연구결과는 통계적으로 유의하지만 임상적 의미가 거의 없는 결과를 생성할 수 있다. 앞의 예를 들자면, 뇌졸중 환자의 발에 전기자극을 가하고 이동거리의 차이를 알아보는데 관심이 있다고 하자. 전기자극을 받은 환자는 평균 9.74m를 걷는 반면, 표준 재활프로그램 환자의 평균은 9.15m였다. 이 차이는 통계적으로 유의할 수 있지만, 임상적으로 유의하지 않다. 차이는 반 걸음걸이 정도 밖에 나지 않기 때문이다. 따라서 임상적으로 중요한 효과는 임상적으로 관련이 있다고 생각되는 집단 간 최소 차이(minimum difference)를 말한다. 연구자로서 이 수치를 정할 수 있다. 위의 예에서 임상적 중요성을 집단 간 3m 차이로 정할 수 있다. 임상적으로 중요한 치료효과에 대한 결정을 내리는 데 좋은 기준점(bench mark)은 다음과 같은 질문이다: 치료행위를 변경하기 전에 집단 간에 어떤 차이점을 보고 싶은가?

이 결정은 당신의 판단과 경험에 의해 영향을 받을 것이다. 그러나 선택한 임상적 효과크기가 클수록 표본크기가 커야 한다.

3. 결과측정 또는 DV에 대한 표본의 표준편차

만일 결과측정(또는 DV)에 대한 표본의 표준편차가 큰 경우 더 큰 표본이 필요하고, 표준편차가 작은 경우 적은 표본이 필요하다. 위의 예에서 큰 표준편차는 치료 후 뇌졸중 환자의 이동거리가 사람마다 평균에서 큰 차이를 보임을 의미하는 것이고, 작은 표준편차는 이동거리가 평균에서 차이가 적음을 의미한다. 특정 표본의 표준편차는 계산에 사용되어야 하지만, 사용이 불가능할 수 있다. 이 경우 다음과 같은 방법 중 하나를 선택할 수 있다.

- 유사한 표본으로 비슷한 연구를 수행한 다른 연구로부터 표준편차 추정하기
- 본 연구를 수행하기 전에 소규모 파일럿 연구를 실시하고 파일럿 집단의 표준편차 사용하기
- 본 연구를 시작하고 첫 번째 대상자 모집 집단의 표준편차로부터 더 필요한 참가자 수 계산하기

4. 유의수준

유의수준은 이미 다루어졌지만 본질적으로 무작위 오류(IV와 반대)가 결과를 만들어 낼 확률을 의미하므로 유의수준이 낮을수록 무작위 오류가 발생할 가능성이 적다. 대부분의 중재연구에서 채택하는 일반적 유의수준은 0.05 또는 5%이다. 그러나 유의수준이 낮으면 대개 0.01(1%) 또는 0.001(0.1%)로 선택하면 표본이 커질 수 있다.

표본크기는 모든 종류의 연구설계에서 계산될 수 있다. 이 모든 형태에 따른 계산 방법을 다루는 것은 이 장의 범위를 벗어나지만, 이 장의 끝에 나오는 온라인 패키지, 서적, 논문 및 표에서 찾을 수 있을 것이다. 여기에서는 자주 사용되는 두 가지 설계에 대한 표본크기 계산에 대해 설명을 제공할 것이다.

- 동일한 크기의 집단, 두 방향 가설 및 명목자료
- 동일한 크기의 집단, 두 방향 설계 및 순서 또는 간격/비척도 자료

다음의 사항을 기억하라.

검정력(power)은 최소 80%가 되어야 하지만, 검정력이 클수록 연구가 더 나아진다. 유의수준(significance level)은 5% 이하여야 하며 유의수준이 낮을수록 연구가 더 나아진다.

임상적 중요한 차이(clinically important difference)는 차이가 클수록 연구가 더 나아진다. 측정변수의 표준편차(standard deviation of the outcome variable)가 작을수록 연

구가 더 나아진다.

표 8-4는 표본크기 계산에 필요한 수치들이다.

표 8-4 다양한 유의수준과 검정력에 따른 값들

유의수준	관련 값	검정력	관련 값
5%(0.05)	1.96	80%	0.8416
1%(0.01)	2.5758	90%	1.2816
0.1%(0.001)	3.2905	95%	1.6449

표본크기 계산 1: 같은 크기의 집단, 두 방향 가설 및 명목자료

다음 공식은 이런 종류의 설계를 사용한 연구에서, 표본크기를 계산하기 위한 공식이다. 예는 다음과 같다.

예) 6주간 치료 후 손과 팔에 화상을 입은 환자들의 직장복귀율을 높이는데 관심이 있다고 하자. 현재 복귀율은 50%이지만, 집중재활 및 상담 프로그램을 통해 70%까지 높일 수 있기를 바라고 있다. 따라서 두 집단의 환자를 대상으로, 한 집단은 표준재활치료를, 다른 집단은 집중재활+상담을 제공한다. 결과측정은 단순히 이들이 6주 이내에 직장에 복귀했는지 여부이다.

위의 예에서 두 집단이 사용되었으며(동일한 크기로 가정됨) 수집된 자료는 명목척도이다. 표본크기를 계산하기 위해 수행해야 할 작업에 대한 간략한 설명이다.

1. 백분율을 십진수 또는 비율로 변환한다.

현재 복귀율이 50%이고, 목표 복귀율을 70%로 상향하는 것이다. 20%의 차이를 연구원이 임상적으로 유의한 증가라고 생각하는 것 같다. 백분율을 소수로 변환한(비율이라고 함), 즉 현재 복귀율은 50% = 0.5이다.

원하는 작업 복귀율은 70% = 0.7

임상적으로 유의한 차이는 20% = 0.2

2. 두 비율(현재 및 목표)의 평균을 계산하여 $\bar{p}$를 얻기

$$\bar{p} = \frac{p_1 + p_2}{2}$$

p_1=목표 비율, p_2=현재 비율

$$= \frac{0.7 + 0.5}{2}$$
$$\overline{p} = 0.6$$

3. Δ로 표현된 표준화된 차이 또는 효과크기를 계산한다.

$$\Delta = \frac{p_1 - p_2}{\sqrt{\overline{p} \times (1 - \overline{p})}}$$
$$= \frac{0.7 - 0.5}{\sqrt{0.6 \times 0.4}}$$
$$= \frac{0.2}{0.4899}$$
$$\Delta = 0.4082$$

4. 표 8-4의 값과 공식을 사용하여 5%의 유의수준과 80%의 검정력을 위한 표본크기(*m*으로 알려짐)를 계산한다.

$$m = \frac{2 \times (\text{significance level} + \text{power})^2}{\Delta^2}$$
$$m = \frac{2 \times (1.96 + 0.8416)^2}{0.4082^2}$$
$$m = \frac{2 \times 7.849}{0.1666}$$
$$m = \frac{15.698}{0.1666}$$

m=94.2257 (집단마다 필요한 참가자 수)

항상 다음 정수로 반올림한다. 즉, 각 집단마다 95명이 필요하고 두 집단이므로 전체 190명이 필요하다.

만일 유의수준을 1%로 줄이고 검정력을 90%로 올리기 원한다면, 관련 값을 수식에 대입해야 한다.

$$m = \frac{2 \times (2.5758 + 1.2816)^2}{0.4082^2}$$
$$m = \frac{2 \times 14.8795}{0.1666}$$
$$m = \frac{29.759}{0.1666}$$
$$m = 178.6254$$

그러므로 각 집단마다 179명의 참가자가 필요하다(총 358명).

만일 유의수준 0.1%, 검정력 95%를 원한다면,

$$m = \frac{2 \times (3.2905 + 1.6449)^2}{0.4082^2}$$
$$m = \frac{2 \times 24.3582}{0.1666}$$
$$m = \frac{48.7164}{0.1666}$$
$$m = 292.4153$$

따라서 각 집단마다 293명(총 586명)이 필요하다.

이 과정을 통해 유의수준을 내리고 검정력을 높이면 연구에 더 많은 표본이 필요하다는 것을 알 수 있을 것이다.

표본크기 계산 2: 같은 크기의 집단, 두 방향 가설 및 순서 또는 간격/비척도 자료

이 설계를 사용할 수 있는 연구는 관심 분야가 다른 치료법을 비교하면서 결과측정 또는 DV가 순서 또는 간격/비척도인 경우이다. 예는 다음과 같다.

예) 두 가지 건강보조식품이 머리/목 암 환자의 체중증가에 미치는 효과를 비교하고자 한다. 한 집단은 표준 보충제를, 다른 집단은 표준 보충제와 보완 음식을 먹는다. 표준 보충제 사용 시 2주 후 체중증가량이 평균 2kg이다. 이것을 평균 4kg으로 늘리려고 한다. 이 정도는 임상적으로 유의한 변화라고 판단한다. 결과측정은 간격/비척도 자료인 kg으로 한다.

이 예로 계산을 설명하면, 표준 보충제를 사용하면 평균 체중증가량은 2주에 걸쳐 2kg이다. 2주에 걸쳐 평균 4kg으로 증가시킬 수 있다면, 2kg의 추가적인 체중증가는 임상적으로 유의미하기 때문에 표준 보충제 + 보완 음식의 사용으로 식이를 변경할 수 있을 것이다. 파일럿 연구에서, 환자들의 체중증가에 대한 표준편차가 2.7kg이다. 5% 유의수준과 80% 검정력이 이 연구에 적합할 것으로 여겨졌다.

1. 효과크기 Δ 계산하기

효과크기는 다음 공식을 사용하여 계산된다.

$$\Delta = \frac{\text{임상적 중요한 차이}}{\text{표준편차}}$$

임상적 중요한 차이는 2kg이고, 표준편차는 2.7kg으로 알려져 있다.

따라서

$$\Delta = \frac{2}{2.7}$$
$$= 0.7407$$

2. 표 8-4의 값을 사용하여 표본크기 *m*을 계산한다.

$$m = \frac{2 \times (\text{significance level} + \text{power})^2}{\Delta^2}$$
$$m = \frac{2 \times (1.96 + 0.8416)^2}{0.7407^2}$$
$$m = \frac{2 \times 7.849}{0.5486}$$
$$m = \frac{15.698}{0.5486}$$
$$m = 28.6147$$

이 숫자를 반올림하면 각 치료집단에 29명의 환자가 필요함을 의미한다(총 58명).

만일 유의수준을 1%로 내리고, 검정력을 90%로 높이려면 다음과 같이 계산한다.

$$m = \frac{2 \times (2.5758 + 1.2816)^2}{0.7407^2}$$
$$m = \frac{2 \times 14.8795}{0.5486}$$
$$m = \frac{29.759}{0.5486}$$
$$m = 54.2454$$

즉, 각 치료집단에 55명의 환자가 필요하다(총 110명).

만일 유의수준을 0.1%로 내리고, 검정력을 95%로 높이려면 다음과 같이 계산한다.

$$m = \frac{2 \times (3.2905 + 1.6449)^2}{0.7407^2}$$
$$m = \frac{2 \times 24.3582}{0.5486}$$
$$m = \frac{48.7164}{0.5486}$$
$$m = 88.8013$$

즉, 각 치료집단에 89명의 환자가 필요하다(총 178명).

다시 말해, 유의수준을 내리고 검정력을 높이면 더 많은 참가자가 필요하다는 것이 분명하다. 그러나 대부분의 임상치료 연구에서 5%의 유의수준과 80%의 검정력만으로도 충분하다는 점을 다시 한 번 강조한다.

위에 제시된 수치와 계산은 연구에 참여한 실제 참여자 수이다. 예를 들어, 30%의 탈락률이 있을 것으로 예상되면 손실을 보충하기 위해 연구 시작 시 참여자 수를 30% 늘려야 한다. 만약 계산결과 220명의 표본이 필요한 것으로 나왔지만, 40%의 탈락률이 예상된다면 초기 표본크기는 220 + 88 = 308명이어야 한다.

핵심 개념

연구비 지원을 위해 계획서를 제출할 경우 표본크기를 계산해야 할 것이다.

표본크기를 계산하는 방법은 자료 수준, 설계 유형, 각 집단 수, 가설 형태 등에 따라 다르다. 표본크기를 계산하려면 다음 정보가 필요하다.

- 유의수준(보통 5%)
- 검정력(보통 80%)
- 자료의 표준편차
- 임상적인 중요 치료효과-중재를 통한 변화 정도(변화 차이)

FURTHER READING

General

Cohen L, Holliday M 1996 Practical statistics for students. Paul Chapman Publishing, London

Coolican H 2004 research methods and statistics in psychology, 4th edition. Hodder and Stoughton, London

Field FA, Hole G 2004 How to design and report experiments. Sage, London

Greene J, D' Oliveira M 2005 Learning to statistical tests in psychology, 3rd edition. Buckingham, Open University Press

Greenhalgh T 1997 How to read a paper: statistics for the non-statistician II: 'signifi cant' relations and their pitfalls. BMJ 315:422–425

Peat J 2001 Health science research: a handbook of quantitative methods. Sage Publishing, London

Pett M 1997 Non-parametric statistics in health care research. Sage Publishing, London

Polgar S, Thomas, S 2007 Introduction to research in the health sciences. Churchill Livingstone, Edinburgh

Robson C 2002 Real World Research; a resource for social scientists and practitioner-researchers. Blackwell Publishing, Oxford

Effect size calculations

University of Wisconsin http://www.waisman.wisc.edu/~yu/statistics.html

University of Leeds http://www.leeds.ac.uk/educol/documents/00002182.htm

Centre for Evaluation and Monitoring http://www.cem-centre.org/renderpage.asp?linkID=30325015

Sample size calculations

Altman DG 1991 Practical statistics for medical research. Chapman & Hall, London

Clinstat. Online. Available http://www-users.york.ac.uk/~mb55/soft/soft.htm

Devane D, Begley CM, Clarke M 2004 How many do I need? Basic principles of sample size estimation. Journal of Advanced Nursing 47(3): 297–302

Hyperstat. Online. Available www.davidmlane.com

Soft Software www.xlstat.com

Lwanga SK, Lemeshow S 1989 Sample size determination on health studies; a practical manual. World Health Organization, Geneva

Whitley E, Ball J 2002 Statistics review 4: sample size calculations. Critical Care 6(4): 335–341

CHAPTER 9

연구설계와 통계검정 결정

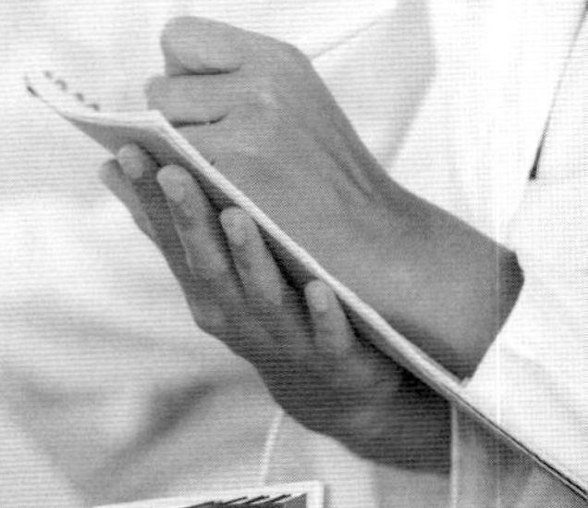

이 장의 내용

사용할 통계검정 결정

이전까지 가설검정을 위한 연구설계에 대하여 알아보았다. 이제는 연구결과를 분석하는 방법에 대하여 알아보도록 하겠다. 적절한 연구설계에 따라 실험을 시행하고 나면, 수집된 자료의 결과를 분석하여 가설을 지지하는지를 알아보아야 한다. 실험목적은 비슷하더라도 실험설계 형식에 따라 검정방법이 달라지므로 연구설계에 맞는 적당한 분석방법을 선택하여야 한다. 만일 연구설계에 맞지 않는 분석방법을 사용하게 되면 잘못된 결론을 얻을 수 있다는 것을 명심해야 한다. 연구설계 전에 먼저 이용할 분석방법을 결정한 후 실험을 시행하는 것이 필요하다. 그러므로 실험설계에 적합한 통계적 검정방법을 결정하기 위해서는 다음의 질문에 대한 명확한 답이 있어야 한다.

핵심 개념

결과를 분석할 때, 각 연구설계에 맞는 통계검정이 있다. 따라서 연구를 계획할 때 적절한 통계검정방법과 설계를 일치시키는 것이 필요하다.

1. 연구설계는 실험설계인가, 상관설계인가?
2. 몇 가지 조건이 있는가?
3. 실험설계인 경우, 동일하거나 짝지어진 집단인가 아니면 서로 다른 집단인가?

이제 이 질문들을 보다 자세하게 살펴보도록 한다.

실험설계 또는 상관설계?

이 질문에 대답하기 위해, 가설로 되돌아가서 실험결과에서의 차이 예측을 원하는지(예: 두 환자 집단, 치료 형태 사이) 아니면 자료 간 유사성 예측을 원하는지 생각해야 한다. 만일 차이를 원한다면 실험설계로, 유사성을 원한다면 상관설계를 해야 한다.

종종 일부 사람들에게는 혼란스러울 수 있으니 좀 더 설명하겠다. 2장을 되돌아보면 실험설계에서는 한 변수(독립변수, IV)를 조작하고 다른 변수(종속변수, DV)에 대한 영향을 측정한다. 즉, 독립변수 조작 유무에 따른 종속변수의 차이를 알아보기 위해 시행되는 설계이다. 예를 들어, 상담이 최근 다발성 경화증을 앓고 있는 환자에 대한 심리적 안정을 촉진하는 데 효과적이라고 가정한다면, 독립변수 IV는 상담이 될 것이고 종속변수 DV는 심리적 안정이 될 것이다. 일반적으로 실험을 통해 다발성 경화증 환자의 한 집단을 상담하고 다른 집단에 상담을 제공하지 않고(IV 조작) 일정 기간 후 두 집단의 심리적 안정을 비교할 수 있다. 이 설계를 통해 상담 유무에 따른 심리안정 정도의 차이를 비교할 수 있다.

반면에 일부 가설에서는 두 변수 사이의 패턴을 예측하는데 상관설계를 사용할 수 있다. 이러한 가설에서 다음 중 하나를 미리 정할 수 있다.

a. 한 변수의 점수가 올라감에 따라 다른 변수의 점수도 올라간다(양의 상관관계).

또는

b. 한 변수의 점수가 올라감에 따라 다른 변수의 점수가 내려간다(음의 상관관계).

이러한 상관설계에서는 한 변수가 다른 변수에 어떤 영향을 미치는지 확인하기 위해 한 변수를 조작하지 않는다. 대신 한 변수의 측정값이 다른 변수의 측정값과 어떤 관련이 있는지 확인하는 것이다. 실험설계와 상관설계 간의 차이에 대해 여전히 잘 모르는 경우 6장을 참조한다.

얼마나 많은 조건(집단)이 있는가?

조건(집단)의 수와 상관설계

만일 연구자가 상관성 설계를 하였다면, 측정된 두 변수의 자료를 비교할 것인지 아니면 둘 이상의 변수자료를 비교할 것인지를 결정해야 한다. 상관설계를 활용한 통계방법은 17장에서 다루겠다.

조건(집단)의 수와 실험설계

실험설계를 하였다면, 얼마나 많은 집단이 필요한지를 결정해야 한다. 즉, 두 집단 간 비교를 할 것인지 아니면 셋 이상의 집단을 비교할 것인지를 결정해야 한다. 예를 들어, 두 집단의 환자를 비교했다면, 그 중 하나는 치료(실험적 조건)를 받았고 다른 하나는 치료(통제상태)를 받지 않은 경우, 두 가지 조건(집단)이 있는 것이다. 만약 치료 형태를 하나 추가한다면 3가지 조건(집단)이 있는 것이다. 2 또는 3 이상 조건(집단)에 따라 통계방법이 달라진다.

연구 대상자는 동일한 집단, 짝지어진 집단 또는 서로 다른 집단으로 계획되었는가?

한 집단이 모든 상황에 참여하는 동일한 집단설계를 할 것인지, 둘 이상의 집단이 각각의 상황에 참여하게 할 것인지 또는 개인적 특성이 짝지어진 둘 이상의 집단으로 설계를 할 것인지를 선택해야 한다. 단, 짝지어진 집단은 동일한 집단처럼 통계 처리하기 때문에 동일한/짝지어진 집단설계와 서로 다른 집단설계 중에서 하나를 선택해야 한다.

적절한 검정 선택하기

이런 결정이 끝나면 그림 9-1과 그림 9-2를 참고하여 통계적 검정방법을 선택하면 된다. 그러나 측정된 변수의 척도가 어떠하냐에 따라 같은 설계에서도 달라짐을 알아야 한다. 또한 모수검정인가 비모수검정인가에 따라 검정방법이 달라진다. 이에 대해서는 차후 논의하겠다.

핵심 개념

모든 연구설계는 자료를 분석하기 위해 고유의 통계적 검정방법을 가지고 있다. 연구설계에 알맞은 검정방법을 선택하기 위해서는 다음의 사항을 결정해야 한다.

1. 실험설계 또는 상관설계를 할 것인가?
2. 얼마나 많은 상황이 포함되었나?
3. 대상자를 동일한/짝지어진 집단 또는 서로 다른 집단으로 할 것인가?

모수와 비모수검정

그림 9–1과 9–2의 모수검정(parametric test)과 비모수검정(non–parametric test)이라는 용어가 있다. 통계적 검정방법을 결정하기 위해서는 모수 또는 비모수검정 중 어느 것을 사용할 것인지 선택해야 한다. 그러면 이 두 방법의 차이는 무엇인가?

기본적으로, 모수검정은 비모수검정보다 훨씬 더 민감한 통계적 분석도구이다. 예를 들

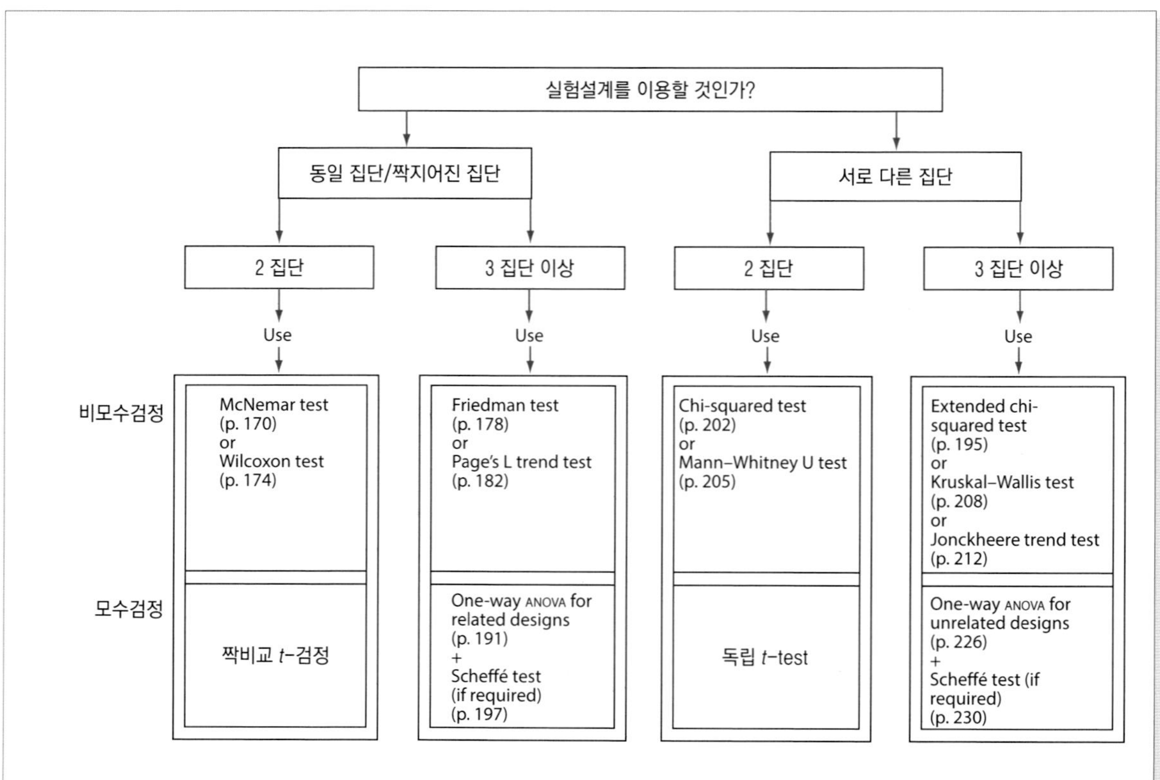

그림 9–1 실험설계 시 적절한 통계검정 선택하기

어, 만일 두 종류의 치료법을 비교하였다면, 치료효과의 차이는 비모수검정보다 모수검정이 훨씬 더 잘 찾을 수 있다. 이유는 연속형 자료를 수집하고 처리하기 때문이다. 맛있는 빵을 만들기 위해서는 정량의 필요한 재료들을 섞는 것이 필요하다. 빵을 만들기 위해 설탕 800g을 첨가해야 될 때, 만일 kg과 g 단위로 측정할 수 있는 두 종류의 저울을 가지고 있다면 여러분은 g 단위를 측정할 수 있는 저울을 이용할 것이다. 만일 kg 단위를 측정하는 저울을 사용한다면 정확하게 측정하는 것이 불가능할 것이다. 이와 같이 비모수검정(kg 단위를 측정하는 저울)은 자료를 분석할 수는 있지만, 모수검정(g 단위의 저울)처럼 미세한 변화를 감지하지 못한다.

그러면 왜 모수검정만을 사용하지 못하는가? 모수검정을 사용하기 위해서는 다음의 네 가지 조건을 만족해야만 사용할 수 있다. 첫째, 자료는 간격/비척도 수준으로 측정되어야 한다. 모수검정에서는 명목 또는 서열 척도 수준의 자료는 사용할 수 없다. 이 조건은 매우 중요하다. 나머지 조건은 충족되면 좋고, 아마도 어느 정도는 무시할 수도 있을 것이다. 둘째, 실험에 포함된 표본들이 모집단에서 무작위로 추출되어야 한다. 셋째, 수집된 자료는

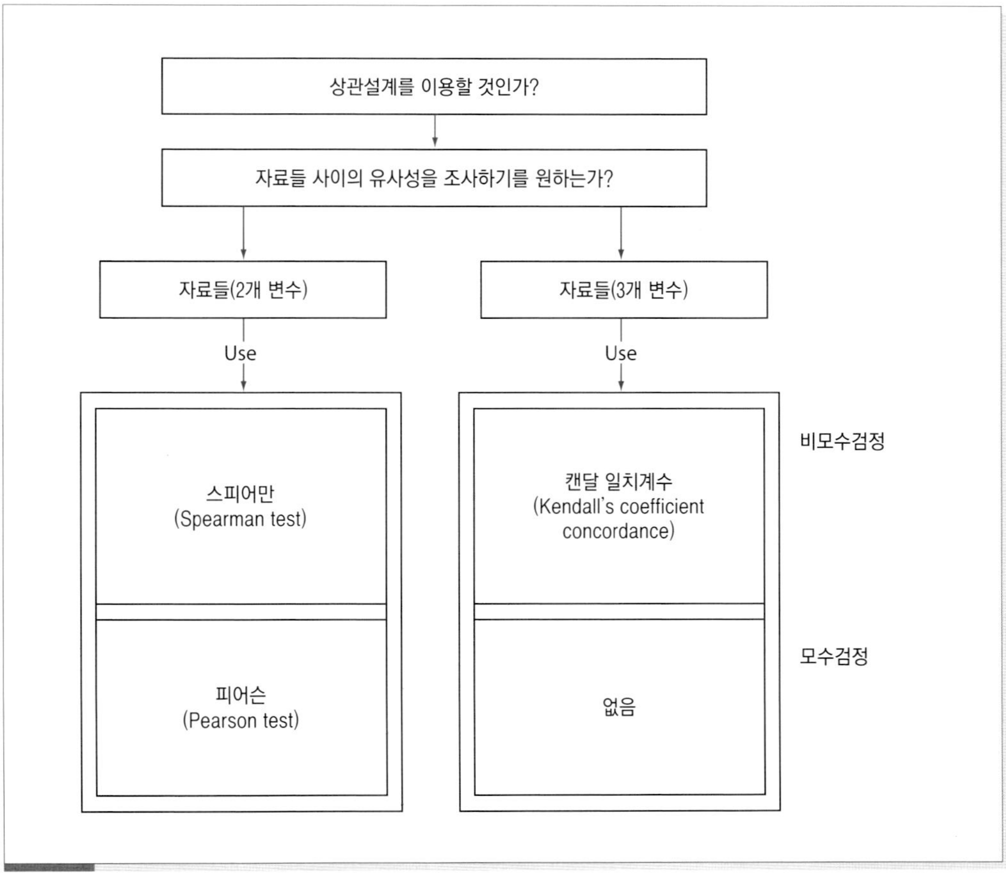

그림 9-2 상관설계 시 적절한 통계검정 선택하기

정규분포 해야 한다. 수집된 자료들을 그래프로 그려보면 정규분포 하는지를 알 수 있을 것이다. 넷째, 각 상황에서 수집된 결과들의 분산이 어느 정도 비슷하여야 한다. 이것은 각 상황에서 점수들의 범위가 다소 비슷해야 한다는 것을 의미한다. 기본적으로 간격/비척도 수준으로 자료를 수집하고, 분산이 각 상황에 따라 눈에 띄게 다르지 않으면 모수검정을 하면 된다. 그러나 만일 네 가지 조건이 충족되었는지 의심이 생기면 비모수검정을 이용하는 편이 낫다. 표 9-1에서 정리된 내용을 확인해 보자.

어떤 검정을 사용할지에 대한 결정의 또 다른 방법

연구설계와 통계 선정에 대한 내용을 아래와 같이 도식화할 수 있다. 실험설계의 경우 표 9-2~9-4와 상관설계의 경우 표 9-5~9-6의 예시가 있다. 예제 2, 4 및 6에서는 세 개 이상의 집단 또는 조건에 사용될 수 있으며 동일한 검정을 적용할 수 있다.

표 9-1 모수 및 비모수검정의 측정 수준

측정수준	적용되는 통계
명목	비모수
서열	비모수
간격/비척도	모수 및 비모수

핵심 개념

연구결과는 모수 또는 비모수검정을 이용하여 분석될 수 있다.

모수검정은 비모수검정보다 훨씬 민감하게 자료를 분석할 수 있다. 그러나 모수검정을 이용하기 위해서는 다음의 네 가지 조건이 갖추어져야 한다.

- 자료는 간격/비척도 수준으로 측정되어야 한다.
- 대상자는 무작위로 배치되어야 한다.
- 자료는 정규분포 해야 한다.
- 각 상황에서 나온 결과의 분산은 비슷해야 한다.

처음에 있는 조건은 필수적이고, 나머지는 어느 정도 무시될 수 있다. 비모수검정은 이런 조건을 충족할 필요가 없으며, 어떤 측정수준에서도 가능하다.

실험설계

표 9-2 동일대상자(집단) 설계

	비모수	모수
예제 1 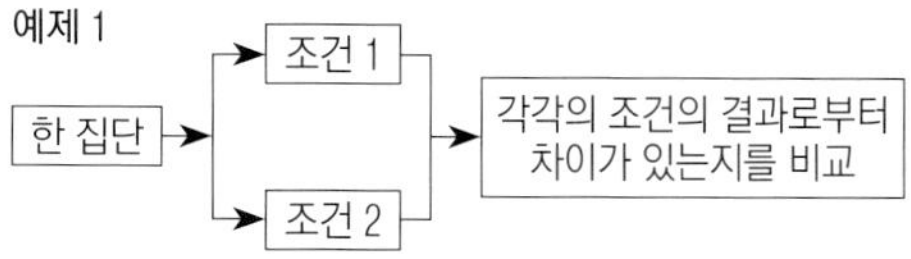	McNemar 검정(만일 자료가 명목수준인 경우) 또는 Wilcoxon 검정(자료가 서열수준 이상인 경우)	짝비교 *t*-검정(만일 자료가 등간수준 이상인 경우)
예제 2 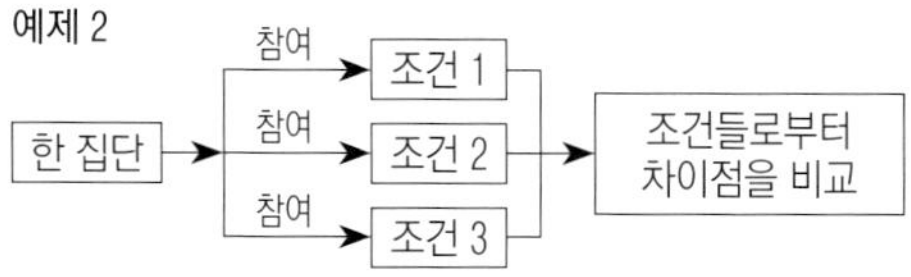	Friedman 또는 Page's L trend 검정(자료가 서열수준 이상인 경우)	반복 측정 일원분산분석(자료가 등간수준 이상인 경우; 필요시 Scheffe 검정을 이용한 사후 분석)

표 9-3 서로 다른 집단설계

	비모수	모수
예제 3 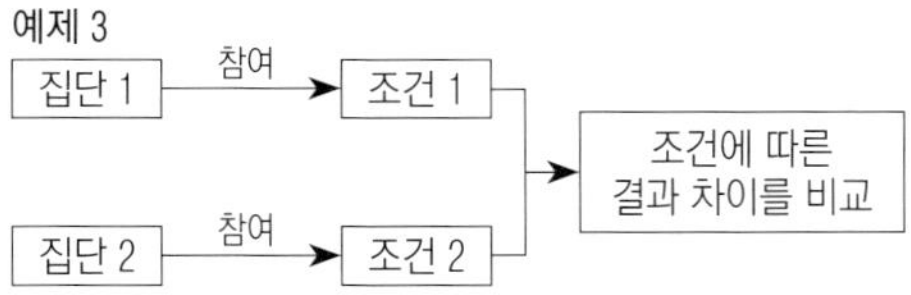	Chi-squared 검정(만일 자료가 명목수준인 경우) 또는 Mann-Whitney U 검정(자료가 서열수준 이상인 경우)	독립 *t*-검정(만일 자료가 등간수준 이상인 경우)
예제 4 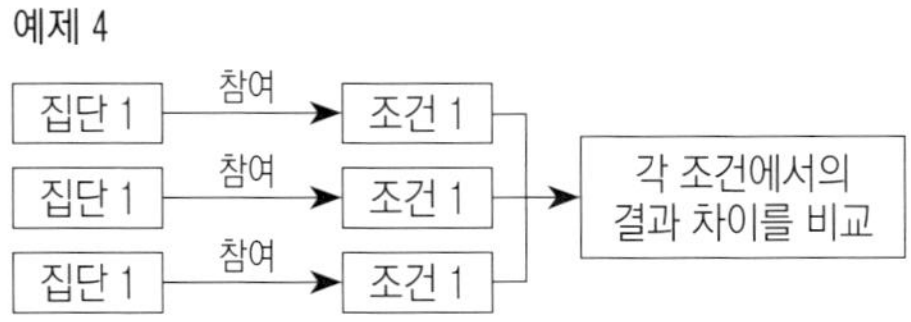	Extended chi-squared 검정(만일 자료가 명목수준인 경우) 또는 Kruskal-Wallis 또는 Jonckheere trend(자료가 서열수준 이상인 경우)	일원분산분석(자료가 등간수준 이상인 경우; 필요시 Scheffe 검정을 이용한 사후 분석)

표 9-4 짝지어진 집단설계

	비모수	모수
예제 5 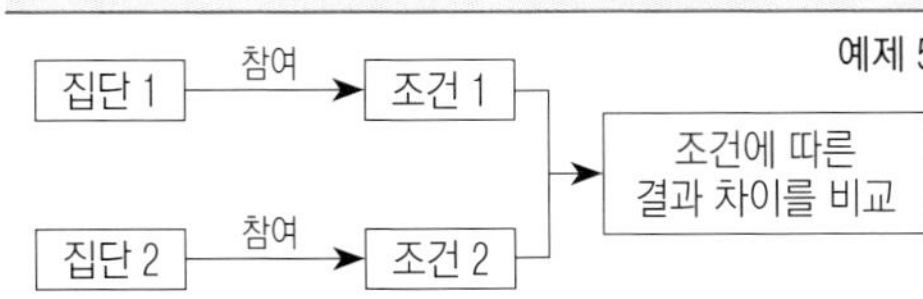	McNemar 검정(만일 자료가 명목수준인 경우) 또는 Wilcoxon 검정(자료가 서열수준 이상인 경우)	짝비교 *t*-검정(만일 자료가 등간수준 이상인 경우)
예제 6 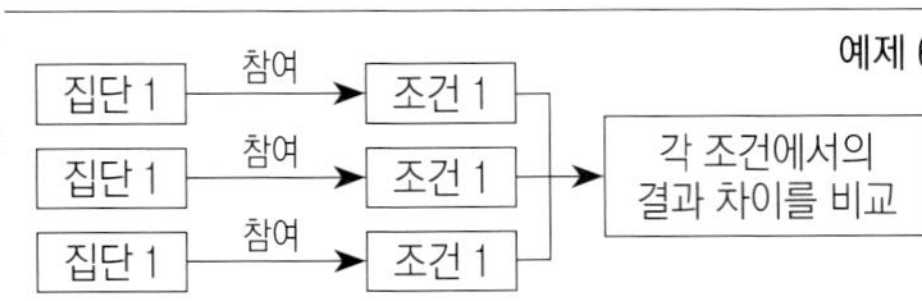	Friedman 또는 Page's L trend 검정(자료가 서열수준 이상인 경우)	반복 측정 일원분산분석(자료가 등간수준 이상인 경우; 필요시 Scheffe 검정을 이용한 사후 분석)

상관설계

표 9-5 두 세트의 점수들 사이 상관설계

	비모수	모수
두 변수 사이 양의 상관관계 또는 음의 상관관계를 예측	Cohen's Kappa(자료가 명목수준인 경우) Spearman 검정(자료가 서열수준 이상인 경우) + 필요시 회귀분석 가능	Pearson 검정(자료가 등간수준 이상인 경우) + 필요시 회귀분석 가능

표 9-6 3개 이상의 자료들 사이 상관설계

	비모수	모수
3개 이상의 자료들 사이 상관관계 확인	켄달의 일치계수(만일 자료가 서열척도인 경우)	없음

확률표에서 분석결과 조회

여러분이 연구설계를 하고 실험을 수행하고 결과를 통계적 검정을 통하여 분석하였다고 가정하자. 이전에 언급되었듯이 통계적 검정을 통해 도출된 결과가 유의한지(가설을 지지하는지)를 알아보기 위해서는 확률표를 살펴보아야 한다.

각각의 통계적 검정은 자신의 고유의 검정값과 확률표를 가지고 있다. 만약 Mann-Whitney U 검정을 하였다면, U값이 나오게 된다. 그러면 Mann-Whitney U 검정을 위한 확률표에서 U값을 비교해야 한다. 또는 Wilcoxon 검정을 하였다면, T값이 나오게 되고 Wilcoxon 검정을 위한 확률표에서 T값을 비교해야 한다. 자세한 내용은 각각의 검정 방법에서 소개하겠다.

자유도

확률표를 찾아보기 전에 자유도(degrees of freedom, df)를 알아야 한다. 개념을 이해하기는 힘들지만 계산은 쉽다. 자료의 잠재적 변동성 정도를 의미하는 것으로, 자유도에 따라 검정값을 확률표에서 비교해야 한다. 또한 실험결과가 유효한지를 결정하기 전에 한 방향인지 또는 양방향 가설인지를 알아야 한다.

한 방향(단측) 가설과 두 방향(양측) 가설

가설을 어떻게 제시하느냐에 따라 확률표에서 확인해야 할 검정값이 달라진다.

한 방향 가설

어떤 가설들은 실험결과 발생할 일들을 명확하게 진술하는 경우가 있다. 예를 들어, '노인들은 가운을 입지 않은 치료사보다 입은 치료사들에게서 더 많은 신뢰감을 받는다.' 이런 가설은 실험결과에 대하여 명확하게 진술하고 있다. 이와 같은 가설을 한 방향 가설(one-tailed hypothesis)이라고 한다. 왜냐하면 결과에 대하여 특별한 방향(한 방향)으로 예상을 하고 있기 때문이다. 아래에 예시가 있다.

1. 여성들이 남성들보다 뇌색전증에 따른 언어적 어려움을 겪을 가능성이 더 높다.
2. 초음파는 발가락 관절염에 TENS보다 효과적이다.
3. 사회계층 4, 5는 사회계층 1과 2보다 체제를 유지할 가능성이 적다.
4. 다리절단 어린이들은 다리절단 청소년들보다 부정적인 신체 이미지 때문에 고생할 가능성이 적다.
5. 남학생들은 여학생들보다 임상평가에서 낙제점을 받을 가능성이 더 높다.

두 방향 가설

그러나 어떤 가설들은 특정 방향을 명확하게 묘사하지 않고 모호하게 진술하는 경우가 있다. 예를 들어, '가운을 입은 치료사와 입지 않은 치료사에 대한 노인들의 신뢰도는 다를 것이다'라는 가설이다. 이 경우에는 가운을 입은 치료사와 입지 않은 치료사 중 누가 더 신뢰도를 주는지에 대한 특별한 방향을 예측하지 않고 단순히 두 형태의 치료사들 사이에 차이가 있을 것이라는 진술을 하고 있다. 이런 가설들을 두 방향 가설(two-tailed hypothesis)이라고 한다. 아래에 예시가 있다.

1. 고참과 신참 직업치료사들은 스트레스로 인한 결근율이 다르다.
2. 물리학이 A인 치료사는 그렇지 않은 치료사와 치료접근법이 다르다.
3. 요실금 치료로 생체되먹임과 전기자극은 효과 차이가 있다.
4. 목발과 지팡이는 강직성 척추염 환자의 이동능력에 기여하는 정도가 다르다.
5. 수술 전 호흡기 훈련을 받은 환자는 수술 전 호흡기 훈련을 받지 않은 환자에 비해 수술 후 합병증 발생률이 다르다.

한 방향 또는 두 방향 가설 왜 중요한가?

왜 이것이 중요한가? 연구자가 한 방향 가설을 세우고 실험하여 결과에 대하여 통계적 검정을 하였다고 가정하자. 이때 검정값에 대한 p값이 1%라고 하면 이것은 실험결과가 1/100 무작위 오류가 있음을 의미한다. 그러나 만약 연구자가 두 방향 가설을 세웠다면 연구자가 기대하는 것은 두 방향이므로 무작위 오류에 의해 실험결과가 발생할 확률은 2/100, 즉 2%가 된다.

예를 들어, 다시 설명하면, '뇌졸중 환자의 보행능력은 AFO를 착용하는 것보다 PLS를 착용하는 것이 더 좋을 것이다.'라는 가설을 세웠다고 가정하자(이 경우는 한 방향 가설이다). 연구자는 한 집단은 AFO를 착용하고 보행하도록 하고, 다른 집단은 PLS를 착용하고 보행하게 할 것이다. 이후, 연구자는 PLS를 착용한 집단이 보행능력이 더 좋을 것이라고 기대할 것이다. 실험결과 5%의 p값을 얻었다고 가정하자. 이것은 100명 중 5명은 PLS의 효과로서 보행능력을 유의하게 증진시키지 못했음을 의미한다. 그러나 만일 '뇌졸중 환자의 보행능력은 보조기 착용형태(AFO와 PLS)에 따라서 차이가 있다'라는 두 방향 가설로 설정하면 p값은 10%가 된다. 부록에 있는 확률표(부표 A1.2)를 보면, 한 방향과 두 방향에 대한 p값들이 있다. 여기에서 두 방향 p값은 한 방향 p값보다 두 배가 큼을 알 수 있을 것이다.

그러면 한 방향과 두 방향 가설은 어떻게 결정되는가? 해답은 연구자가 수행하는 연구에 대한 문헌고찰을 얼마나 잘 했는가에 달려 있다. 예를 들어, 담배와 기관지염에 대해 관심이 있다고 가정하자. 문헌고찰을 통하여 다음과 같은 사실을 미리 알았다면

(1) 담배는 폐암과 연관이 있다.
(2) 기관지염은 특별한 대기오염과 연관이 있다.

연구자는 합리적으로 흡연자가 기관지염을 훨씬 많이 가지고 있음을(한 방향 가설) 예상할 수 있을 것이다. 따라서 문헌고찰은 가설의 방향을 설정하는데 많은 도움이 된다.

핵심 개념

연구결과를 적절한 통계적 검정을 통하여 분석하면 검정값을 얻게 된다. 이 값을 확률표를 이용해 비교하여 유의한지를 결정해야 한다. 확률표를 이용하여 비교하기 이전에 연구자는 자유도를 알아야 하고, 또한 가설의 방향(한 방향인지 두 방향 가설인지)을 알아야 한다. 두 방향 가설의 p값은 한 방향 가설의 p값보다 두 배 높다. 이 자유도와 가설 방향이 확인되면 p값을 찾을 수 있다. 즉, 무작위 오류로 인한 발생할 확률값 p값의 크기에 따라 결과가 유의하거나(예: 가설 지원) 유의하지 않다고 주장할 수 있다(가설을 뒷받침하지 않음).

연구 프로젝트 설정 시 점검사항

지금까지 다루어지고 연구설계에 관여하는 필수 지침을 다시 정리해 보자. 이 체크리스트는 설문조사, 관찰연구 등이 아니라 가설 실험과 관련된 연구에만 적용되는 것이다.

1. 두 변수 사이의 관계를 명확하게 예측하는 실험가설을 구성했는가? 무의미한(관계없는) 가설을 진술했는가?
2. 상관설계를 사용하여 가설을 검정할 것인가? 즉, 한 변수의 점수가 올라감에 따라 다른 변수의 점수가 그에 따라 위 또는 아래로 이동할 것이라고 예측할 것인가? 또는 조건이나 대상 집단 간의 차이를 시험할 실험설계를 사용할 것인가?
3. 상관설계를 사용하는 경우 각 변수에 대해 어떤 수준의 자료가 있는가?
4. 실험설계인 경우, 무엇을 측정할 것인지(즉, DV란 무엇입니까)를 정리했는가? DV의 사전 및 사후 검사는 언제 수행할지 결정했는가? 어떤 수준으로 자료를 수집할지 정했는가?
5. 서로 다른 또는 동일(짝지어진) 집단설계를 사용할 것인가? 이것이 연구 가설을 위한 가장 적절한 설계라고 확신하는가? 이유는 무엇인가? 짝지어진 집단설계를 사용하려는 경우 대상자 속성 중 일치시켜야 하는 중요 변수를 확인했는가?
6. 통제(대조군)집단을 사용할 예정인가? 윤리적으로 받아들일 만한가? 대조군을 사용하지 않는다면 몇 개의 실험 조건을 결정하였는가?
7. 연구 대상자는 누구인가? 무작위로 선택할 수 있는가? 얼마나 많은 대상자가 필요한가?
8. 순서효과(order effect)를 극복하기 위해 역균형화(counterbalabce)로 할 필요가 있는가?
9. 실험자 편견(bias)을 통제하였는가?
10. 지속오류의 원인은 무엇인가? 통제하거나 제거했는가? 할 수 있는 한 많은 무작위 오류들을 고려했는가?
11. 실험가설이 한 방향인가 또는 두 방향인가?
12. 결과를 분석하려면 어떤 통계검정이 필요한가?

FURTHER READING

Cohen L, Holliday M 1996 Practical statistics for students. Paul Chapman Publishing, London

Coolican H 2004 Research methods and statistics in psychology, 4th edition. Hodder and Stoughton, London

Coolican H 2006 Introduction to research methods in psychology, 3rd edition. Hodder Arnold, London

Davies MB 2007 Doing a successful research project: using qualitative or quantitative methods. Palgrave Macmillan. London

Field A, Hole G 2004 How to design and report experiments. Sage, London

Greene J, D' Oliveira M 2006 Learning to use statistical tests in psychology, 3rd edition. Open University Press, Buckingham

Polgar S, Thomas S 2007 Introduction to research in the health sciences, 5th edition. Churchill Livingstone, Edinburgh

CHAPTER 10

이론을 실제에 적용하기

이 장의 내용

지금까지 말한 모든 것은 이론에 불과하다. 연구를 수행하려면 이론을 실천해야 한다. 이 장에서는 연구 프로젝트를 수립하는 데 도움이 되는 실용적인 가이드라인을 제공하는 것에 중점이 있다.

목표 및 목적 설정하기

연구를 처음 하는 대부분의 사람은 특별한 주제를 정하지 않고 막연하게 말한다(예: 나는 요통/사경/뇌성마비/정형 물리치료 등에 대하여 연구하고 싶다). 연구는 목적이 명확하지 않으면 실험으로 진행하기 힘들다. 따라서 연구의 목적은 수행될 연구를 통해 기대되는 상황을 명확하고 간결하게 진술해야 하며, 이전에 언급된 연구의 문제와 관련 이론에 기초하여 논리적으로 진술해야 한다. 예를 들어, 뇌졸중 후 사회참여 제한에 영향을 주는 요소가 무엇인가? 나이, 성별, 신체적 능력, 인지? 이 경우 “이 연구의 목적은 발병 1년 이내인 60세 이상의 뇌졸중 환자를 대상으로 사회적 참여 제한에 가장 영향을 미치는 요인을 알아보는 것이다.”라고 진술하면 될 것이다.

어떤 경우에는 설문지를 통한 많은 자료를 수집할 것이고, 또는 가설을 설정하여 실험을 하는 경우가 있을 것이다. 만약 가설을 설정한다면 두 변수의 관계를 예측하는 문구를 명확히 진술해야 한다. 그리고 가설은 실현 가능한가를 고려해야 한다. 어떤 경우에는 기술부족, 장비부족, 너무 많은 대상자나 시간 등의 문제로 인해 실험이 불가능할 수 있다. 따라서 현실 상황에서 실험 가능한지를 고려해야 한다.

연구 배경 검토하기

철저한 문헌고찰은 효과적인 연구설계를 하는데 필수적인 과정이다. 문헌고찰은 창의적인 논문작성을 위한 연습과정이 아니다. 다시 말해, 문헌고찰은 시행하려는 연구와 기존에 이루어진 연구를 연결하는 과정이다.

기존의 문헌을 고찰함으로서, 연구자는 이미 시행된 연구들이 어떻게 그리고 왜 이루어졌는지를 알 수 있다. 또한 문헌고찰을 통해, 이미 이루어진 연구에서 연구자가 제안하고 있는 추후 연구방향이나 제언점을 확인할 수 있고, 제한점을 고찰함으로써 비슷한 문제를 연구하려 할 때 피해야 할 장비 또는 대상 등을 확인할 수 있을 것이다. 게다가, 문헌고찰한 내용을 잘 정리하는 것은 독자들이 이 문제와 관련된 이론적 배경이나 문제를 해결하려고 진행된 연구과정 등을 이해하는데 도움이 될 것이다.

만약 가설을 세웠거나 설문 영역을 결정하였다면, 연구자는 조사하기를 원하는 주제와 관련이 있는 문헌을 살펴보아야 한다. 문헌고찰의 구체적인 목적은 다음과 같다.

- 주제와 관련된 이론적 배경을 완전히 습득하기 위해서
- 주제와 관련된 기존의 연구를 살펴보기 위해서(연구의 현황 파악), 특히 현재 하고자 하는 연구가 이전에 발표된 연구인지를 알아보는데 중요
- 관련된 연구들의 실험방법, 대상자, 연구절차 등을 참고하여, 자신의 연구에 도움을 얻기 위해서, 즉 문제해결을 위한 접근방법을 모색하기 위해서

그러나 연구검토의 목적이 자신이 진행하려는 연구와 동일한 것이 이미 발표되었는지, 이미 다른 연구자들이 진행한 실험결과를 자신의 전문적 환경에 적용할 것인지 확인하기 위해 단순히 다른 사람의 실험을 복제하기를 원할 때도 있다. 이러한 경우, 목표나 가설, 전체 실험 절차는 복제하려는 연구와 동일하지만 과정은 약간 다를 수 있다. 이론 및 관련 연구에 익숙해지도록 문헌고찰이 필요하지만 그 목적은 프로젝트의 독창성을 확인하기 위함이 아니다.

여러분의 의도에 따라 기존 연구를 복제하는 것이라면, 이 분야에서 이미 수행된 것을 확인하지 못해서가 아니라 수행한 것이 아니라는 것을 서술해야 한다.

철저한 문헌고찰의 중요성을 과소평가하면 안 된다. 지구를 깜짝 놀라게 할 결과를 연구하는데 Blog(블로그) 등에서 똑같은 연구를 1년 전에 수행했다고 동료가 말한 것만큼 두려운 일은 없다. 문헌을 충분히 검색하면 시간 낭비와 실망을 예방할 수 있다. 다음 정보는 기존의 출판된 문헌을 검색하기 위한 기본적인 지침이다.

전자 데이터베이스

의심할 여지없이, 통신기술과 관련한 가장 큰 발전 중 하나는 CD-ROM(콤팩트 디스크, 읽기 전용 메모리)으로 기계화된 정보검색 시스템이었다. 의료와 관련된 많은 초록과 색인은 CD-ROM 데이터베이스의 형태로 이용할 수 있으며, CD-ROM 데이터베이스에서는 특정 주제, 기사, 키워드 및 작성자 이름을 매우 빠르게 검색할 수 있다. 예를 들어, 연구자가 만성적인 목통증과 치료에 관심이 있다면, 이러한 핵심 단어를 사용하여 CD-ROM 데이터베이스는 인용문 목록을 생성할 수 있으며, 연구자가 관련성이 있다고 판단될 경우 컴퓨터에서 직접 접근하고 인쇄할 수 있다. 이 정보에 접근하는 것은 일반적으로 사용자와 컴퓨터 사이의 합리적으로 사용자 친화적인 '대화'를 수반하며, 개별 주제와 결합된 주제, 저자, 저널 세부 사항 등을 식별할 수 있다. 이것은 연구자가 주어진 주제에 대한 방대한 양의 관련 배경 자료를 한 시간 안에 얻을 수 있다는 것을 의미한다. 전자검색에 익숙하지 않은 경우 http://www.netskills.ac.uk/onlinecourses/tonic과 같이 많은 도움을 줄 수 있는 웹 사이트가 있다.

그러나 귀하가 소속된 기관이 도서관과 특별한 협의를 하지 않았다면 시설에 비용을 지불해야 할 수 있으며 비용은 산출된 논문의 수에 따라 달라질 수 있다. 데이터베이스에 접근할 수 있는 정확한 방법과 가용성에 대한 정보는 당신이 소속된 기관의 도서관에서 얻을 수 있다. 도서관은 자체 데이터베이스 입력 시스템을 가지고 있으므로 도서관 직원에게 이 정보를 요청하는 것이 중요하다.

구체적인 문헌고찰 방법을 소개하겠다. Index Medicus 활용, 인터넷 검색, 기존 연구들의 인용문헌 참고, 상호대차제도 등을 이용하여 문헌을 고찰할 수 있다. 문헌고찰 시 연구목적과 정확히 일치하는 내용 및 분야보다는 가능한 넓고 다양한 분야에서 주제어와 관련된 문헌을 찾아보는 것이 필요하다. 구체적인 예를 들면, 연구자가 왜 노인이 잘 넘어지는지, 어떤 치료방법이 있는지를 알고 싶다고 가정하자. 그러면 연구자는 '노인의 균형과 치료' 관련된 책 또는 인터넷 검색 사이트를 통하여 살펴볼 것이다. 다행히 여기에서 연구자가 원하는 주제에 대하여 완전한 해답이 제시되면 좋으나, 그렇지 않을 수도 있다. 만약 후자의 경우라면 연구자는 자신의 의문을 풀기 위해 연구를 계획할 것이다. 연구를 진행하기 위해서는 문헌고찰이 되어야 한다(문헌고찰을 대충 하고 실험을 시작하게 되면 연구 후반에 아쉬운 점이 많이 발생하고, 실험 자체도 끝나기 힘들어진다).

연구자는 자료를 모으기 위해 책에 언급된(주제와 관련된) 인용문헌을 살펴보고 정리해야 한다(기존 연구의 인용문헌 참조). 또한 논문을 검색하는 사이트를 이용하여 최신 논문(적어도 5년 이내의 연구)을 찾아야 할 것이다. 다음은 임상치료와 관련된 주요 컴퓨터 데이터베이스 목록이다.

- **구글학술검색:** 국내 및 국제 논문 검색사이트. https://scholar.google.co.kr/
- **한국학술지인용색인:** 국내 발표된 다양한 분야의 정보를 제공하는 사이트. https://www.kci.go.kr/kciportal/po/search/poArtiSear.kci
- **DBpia:** 국내 학술저널, Conference Proceedings, 전문잡지, 전자책, 웹 DB 등 제공. https://www.dbpia.co.kr/
- **KISS:** 1996년부터 지금까지 국내 1,200여 개 학회 및 연구소에서 발행하는 학회지 및 연구간행물 제공. http://kiss.kstudy.com/
- **Medline:** 이 데이터베이스는 전체 의학 분야와 건강 관련 분야의 내용들을 다루고 있다. 연구논문과 초록뿐만 아니라 사설, 편지, 전기도 포함된 국제적인 데이터베이스이다. Medline은 주요 컴퓨터 데이터베이스로서 오래된 Index Medicus의 CD-ROM 버전이다. 세계에서 가장 중요한 논문집 중 3,000개 이상의 연구에 대한 세부 사항 소유
- **CINAHL:** CINAHL(Cumulative Index to Nursing and Allied Health Literature)은 간호학과 관련 건강 분야의 문헌을 다루는 데이터베이스이다. 월간으로 업데이트되며, 주된 초점은 간호직이지만, 관련된 분야도 다루고 있다. 사용자는 주요 단어, 저자 또는 주제 영역을 이용하여 책과 저널 기사의 세부 사항에 접근 가능
- **AMED(Allied and Alternative Medicine):** 연합 및 대체의학을 위한 온라인 데이터베이스
- **Chartered Society of Physiotherapy:** 다양한 문서 및 연구를 제공. http://www.csp.org.uk/
- **Cochrane Library:** 효과적인 건강 관련 중재에 대해 신뢰할 수 있는 정보를 제공하는 포괄적인 테이터베이스로서, RCT, 체계적 고찰(systematic reviews) 등 제공. http://www.thecochranelibrary.com
- **PEDro:** 물리치료 증거 데이터베이스. 물리치료에 관한 체계적 고찰 및 RCTs를 다룸. http://www.pedro.org.au/The physiotherapy evidence database.
- **SPORT Discus:** 스포츠와 건강 관련 문헌에 대한 포괄적이고 국제적인 데이터베이스이

다. 스포츠 의학, 운동 생리학 그리고 생체역학 분야의 기사, 책, 논문, 회의 과정 등의 정보를 포함

- http://www.ex.ac.uk/library/guides/comphealth.html. 보완치료에 대한 정보들을 제공
- http://www.library.nhs.uk/CAM/. 모든 건강 관련 전문가를 위한 풍부한 정보가 다루어지고 있고, 다양한 주제를 다루는 전문 도서관 링크
- http://www.internethealthlibrary.com/: 보완치료 및 대체치료에 대한 정보를 제공
- http://www.intute.ac.uk/healthandlifesciences: 침술, 언어 및 언어치료, 식이요법, 발 치료, 카이로프랙틱 등과 같은 다양한 분야의 정보를 다루는 사이트
- **PyscINFO**: 1800년대부터 발표된 심리학 관련 문헌에 대한 포괄적인 데이터베이스. http://www.apa.org/psycinfo/

검색된 연구논문을 구하기 위해서 도서관 사서나 정보 서비스 직원에게 문의하여 조언을 제공받기를 강력히 추천한다. 문헌에 접근하기 위해 인터넷 사용에 대한 자세한 내용은 27장 "체계적 검토"를 참조한다.

기타 정보 출처

엄청난 양의 정보가 인터넷에서 이용 가능하며 이중 많은 부분이 매우 유용하다. 그러나 웹 사이트에는 검증되지 않은 정보들이 있을 수 있으므로 사용할 때 이러한 점을 주의해야 한다.

통계

의심할 여지없이 인터넷은 아마도 최신의 통계 정보를 이용할 수 있는 도구이지만, 검증되지 않은 사항도 있으므로, 공식적인 통계 사이트를 이용하는 것이 좋다. 유용한 홈페이지 주소는 다음과 같다.

- http://www.dh.gov.uk/en/Publicationsandstatistics/index.htm (UK health data)
- http://www.statistics.gov.uk/ (UK health statistics)
- http://www.lib.gla.ac.uk/Depts/MOPs/Stats/medstats.shtml (medical statistics for North and South America, Europe, the Commonwealth and the UK)
- http://who.int/research/en/international health data from the World Health Organization
- http://www.opsi.gov.uk contains official statistical data

인용(참고)문헌 정보

참고문헌을 관리하기 위한 많은 컴퓨터화된 시스템이 있다. 예를 들어, Papyrus, Endnote, ProCite 및 Reference Manager가 있다. 이것들은 연구자가 참고문헌을 체계적으로 정리하고 분류하고 관리할 수 있게 하며 다양한 목적을 위해 수정할 수 있게 지원한다.

만약에 이러한 소프트웨어를 이용하지 않은 경우라면, 문헌을 잘 정리해두어야 한다. 저자, 출판사, 저널명, 연도, 제목 그리고 간략한 요약 등을 정리하여 관리하는 것이 필요하다. 이는 차후 연구 또는 관련 문헌을 검토할 경우 시간을 줄이는데 유용할 것이다.

프로젝트 수행방법 결정하기

문헌 검토를 완료하고 시작하려는 프로젝트가 이전에 수행되지 않았는지 확인한 후에는 최적의 연구 진행 방법을 결정해야 한다. 설문조사 연구를 할 예정인가? 많은 양의 데이터를 수집한 다음 그 데이터의 중요한 특징을 강조하기 위해 어떤 형태의 기술적 통계를 사용할 것인가?(5장 참조) 또는 두 개 이상의 변수를 측정하여 이들 사이의 관련성을 알아보는 상관설계를 사용할 예정인가?(6장 참조) 또는 한 변수가 다른 변수에 어떤 영향을 미치는지 확인하기 위해 변수를 조작하는 실험설계를 할 예정인가?(6장 참조)

각 접근방식에 대한 간략한 소개를 다시 하겠다. 설문조사 방법에는 특정 주제에 대한 대량의 데이터를 수집하고, 데이터의 중요한 측면을 강조하기 위해 기술통계를 사용한다. 설문조사는 다음과 같은 다양한 목적으로 사용될 수 있다.

- 특정 주제에 대한 묘사를 위해. 예를 들어 순환 결함, 연령, 성별, 사회계층, 이전 건강, 직업, 병원에서의 시간 등으로 인해 다리가 아래쪽으로 절단되는 환자가 얼마나 되는지 묘사하기 위해서이다.
- 문제 영역을 정확히 파악하기 위해. 위의 예에서 양조장에서 일했던 50명의 60세 남성들이 다리가 절단될 가능성이 더 높다는 것을 발견했다면, 이것은 가능한 인과관계에 대한 추가적인 연구가 필요함을 보여주는 것이다. 그러면 가설을 설정하고 검증하는 실험연구가 시작될 것이다.
- 과거와 현재의 추세를 파악하기 위해. 예를 들어, 지난 10년 동안 이러한 다리절단 경향은 증가했는가? 만약 그렇다면, 이런 추세가 계속될 것이라고 생각할 수 있을까? 만약 그렇다면 이것은 사지 절단 및 재활 영역에서 임상치료 전문성을 개발하는 연구가 필요함을 의미할 수 있다.

설문조사 기법은 특정 가설을 검증하는데 적합하지 않을 수 있다는 것을 기억한다. 이를 위해서는 실험설계와 상관설계가 필요하다.

실험설계는 가설에서 두 변수 사이에 예측된 관계가 실제로 존재하는지 여부를 검정하는 데 사용된다. 이를 위해서는 변수 중 하나를 조작하고 다른 변수에 미치는 영향을 측정해야 한다. 이러한 접근법은 연구자가 상당한 노력을 기울일 수 있도록 세심하게 설계하고 통제해야 한다. 결과는 통계적 검정을 사용하여 분석되어야 한다(13~18장 참조). 실험이 적절하게 수행되었다면, 결과는 특정 사건의 원인과 효과를 확인함으로써 매우 유용한 대답을 제공할 수 있다. 이 접근법은 또한 어떤 치료방법들이 더 효과적인지, 어떤 환자의 유형이 특정 치료법에 가장 잘 반응하는지를 확립할 수 있으며, 따라서 전문적인 진료의 합리화와 체계화에 특히 유용할 수 있다.

그러나 그것은 당연히 단점이 있다. 실험은 수행하는데 복잡하고 많은 시간이 소요될 수 있으며 윤리적 문제가 발생할 수 있다. 예를 들어, 출산 중 경막외 진통제가 투여되지 않은 집단과 통증 완화를 위해 투여된 집단을 비교함으로써 분만 중 경막외 진통제의 효과를 조사하는 방법은 윤리적 문제가 있다. 그러한 경우 대안적인 접근법을 고려해야 한다. 대안적인 접근법 중 하나는 상관설계이다.

상관설계는 독립변수(후자의 경우, 경막외 진통제)가 종속변수(진통 시간)에 어떤 영향을 미치는지 확인하기 위해 의도적으로 조작하는 것처럼, 비윤리적인 가설을 검증하기 위해 사용된다. 상관설계에서, 연구자는 단순히 각 변수에 대한 다양한 측정을 수행하여 변수들이 관련성이 있는지를 확인한다. 예를 들어, 한 변수의 높은 점수는 다른 변수의 높은 점수와 관련이 있는가? 또는 한 변수의 높은 점수가 다른 변수의 낮은 점수와 관련이 있는가? 이 방법은 환자나 치료에 대한 인위적인 조작을 수반하지 않기 때문에 실험설계 절차보다 실행하기가 더 쉽다. 자연스러운 환경에서 더 쉽게 사용될 수 있다. 그러나 상관설계를 사용하여 원인과 결과를 파악할 수 없으므로 실험설계와 동일한 정도의 결정적인 증거를 제공할 수 없다. 이러한 접근방법 중 어느 것이 당신이 연구하고자 하는 주제에 가장 적합한 지 결정해야 한다.

연구 준비: 연구제안서 작성하기

일단 연구 주제를 결정하고, 문헌검토를 실시하고, 프로젝트에 대한 접근방식을 정했으면, 프로젝트의 구조와 세부 사항을 계획할 수 있도록 상세한 연구제안서를 작성하는 것이 좋다. 많은 사람들은 어떤 기관에서 재정적 지원을 받지 않는 경우 연구제안을 작성하는 것이 시간 낭비라고 생각한다. 하지만 현대에는 연구를 진행하기 위해 윤리위원회의 승인을 받아야 한다. 따라서 연구제안은 윤리적 문제를 충분히 평가할 수 있도록 프로젝트의 필요한 세부 사항을 제공할 뿐만 아니라 환자의 건강과 복지에 영향을 미칠 수 있는 중요한 고려사항인 주제 영역에 대한 연구자의 역량, 전문성 및 이해를 입증해야 하기 때문에 이러한 경우에 필수적이다(연구윤리위원회 제출 관련 사항은 6장 참조).

윤리적 승인을 얻는 것 외에도 연구제안서를 작성하는 데는 다음과 같은 두 가지 중요한 기능이 있다.

- 연구원이 프로젝트를 계획하고 목적, 방법, 분석 및 관련성과 같은 모든 필수 문제에 집중할 수 있게 도와준다.
- 경우에 따라서는, 당신이 수행하고자 하는 연구는 더 많은 시간, 직원 또는 장비가 필요할 수 있으므로, 프로젝트에 대한 재정지원을 받아야 하는 경우가 있다. 자금 지원을 신청하려면 잠재적인 지원자에게 상세한 연구제안서를 제공하여 프로젝트의 가치, 실행 가능성 및 관련성을 평가할 수 있도록 해야 한다.

이러한 이유로 프로젝트를 시작하기 전에 연구제안을 준비하는 것이 좋다. 자세한 내용은 다음 장에서 다루겠지만, 여기에서는 간략히 제안서에 포함되어야 할 정보에 대해 설명하겠다.

1. 명확하고 간결한 연구 프로젝트의 제목
2. 배경 이론 및 프로젝트의 연구 내용
3. 조사 중인 목표 또는 가설에 대한 명확한 진술
4. 연구수행 방법에 대한 설명이 명확하게 제시되어야 한다. 이것은 논문 '방법' 섹션(다음 장 참조)과 내용이 매우 유사하며 프로젝트 설계, 대상(유형, 수 등), 재료, 장치 및 실제 절차에 대한 설명이 나열되어 있어야 한다. 또한, 연구 관련 정보 및 결과처리에 대한 사용(즉, 환자에 대한 결과 피드백, 피험자의 익명성, 데이터의 보안, 다른 구성원과의 협력 등)이 여기에 포함되어야 한다.
5. 결과에 사용되는 통계 분석의 유형이 포함되어야 한다.
6. 특히 제안서가 윤리위원회나 자금지원기관으로 가는 것이면 그 연구의 의의, 관련성 및 기대 효과가 강조되어야 한다.
7. 연구의 각 섹션을 수행하는 데 필요한 예상 시간과 관련된 전반적인 시간이 포함되어야 한다. 이는 연구의 실현 가능성과 재정에 분명히 영향을 미치기 때문에 중요하다.
8. 제안서가 윤리위원회 또는 자금지원기관에 제출될 경우, 참가자들을 위한 윤리적 부분

에 대한 세부 사항을 포함시켜야 한다. 또한 프로젝트에 관여하는 사람(연구자 자신을 포함하여), 기존 또는 프로젝트 목적을 위해 특별히 채용된 사람에 대한 정보를 제시해야 한다. 일반적으로 연구와 관련된 세 가지 유형의 사람이 있다.

- 연구 책임자 또는 감독. 프로젝트 집행, 지휘, 작업을 전반적으로 책임지는 사람이다. 아이디어를 내고 윤리위원회 및 재정지원위원회의 검토를 위해 제안서를 제출하는 사람이 대개 연구 책임자이다.
- 연구원. 이들은 프로젝트의 실행, 데이터 수집, 치료 관리 등을 수행한다. 이들은 보통 연구 방법을 어느 정도 알고 있어야 하며 적어도 프로젝트가 시작되기 전에 약간의 훈련을 받는다. 연구원들에게 요구하는 자격과 기술에 대해 신중하게 생각해야 한다.
- 지원 직원. 이들은 종종 전체 프로젝트에서 중요한 사람으로, 비서 및 사무직, 컴퓨터 운영자, 기술자 등이 여기에 포함된다.

연구제안서에서는 해당 직원의 자격, 업무 및 연구 경력, 특정 직무 전문지식을 작성해야 한다. 프로젝트에 특별히 필요한 사람을 모집해야 하는 경우, 원하는 사람의 종류, 원하는 시간 및 비용에 대해 언급해야 하고, 단기 계약에만 있을 것이므로 급여를 지정할 때 평소보다 조금 더 지불해야 하는 것을 항상 기억한다. 급여비용 외에도 고용 및 국민의료보험 등 간접비를 추가해야 한다.

비록 여러분이 어떤 자금도 지원하지 않더라도, 프로젝트의 비용을 해결하는 것은 여전히 좋은 생각이다. 새로운 장비부족, 시간부족 등의 이유로 연구결과의 영향이 미흡하다고 말하는 것은 부적절하다. 외부 자금을 신청하는 경우 프로젝트가 12개월 이상 지속되는 경우 다음 비용(전체 또는 연간)을 항목으로 지정해야 한다.

1. 급여, 퇴직연금, 프로젝트에 고용될 모든 직원의 국민보험
2. 장비에 대한 구매, 대여 등과 관련된 비용
3. 여비 및 식비
4. 사무비, 우편 요금, 전화, 타이핑, 컴퓨터 사용 및 통계처리 비용 등이 계산되어야 한다.

또한 제안서를 제출하기 전에 연구기간 동안 물가인상 정도도 반영하는 것이 필요하고 제안서를 제출받는 기관의 재무형식을 숙지하고 이를 반영하여 제안서를 작성하는 것이 필요하다.

재정지원 획득하기

일부 연구 프로젝트는 시간과 비용이 많이 들어서 연구를 수행하기 위해 재정지원을 신청해야 할 수도 있다. 재정을 지원하는 곳은 많고 다양하며, 처음에는 모든 곳을 지원 가능한 곳으로 여겨야 한다. 의심할 여지없이, 재정지원을 받는 가장 쉬운 방법은 여러분이 속한 기관이나 조직의 연구 기금을 이용하는 것이다. 또한 보건 관련 공공기관들은 연구지원을 위한 자금을 가지고 있고 매년 또는 수시로 연구 주제를 공모하고 있다. 쉽지는 않겠지만 이를 활용하는 것이 필요하다. 또한 제약 회사, 장비 제조업체 등도 연구를 지원하는 자금 공급원이 될 수 있다.

이들 중 어느 곳이 가장 이익이 될 것인지 결정하기 위해서, 이들의 연구 선호도를 조사할 필요가 있다. 일부 기관들은 분명히 특정 유형의 연구를 선호하며 이러한 성향은 그들이 과거에 지원했던 종류의 프로젝트와 그들 자신의 활동의 성격으로 나타날 것이다. 특정 기관이 관심을 가질만한 연구 주제로 접근하는 것이 필요하다.

누구에게 접근할지 결정했으면, 그들과 아이디어에 대해 비공식적인 토론을 하고, 만약 그들이 관심이 있다면, 그들로부터 신청 양식과 지원서 작성 지침을 받고 충분히 검토 후 작성해야 한다.

조언의 말: 자금조달기관은 참신하고 유용하며 관련성이 있는 부분에만 관심을 가질 것이다. 평범하거나 또는 논쟁의 여지가 있는 프로젝트는 피하는 것이 좋다. 따라서 재정지원을 신청하기 전에 연구의 성격과 의미에 대해 신중히 생각하고 스폰서의 전반적인 관심사와 일치하는지를 고려해야 한다. 또한 연구제안서 작성 시 누락, 부정확한 철자법 그리고 서투른 구문 등은 당신의 전문적 연구능력에 대한 좋은 인상을 주는 데 거의 도움이 되지 않을 것이다.

최종적으로 제안이 거절된 경우, 왜 거절되었는지, 재심할 것인지에 대해 알아봐야 한다. 만약 연구제안이 받아들여진다면, 다음의 사항을 유의하면서 연구를 진행해야 한다. 첫째, 시간과 재정적 예산 내에서 유지하려고 노력한다. 자금 제공 기관은 돈이나 시간 연장에 대한 요청을 좋아하지 않는다. 둘째, 모든 것이 계획에 따라 진행되고 있다는 것을 보여주기 위해 정기적으로 진행 상황 보고서를 보낸다(또는 문제에 대해 알리고 그것에 대해 무엇을 하고 있는지 등). 셋째, 명확한 결론, 임상적 의미, 권장사항 등을 정해진 시간 내에 상세히 보고하도록 한다.

연구 세부 계획 세우기

제대로 된 연구제안서를 작성하면 연구내용 중 많은 부분이 고려되고 결정되었을 것이다. 공식적인 연구제안에 필요하지 않더라도, 연구보고서를 작성할 때(아마도 프로젝트의 완료 후 상당 시간이 지난 후에) 실제로 이 접근법을 결정하게 된 이유가 기억이 나지 않을 수 있다. 따라서 연구를 진행하는 동안 각각 방법 또는 설계를 선택한 이유에 대해 자세한 메모를 남겨두는 것이 자신을 위해 필요하다.

이 시점에서 실험설계를 사용하는 경우 다음과 같은 사항도 자세히 설명해야 한다.

- 실험하는 동안 주어지는 지시사항들을 작성해야 한다.
- 데이터를 기록할 수 있는 충분한 기록표를 준비한다. 실험 중에 참가자에게 서면 응답을 요청해야 하는 경우, 참가자를 위해 충분한 응답 시트를 준비한다.
- 만약 실험조건이나 순서가 무작위로 결정되는 경우 이를 참가자에게 알려야 한다.
- 참가자의 신원을 익명으로 유지하고 할당만 하는 경우 숫자를 부여하고, 모든 참가자(연령, 건강, 성별, 실험 조건)의 관련 세부 사항을 적절한 번호가 첨부된 별도의 시트에 기록한다.
- 참가자 선정기준과 방법을 기록한다.
- 자신 및 함께 일할 다른 연구원들을 위해, 무엇이 일어나야 하는지, 언제, 어떻게, 무엇을 해야 하는지에 대한 상세한 지침을 설명하는 작업시트를 준비한다.
- 데이터를 분석하는 방법을 확인하고 필요시 관련 소프트웨어를 어디서 활용할 수 있는지를 확인한다.
- 실험을 진행할 연구원 중 일부가 편견이 있다면, 이들을 대체할 연구원(결과에 대한 예측 없이, 연구 수행방법만 알고 있는 사람)이 있는지 확인한다.
- 만약 사람들에게 실험대상자로 참여하도록 요청하기 위해 편지를 써야 한다면, 그들의 답장을 위해 우표를 붙이고 주소를 적은 봉투를 동봉하고 프로젝트 시작 직전에 그들이 올 수 있는지 확인한다.
- 적절한 실험을 수행하기 전 미리 문제를 해결하기 위해 파일럿 연구를 수행한다.

설문조사를 진행하는 경우 다음을 결정해야 한다.

- 데이터 수집 방법(예: 설문지, 우편, 직접 방문 등)
- 측정 도구를 설계하는 방법(태도 척도 또는 설문지). 전체 설문조사를 실행하기 전에 파일럿 실험을 진행
- 설문지 완성을 위한 지침

- 참가자를 선택하는 방법
- 우편 설문조사를 한다면 어떻게 적절한 응답률을 보장하는지에 대한 방법
- 데이터를 분석하는 방법

연구 수행하기

여러 가지 중요한 점이 있다.

1. 장비를 사용하는 경우 작동은 제대로 되는지에 대해 연구시작 전에 다시 확인한다. 참가자가 왔는데 장비가 작동하지 않는 경우가 발생하지 않도록 한다. 또한 장비를 올바르게 사용하는 방법을 알고 있는지 확인한다.
2. 실험을 제대로 시작하기 전에 항상 파일럿 실험을 실행한다. 파일럿 실험은 단순히 실험 절차를 몇 명의 참가자에게 실행해 실질적인 가능 여부를 확인하는 것이다. 이를 통해 다음을 설정할 수 있다.

   (1) 절차가 적절한 지 여부

   (2) 참가자들에게 설정한 작업이 적절한 수준인지, '너무 어렵거나 너무 쉽다'면 조정

   (3) 작업에 적당한 시간을 할당했는지 여부

   (4) 지시 사항을 참가자들이 명확하게 이해하는지 여부

   (5) 프로젝트에 실질적인 문제가 있는지 여부

   이 단계에서 문제점이나 어려움을 발견하면 실제 실험을 시작하기 전에 철저히 조절해야 한다.
3. 실험 절차를 완전히 숙지하고 언제 해야, 무엇을 해야 하는지에 친숙해져야 한다. 실험자가 기록지를 찾아 헤매거나 다음에 무엇을 해야 할지 몰라 어수선하면 참가자들의 신뢰를 무너뜨린다. 그래서 실험을 최대한 부드럽고 자연스럽게 진행되는 것처럼 보이게 해야 한다. 파일럿 시험을 통해 이를 연습해야 한다.
4. 참가자를 잘 관리해야 한다. 이들은 연구의 가장 큰 초석이다. 이것은 연구목적과 결과에 대한 정보를 합리적으로 유지하는 것을 의미한다. 참가자들이 연구목적을 인지한다면 이는 결과에 편향을 일으킬 수 있기 때문에 연구가 종료된 후 결과를 알려줘야 한다. 또한 가능하다면 사전에 그들에게 무엇이 요구되며 얼마나 오래 걸릴지 알려준다. 당황하거나 곤란을 초래할 일은 하지 않는다. 사람들은 어떤 형태의 연구에 대해서도 당연히 우려하고 있다. 그러므로 사람들과의 친밀감과 쉽고 쾌적한 분위기를 조성하려고 노력하는 것이 최선의 방법이다. 마지막으로, 연구과정 동안 참가자가 겪는 불편함의 양을 최소화하도록 노력한다.

연구결과 해석 및 발표하기

단순히 결과를 분석하고 그 결과에 대해 모든 것을 잊어버리는 것은 아무 가치가 없다. 직업에 대한 관련성 측면에서 완전히 해석되어야 한다. 결과의 의미는 무엇인가? 그것이 현재의 임상치료 관행과 어떻게 관련되어 있는가? 정책 변경/치료 절차에 미치는 영향은 무엇인지?

그러나 이것만으로는 충분하지 않다. 연구의 결과는 주제에 관심이 있는 다른 사람에게 전파되어야 할 것이다. 이를 위한 가장 쉬운 방법은 전문 학술지에 게재하기 위한 논문이나 자신의 부서 내에서 발행되는 보고서 형태로 연구를 작성하는 것이다. 전자가 많은 사람에게 익숙하겠지만, 두 방법 모두 같은 종류의 형식과 접근법이 필요하다.

건강관리 전문 분야는 연구 기반 임상치료를 하는 것이 필수적이다. 이러한 지식 없이는 임상의는 정보에 입각한 의사결정을 할 수 없고, 객관적인 근거에 따라 치료행위를 할 수 없으며, 환자의 복지가 최적화되었는지 알 수 없을 것이다. 결과 발표는 연구의 필수적인 최종 단계이며, 임상치료사에게는 잠재적으로 유용한 연구를 수행해야 할 도덕적인 의무이다. 연구 작성 지침은 다음 장에서 다루겠다.

마지막으로, 완벽한 응용 연구란 없다는 것을 기억한다. 인간이라는 주제에 관련된 연구를 설계할 때, 오류가 있을 수 있다. 그러나 이러한 고려사항을 숙지하고 잘 판단해야 한다. 연구와 관련된 실제적인 문제를 반영하기 위해 설계를 이성적이고 현명하게 조정할 수 있는 한 연구는 여전히 타당할 것이다.

FURTHER READING

Besides the websites recommended in this chapter, the following may be useful:

Bell J 2005 Doing your research project: a guide for first-time researchers in education, health and social sciences, 4th edition. Open University Press, Buckingham

Berry R 2004 The research project: how to write it. 5th edition. Routledge, London

Blaxter L, Hughes C, Tight M 2006 How to research. 3rd edition. Open University Press, Buckingham

College of Emergency Medicine UK http://www.collemergencymed.ac.uk/Click on 'Search' and type in 'Writing Research Proposal'

Davies MB 2007 Doing a successful research project: using qualitative or quantitative methods. Palgrave Macmillan, London

Denscombe M 2002 Ground rules for good research. Open University Press, Buckingham

Denscombe M 2003 The good research guide: for small scale research projects. Open University Press, Buckingham

Fink A 2005 Conducting research literature reviews: from paper to the internet. Sage, London

Gitlin L, Lyons KJ 2008 Successful grant writing strategies for health and human service professionals. Springer, New York

Greenhalgh T 1997. How to read a paper: papers that summarise other papers. BMJ 315:672–675

Khan KS , Kunz R, Kleijnen J, Antes G 2003 Systematic reviews to support evidence-based medicine: how to review and apply fi ndings of healthcare research. Royal Society of Medicine, London

Robson C 2006 How to do a research project; a guide for undergraduate students. Blackwell, London

The Leads Teaching Hospitals UK http://www.leedsth.nhs.uk/sites/research_and_development/sections3.php

Watson R, McKenna H, Cowman S, Keady J 2008 Nursing research: designs and methods. Churchill Livingstone, Edinburgh

CHAPTER 11

출판을 위한 논문 작성하기

이 장의 내용

때때로 여러분은 단지 자신의 만족을 위해서 또는 자신의 직무 중 어떤 문제를 해결하기 위해서 연구 수행을 원할 것이다. 만약 실험이 매우 흥미롭고 유용한 결과를 만들어 낼 때 당신은 그 결과를 다른 관련 전문가들에게 전파할 수 있도록 그것을 출판하고 싶을 것이다. 그러면 당신은 적절한 저널에 게재할 논문을 준비해야 할 것이다. 실험 후 연구결과를 출판해야 하는 두 가지 이유는 다음과 같다. 첫째, 만약 여러분이 몇 가지 흥미로운 발견을 한다면, 이것들을 다른 임상치료사들과 공유해야 하는 도덕적 의무가 있다. 이를 통해 연구결과가 치료행위에 반영될 수 있다. 둘째, 연구결과가 환자치료를 개선하는데 적용되려면 이러한 치료법을 다른 시술자에게 널리 보급하는 것이 필수적이다.

비록 여러분이 여기에 제공된 지침을 따르더라도, 아마도 연구를 작성하려는 여러분의 첫 번째 시도는 만족스럽지 않을 수 있다. 절망하지 말고 일단 초안을 1~2주 동안 내버려 두었다가, 그것을 다시 읽을 때 여러분은 아마도 더 명확하거나 간결하게 표현될 수 있는 많은 수정사항을 발견할 것이다. 이렇게 했는데도 여전히 만족스럽지 않으면 과정을 반복한다. 이를 통해 과학저널에 적합한 문체를 작성할 수 있을 것이다.

연구논문 작성을 위한 일반적 지침

1. 연구내용을 대중에게 발표하기 위해서 연구의 목적, 연구진행 방법, 연구결과, 결과의 의미가 무엇인지를 포함하여 발표해야 한다.
2. 문장은 항상 제3자의 입장에서 서술해야 한다. 예를 들어, '나는 …한 사람을 대상으로 하였다'보다는 '대상자는 …한 사람이었다'라고 서술해야 한다.
3. 한 문장에는 하나의 주제만 들어가게 명확하고, 간결하게 서술해야 한다. 한 문장을 길게 늘어 쓰면 자신도 모르게 여러 개의 다른 내용이 포함될 수 있다. 이것은 독자를 혼란스럽게 하는 원인이 된다. 항상 한 문장이 끝나면 주어와 동사가 일치하는지를 살펴봐야 한다. 또한 이전에 한 번 언급된 내용은 가능하면 줄여서(약어로) 서술하는 편이 낫다.
4. 아무리 관련성이 있고 흥미롭더라도 보고서에 일상적 증거를 제시하지 않는 것이 좋다.
5. 연구자와 같은 전문인이 아닌 사람이 여러분의 논문을 읽을 수 있기 때문에 논리적이고 명확하게 진술해야 한다. 연구의 목적이 타인에게 정보를 제공하기 위함이기 때문에, 쉽게 이해할 수 있도록 진술하는 것이 좋다.
6. 여러분의 논문에 관련된 연구자료를 언급하는 것이다. 이유는 연구자가 연구 주제에 대하여 해박하다는 것을 알리기 위해서, 또한 연구자의 주장을 지지하는 근거를 찾기 위해 필요하다. 예를 들어, '견인 치료는 폐활량을 감소시킨다'라고 간단히 결과를 기술하기보다는 다른 연구자의 결과도 같이 제시해 주는 것이 더욱 독자의 신뢰를 받을 수 있다. 마지막으로, 연구결과에 대한 해석을 할 때, 설명 가능한 이론이 필요하다. 이때 검증되지 않은 이론을 제시하기보다는 검증된 이론을 인용하는 것이 좋다.
7. 각 저널마다 고유한 형식과 요구 사항이 있으므로 보고서를 작성하는 올바른 방법은 없다. 따라서 저널의 투고요령(보통 앞면 또는 뒷면 덮개 안쪽)을 보고 또한 논문 작성 전에 그 저널에 게재된 다른 논문 몇 편을 읽어보는 것이 좋다.

체계적인 논문 작성을 위한 상세 지침

제목

제목만으로 연구에 대한 핵심 내용이 전달되어야 한다. 연구가설에서 예측되는 변수들의 관계로부터 제목을 붙이는 것이 좋다(가능하면 종속변수와 독립변수를 포함하여 서술하는 것이 좋다). 좋은 제목은 "무엇이(what) 이루어졌고", "누구(whom)에게 수행되었고", "어떻게(how) 수행되었는가?"가 포함된 것이다. 예를 들어, "성인 뇌졸중 환자에서 신경발달치료와 과제-지향접근법이 보행속도에 미치는 영향"이라는 제목을 가정해 보자. 여기에서 독립변수는 중재방법(신경발달치료와 과제-지향접근법)이고 종속변수는 보행속도이다. 또한 what(보행속도 비교), whom(성인 뇌졸중 환자), 그리고 how(중재형태)가 포함되어 있다. 독자 또는 임상치료사들은 자신이 찾고자 하는 연구인지를 알아보기 위해 논문의 모든 내용을 읽어볼 시간이 충분하지 않다. 따라서 제목이 복잡하거나 부적절한 경우 독자에게 외면받을 가능성이 높다.

요약

요약은 연구에 대한 전반적인 내용을 간결하게 종합하는 것으로, 10줄 또는 150자 이내로 작성하는 것이 좋다. 요약에서, 문장은 단락구분 없이 연결하여 서술해야 한다. 요약에는 다음의 내용이 포함되어야 한다.

- 실험의 가설 또는 목적
- 실험 과정의 요약
- 결과와 유의수준
- 결론과 임상적 의미

독자들은 자신이 원하는 연구인지를 알아보기 위해 시간-효율성 측면에서 요약만을 읽는 경우가 흔하다. 일부 바쁜 사람은 요약만 읽은 후 차후에 좀 더 많은 정보를 얻기 위해 다시 그 연구를 읽어보게 될 것이다. 관련 주제에 대해 고찰해야 할 연구가 많은 경우, 연구자들은 전체 연구를 모두 읽을 수 없기 때문에 자신에게 적절한 연구인지 파악하기 위한 선별방법으로 요약만을 먼저 읽게 된다. 따라서 요약은 다른 연구자의 흥미와 관심을 끄는 중요한 시작점이기 때문에 잘 정리하여 기술해야 한다.

요약하는 방법에 대한 간단한 예를 들어보면 다음과 같다.

이 연구는 건강한 성인을 대상으로, 지연성 근육통에 냉치료와 신장기법이 미치는 효과를 알아보기 위하여 실시되었다(목적 또는 가설). 대상자는 실험군 1, 2 그리고 대조군으로 무작위 배치되었고, 지연성 근육통 유발 전, 24시간, 48시간, 72시간 후 각각 통증 정도, 관절가동범위, 백혈구 수치를 측정하였다(연구과정). 집단과 시간에 따른 통증 정도, 관절가동범위, 백혈구 수치를 알아보기 위하여 이원분산분석을 실시한 결과 유의한 차이가 없었다($p<0.05$)(결과). 이 결과로 볼 때 지연성 근육통에 냉치료와 신장기법은 효과적인 치료라고 볼 수 없었다. 또한 지연성 근육통의 원인은 염증 반응 이외의 다른 요인에 의해 발생한다고 볼 수 있다(의미).

서론

서론은 연구자의 실험을 이론적 틀에 가져가는 것이다. 여기에 포함되어야 할 내용은 문제에 대한 진술, 문헌고찰, 연구목적과 기대되는 결과(가설)이다. 또한, 연구를 유발한 일부 국가적 또는 지역적 정책 변화 또는 일반적인 건강 문제(예: 뇌졸중의 사회적 문제 및 정책 등) 등을 제시하면서 시작하는 것도 좋다.

1. 문제에 대한 진술은 저자가 연구를 시작하게 된 의문 및 관심사를 기술하는 것이다. 왜 저자가 이 연구를 시작하였으며, 어떤 의문에 대해 해답을 구하려고 하는지를 기술하는 것이다. 서론 초기 부분에 의문에 대한 일반적인 해답을 기술하는 것으로, 연구 분야의 배경에 대한 일반적인 내용으로 진술한다. 즉 연구 주제와 관련된 이론적 배경과 일반적 사항을 나열한다. 위의 요약 내용을 예로 들어보면, 지연성 근육통, 냉치료, 신장기법 등에 대하여 일반적인 정보를 나열하고 참고한 인용문헌을 소개하면 된다.

   자신에게 익숙하지 않은 운동은 근육통을 유발한다(Kuipers, 1994). 특히 원심성 최대 수축을 요하는 활동을 한 후 흔히 발생한다(Clarkson 등, 1986). 이런 근육통은 운동 후 24시간 내에 발생하고, 2~3일(Kisner와 Colby, 1996) 또는 1~2일(Ebbeling과 Clarkson, 1989) 지나면 최고조에 이르기 때문에 지연성 근육통(delayed onset muscle soreness; DOMS)이라고 한다. 특징적인 증상은 근육통, 근육의 뻣뻣한 느낌 그리고 부종이며 5~7일 이상 지속된다. 지연성 근육통은 근력과 관절가동범위의 감소를 유발하여 운동수행 능력을 떨어뜨리거나, 일상생활에 불편을 초래한다(Ebbeling과 Clarkson, 1989).

2. 다음 단계에서는 연구와 관련된 이전의 연구들에 대한 문헌고찰 내용을 소개한다. 문헌고찰을 통해 이론적 기초를 제시하고 연구 구성의 타당성을 제공해야 한다.

   문헌고찰을 통해 과거에 수행되었던 연구에 대한 명확한 아이디어를 기술하고 연구자가 알고자 하는 지식과 이전 연구를 통해 밝혀진 지식 사이의 틈(gap)을 진술해야 한다. 또한 고찰된 연구들은 이러한 틈을 줄이는데 타당한 것이어야 한다. 또한, 문헌고찰 시 가능한 5~7년 이내에 발표된 연구들을 고찰하고 인용해야 한다.

   문헌고찰에 대한 예를 들면, Johansson 등(1999)에 의하면 운동 전 신장운동은 지연성 근육통을 예방하지 못한다고 하였고, 운동 전에 항염증 약물 flurbiprofen을 미리 투약하여도 지연성 근육통을 예방하지 못하였다(Semark 등, 1999).

   지연성 근육통은 세포내액의 부종으로 인한 근육 내 압력증가와 연관이 있다(Crenshaw 등, 1994). 지연성 근육통을 유발하는 운동을 수행하면, 히스타민 같은 화학물질이 분비되어 일정량 이상 쌓이게 되면, 통증 수용기를 자극하고 부종을 유발할 것이다. 항염증 작용을 하는 salicylate를 phonophoresis로 적용 후 지연성 근육통이 감소하였다(Ciccone 등, 1991).

3. 이전 연구들의 결과에서 얻을 수 있는 정보와 이론적 설명을 제시한다.

이런 치료는 세포내액의 부종을 억제함으로써 지연성 근육통을 조절할 수 있을 것이다. 따라서 지연성 근육통의 주요 원인이 부종과 염증반응이라고 할 때 냉치료(cryotherapy)는 효과적일 것이다.

4. 실시하고자 하는 연구의 필요성 또는 연구가 이전의 연구와 어떤 차별성이 있는지를 기술한다.

이전의 연구들은 정적 신장운동을 이용하여 지연성 근육통에 효과적인 치료가 되지 않았다. 본 연구에서는 전통적인 강한 강도의 단기간 수동신장보다 근육의 신장이 보다 편안하게 이루어지는 고유수용성 촉진법 중 유지-이완기법(hold-relax technique)을 사용하였다(Kisner와 Colby, 1996).

5. 마지막으로 연구의 목적 또는 가설을 명확하게 진술한다.

연구의 목적은 직접적이고 명확하게 진술해야 하는데, 연구에 사용된 변수를 포함한 구체적인 목적을 기술하고 연구가설(귀무가설 또는 대립가설)을 기술한다. 예를 들면, 이 연구는 정강절단 성인 환자를 대상으로 두 가지 형태의 발목보조기 형태에 따른 보행속도의 차이를 알아보는 것이다. 가설은 다음과 같다.

1) 발목보조기 형태에 따른 보행속도의 차이는 없다(귀무가설).

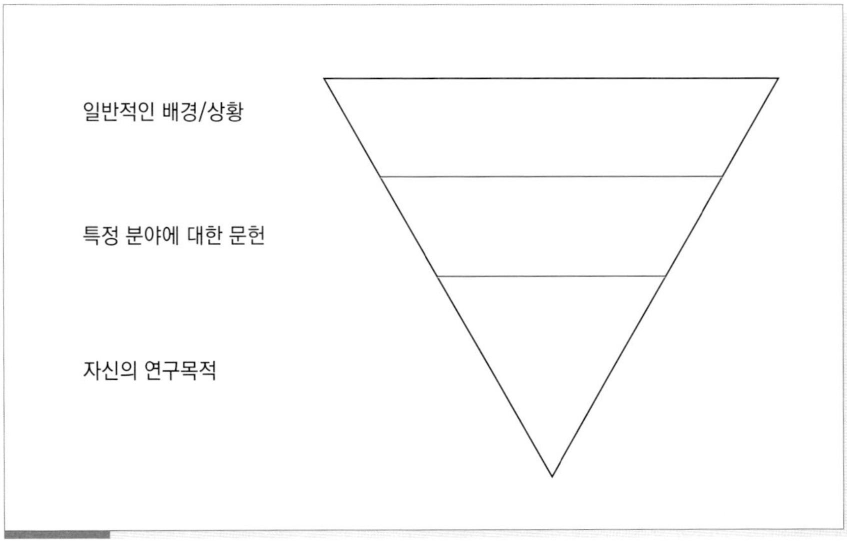

그림 11-1 추천되는 서론 구조

연구방법

연구방법의 목적은 독자에게 연구가 어떻게 이루어졌는지를 설명하는 것이다. 연구방법은 상세히 설명하여 독자가 똑같이 반복할 수 있도록 서술하는 것이 중요하다. 연구방법에 들어가는 항목은 연구대상자, 실험설계, 측정도구 및 장비, 실험과정, 자료 분석이다.

연구대상자

연구에 참여한 대상자 정보를 종합하여 상세히 기술해야 한다. 즉, 선정기준, 연령, 성별, 의학적 상태 등을 기술해야 한다. 독자들은 연구에 참여한 대상자의 건강상태 또는 특성 및 대상자 수를 고려하여 이 연구의 결과를 받아들이고 임상 적용 가능성을 판단할 것이다. 대상자(표본) 선정 시 무작위 선정이 수행되었는지, 임의로 선정하였는지를 기술해야 한다.

특히, 대상자가 자발적으로 참여하였는지, 보상을 받고 참여하게 되었는지에 대한 정보를 제시해야 한다. 이런 요소들이 실험의 결과에 영향을 미칠 것이다.

예를 들면, 본 연구는 ○○대학교에 재학 중인 건강한 성인 33명을 대상으로 실시하였다. 자발적으로 본 실험에 참여하기를 원하는 자를 선정하였으며, 이 중 다음 사항에 속하는 자는 제외하였다.

- 당뇨병이 있거나 상지운동을 제한하는 질환이 있는 자
- 현재 상지에 통증이 있거나 이로 인해 약물을 복용하는 자
- 규칙적인 신체 운동 프로그램에 참여하는 자

실험에 참여한 모든 대상자에게는 실험기간 중에 아스피린이나 항염증 약물을 복용하지 않도록 교육을 하였고, 또한 근력강화운동이나 신장운동을 임의로 수행하지 않도록 교육하였다.

실험설계

조사연구의 시행 시점에 따라 연구 설계는 단면적 연구, 전향적 연구, 후향적 연구가 있다. 연구에 적용된 설계는 어떤 것인지를 기술하고, 연구대상자가 서로 다른 집단인지 아니면 동일한/짝지어진 집단인지를 진술해야 한다. 더 나아가 무작위 할당방법, 이중맹검(double-blinded)법 적용 여부, 측정시기 등을 서술해야 한다.

예를 들면, 이 연구는 서로 다른 집단(실험군 1, 실험군 2 그리고 대조군)이 실험에 참여하였고, 모든 대상자는 치료 전과 치료 직후, 24시간 후, 48시간 후, 72시간 후에 통증 정도와 백혈구 수치를 측정하였다.

측정도구 및 장비

변수를 측정하기 위해 연구에 사용된 기구들은 독자들이 재현할 수 있도록 상세히 기술한다. 장비의 명칭, 제조회사 이름, 제작 연도 그리고 기능에 대한 간략한 소개와 사용목적을 기술해야 한다. 만약 연구자가 개발한 장비나 도구인 경우는 그림 또는 사진으로 모형을 제시하고 자세한 설명을 기술해야 한다. 또한 실험도구 및 장비의 신뢰도와 타당성에 대한 이전의 연구가 있으면 인용문헌으로 제시하는 것이 좋다. 변수를 측정하는데 적절한 장비인지? 검사–재검사의 신뢰도는 어떠한지? 측정자 간 신뢰도는 어떠한지? 등에 대해 기술해야 한다.

예를 들면, 지연성 근육통을 유발하기 위한 운동은 N–K table에서 시행되었고, 지연성 근육통을 치료하기 위하여 PNF 신장운동과 냉치료(cryotherapy)를 사용하였다. 치료결과를 알아보기 위해 시각통증척도(Visual Analogue Scale; VAS)를 이용하여 통증 정도를 측정하였고, 기능적 평가는 universal 측각계를 이용하여 팔굽관절의 가동범위를 측정하였다. 그리고 백혈구 수치를 알아보기 위하여 혈액을 채취하였으며. 최대 등척성 근력을 평가하기 위하여 Nicolas Manual Muscle Tester 1)를 사용하였다.

장비에 대한 내용은 각주를 달아 쓰는 것이 편리하다. 예를 들어

1) Nicolas Manual Muscle Tester: Lafayetty Instrument Inc., U.S.A.

또 다른 예를 들면,

본 연구에서 균형유지 능력을 측정하기 위해서 사용된 버그 균형척도는 5점 척도로 되어 있고, 14개의 항목으로 구성되어 있다. 측정자 간 신뢰도 계수는 0.98이고, 측정자 내 신뢰도는 0.97이다(Berg 등, 1995).

실험과정

실험과정에 대한 설명은 실제로 실험이 어떻게 진행되었는가를 보여주는 것으로 연구방법 중에 가장 중요한 부분이다. 이 부분은 논리적이고 명확하게 기술하여 독자가 이해하는데 어려움이 없도록 해야 한다. 실험순서를 한 단계씩 설명하여 독자가 '이 부분은 어떻게 시행한 거지?'라는 의문이 들지 않도록 해야 한다. 어느 시점에, 어떻게 그리고 누구에게 치료를 시행하였고 어느 시점에, 어떻게, 어떤 변수를 측정하였는지를 기술해야 한다. 일반적으로 연구와 상관없는 사람에게 실험과정을 기술하여 보여주었을 때, 만약 의문을 제기하지 않으면 실험과정이 잘 정리되었다고 볼 수 있다. 이 부분을 논리적으로 정확히 서술하는 것이 처음에는 힘들지만 반복연습을 하면 향상될 것이다.

- 실험군과 대조군: 33명의 대상자를 실험군 1(신장운동), 실험군 2(신장운동과 냉치료) 그리고 대조군을 무작위로 11명씩 배치하였다. 대조군은 지연성 근육통 유발 후 치료를

받지 않았고 종속변수 측정에만 참여하였다. 실험군 1은 지연성 근육통을 유발하고 즉시 신장운동을 처음으로 적용하였다. 이후 24시간, 48시간과 72시간 후 신장운동을 실시하였다. 신전운동은 PNF 기술 중 유지-이완기법을 10회 실시하였다. 실험군 2는 실험군 1과 같은 시간 간격으로 신전운동과 냉치료를 실시하였다. 냉치료는 상완 밑에 수건을 놓고 냉팩(cold pack)을 20분간 적용하였다.

- 측정방법: 모든 대상자는 지연성 근육통을 유발하는 운동을 시행하기 1시간 전, 지연성 근육통 유발 후 24시간, 48시간 그리고 72시간에 각각 백혈구 수치 그리고 시각통증척도를 측정하였다. 혈중 백혈구 수치를 알아보기 위해서 전완피정맥들(antecubital veins)에서 혈액 표본을 3ml 추출하였다. 추출된 혈액은 즉시 연세병원 임상병리과에서 분석되었다. 상완두갈래근의 최대 등척성 수축력을 평가하기 위해 Nicolas Manual Muscle Tester를 이용하였다. 이 도구는 최소 0.1kg 간격으로 0~199.9kg까지 측정 가능하였다. 대상자는 팔굽관절을 90° 굴곡한 상태에서 상완두갈래근의 최대 등척성 운동을 3초간 시행하였고, 두 번 반복 측정하여 최고 높은 수치를 채택하였다. 통증의 정도는 시각통증척도를 사용하여 3회 반복 측정하여 평균값을 채택하였다.

자료 분석

자료 분석에서는 자료에 적용된 모든 검정들을 기술하여 연구설계에 맞는 적절한 검정법들이 적용되었는지 독자가 알 수 있도록 해야 한다. 특정 자료의 분석을 위해, 기술통계를 사용하였는지, 모수검정을 하였는지, 비모수검정을 하였는지를 기술해야 하는데, 분석 시 흔한 오류는 측정된 변수가 간격/비척도 수준이라도 대상자 수와 정규분포 여부를 먼저 확인한 후 검정방법을 선택하여 기술해야 한다.

예를 들면, 대상자의 일반적 특성은 기술통계를 이용하여 분석하였다. 수집된 자료의 값이 정규분포하지 않고 표본이 적기 때문에 비모수검정을 실시하였다. 각 근육별 고유수용성 신경근촉진법 적용 자세에 따른 근활성도의 차이를 알아보기 위하여 비모수검정인 프리드만 검정을 실시하였다. 고유수용성 신경근촉진법 적용 자세에 각 근육별 상대적 근활성비율의 차이와 위팔두갈래근의 중앙주파수 차이를 알아보기 위해서 윌콕슨 순위부호 검정을 실시하였다. 프리드만 검정 후 사후검정을 실시하였다(Portney와 Watkins, 1993).

연구결과

이 부분은 결과에 대한 조언 없이 자료를 통해 얻은 결과만을 기술하는 부분이다. 이를 위해 두 가지 통계법(기술통계와 추정통계)이 사용된다. 기술통계는 자료의 평균과 표준편차를 통한 실제 자료를 종합하기 위해 사용된다. 추정통계는 독자가 결과를 통해 결론을 추정할 수 있게 하기 위해 사용된다.

실험을 통하여 수집된 실제 자료(raw data)를 결과물로 제시할 필요는 없다. 하지만 각 집단 또는 상황의 평균값과 표준편차, 통계적 검정결과를 표를 이용하여 제시하여야 한다. 일반적으로 연구대상자의 일반적인 정보와 실험을 통하여 얻어진 정보에 대한 표를 제시한다. 표를 작성할 때는 몇 가지 주의사항이 있다. ① 세로줄을 그어서는 안 된다. ② 표에 있는 변수들의 단위와 의미를 표시해야 한다. ③ 가능한 표를 간결하게 만든다. 결과를 서술할 때는 ① 사용한 통계적 검정방법, ② 결과, ③ 유의수준, ④ 실제적 결과의 평균을 제시하여 독자들이 이해할 수 있도록 한다(주의사항으로 단위표시 중 %를 제외한 모든 단위는 한 칸을 띄워 적는다 – 30%, 30cm, 30mL). 다음의 표들은 물리치료 영역에서 흔히 사용하는 표들이다(t 검정, 분산분석 등의 표들은 이 장 맨 끝 부분에 있는 부록 참조).

실험군 1의 평균연령은 21.5세였고, 신장은 171.25cm였다. 대조군의 평균연령은 22.7세였고, 신장은 164.30cm였다(표 11-1).

표 11-1

집단	대상자 수(명)	연령(세)	신장(cm)	몸무게(kg)
실험군 1	8	21.5±1.31	171.25±7.09	62.63±11.33
실험군 2	11	23.4±3.14	169.55±9.43	63.00±12.41
대조군	10	22.7±2.50	164.30±5.79	58.40±8.59

평균±표준편차

지연성 근육통을 유발하기 전에 실험군 1의 통증 정도는 0이었고 72시간 후에는 1.73이었다. 또한 백혈구 수치는 각각 6375, 5281이었다. 대조군은 5785, 6050이었다(표 11-2).

표 11-2

		집단별		
		실험군 1	실험군 2	대조군
통증	유발 전	0.00±0.00	0.00±0.00	0.00±0.00
	24시간 후	3.58±2.60	4.23±1.97	4.39±2.55
	48시간 후	2.83±1.50	3.49±1.63	3.48±2.86
	72시간 후	1.73±2.44	1.24±1.54	1.36±1.30
백혈구 수치	유발 전	6375.00±1622.17	6077.27±904.26	5785.00±1700.50
	24시간 후	6018.75±1673.09	5990.91±1322.27	6095.00±1602.16
	48시간 후	5325.00±1258.97	5740.91±1529.51	6000.00±1089.34
	72시간 후	5281.25±1345.35	5413.64±1356.48	6050.00±1602.16

집단별과 시간에 따른 통증과 백혈구 수치의 차이가 발생하였는지를 알아보기 위하여 이원분산분석을 한 결과 시각통증척도는 집단 간에는 차이가 없었으나 유발 전과 비교하여 모든 시간에서 유의하게 증가하였다($p<0.05$). 백혈구 수치는 집단 간과 시간에 따른 차이는 없었다. 비교한 모든 변수에서 시간과의 상호작용이 없었다(표 11-3).

표 11-3

	변인	자유도	평방합	평방평균	*F*값	*p*
통증	집단	2	1.40	0.70	0.11	0.8999
	시간	3	298.88	99.63	45.74	0.001
	상호작용	6	5.41	0.90	0.41	0.868
백혈구 수치	집단	2	1108476.50	554238.20	0.99	0.918
	시간	3	4636271.55	1545423.85	2.66	0.054
	상호작용	6	5760228.45	960038.07	1.65	0.144

논의

독자는 논의 부분을 읽으면서 연구자의 지식과 관찰력을 판단할 수 있다. 서론에서 제시된 연구의 목적이 잘 성취되었는가? 연구자가 의미 있는 결과를 제시하고 있는가? 이에 대한 질문과 해답과정을 통해 연구가 잘 수행되었는지를 판단하게 된다. 따라서 논의부분은 연구의 심장이라 할 수 있기 때문에 연구의 목적에 맞게 잘 정리해서 기술하여야 한다. 이 부분은 연구자의 의견이 반영되는 유일한 부분이다. 주의해야 할 사항은 결과에서 유의성이 입증되지 않음에도 불구하고 논의에서 마치 유의성이 있는 결과인 것처럼 실험결과를 기술하고 전개하는 것이다. 이 부분에서는 연구의 목적과 결과를 다시 요약하고, 연구의 중요성, 제한점 그리고 제안사항을 기술한다.

1. 연구의 목적과 결과를 다시 정리하여 언급한다.

   예를 들면, 본 연구는 익숙지 않은 운동을 한 후 발생하는 지연성 근육통에 대한 냉치료와 신장운동의 효과를 알아보기 위하여 시행되었다. 지연성 근육통 유발 운동 후 모든 대상자들은 통증을 호소하였다. 그러나 집단에 따른 통증의 차이는 없었다($p>0.05$). 또한 백혈구 수치는 운동과 시간에 따른 차이는 보이지 않았다.
2. 이전의 다른 연구결과와 자신의 연구결과 사이에 일치점과 차이점이 무엇이 있었는지를 언급한다.

예를 들면, Evans 등(1998)에 의하면 최대 등척성 운동보다는 최대하운동이 지연성 근육통을 더욱 잘 유발할 수 있다고 하였다. 지연성 근육통을 유발하는 원심성 운동을 시행한 후, 시간이 흐름에 따라 모든 집단의 대상자들이 통증을 호소하였다. 따라서 본 연구에서는 지연성 근육통이 확실히 유발되었다. 그러나 시간의 경과에 따른 집단 간 통증 정도의 차이는 없었다. 따라서 냉치료와 신장운동은 지연성 근육통을 억제하는데 효과적이지 못하였다. 이 결과는 비록 실험설계는 다르지만 이전의 연구와 비슷한 결과를 보였다(Yackzan 등, 1984).

3. 이전 연구와 자신의 연구에서 도출해낸 연구의 의미를 기술한다. 결과에 대한 중요성 또는 의미를 기술할 때 연구결과를 벗어나서는 안 되지만, 이전 연구와 일치하는지, 차이가 있는지, 임상적 이론에 기초하여 수용될 수 있는지를 관찰된 결과를 중심으로 대안적 해석을 제시하면서 전개해야 한다.

   예를 들면, 이전의 연구들은 지연성 근육통의 원인을 근육 손상으로 보았기 때문에 CK를 연관시켜 연구를 하였으나(Byrnes 등, 1985; Clarkson과 Tremblat, 1985; Triffletti 등, 1988), 최근에는 CK와의 연관성을 찾지 못하는 연구가 보고되고 있다(Margaritis 등, 1999). 지연성 근육통이 유발된 사람들은 종종 운동한 근육이 붓는 느낌을 많이 호소하였으나 부종에 대한 실험적인 증거는 논란이 많다. 지연성 근육통의 원인으로 부종과 염증반응이라는 가정 하에 항염증성 약물을 사용하였으나 효과를 입증하지는 못하였다(Ebbeling과 Clarkson, 1989). 그러나 일부 연구에서 항염증성 약물이 실험동물의 손상 정도를 감소하는데 효과적이었으며(Newham, 1993), 지연성 근육통 유발 후 백혈구 수치가 증가되었다는 연구가 있었다(MacIntyre 등, 1996). 그러므로 본 연구에서는 혈중 백혈구 수치를 측정하였는데 백혈구 수치는 시간과 집단에 따른 차이가 없었다. 이런 결과는 원심성 운동 후 발생되는 지연성 근육통이 염증반응에 의한 것이라는 것을 지지하지 못하였다. 하지만 백혈구 수치의 변화 추세는 실험군은 점차 감소하였고, 대조군은 점차 증가하였다. 이런 경향에도 불구하고 통계적인 차이가 없는 이유는 대상자 수가 적어 변화량이 컸기 때문인 것 같다. 지연성 근육통을 경험하면, 이후에는 같은 자극에 근육이 적응하는 반응을 보인다(Clarkson과 Tremblay, 1988). 또한 훈련된 사람보다는 비훈련자에게서 흔히 발생한다. 따라서 지연성 근육통은 개별 근육섬유의 미세 손상과 염증반응으로 발생하기보다는, 자극에 비하여 근육섬유 동원력(recruitment)이 낮기 때문에 개별 근육섬유들이 일정한 형태를 이탈하여 벌어지는 구조적 변화로 인하여 발생하는 것으로 생각된다.

4. 마지막으로 연구의 제한점과 제언을 한다. 제한점을 기술할 때, 결과에 영향을 줄 수 있는 가능한 외적 변수를 중심으로 설명되어야 한다. 일부 외적 변수는 실험 시작 전에

알 수 있지만 어떤 변수는 실험 진행 중에 발견되는 경우가 있다. 연구자는 이러한 외적 변수를 중심으로 제한점을 기술하여 독자가 연구결과를 현실적으로 해석할 수 있게 제시해 주어야 한다. 제언은 실험 중 발견된 외적 변수를 중심으로 이를 반영한 연구를 제언하고, 연구결과가 기초 이론, 응용 분야 또는 임상 적용에 미치는 영향을 고려하여 연구의 의미를 제시한다.

결론

연구의 의도와 실험결과 및 임상적 의미를 간결하게 요약하여 진술하는 부분으로, 연구결과에 대한 연구자의 추론을 제시할 수 있다.

예를 들면, 이 연구는 건강한 성인 33명을 대상으로 팔굽관절 굽힘근에 지연성 근육통을 유발시킨 후, 냉치료와 신장운동 중에서 유지-이완 기술이 지연성 근육통, 백혈구 수치에 미치는 효과를 알아보는 것이었다. 원심성 운동으로 모든 집단에서 지연성 근육통이 확실히 유발되었다. 그러나 시간의 경과에 따른 집단 간의 통증 정도와 백혈구 수치에는 차이가 없었다. 따라서 냉치료와 신장기법은 지연성 근육통을 억제하는데 효과적이지 못하였다. 지연성 근육통은 운동 후 발생하는 근섬유나 결합조직의 손상으로 인한 염증반응 이외에 다른 요인의 영향을 받아 발생한 것으로 생각된다.

인용(참고)문헌

논문에 인용한 모든 연구들은 독자들이 원래 출처를 찾아볼 수 있도록 인용문헌 부분에 빠짐없이 제시해야 한다. 저널들은 고유한 형식이 있지만 책 및 저널 기사의 인용방법에 대한 표준 방법이 있다. 인용하는 데는 두 가지 기본 시스템이 있다. 첫 번째는 하버드(Harvard) 시스템이며, 저자-날짜 접근방식이라고도 한다. 왜냐하면 이 스타일은 저자의 성(姓)과 논문출판 연도를 제공하기 때문이다. 예를 들면, 스미스와 존스(Smith & Jones, 2007)로 표기한다. 전체 인용문헌 목록은 논문 끝부분에 알파벳 순서로 제공된다. 이것은 사회과학연구에서 가장 일반적으로 발견되는 스타일이다. 두 번째 스타일은 밴쿠버 시스템으로 각주/미주 방식으로 알려져 있다. 인용문헌 번호만 본문에 제공되며 전체 인용목록은 숫자 순서로 제공되기 때문이다. 밴쿠버는 종종 의학저널에서 선호하는 형태이다.

출판을 위한 논문 투고

마지막으로 논문을 투고하기 위한 몇 가지 팁이 있다.

- 한 번에 여러 저널에 논문을 투고하지 마라. 먼저 투고한 저널이 어떤 결정이 내려지면, 다른 저널로 보내야 한다. 결코 동시에 투고하지 마라(그리고 항상 사본을 보관하라!).
- 동료와 함께 연구를 수행한 경우 저자로 이름을 함께 올리는 것이 적절하다. 논문의 저자가 여러 명인 경우, 가장 먼저 나오는 사람은 일반적으로 가장 높은 기여자(전문직의 관점에서)로 한다. 그러나 이름의 순서에 대한 고정된 선례는 없으며, 우선순위에 대해 종종 문제가 있을 수 있기 때문에 사전에 문제를 정리하는 것이 좋다.
- 모든 연구 과정에서 도움을 준 사람들에 대해 언급해야 한다. 보통 논문의 마지막 부분에 이들에 대한 감사의 말을 전한다(acknowledge).
- 더 공정하고 객관적인 평가를 위해 저널에서 암맹(blind)으로 투고된 논문을 평가하는지를 확인해야 한다.

몇 가지 사기 진작을 위한 조언

- 논문이 거절되어도 낙담하지 마라. 고참 연구자조차도 게재 불가를 판정받는 경우가 흔하다. 심사의견을 잘 반영하여 다른 저널에 투고하면 된다. 이러한 과정을 학습과정으로 생각하는 것이 좋다.
- 논문을 출판하는 데에는 시간이 오래 걸린다. 심사위원의 판정이 편집장에게 다시 돌아올 때까지 수개월이 걸릴 수 있으며, 투고된 논문이 수정되어야 하는 경우 더욱 오랜 시간이 걸린다. 즉, 출판까지 수개월 또는 수년이 걸릴 수 있다.
- 논문을 출판된 인쇄물로 보는 것은 그간 노력에 대한 보답으로 매우 기쁜 일이 될 것이다.
- 작은 연구라 해도 환자치료에 근본적인 영향을 미칠 수 있는 연구가 있다는 사실을 간과하지 마라. 연구결과물이 임상치료에 미치는 잠재적인 이점을 고려하여 연구물 출판이 어렵더라도 노력해야 한다.

발표를 위한 포스터 작성

여러분의 연구를 포스터 형식으로 발표하는 것은 여러분의 발견을 좀 더 비공식적으로 전파하는 매우 좋은 방법이다. 포스터는 디스플레이 보드에 부착된 큰 시트(또는 몇 개의 작은 시트)에 당신의 연구를 요약하는 것이다. 연구자는 대개 포스터가 전시되어 있는 곳에 대부분의 시간 동안 위치해 있으므로, 돌아다니면서 질문을 하고 관심을 보이는 사람들과 연구를 논의할 수 있다. 포스터는 또한 실제 컨퍼런스 프레젠테이션보다 더 영구적인 연구 기록이다. 이러한 이유로, 포스터는 연구결과를 보여주는 귀중한 방법이며, 이 포스터가 많은 청중들에게 다가갈 수 있게 해준다.

포스터 프레젠테이션은 출판 과정의 첫 번째 단계로 사용될 수 있다. 이것은 공식적인 논문을 발표하는 것보다 덜 공식적인 과정이기 때문에 출판을 위한 첫 과정으로 좋은 방법이다. 또한 소규모 및 파일럿 연구에 특히 적합하며, 완료되지 않은 논문을 먼저 제시하는 데에도 적합하다. 그리고 이 연구에 관심이 있는 사람들과 비공식적인 토론을 할 기회를 제공하기 때문에, 후속 논문을 위한 피드백과 제안을 얻을 수 있는 기회를 제공한다.

포스터로 발표하기 위해서는 지침을 따라야 한다. 아래 주어진 지침은 일반적인 목적만을 위한 것이다. 특정 목적이 있는 경우는 일부 조정이 되어야 한다.

일반 원칙 – 일부 사항 및 의무 사항

레이아웃 및 모양

다음을 확인한다.

- 포스터가 사람들의 관심을 끌도록 한다.
- 포스터를 적당한 크기로 만든다(예: 약 80cm×110cm).
- 흰 여백에 색상을 잘 혼합하여 사용한다.
- 밝은 원색이 창백한 파스텔보다 효과적이기 때문에 밝은 원색을 사용한다.
- 하나의 주요 색상과 함께 하나 또는 두 개의 보조 색상을 사용한다.
- 서로를 보완하는 색상을 사용한다. 즉, 색상환에서 서로 반대되는 색상을 사용한다. 즉 파란색과 주황색 같은 것이다(보라색+노란색; 빨간색+녹색 등).
- 따뜻한 색상을 강조 색상으로 사용하고 차가운 색상을 배경으로 사용한다.
- 포스터의 2/3~3/4 정도를 색칠하고 나머지는 흰색으로 유지한다.
- 적절한 글꼴 크기를 사용한다. 너무 크거나 작으면 포스터를 읽기가 어렵다. 글꼴 크기는 18~20, 부제는 36, 주 제목은 72가 적절할 것이다. 약 80cm×110cm 크기의 포스터에 적합하다.
- Times New Roman 또는 Gothic과 같은 serif 글꼴보다는 Tahoma 또는 Arial과 같은 간단한 sans serif 글꼴을 사용한다.
- 본문에 소문자를 사용한다.
- 섹션 사이 충분한 여백을 준다.
- 적절한 경우 사진, 그래프 및 흐름도를 삽입한다.

- 핵심 문구를 선택하고 큰 글꼴로 제시하거나 강조 표시를 한다.
- 문법과 철자를 철저히 확인한다.
- 하위 섹션에 번호를 매기거나 방향 화살표를 사용하여 포스터의 섹션을 논리적이고 명확하게 만든다.
- 약 1미터 거리에서 포스터를 읽을 수 있게 만든다.
- 글씨 양을 줄이기 위해 글머리 점을 사용하는 것을 고려한다.
- 레이아웃, 내용 및 디자인 측면에서 공간을 최대한 활용한다.
- 포스터를 비닐 코팅하는 것을 고려해 본다.

하지 말아야 할 것

- 너무 많은 색상 사용
- 글꼴 스타일 변경
- 조밀한 글 간격 사용

내용

다음을 확인한다.

- 핵심 부분에 집중한다.
- 포스터를 읽는 대부분의 사람들은 일반적으로 제목, 목표, 연구 수행의 이유 및 결론/함의와 같은 몇 가지 핵심 사항에 관심이 있음을 기억한다.
- 연구 질문을 명료하게 만든다.
- 포스터의 수준과 내용을 청중에 맞게 적절히 표현한다 – 실무자들은 학문적 연구자와는 다른 스타일과 메시지를 원한다.
- 전달할 메시지에 대해 명확한지 확인한다.
- 추천되는 나열 순서를 따른다(예: 제목, 배경, 연구 질문, 대상, 방법, 결과, 논의, 결론).
- 명확한 제목, 저자 정보 및 소속을 제시한다.
- 연구가 무엇인지를 잘 드러나게 한다 – 목적, 목표, 연구 질문 또는 가설을 분명히 한다.
- 연구가 실행된 이유가 드러나게 한다 – 연구의 배경, 이유, 관련성 및 타당성에 대해 설명한다.
- 연구가 어떻게 진행되었는지를 묘사한다 – 설계, 표본 및 방법을 제시한다.
- 연구결과를 제시한다 – 지금까지 발견된 것과 결과가 의미하는 시사점을 제시한다.
- 연구에서 발견한 의미와 함축에 대해 토론한다 – 무엇을 결론지을 수 있으며, 그 결과가 정책과 임상에 어떤 영향을 미치는지에 대해 언급한다.
- 연구의 제한점을 제시한다.

하지 말아야 할 것

- 불필요한 단어 사용
- 약어 또는 전문 용어 사용
- 복잡한 개념과 논쟁 사용
- 너무 많은 재료 사용
- 응집력이 결여된 재료 사용

몇 가지 최종 팁

- 유인물을 준비하여 관심 있는 사람에게 제공한다. 이것들은 포스터의 확장된 버전, 축소된 버전 또는 단지 요약만 있는 것일 수 있다.
- 포스터를 디스플레이 보드에 부착하기 위한 물건이 있는지 확인한다.
- 시간을 지킨다. 맞출 수 없다면 적합한 사람이 대체할 수 있는지 확인한다.
- 질문에 대답할 준비를 한다.
- 시험을 준비하는 것처럼 자신의 연구에 대해 인식해야 한다.
- 연락처에 대해 자세히 제공한다.
- 행사장에서 제시한 지시를 따라 행동한다.

포스터를 준비하는 기술은 명확한 메시지와 명확한 레이아웃으로 호소력 있고, 유익하며, 집중적인 방식으로 정보를 관리하는 것이다. 포스터를 맞추려면 종종 몇 개의 초안이 필요하며, 먼저 작은 규모의 모형을 만들 것을 제안한다.

- 각 섹션의 핵심 사항을 결정한다.
- 해당 상자에 핵심 내용을 입력한다.
- 상자를 자른다.
- 상자를 배경 시트에 놓고 모양, 흐름 및 내용이 적합해 질 때까지 이리저리 옮겨본다.
- 이런 식으로 전반적인 느낌에 만족할 때까지 배경색, 글꼴 스타일 및 크기 등을 변경하는 것이 필요하다.

그림 11−2는 포스터를 제작한 예이다.

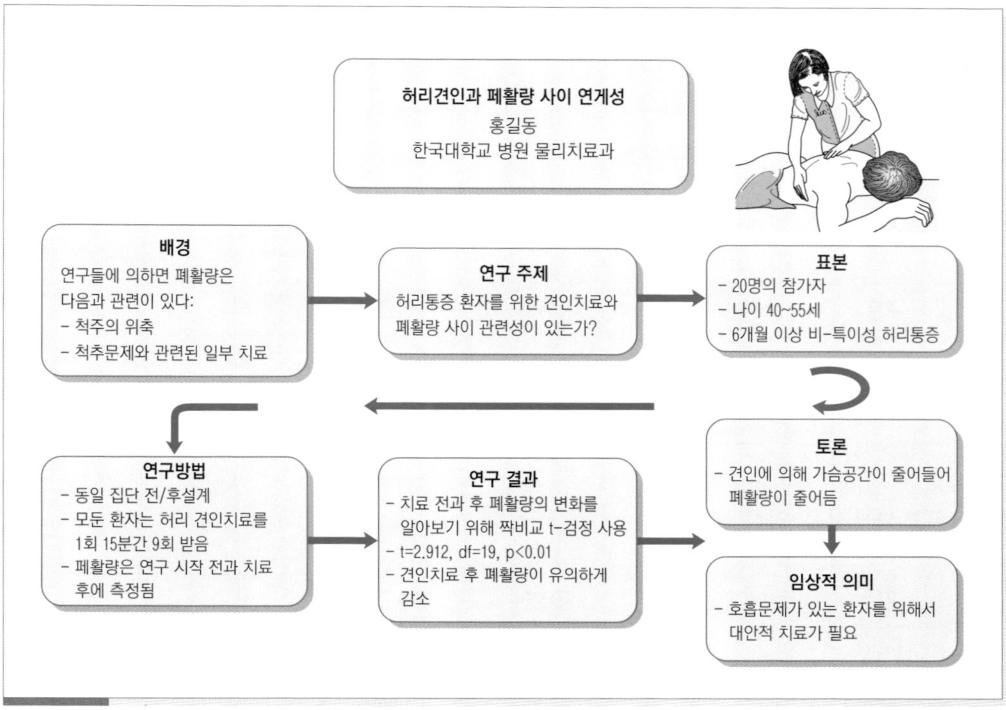

그림 11−2 허리척추 견인치료에 대한 연구 포스터 예시. 이 포스터에 사용된 그림과 같이 삽화를 이용하는 경우 항상 저작권을 확인하고 필요할 경우 사용 권한을 얻어야 한다.

부록 1.

많은 치료사들이 연구를 시행한 후 결과를 어떻게 표로 제시하고 어떤 내용이 들어가야 하는지 의문을 가지고 있는 경우가 있기 때문에 물리치료 분야에서 흔히 사용하는 통계방법에 따른 표를 예로 제시하였다.

① 독립 t 검정을 위한 표

구분		남자($n_1=27$)	여자($n_2=56$)	t값	p
		평균±표준편차	평균±표준편차		
감각계	위치감각(cm)	1.49±0.71	1.52±0.98	0.15	0.87
	시력	0.71±0.22	0.59±0.23	−2.10	0.04
	전정기능(cm)	98.53±62.90	63.33±46.88	−2.78	0.01
균형유지 능력		52.48±3.01	49.61±5.45	−3.08	0.00

② 짝비교 *t* 검정을 위한 표

	운동 전	운동 후	*t*값	*p*
요추전만 각도	2.84±0.16	3.54±0.13	−2.238	0.043

* 평균±표준편차

③ 일원분산분석을 위한 표

구분	평방합(제곱합)	자유도	평방평균	*F*	*p*
집단 간	16666.42	2	10.29	80.97	0.000
집단 내	267.2	26	833.20		

④ 이원분산분석을 위한 표

구분	평방합(제곱합)	자유도	평방평균	*F*	*p*
골반경사	0.33	1	0.33	154.95	0.003
발의 위치	0.00	1	0.00	2.39	0.56
골반경사*발의 위치	0.00	1	0.00	1.35	0.74

⑤ 피어슨 상관계수

구분	천추 경사각	요추 관절각
높은 굽	0.67	0.34
낮은 굽	0.77	0.24

‡ : $p < 0.05$ † :$p < 0.001$

FURTHER READING

All websites valid as of March 2009

Referencing

http://www.bma.org.uk/ap.nsf/Content/LIBReferenceStyles

http://www.southampton.ac.uk/library/infoskills/references/vancouver.html

www.shef.ac.uk/library/libdocs/hsl-dvc1.pdf

www.shef.ac.uk/library/useful/refs.html

Writing for publication

Berry R 2004 The research project: how to write it, 5th edition. Routledge, London

Cormack DFS 1994 Writing for health care professions. Blackwell, London

Crème P, Lea MR 2006 Writing at university: a guide for students, 2nd edition. Open University Press, Buckingham

Domholdt EA, Malone TR 1985 Evaluating research literature: the educated clinician. Physical Therapy 65(4): 487–491

Field FA, Hole G 2004 how to design and report experiments. Sage, London

French S, Sim J 1993 Writing: a guide for therapists. Butterworth Heinemann, London

Hall GM(ed.) 1998 How to write a paper. BMJ Publishing, London

Happell B 2005 Disseminating nursing knowledge. International Journal of Psychiatric Nursing Research 10(3): 1147–1155

Kallett RH 2004 How to write the methods section of a research paper. Respiratory Care 49(10): 1229–1232

Lester JD, Lester JD 2004 Writing research papers: a complete guide, 4th edition. Longman, New York

Pamir MN 2002 How to write an experimental research paper. Acta Neurochirugica Supplement 83:109–113

Skelton J 1994 Analysis of the structure of original research papers: an aid to writing original papers for publication. British Journal of General Practice 44(387): 455–459

Skelton JR, Edwards SJL 2000 The function of the discussion section in academic medical writing. BMJ 320(7244): 1269

Watson R, McKenna H, Cowman S, Keady J 2008 Nursing research: designs and methods. Churchill Livingstone, Edinburgh

Witt P 1980 Research writing tips: the introduction section and research hypothesis. Physical Therapy 60(2): 209–210

Witt P 1980 Research writing tips: the methods section. Physical Therapy 60(6): 805–806

Preparing posters

Colourwheel. http://images.google.com/images?q=colour+wheel&hl=en&rls=com.microsoft:en-US&um=1&ie=UTF-8&sa=X&oi=images&ct

http://educ.queensu.ca/-ar/poster.htm

Lowcay B, McIntyre E 2005 Research posters–the way to display. BMJ Career Focus 331:251–252

Lyratzopoulos G 2003 Stand and deliver. BMJ Career Focus 327:35

General

Peters DP, Ceci S 1982 Peer review practices of psychological journals: the fate of accepted, published articles submitted again. Behavioural and Brain Sciences 5(2): 187–195

CHAPTER 12

출판된 연구 분석하며 읽기

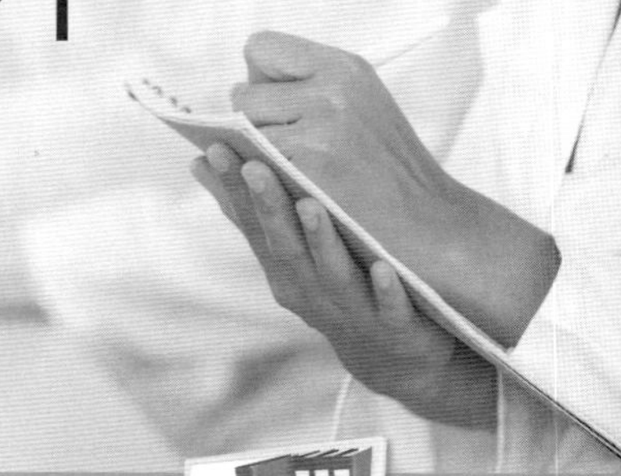

이 장의 내용

출판된 연구 평가하기
- 제목
- 초록 또는 요약
- 서론
- 연구방법
- 연구결과
- 고찰
- 인용(참고)문헌

전반적인 고려사항

임상치료가 점차 연구기반으로 수행되기 위해서는 세 가지 필수 요건이 충족되어야 한다. 첫째, 임상치료사들은 중재에 영향을 미칠 수 있는 연구를 수행해야 한다. 둘째, 이 연구를 반드시 발표해야 하며, 셋째, 출판된 연구는 임상치료에 적용하기 전에 확인하고 평가되어야 한다.

모든 임상치료사들의 연구 활동 참여를 기대하는 것은 현실적으로 어렵지만 연구 정신을 갖추는 것은 반드시 필요하다. 이것은 (a) 잘 수행된 연구가 임상치료사 및 환자에게 가치 있도록 해야 하고, (b) 이에 따라 임상치료사들은 관련 연구결과에 대한 최신 정보를 유지하며, 자신의 행위를 수정할 수 있을 것이다. 물론 치료적 중재로 이행되기 전에 읽은 연구의 질과 그 결론의 타당성을 평가할 수 있는 위치에 있어야 한다는 것을 의미한다.

많은 임상치료사들은 출판된 연구를 평가하는 것에 우려를 보이는데, 특히 그것이 평판이 좋은 저널에 실렸다면 더욱 그러하다. 이러한 생각은 인쇄된 것은 사실일 것이라는 전통적인 믿음과 임상치료사들이 출판된 연구를 평가하는 방법에 대한 자신감이 부족하기 때문일 것이다.

환자의 신체적 · 정신적 안녕에 미흡한 결과를 보일 수 있는 연구를 의심할 여지없이 적용함으로써 발생할 수 있는 부정적인 영향을 방지하기 위해, 임상치료사들은 그들이 읽은 것을 평가하는 방법에 대한 실무 지식을 가져야 한다는 것은 당연하다.

이 장은 출판된 연구의 정보를 바탕으로 평가하는 방법에 관한 일반적인 지침을 제공하고 있다. 보통 연구논문에서 무엇을 해야 하는지에 대한 매우 상세한 설명을 제공하기 때문에, 이것을 읽기 전에, 11장의 내용을 읽는 것이 유용할 수 있다. 출판된 논문을 엄격하게 질적으로 분석하고 그 결과를 정리하는 체계적 검토에 대한 사항은 27장에 소개되어 있다.

출판된 연구 평가하기

제목

논문을 처음 볼 때, 여러분과 어떤 관련이 있는지 알기 위해서, 내용이 무엇인지 한 눈에 알 수 있는 정보가 필요하다. 결과적으로, 이 논문의 제목을 볼 것이다. 따라서 제목은 연구 프로젝트가 무엇에 관한 것인지 명확한 진술이어야 하므로, 첫 번째 질문은 다음과 같다.

1. 연구의 제목이 명확하고 간결한가?

초록 또는 요약

초록은 연구 프로젝트의 목적, 방법, 결과 및 결론에 대한 간략한 설명이다. 모든 논문이 요약본을 제공하는 수단으로 초록을 사용하는 것은 아니지만, 다음과 같이 질문을 해야 한다.

2. 초록은 연구의 목적, 방법, 결과 및 결론에 대해 명확하게 제공하는가?
3. 초록을 읽은 후, 연구의 성격에 대해 확실히 이해할 수 있는가?

두 질문에 대한 부정적인 답변이 생기면 문제가 된다. 명확한 목적이 명시되지 않았다면, 연구 방법이 목적을 적절하게 시험하는지 또는 결과와 결론이 목적을 뒷받침하는지 여부가 명확하지 않기 때문에 나머지 초록을 평가하는 것은 불가능할 수 있다.

서론

서론은 연구의 맥락과 일반적인 배경에 대한 명확한 진술을 제공해야 한다. 이는 독자에게 프로젝트의 중요성과 타당성에 대한 아이디어를 제공하고 연구 분야에 대한 연구자의 지식을 입증하며, 프로젝트 전체의 신뢰성을 향상시키기 때문에 연구 문헌에 대한 포괄적이고 최신의 비판적 검토를 제공해야 한다. 프로젝트는 기존의 임상치료 지식과 차이를 두어야 하기 때문에 추가 연구가 필요한 이유에 대한 근거를 제공해야 한다. 또한 검증해야 할 목적이나 가설을 명확하게 제시해야 한다.

이것이 없다면, 이 연구가 목적에 대한 적절한 시험인지를 평가하는 것은 불가능할 것이다. 따라서 서론과 관련된 질문은 다음과 같다.

4. 연구의 일반적인 맥락에 대한 적절한 설명이 있는가?
5. 문헌 조사는 보고된 연구의 필요성으로 이어지는 구조화된 주장을 제공하기 위하여 철저하고 적절하며 최근의 자료가 사용되었는가?
6. 가설(적절한 경우)이 명확하게 기술되었는가? 그리고 변수 간의 예측된 관계를 명확히 기술하고 있는가?
7. 연구가 가설을 검증하지 않는다면, 연구의 목적은 분명한가?
8. 목적이나 가설은 임상치료에 유용한가?
9. 이 프로젝트는 임상치료에 가치가 있는가?

이 질문에 대한 대답이 '아니오'라면, 프로젝트의 질에 대한 의문을 제기해야 한다.

연구방법

연구방법 부분의 일반적인 형식은 저널마다 차이가 있다. 그러나 실제 내용은 대체로 매우 유사하다. 연구방법 부분은 어떤 작업이 수행되었는지, 어떻게 수행되었는지, 수행된 순서, 왜 이 접근방식을 선택했는지, 누구를 대상으로 수행했는지를 독자들에게 알려야 한다.

이 부분을 읽은 후에는 필요한 모든 세부 정보를 알고 있어야 하며 원할 경우 연구를 정확히 따라할 수 있게 기술해야 한다. 만약 어떤 질문을 해야 하거나 어떤 것에 대한 명확한 설명이 필요하다면, 이 부분은 적절하지 않은 것으로 간주되어야 한다.

따라서 연구 방법과 관련된 질문은 다음과 같다.

10. 연구의 설계가 적절하게 기술되었는가?
11. 연구자가 왜 이 설계를 선택했는지를 분명히 밝혔는가?
12. 서론에 언급된 목적/가설을 위한 설계가 적절한가?
13. 알려진 오류를 확인하고 통제하고 있는가?
14. 표본은 적합한가? 적당한 수인가? 자세히 설명했는가? 올바르게 선택했는가?

15. 표본이 선정되는 과정에서 편향 및 오류의 출처가 있는가?
16. 이것이 연구결과에 영향을 미칠 것인가?
17. 연구에 사용된 기계 장치가 있는가? 그렇다면 적절히 설명되었는가? 프로젝트에 적합한가?
18. 설문지, 점수표, 태도 척도 등과 같은 다른 자료가 사용되었는가?
19. 이러한 내용이 적절한 경우 부록에 완전히 기술되었는가?
20. 연구에 사용된 설문지 또는 척도가 이전 연구에서 사용된 적이 있는가? 그들의 목적에 적합했는가?
21. 수행한 작업에 대한 묘사는 명확한가?
22. 연구진행 절차를 명시하고 있는가?
23. 연구 대상자에게 주어진 지시사항에 대한 구두보고서를 제공하는가? 지시사항들은 명확했는가?
24. 오류의 원인은 적절히 처리되었는가?
25. 자료수집 방법이 명확하고 적절하게 기술되었는가?
26. 자료가 종속변수(해당 연구가 가설을 시험한 경우) 또는 설문 조사 목적에서 요구되는 정보에 맞는 적절한 척도였는가?
27. 연구 대상자들은 잘 보호받았는가? 그들의 권리와 기밀이 보호되었는가?
28. 이 연구는 윤리적인가?
29. 필요시 연구를 반복할 수 있는가?

특히 마지막 질문에 대한 대답이 '아니오'라면, 연구방법은 그 목적을 달성하기에 미흡함을 의미한다. 다른 부정적인 대답 역시 부적절하게 수행된 연구일 수 있음을 의미한다.

연구결과

결과 영역은 프로젝트에서 실제로 발견된 내용을 요약해야 한다. 일반적으로 기초 자료나 통계 분석의 작업은 포함하지 않지만, 이 두 요소를 모두 요약하여 제시할 수 있다. 기초 자료는 평균, 표준편차 등으로 표시할 수 있으며, 통계 분석 결과는 올바른 통계검정을 수행한 결과 얻은 수치로 나타낼 수 있다. 여기에는 p값과 이에 대한 해석이 수반되어야 한다.

연구의 본질이 무엇이든 간에 그 결과의 의미는 독자들에게 분명하게 전달되어야 한다. 연구결과와 관련된 질문은 다음과 같다.

30. 그래프(제공된 경우)가 명확하고 설명이 가능하며 유용한가?

31. 표(사용된 경우)가 명확하게 표시되고 구성되었으며, 연구와 관련이 있는가?
32. 연구의 설계에 적합한 통계적 검증이 사용되었는가?
33. 선택된 유의 수준은 주제 영역에 적합한가?
34. p값이 명시된 가설을 명확히 기술하고 있는가(단측 또는 양측)?

어느 수준에서든 분석이 정확하지 않으면 연구와 결론은 유효하지 않게 된다. 따라서 연구결과 영역의 모든 질문에 대한 긍정적인 답변이 매우 중요하다.

고찰

연구보고서의 고찰 영역은 해당 분야의 다른 연구와 관련하여 프로젝트의 관계에 대해 논의하기 때문에 결과에 대한 보다 넓은 의미를 제공해야 한다. 또한, 이론과 임상적용이 함께 이루어져야 하므로 결과에 대한 이론적 설명이 제공되어야 한다. 때로는 결과가 기존 연구의 결과와 일치하지 않으며, 이러한 불일치에 대한 몇 가지 설득력 있는 이유를 제시해야 한다. 그렇지 않으면 연구에 사용된 방법론과 분석에 의문이 제기될 수밖에 없다.

고찰에서 도출된 결론은 결과를 반영해야 한다. 실제로 발견된 것 이상으로 확장하거나 과장해서는 안 된다. 결론이 해당 목적에 반대하는 결과를 무시한 채 연구자의 원래 목적을 확인하는 일부 데이터 부분만 참조해서는 안 된다. 이러한 선별적인 논의는 모든 것이 잘못된 것처럼 보일 오해의 소지가 있다.

또한, 고찰 영역에서는 연구자에게 이러한 것들이 어떻게 수정될 수 있는지에 대한 제안과 함께 연구에서 발생한 오류를 인정하고 제한점을 제시해야 한다. 임상연구는 절대 완벽하지 않으며, 연구자는 독자들이 그 결과를 신중하게 해석할 수 있도록 하는 것이 필요하다. 마지막으로, 좋은 연구 프로젝트는 다른 연구를 위한 아이디어를 제공할 수 있어야 하고 이를 통해 차후 연구를 유도함으로써 연구의 가치를 확대할 수 있다.

따라서 이 영역과 관련된 질문은 다음과 같다.

35. 결과와 결론이 명확하게 기술되어 있는가?
36. 같은 분야의 다른 연구들과 관련이 있는가? 그렇다면 보다 넓은 연구체계를 만드는데 기여하는가?
37. 주어진 결론을 이론적으로 설명하고 있는가?
38. 결과가 완전하고 정확하게 해석되는가, 아니면 선택적으로 또는 지나치게 해석되는가?
39. 본 연구의 설계에 개선 권고사항과 함께 잘못된 부분이 강조되어 있는가?
40. 이러한 제한을 염두에 두고 결과를 해석하고 있는가?

41. 결과에 대한 실질적인 결론이 논의되었는가?
42. 앞으로의 프로젝트에 대한 아이디어가 떠오르는가?

질문에 대한 대답이 '아니오'이면 프로젝트의 전반적인 질에 대한 의구심을 가져야 한다.

인용(참고)문헌

논문에 인용된 모든 논문들이 언급되어야 하고 인용문헌 영역에 적절히 작성되어야 한다. 이러한 인용문헌은 저자의 전체 이름, 날짜, 제목 및 출판된 곳이 표기되어야 한다. 인용문헌의 누락은 논문의 가치를 떨어뜨릴 수 있다.

43. 인용문헌란에 모든 논문, 연구보고서 및 책이 인용되어 있는가?
44. 이 인용문헌은 필요한 모든 정보를 제공하는가?

전반적인 고려사항

마지막으로, 다음과 같은 몇 가지 일반적인 질문을 해야 한다.

45. 프로젝트가 임상치료의 지식 기반에 기여한 가치 있는 프로젝트였는가?
46. 내용이 독자가 쉽게 접근할 수 있도록 명확하게 작성되었는가?
47. 출판된 연구는 수행된 방식과 분석되고 기록된 방식 모두 과학적이고 객관적인가?
48. 전문용어는 없는가?
49. 연구 프로젝트는 어떤 식으로든 임상치료를 발전시켰는가?

이러한 질문들은 장황하고 지루해 보일 수도 있지만, 올바르지 않게 출판된 연구는 연구가 실제 제대로 수행되지 않음을 의미할 수도 있다. 어떤 연구 프로젝트도 완벽하지 않다는 것을 기억하라. 그러나 중요한 점은 연구자가 이를 인식하고 설계 및 분석 결정이 내려진 이유를 정당화하고 이를 바탕으로 결과를 해석해야 한다는 것이다. 논문에서 위의 질문을 하는 것은 연구결과를 임상에 적용하기 전, 독자가 연구 프로젝트에 대한 건전한 평가를 할 수 있는 위치에 있다는 것을 보여주는 것이고 이는 어느 정도 환자를 잘 보호할 수 있다는 것을 의미한다.

FURTHER READING

Ajetunmobi O 2002 Making sense of critical appraisal. Hodder Arnold, London

Centre for Dissemination and Reviews report 4 2001, 2nd edition, –Phase 5. Undertaking systematic reviews of research on effectiveness. York, York Publishing Services Ltd

Critical Appraisal Skills Programme (CASP). Online. Available http://www.phru.nhs.uk/Pages/PHD/resources.htm December 17 2008

Greenhalgh T 1997 How to read a paper: getting your bearings (deciding what the paper is about). BMJ 315: 243–246

Greenhalgh T 1997 How to read a paper: assessing the methodological quality of published papers. BMJ 315: 305–308

Greenhalgh T 1997 How to read a paper: the Medline database. BMJ 315: 180–183

Greenhalgh T 1997 How to read a paper: papers that report drug trials. BMJ 315: 480–483

Greenhalgh T 1997 How to read a paper: statistics for the non-statistician I. Different types of data need different statistical tests. BMJ 315: 364–366

Greenhalgh T 1997 How to read a paper: statistics for the non-statistician II. 'Signifi cant' relations and their pitfalls. BMJ 315: 422–425

Greenhalgh T 1997 How to read a paper: papers that summarise other papers(systematic reviews and meta-analyses). BMJ 315: 672–675

Greenhalgh T 1997 How to read a paper: papers that go beyond numbers (qualitative research). BMJ 315: 740–743

Greenhalgh T 1997 How to read a paper: papers that tell you what things cost (economic analyses). BMJ 315: 596–599

Guyatt GH, Sackett DL, Cook DJ 1993 Users' guides to the medical literature.I. JAMA 270(21): 2598–2601

Guyatt GH, Sackett DL, Cook DJ 1993 Users' guides to the medical literature.II. JAMA 271(1): 59–63

PEDro. Online. Available http://www.pedro.fhs.usyd.edu.au December 17 2008

Wood M 2003 making sense of statistics: a nonmathematical approach. Palgrave, London

SECTION 2

통계 검정

Statistical tests

어떤 연구든지 수집된 자료는 적절히 분석되어야 한다. 실험설계 또는 상관설계에 관계 없이 항상 가설이 있고 가설을 검증하기 위한 검정들이 있다. 가설을 검정하여 결과를 얻기 위해서는 올바른 검정을 사용해야 한다. 만약 적절하지 않은 통계적 검정을 사용하면 바르지 않은 결과를 도출할 수 있고 이는 임상치료에 부정적인 영향을 줄 수 있다. 여기에서는 올바른 검정을 선택하고 이를 통계프로그램으로 수행하는 방법에 대해 다루고 있다.

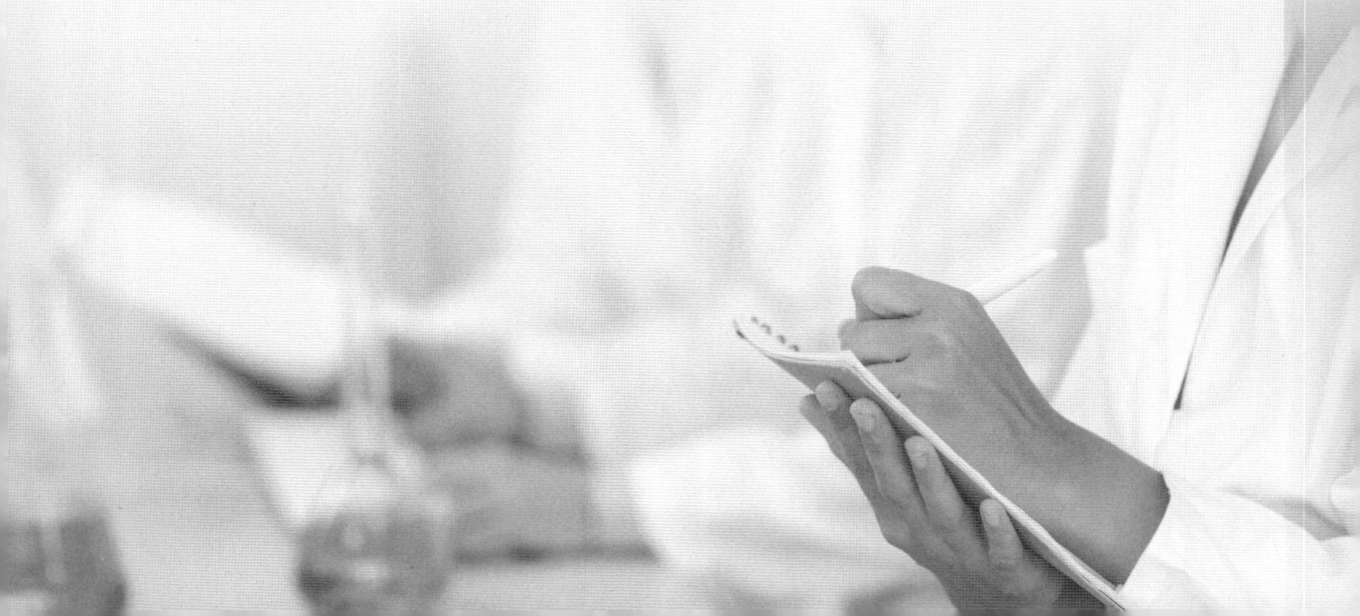

CHAPTER 13

비모수검정: 동일 집단과 짝지어진 집단설계

이 장의 내용

한 집단이 서로 다른 조건에 참여(동일 집단설계)

짝지어진 대상자들로 구성된 둘 또는 그 이상의 집단이 각각의 조건에 참여(짝지어진 집단설계)

동일 집단설계 또는 짝지어진 집단설계 분석을 위한 비모수 통계검정(두 조건과 명목척도)

McNemar 검정

윌콕슨 부호 순위 검정

동일 집단과 짝지어진 집단설계, 셋 이상의 조건 그리고 순서 혹은 간격/비척도 자료들을 위한 비모수검정

Friedman 검정

9장에서 언급하였듯이, 대부분의 연구결과들은 비모수 혹은 모수 통계검정에 의해서 분석될 수 있다. 각각의 검정들은 궁극적으로는 같지만 모수검정이 좀 더 민감하다. 그러나 모수검정을 사용하기 위해서는 만족되어야 할 조건들이 있다. 만약 이러한 조건들이 만족되지 않았거나 의심된다면 사용하고자 하는 모수검정과 동등한 비모수검정을 사용해야만 한다. 이 장에서의 모든 검정들은 동일 집단과 짝지어진 집단설계를 위한 비모수검정들이며 다음 장에서 같은 설계를 위한 모수검정들이 소개될 것이다. 이 장에서 소개된 통계검정들은 모두 같은 조건들(동일 집단설계)에서 대상자들의 한 집단이나 하나의 조건에서 각각 대상자들의 하나 혹은 그 이상의 집단들을 선택하는 것뿐만 아니라 어떤 중요한 변수들을 일치시키는(짝지어진 집단설계) 것을 포함하는 실험설계를 위해서 적절하다.

여기에서 논의되는 실험설계는 다음과 같은 것들이다.

한 집단이 서로 다른 조건에 참여(동일 집단설계)

(a) 두 조건

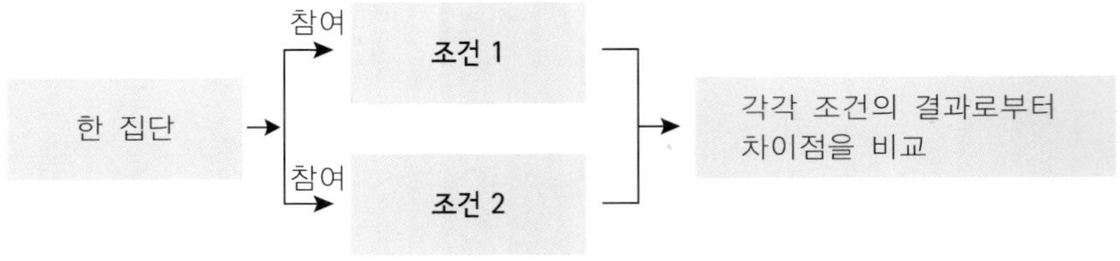

(b) 셋 이상의 조건

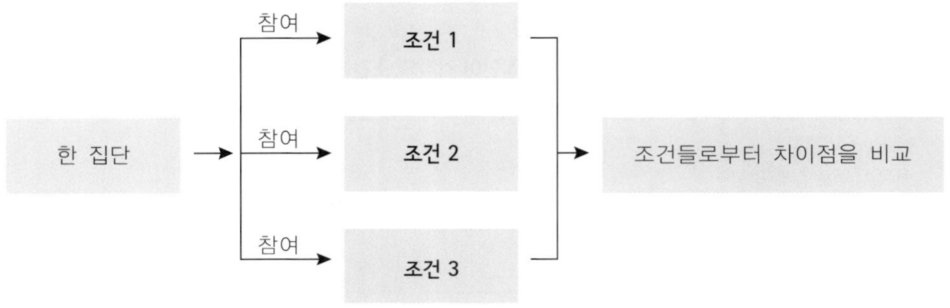

짝지어진 대상자들로 구성된 둘 또는 그 이상의 집단이 각각의 조건에 참여(짝지어진 집단설계)

(a) 두 개의 짝지어진 집단

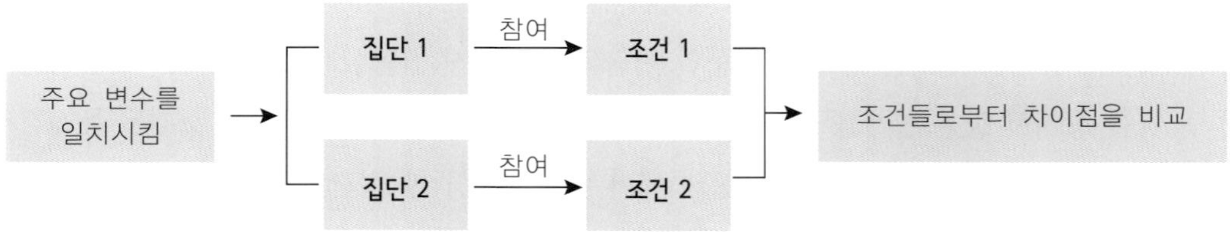

(b) 셋 이상의 집단

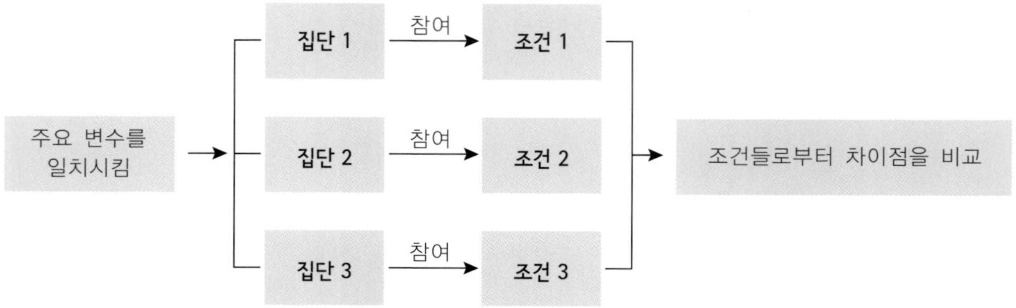

두 조건에 참여하는 한 집단(설계 1a) 혹은 각각의 조건에 참여하는 두 개의 짝지어진 집단(설계 2a)을 포함하는 설계들은 만약 자료들이 명목척도라면 McNemar 검정을 사용한다. 그러나 만약 자료가 순서 또는 간격/비척도라면 Wilcoxon 검정을 사용하여 분석한다. 셋 이상의 조건에 참여하는 한 집단(설계 1b) 혹은 각각 조건에 참여하는 셋 혹은 그 이상의 짝지어진 집단(설계 2b)을 포함하는 설계들은 Friedman 검정 혹은 Page's L trend 검정을 사용하여 분석한다.

표 13-1 동일 또는 짝지어진 집단설계를 위한 비모수검정들

실험설계	비모수검정
• 한 집단이 두 가지 상황(조건)에 참여하고, 각 상황에서의 결과 차이를 비교	• McNemar 검정(명목척도일 경우) 또는 Wilcoxon 검정(순서 또는 간격/비척도인 경우)
• 짝지어진 두 집단이 각각의 상황에 참여하고, 각 상황에서의 결과 차이를 비교	• McNemar 검정(명목척도일 경우) 또는 Wilcoxon 검정(순서 또는 간격/비척도인 경우)
• 한 집단이 셋 이상의 상황에 참여하고, 각 상황에서의 결과 차이를 비교	• Friedman 검정(순서 또는 간격/비척도인 경우) 또는 Page's L trend 검정(순서 또는 간격/비척도인 경우)
• 짝지어진 세 집단 이상이 각각의 상황에 참여하고, 각 상황에서의 결과 차이를 비교	• Friedman 검정(순서 또는 간격/비척도인 경우) 또는 Page's L trend 검정(순서 또는 간격/비척도인 경우)

동일 집단설계 또는 짝지어진 집단설계 분석을 위한 비모수 통계검정 (두 조건과 명목척도)

McNemar 검정

이 검정은 한 집단이 두 조건에서 검사되거나 측정되었을 때(동일 집단설계), 각 상황에서 기록된 결과의 차이점들을 비교할 때 사용한다. 또한 결과에 영향을 줄 수 있는 요인을 고려하여 짝지어진 두 집단을 각각의 상황에 참여하게 하고, 그 결과의 차이를 비교하기를 원할 때 사용된다(짝지어진 설계).

McNemar 검정은 특별히 '치료 전과 후' 형태의 상황에 적절한 검정방법이다. 그러나 이 검정방법은 명목척도로 자료가 수집되었을 때 사용한다는 것을 기억해야 한다. 즉 단순하게 반응이나 사람을 명목 분류로 할당하는 것이다. 기본적으로 McNemar 검정이 하는 일은 하나의 범주로부터 다른 범주까지 변화를 기록하고 이 변화들이 유의한 차이가 있는지를 확인하는 것이다. McNemar 검정을 사용하면, 결국 값을 얻게 된다. 이 값이 두 조건들 혹은 짝지어진 두 집단 사이에 유의한 차이가 있게 나타난 것인지를 알아보기 위해서 〈부표 A1.1〉에서 찾아본다.

【예제】

무릎관절을 절단하는 것은 수술 전에 많은 환자에게 공포를 준다는 것을 치료사가 인식해 왔다고 가정하자. 따라서 치료사는 수술 전에 환자에게 앞으로 무엇을 하게 될 지에 대해 교육하는 것이 환자의 공포감을 감소시킬 수 있는지를 알기를 원한다고 생각하자. 이런 생각을 실험해 보기 위하여 치료사는 다음과 같은 가설을 세우고 실험을 하였다.

H_1: 수술 전 교육이나 상담은 무릎관절절단 환자의 공포수준을 감소시켜 줄 것이다.

치료사는 20명의 무릎관절절단 수술 전 환자를 선정하고 그들이 수술에 관하여 걱정하고 있는지를 알아볼 것이다. 치료사는 선정된 실험 대상자를 다음과 같이 분류하였다.

① 거의 공포감이 없는 환자
② 큰 공포감을 가진 환자

이는 단순히 명목 범주에 따라 환자를 나누었기 때문에 명목척도이다. 이후 치료사는 환자에게 앞으로 일어날 일에 대해 설명하고 환자가 가지고 있는 문제에 대해 설명하기 위해 약간의 시간을 보낼 것이다. 이 과정 후에 환자에게 그들의 공포감이 감소되었는지 물어본다. 그들의 반응에 따라서 전에 하였던 것처럼 다시 환자를 분류한다.

이 과정을 도식으로 표현하면 다음의 설계와 같을 것이다.

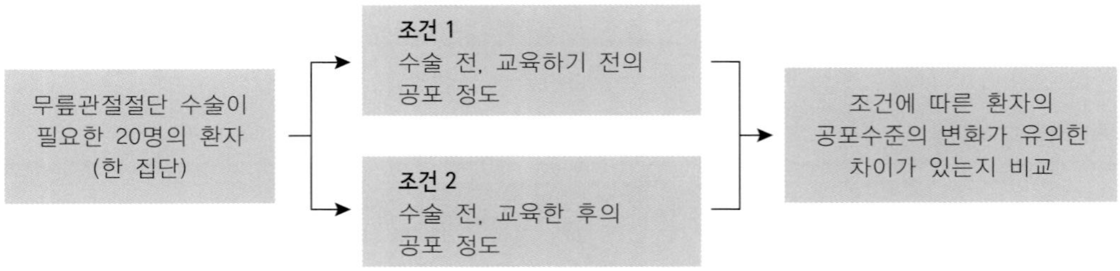

이 실험설계로 다음과 같은 결과를 얻었다.

Ø=공포감이 거의 없음
X=큰 공포를 가짐

환자	교육 전	교육 후
1	Ø	Ø
2	X	Ø
3	X	Ø
4	Ø	Ø
5	X	X
6	X	Ø
7	X	X
8	Ø	Ø
9	X	Ø
10	X	Ø
11	X	X
12	X	Ø
13	Ø	Ø
14	Ø	Ø
15	Ø	Ø
16	X	X
17	X	Ø
18	X	Ø
19	X	Ø
20	X	Ø

McNemar 검정의 계산

① 처음 검사 때와 다음 검사 때 발생한 변화를 모두 기록한다.

다시 말하면 다음을 계산해야 한다.

- 교육의 결과로써 얼마나 많은 환자들이 '공포감이 거의 없음'에서 '큰 공포감'으로 변하였는지, 예를 들어, 교육 전 Ø'로부터 교육 후 'X'로, 본 예제에서 이런 종류의 변화는 없었다.
- 얼마나 많은 환자들이 교육 후에 '공포가 거의 없음' 상태를 유지하였는지, 예를 들어, 교육 전에 'Ø'였고 교육 후에도 'Ø', 본 예제에서 6명의 환자가 있었다.

- 얼마나 많은 환자들이 교육 후에 '큰 공포감' 상태를 유지하였는지, 예를 들어, 교육 전에 'X'였고 교육 후에도 'X', 본 예제에서 4명의 환자가 있었다.
- 얼마나 많은 환자들이 교육 전에 '큰 공포감' 상태였다가 교육 후에 '공포감이 거의 없음' 상태로 변화하였는지, 예를 들어, 교육 전에 'X'로부터 교육 후에 'Ø'로, 본 예제에서는 10명의 환자가 있었다.

② 이런 수치들은 다음과 같은 표에 기록한다.

		교육 후	
		X	Ø
교육 전	Ø	방 *A*	방 *B*
	X	방 *C*	방 *D*

방 *A*는 Ø로부터 X로 변화한 환자 수(공포감이 거의 없음에서 큰 공포감, 예를 들어 0), 이는 (a)의 계산 값이다. 방 *B*는 공포가 거의 없음 상태를 유지한 환자 수(Ø를 유지, 예를 들어 6), 이는 (b)의 계산 값이다. 방 *C*는 큰 공포감을 유지한 환자 수(X를 유지, 예를 들어 4), 이는 (c)의 계산 값이다. 방 *D*는 큰 공포감에서 공포감이 거의 없음 상태로 변화한 환자 수(*X*로부터 Ø로 변화, 예를 들어 10), 이는 (d)의 계산 값이다.

만약 이러한 수치들을 방에 모두 기입하면,

		교육 후	
		X	Ø
교육 전	Ø	0	6
	X	4	10

중요한 것은 위에 제시된 방법으로 방을 조직화해야 한다는 점이다. 그렇지 않으면 계산이 틀리게 된다. 다른 말로 하면 '교육 후' 조건을 위해서는 왼쪽 방을 기록하고 다른 범주인 '교육 전' 조건을 위해서는 맨 위에 기록해야 한다. 방에서 숫자들이 더해지면 검사된 환자 수와 같아야 한다. 이 경우에 더한 수는 20이다.

③ 다음 공식으로부터 값을 찾는다.

$$X^2 = \frac{([A-D]-1)^2}{A-D}$$

여기서 A=방 A에서의 값(예: 0)

D=방 D에서의 값(예: 10)

수치를 대입하면

$$X^2 = \frac{([0-10]^{*}-1)^2}{10} = \frac{(9)^2}{10} = \frac{81}{10}$$

$\therefore X^2 = 8.1$

(* 괄호 안에서 음수가 나오면 이를 무시한다. 예를 들어, −10은 10이 된다.)

④ 계산된 값들이 공포감에서 유의한 변화를 나타내는지를 알아보기 위해 결과를 찾기 전에 자유도를 알아야 한다. McNemar 검정에서 자유도는 항상 1이다.

유의수준을 위한 X^2값 찾기

8.1 값이 공포감 수준에서 유의한 차이를 보이는 값인지를 알기 위해서 McNemar 검정과 관련된 확률표(그리고 Chi-squared 또는 X^2검정 후에도 적용된다) 〈부표 A1.1〉로 돌아가자. 왼쪽 열을 따라 내려가다 보면 1~30까지의 자유도 값을 볼 수 있다. 그 값들의 오른쪽에 5개의 숫자들을 X^2의 임계값(critical value)이라고 부른다. 위의 예제에서 계산한 X^2값이 유의한지 알아내기 위해서 자유도 열을 따라서 예제에서의 자유도인 1값이 나올 때까지 내려간다. 거기서 오른쪽으로 다섯 개의 임계값들을 볼 수 있을 것이다.

2.71　3.84　5.41　6.64　10.83

이 값들은 각각 그 값의 열 맨 위쪽에 있는 확률값과 연관되어 있다. 예를 들어, 2.71의 임계값은 두 방향 검정에서 0.10의 확률값이다. 이 표는 단지 두 방향 가설에 대한 것임을 기억해야 한다. 한 방향 가설일 때는 확률값을 절반으로 나누어서 보아야 한다.

예제에서 값이 유의하기 위해서는 자유도=1의 오른쪽 임계값보다 같거나 커야 한다. 예제에서 8.1의 값은 2.71, 3.84, 5.41 그리고 6.64보다 크다. 그러므로 두 방향 가설검정을 위해 0.01(그리고 한 방향 가설검정을 위해서는 0.01의 반인 0.005)의 확률 값과 관련 있는 6.64의 값을 취한다. 만약 예제의 가설로 돌아가 본다면, 예제의 결과에는 특별한 방향을 예상할 수 있다. 예를 들어, 수술 전 교육은 공포감 수준을 감소시킬 것이며, 그 결과 예제의 가설은 한 방향 검정이다. 유의수준 0.005 수준에서 유의하기 위해서 값은 6.64와 같아야 한다. 예제의 값은 6.64보다 크므로 확률값 0.005보다 작다. 이는 다음과 같이 표현된다.

$$p<0.005$$

X^2값이 정확하게 6.64와 같다면 다음과 같이 표현된다.

$$p=0.005$$

결과의 해석

예제의 결과는 0.005보다 작은 확률 혹은 0.5%보다 작은 확률과 관련이 있다. 이는 무작위 오류에 의하여 결과가 나타날 경우가 0.5%보다 작다는 것을 의미한다. 이것은 일반적인 관점에서 볼 때 유의한 차이가 있다고 볼 수 있다. 그러나 이 의미를 설명하기 전에 공포감 수준에서의 변화가 당신이 예상한 방향이었는지를 확인해야만 한다. 즉,

교육 전 높은 공포감 수준 $\xrightarrow{\text{변화}}$ 교육 후 낮은 공포감 수준

결과의 방향이 예상과 반대로 나타나는 것은 드문 일이다. 이와 같은 경우 다음을 의미한다.

교육 전 낮은 공포감 수준 $\xrightarrow{\text{변화}}$ 교육 후 높은 공포감 수준

이 결과들은 유의하지만 우리의 가설을 지지하지 않는다. 만약 표에서 데이터를 본다면 예상되는 방향에서의 결과는 귀무가설을 기각하고 실험가설을 지지할 수 있다.

우리는 이를 다음과 같이 이야기할 수 있다.

McNemar 검정($X^2=8.1$, 자유도=1)을 사용하여 자료를 분석한 결과, 한 방향 가설검정으로 유의수준 $p<0.05$에서 유의한 결과를 얻었다. 이는 수술 전 교육이 무릎관절절단술 환자에서 공포감 수준을 유의하게 감소시켰다는 것을 의미한다.

비록 McNemar 검정을 계산하여 유의한 숫자가 나왔다 할지라도 위의 기술된 바는 중요하다. 만약 $\frac{\text{방 A}+\text{방 D}}{2}$가 5보다 작다면 McNemar 검정을 사용할 수 없다. 이와 같은 경우 위의 필요조건을 만족시키기 위해 충분한 자료를 수집해야 한다.

McNemar 검정 SPSS 실행하기

① 그림 13-1과 같이 자료를 입력한다. 명목변수이기 때문에, 공포감 없음을 1, 큰 공포를 가짐을 2로 하여 기입한다.

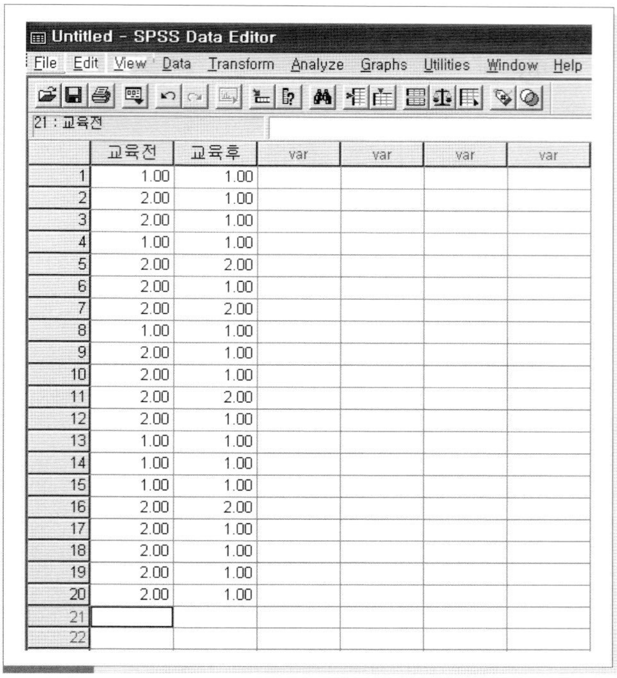

그림 13-1 자료의 입력

② McNemar 검정을 실행하기 위해 다음의 순서를 따라 진행하면, 그림 13-2와 같은 대화상자가 나타난다.

Analyze → Nonparametric Test → 2 related samples..

교육 전 및 교육 후 변수를 함께 선택하여 왼쪽으로 이동시키고, Test Type에서 McNemar 검정을 선택한 후 확인키를 누른다.

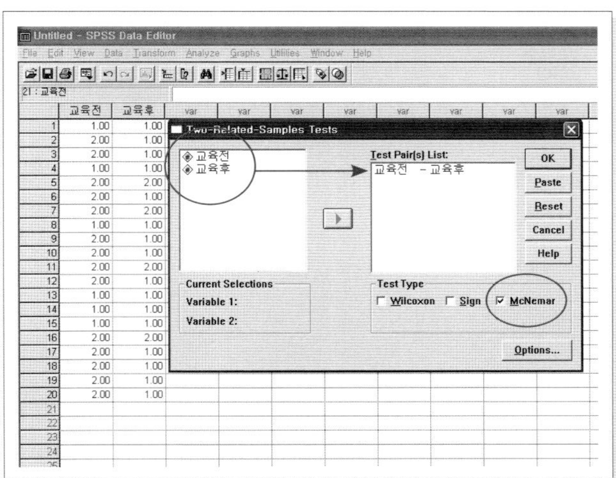

그림 13-2 변수 선택과 검정형태 선택을 위한 대화상자

③ SPSS의 처리 결과가 그림 13-3과 같이 나타날 것이다.

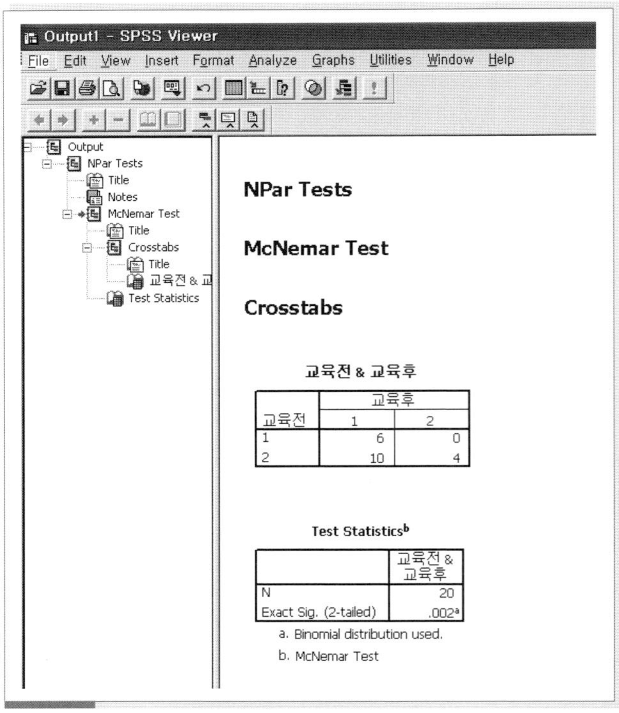

그림 13-3 McNemar 검정 결과

여기에서, 교육 전과 교육 후 공포감의 변화에 대한 유의수준은 p=0.002이다. 따라서 일반적인 수준(p<0.05)에서 볼 때 유의한 차이가 있다고 해석할 수 있다.

윌콕슨 부호 순위 검정

이 검정방법은 두 조건이 있을 때(대조군과 실험군 혹은 두 실험 집단) 그리고 한 집단이 두 가지 조건에 참여하거나 짝지어진 두 집단이 각각의 조건에 참여할 때 사용될 수 있다. 이 검정을 위해 자료는 순서 혹은 간격척도로 수집되어야 한다. 기본적으로 윌콕슨 검정은 각 집단(혹은 짝지어진 집단)들이 각각의 상황에 참여하였을 때 수행 정도의 차이가 있는지를 비교하는 것이다. 이 검정으로 계산하면, T값을 얻게 된다. 따라서 확률표에서 T값이 유의한지를 알아봐야 한다.

【예제】

예를 들어, 치료사들이 단체복을 입는 것에 대한 논쟁이 있다고 가정하자. 몇몇 치료사들은 단체복이 치료사와 환자 사이에 심리적인 거리를 증가시키고 유대감 형성을 방해한다는 의견을 제시하고, 다른 치료사들은 반대되는 생각을 가진다고 생각해 보자. 따라서 연구자는 치료사의 단체복 착용 여부가 장기입원 환자가 치료사에 대한 신뢰감 정도에 미치는 영향을 평가하기를 원한다면, 다음과 같은 가설을 검정해야 할 것이다.

H_1: 장기 입원 환자들은 단체복을 입지 않은 치료사에게 치료받을 때보다 단체복을 입은 치료사에게 치료받을 때 더 큰 신뢰감을 느낀다.

연구자는 대상자들에게 (a) 단체복을 입은 치료사, (b) 단체복을 입지 않은 치료사에 의해서 치료받았을 때 그들이 얼마나 신뢰감을 갖는지 알아보기 위해 5점 척도(순서척도)로 된 간단한 설문지를 고안할 것이다. 이 척도에서 1점은 '전혀 신뢰감 없음'을 의미하는 반면에 5점은 '매우 큰 신뢰감'을 의미한다. 이 설문지를 연구 대상자 15명의 하지마비 환자에게 제공한다면, 다음과 같은 실험설계가 될 것이다.

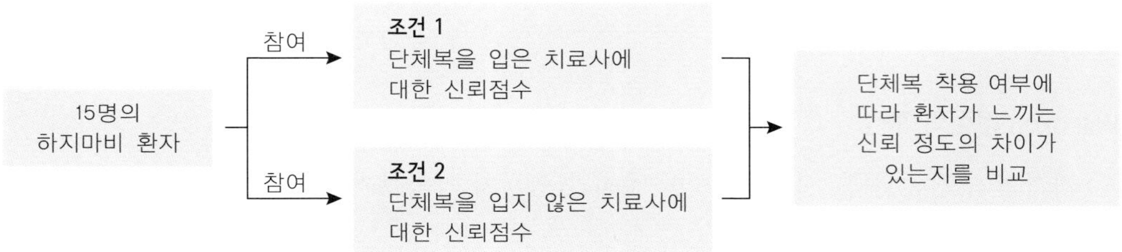

15명의 대상자에게 설문지를 제공하여, 다음과 같은 결과를 얻었다.

결과				계산		
대상자	1	2	3	4	5	6
	단체복 착용(A)	단체복 미착용(B)	d=A−B	d의 순위	+값의 순위	−값의 순위
1	5	3	+2	(+)5.5	+5.5	
2	4	3	+1	(+)1.5	+1.5	
3	5	2	+3	(+)9.5	+9.5	
4	2	5	−3	(−)9.5	+1.5	−9.5
5	4	4	0	제외		
6	3	3	0	제외		
7	5	4	+1	(+)1.5	+5.5	
8	5	3	+2	(+)5.5	+5.5	
9	4	2	+2	(+)5.5	+5.5	
10	4	2	+2	(+)5.5	+5.5	

(계속)

결과				계산		
대상자	1	2	3	4	5	6
	단체복 착용(A)	단체복 미착용(B)	d=A−B	d의 순위	+값의 순위	−값의 순위
11	2	2	0	제외		
12	3	1	+2	(+)5.5	+11.5	
13	5	1	+4	(+)11.5	+5.5	
14	4	2	+2	(+)5.5	+11.5	
15	5	1	+4	(+)11.5		
Σ	60	38				
$\overline{x}$	4	2.533			+68.5	−9.5

Wilcoxon 검정의 계산

각각의 조건에서 점수들이 유의한 차이가 있는지 알아보기 위해서 다음과 같은 과정을 거친다.

① 단체복을 입은 조건 A의 점수를 모두 더한다.

$$\sum A = 60$$

② 단체복을 입지 않은 조건의 B점수를 모두 더한다.

$$\sum B = 38$$

③ 각각의 조건에서 평균($\overline{x}$)을 계산한다.

$\overline{x}A = 4$ $\overline{x}B = 2.533$

④ A에서 B를 뺀 값(d)을 3열에 기록한다.

∴ 대상자 1은 5−3= +2이다.

⑤ 순서에 따라서 순위를 매긴다. 차이 값(d) 중 1은 가장 작은 차이이며, 2는 다음 순서이다. 순위를 매길 때 양의 값과 음의 값은 무시하고 순위를 매긴다. 그러나 차이 값이 0이라면 이를 분석에서 모두 제외시킨다(예제에서 대상자 5, 6 그리고 11은 분석에서 제외된다). 주의해야 할 사항은 같은 차이 값(d)을 가지는 경우이다. 예를 들어, 대상자 2와 7은 둘 다 d값이 +1이고, 대상자 1, 8, 9, 10, 12와 14는 모두 d값이 2이다. 이를 위해 tied 순위 과정을 사용해야 한다.

■ Tied 순위 과정

tied 순위 과정을 수행하기 위해서 일반적으로 1은 가장 낮은 순위, 2는 그 다음으로 낮은 순위이다(0값을 무시하였다는 것과 음수와 양수를 무시하였다는 것을 기억한다). 여기서, 대상자 2와 7은 차이 값(d)이 둘 다 1이다. 따라서 이들의 순위는 1, 2가 된다. 이들 순위를 더하고 같은 차이 값(d)을 가지는 수로 나눈다.

$$\therefore \quad \frac{1+2}{2} = 1.5$$

그러므로 차이 값이 1인 대상자 2와 7은 둘 다 순위가 1.5이다(표에서 4번에 있는 순위 참조).

다음은 차이 값이 2인 경우는 대상자 1, 8, 9, 10, 12, 14이다. 이들의 순위는 3, 4, 5, 6, 7, 8이다(1과 2의 순위는 이미 정해졌기 때문에). 따라서 이들에게 매겨지는 순위는 다음과 같이 계산된다.

$$\frac{3+4+5+6+7+8}{6} = 5.5$$

따라서 차이 값이 2인 대상자는 모두 5.5순위를 배당받는다. 차이 값이 3인 경우는 2명이 있다(대상자 3과 4). 이들은 9와 10의 순위를 가지게 된다(1~8 순위는 이미 부여되었기 때문). 위와 같이 계산하면 다음과 같다.

$$\frac{9+10}{2} = 9.5$$

따라서 대상자 3과 4는 순위가 둘 다 9.5이다. 마지막으로 차이 값이 4인 경우는 대상자 13과 15이다. 이들의 순위는 11과 12이다(1~10의 순위는 이미 정해졌기 때문에). 위와 같이 계산하면 다음과 같다.

$$\frac{11+12}{2} = 11.5$$

따라서 이들의 순위는 둘 다 11.5가 된다.

⑥ 다음으로 해야 할 일은 매겨진 순위를(표에서 4번) 양의 값(표에서 5번)과 음의 값(표에서 6번)에 따라서 각각의 순위를 다시 쓴다.

⑦ 양의 값을 갖는 순위를 모두 더하라(여기서는 +68.5가 된다). 또한 음의 값을 갖는 순위를 모두 더하라(여기서는 −9.5가 된다).

⑧ 두 수 중에 작은 수를 택하여 부호를 무시한다. 이를 T값이라고 한다.

$$T = 9.5$$

⑨ 차이 값이 0인 대상자를 전체 대상자 수에서 제하여 N값을 구한다(짝지어진 집단의 경우에는 짝지어진 수가 N값이다). 여기에서는 15 − 3 = 12가 된다.

유의성 검정을 위한 T값 찾기

T값 9.5가 단체복을 입지 않은 치료사와 입은 치료사에 대한 환자의 신뢰 수준에 유의한 차이를 나타내는지를 알아보기 위해서 Wilcoxon 검정을 위한 확률표를 찾아보아야 한다(부표 A1.2). N값을 찾아 왼쪽 열을 따라가고, 표 맨 위에는 한 방향과 두 방향 검정을 위한 유의수준들이 있다. 각각의 유의수준들 아래에는 T의 임계값들이 나열되어 있다.

예제에서 계산한 *T*값이 어느 수준에서 유의한지를 알아보기 위하여 왼쪽 열을 따라서 N값이 12인 곳을 찾는다. 이후 오른쪽 따라가면 *T*의 임계값을 나타내는 4개의 숫자들을 보게 될 것이다. 이들 값들은 17, 14, 10.7이다. 이들 숫자들의 각각은 맨 위에 제시되어 있는 *p*값과 연관된다. 예를 들어, 14는 두 방향 검정일 때는 유의수준 0.05와 한 방향 검정일 경우는 유의수준 0.025와 연관되어 있다. 주어진 수준에서 계산된 *T*값이 유의하기 위해서 이들 4개 중 한 숫자와 같거나 작아야만 한다. 예제에서 계산된 T값 9.5는 10보다는 작지만 7보다는 큰 값이다. 본 예제의 가설은 한 방향 검정(단체복을 입었을 때 더 큰 신뢰감)이기 때문에 이는 결과가 0.01과 0.005(혹은 1~1/2%) 사이의 수준에서 유의함을 의미한다. 지금 주어진 수준에서 유의하기 위해서 *T*값은 *T*의 임계값보다 작거나 같아야만 한다. 예제에서는 10의 값을 선택해야만 하기 때문에 1%의 유의수준과 연관이 있다. 만약 예제에서 *T*값이 정확하게 10과 같다면 예제의 결과가 *p*값이 0.01과 같은 수준에서 유의하다고 할 수 있다. 그러나 예제의 *T*값은 10보다 작기 때문에 유의수준은 실제적으로 0.01보다 작다. 그 결과 다음과 같이 표현한다($p < 0.01$). 이는 무작위 오류에 의해서 차이가 나타날 가능성이 1%보다 작음을 의미한다.

결과의 해석

예제의 값은 무작위 오류에 의해서 결과가 나타날 기회가 1%보다 작음을 의미하는 0.01수준(1%수준)보다 작은 *p*값을 갖는다. 이는 5% 혹은 0.05수준보다 더 강력하게 가설을 지지하는 것이다. 예제에서의 *T*값이 5%보다 작은 *p*값을 가지기 때문에 예제의 결과는 유의하다고 말할 수 있다. 그러나 때때로 결과의 방향이 예상했던 방향과 반대 방향으로 나타나서 가설을 지지할 수 없게 될 수 있으므로 자료의 평균(A=4, B=2.533)을 확인하는 것은 매우 중요하다.

여기서 결과는 예상했던 방향과 일치하므로 가설을 지지할 수 있다(귀무가설을 기각한다). 이를 다음과 같은 방법으로 기술할 수 있다.

수집한 자료($T=9.5$, $N=12$)를 Wilcoxon 검정으로 사용하여 한 방향 검정을 한 결과는 $p<0.01$의 수준에서 유의하였다. 이는 장기 입원 환자들은 단체복을 입지 않은 치료사보다 단체복을 입은 치료사에게서 좀 더 큰 신뢰감을 경험한다는 것을 보여준다.

Wilcoxon 검정 SPSS 실행하기

① 그림 13-4와 같이 자료를 입력한다.

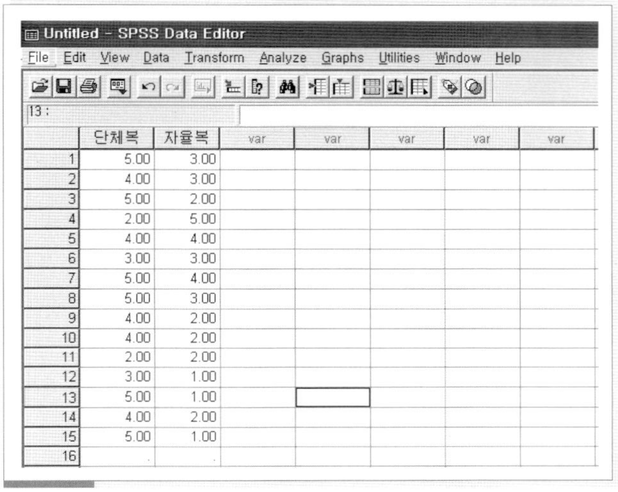

그림 13-4 자료의 입력

② Wilcoxon 검정을 실행하기 위해 다음의 순서를 따라 진행하면, 그림 13-5와 같은 대화상자가 나타난다.

Analyze → Nonparametric Test → 2 related samples

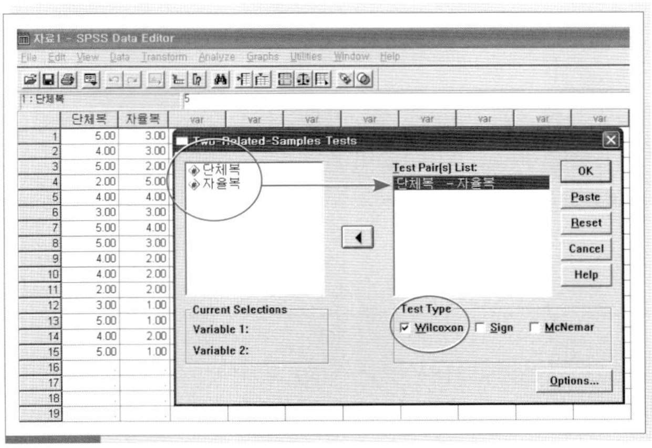

그림 13-5 변수 선정과 검정형태 선정을 위한 대화상자

단체복과 자율복 변수를 함께 선택하여 왼쪽으로 이동시키고, Test Type에서 Wilcoxon을 선택한 후 확인키를 누른다.

③ SPSS의 처리 결과가 그림 13-6과 같이 나타날 것이다.

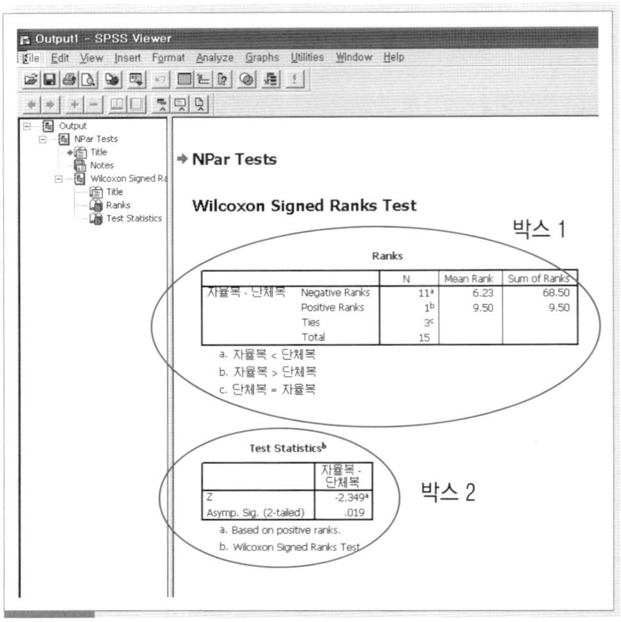

		N	Mean Rank	Sum of Ranks
자율복 - 단체복	Negative Ranks	11a	6.23	68.50
	Positive Ranks	1b	9.50	9.50
	Ties	3c		
	Total	15		

a. 자율복 < 단체복
b. 자율복 > 단체복
c. 단체복 = 자율복

	자율복 - 단체복
Z	-2.349a
Asymp. Sig. (2-tailed)	.019

a. Based on positive ranks.
b. Wilcoxon Signed Ranks Test

그림 13-6 Wilcoxon 검정 결과

그림 13-6의 박스 1에서는 평균순위와 순위합을 보여준다. 박스 2에서는 유의수준을 보여주는데, 단체복 착용과 미착용에 따른 신뢰감의 변화에 대한 유의수준은 p=0.019이다. 따라서 일반적인 수준(p<0.05)에서 볼 때 유의한 차이가 있다고 해석할 수 있다.

동일 집단과 짝지어진 집단설계, 셋 이상의 조건 그리고 순서 혹은 간격/비척도 자료들을 위한 비모수검정

Friedman 검정

이 검정은 모수검정인 이원분산분석 또는 반복 측정된 일원분산분석에 대응하는 비모수적 방법이다. 동일 집단과 짝지어진 집단설계에서 사용된다는 점은 Wilcoxon 검정과 유사하다. 그러나 Friedman 검정은 다음과 같은 경우에 사용된다.

- 한 집단이 셋 이상의 조건들 하에서 참여하였을 때, 조건에 따른 결과의 차이를 비교
- 짝지어진 셋 이상의 집단들이 하나의 조건에서 각각 참여하였을 때, 집단에 따른 결과의 차이 비교

자료는 순서 혹은 간격/비척도로 수집되어야 한다. 그러나 Friedman 검정은 단지 각각의 결과들이 차이가 있는지를 말할 수 있지만, 어느 조건이 더 좋은지를 나타내지는 못한다.

이 때문에 Friedman 검정에 관계된 가설은 항상 두 방향 검정이다. 이 검정을 이용하여 계산을 하면, 결국 값을 얻게 된다. 이 값이 통계적으로 유의한지를 알아보기 위해서는 Friedman 검정과 관련된 확률표를 이용하여 찾아봐야 한다.

【예제】

연구자가 물리치료학과 교수라고 가정하자. 연구자는 지난 2년 혹은 3년 동안 학생들이 실습하는 병원(장소)에 따라 신경계 물리치료 능력이 다르다는 것을 알았다고 가정하자. 우수한 학생이 특정 병원에서만 실습했을 경우 또는 병원에서의 실습지도 능력의 차이 등에 의해 발생할 수가 있을 것이다. 연구자는 자신의 관찰이 정확했는지를 먼저 알아봐야 할 것이다. 따라서 다음과 같은 가설을 세웠다.

H_0: 학생들은 실습 병원에 따라 신경계 물리치료 능력에 차이가 없다.

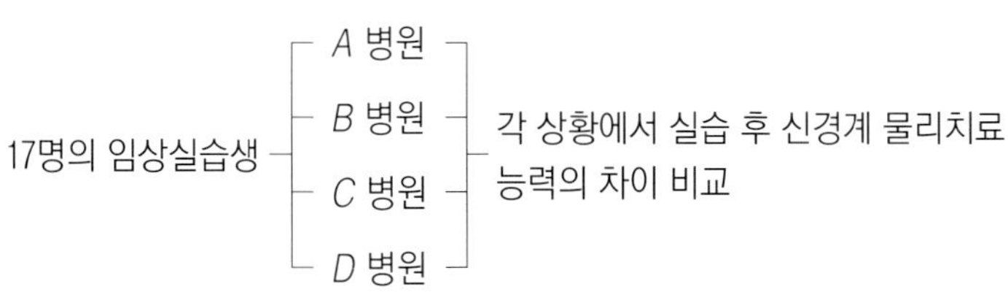
17명의 임상실습생
A 병원
B 병원
C 병원
D 병원
각 상황에서 실습 후 신경계 물리치료
능력의 차이 비교

이러한 가설을 검정하기 위해서 연구자는 17명의 학생들을 무작위로 선발하여 네 개의 병원에 임상 실습을 하게 한 후, 그들의 신경계 물리치료 능력을 점수화(10점 척도에서 1=아주 못함, 10=매우 훌륭함)한 후 비교할 것이다. 연구자의 실험설계는 다음과 같을 것이다.

	상황 1 A 병원		상황 2 B 병원		상황 3 C 병원		상황 4 D 병원	
대상자	점수	순위	점수	순위	점수	순위	점수	순위
1	5	1	6	2	8	4	7	3
2	6	2.5	6	2.5	7	4	5	1
3	3	1	7	3.5	7	3.5	6	2

(계속)

	상황 1 *A* 병원		상황 2 *B* 병원		상황 3 *C* 병원		상황 4 *D* 병원	
대상자	점수	순위	점수	순위	점수	순위	점수	순위
4	8	2	9	3	10	4	7	1
5	7	1.5	9	3.5	9	3.5	7	1.5
6	6	1.5	8	3	9	4	6	1.5
7	5	1	8	3	9	4	7	2
8	5	1	8	2.5	10	4	8	2.5
9	4	1	6	2	8	3	9	4
10	3	1	5	2	8	4	7	3
11	6	2	5	1	8	4	7	3
12	6	2.5	4	1	7	4	6	2.5
13	7	2	5	1	9	4	8	3
14	3	1	7	3	8	4	6	2
15	2	1	5	2	7	3.5	7	3.5
16	5	1	6	2.5	7	4	6	2.5
17	4	1	6	2	7	3.5	7	3.5
	$\Sigma=85$, $Tc=24$		$\Sigma=110$, $Tc=39.5$		$\Sigma=138$, $Tc=65$		$\Sigma=116$, $Tc=41.5$	
	평균=5		평균=6.471		평균=8.118		평균=6.824	

연구자는 다음과 같은 자료를 얻었다.

Friedman 검정

Friedman 검정을 계산하기 위해서 다음의 단계를 취해야만 한다.

① 첫 번째로, 각각의 조건에서의 점수들을 더한다.

$\therefore\ \Sigma A = 85 \qquad \Sigma B = 110 \qquad \Sigma C = 138 \qquad \Sigma D = 116$

② 각각의 조건의 평균을 계산한다.

∴ *A* 평균=5　　*B* 평균=6.471　　*C* 평균=8.118　　*D* 평균=6.824

③ 각각의 대상자들(예: 열을 따라서)에게 가장 낮은 점수에 1, 다음으로 낮은 점수에 2등의 순서를 매긴다. 각각의 대상자들에서 단지 네 가지 점수가 있기 때문에 1~4의 순위를 매긴다. 동점

이 있을 경우에 tied 순위과정을 사용한다.

④ 각각 조건들에서 순위를 더한다. 이를 Tc라고 부른다.

A의 $Tc=24$ B의 $Tc=39.5$

C의 $Tc=65$ D의 $Tc=41.5$

⑤ 다음의 식을 이용하여 의 값을 계산한다.

$$\chi\gamma^2 = \left[\left(\frac{12}{NC(C+1)}\right)\sum Tc^2\right] - 3N(C+1)$$

N = 집단에서 대상자의 수(혹은 짝지어진 설계의 경우에 대상자 짝의 수), 여기에서는 17이다.

C = 조건의 수 : 여기서는 4

Tc = 각각의 조건 순위의 합: A 조건의 $Tc=24$
B 조건의 $Tc=39.5$
C 조건의 $Tc=65$
D 조건의 $Tc=41.5$

Tc^2= 각각의 조건 순위의 합의 제곱, 여기서는 24^2, 39.5^2, 65^2, $41.5^2=576$, 1560.25, 4225, 1722.25

Σ= 다음에 따라서 계산된 모든 계산의 합계

ΣTc^2= 각각의 조건 순위의 제곱의 합, 여기서 $576+1560.25+4225+1722.25=8083.5$

따라서 다음이 된다.

$$\chi\gamma^2 = \left[\left(\frac{12}{17\times4(4+1)}\right)\times(576+1560.25+4225+1722.25)\right] - 3\times17(4+1)$$
$$= \left[\left(\frac{12}{68\times5}\right)\times(576+1560.25+4225+1722.25)\right] - 51\times5$$
$$= [0.035\times8083.5] - 255$$
$$= 282.923 - 255$$
$$\therefore\ \chi\gamma^2 = 27.923$$

$x\gamma^2$값 찾기

표에서 $x\gamma^2$값을 찾기 위해서 자유도값–조건의 수 빼기 1, 즉 $4-1=3$을 알아야 한다. Friedman 검정을 위한 표는 세 가지–〈부표 A1.3a, 3b 그리고 A1.1〉–가 있다. 〈부표

A1.3a〉는 세 가지 조건들과 각각의 조건에 2~9명의 대상자들이 있을 때 사용된다. 〈부표 A1.3b〉는 세 가지 조건과 각 조건에 2~4명의 대상자들이 있을 때 사용된다. 그리고 〈부표 A1.1〉은 좀 더 많은 조건의 수와 좀 더 많은 대상자들일 때, 사용된다. 예제에서 네 가지 조건들과 17명의 대상자들이기 때문에 〈부표 A1.1〉을 사용해야만 한다(이 표는 역시 X^2에서도 사용된다). 왼쪽 열은 다양한 종류의 자유도(*df*)가 있다. 본 예제의 자유도인 3이 나올 때까지 이 열을 따라서 아래로 내려가라. 그러면 오른쪽으로 임계값이라 불리는 다섯 개의 수, 즉 6.25, 7.82, 9.84, 11.34, 16.27을 볼 수 있을 것이다. 이들 값의 각각은 이 열의 맨 위에 나열된 확률수준과 연관되어 있다. 예를 들어, 11.34는 0.01의 *p*값과 관련되어 있다.

주어진 수준에서 유의하기 위해서 예제의 값은 이 값들보다 크거나 같아야만 한다. 그래서 첫 번째 값인 6.25값을 취한다면 예제의 값은 크다. 또한 7.82, 9.84, 11.34 그리고 16.27보다 크다. 그 결과 16.27의 값을 취하고 어떤 유의수준과 연관되는지를 알아보기 위해서 열을 찾아보면 0.001 혹은 0.1% 수준이다. 예제에서 27.923의 값은 16.27의 임계값보다 크기 때문에 결과가 0.001 수준보다 작은 수준에서 유의함을 의미한다(만약 값이 16.27과 정확하게 같다면 *p*값은 0.001과 같다고 이야기할 수 있다).

이는 예제의 결과가 무작위 오류로 인해 발생할 기회가 0.1%보다 작다는 것을 의미한다. Friedman 검정은 단지 차이가 있는지를 예측할 뿐이고 구체적인 결과의 방향을 제시하지 않기 때문에 가설이 두 방향이어야 하고, 두 방향 가설을 위한 유의수준을 적용해야 한다는 사실을 기억해야 한다.

결과의 해석

결과는 0.1%보다 작은 p값과 연관되어 있다. 이는 무작위 오류로 인해 결과가 발생할 확률이 0.1%보다 작다는 것을 의미한다. 따라서 귀무가설을 기각하고, 실험가설을 지지할 수 있다. 다시 말해 학생들은 실습하는 병원에 따라 신경계 물리치료 수행능력이 다르다고 볼 수 있다. 이를 다음과 같은 방법으로 표현할 수 있다.

수집된 자료($x\gamma^2$, N=17)를 Friedman 검정을 사용하여 분석한 결과는 두 방향 검정으로 $p<0.001$ 수준에서 유의하였다. 이는 물리치료과 학생들이 실습 병원에 따라 유의하게 다른 수행도를 보인다는 실험가설을 지지한다. 그 결과 귀무가설은 기각된다.

그러나 Friedman 검정은 단지 차이가 있다는 것을 확인할 뿐이지 어떤 병원에서 더 잘 수행하는지를 말할 수는 없다. 따라서 만약 결과의 방향을 알고 싶다면 Page's L trend 검정을 해야 한다.

만약 세 가지 조건과 좀 더 작은 대상자를 사용한다면 〈부표 A1.3a〉를 사용한다. 예를 들어, 세 가지 조건과 7명의 대상자를 가지고 7.5의 값을 얻었다고 가정하면, 표의 맨 위에서 *N*값을 찾는다(*N*은 대상자의 수 혹은 대상자 짝의 수임을 기억하라). N=7을 위한 열을 찾고 7.5를 찾기 위해서 값을 찾아 아래로 내려간다. 예제의 값은 주어진 유의수준에서 유의하기 위해서 같거나 커야만 하기 때문에 7.5는 7.143보다는 크지만 7.714보다는 작다. 따라서 0.027 혹은 2.7%의 상응하는 *p*값을 주는 7.143의 임계값을 택해야만 한다. 그러나 7.5의 값은 7.143보다 크기 때문에 이는 *p*값이 0.027보다 작음을 의미한다. 만약 값이 7.143의 임계값과 같다면 $p=0.027$이라고 말할 수 있다.

Friedman 검정 SPSS 실행하기

① 그림 13-7과 같이 자료를 입력한다.

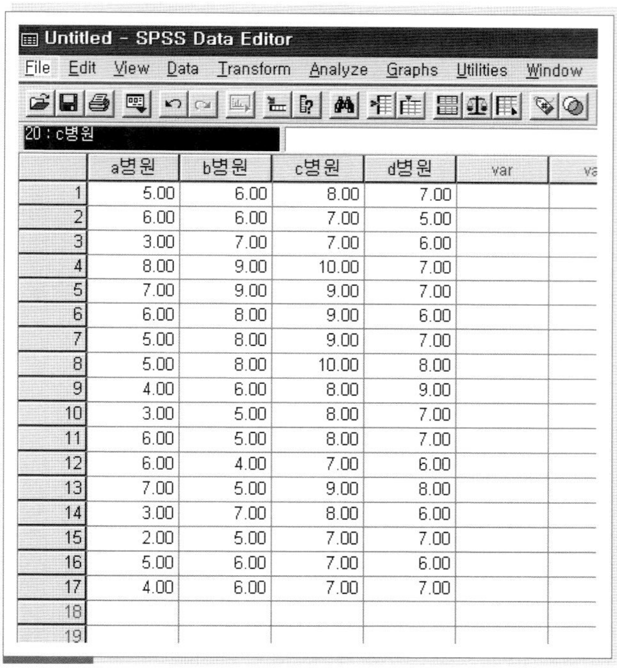

	a병원	b병원	c병원	d병원	var
1	5.00	6.00	8.00	7.00	
2	6.00	6.00	7.00	5.00	
3	3.00	7.00	7.00	6.00	
4	8.00	9.00	10.00	7.00	
5	7.00	9.00	9.00	7.00	
6	6.00	8.00	9.00	6.00	
7	5.00	8.00	9.00	7.00	
8	5.00	8.00	10.00	8.00	
9	4.00	6.00	8.00	9.00	
10	3.00	5.00	8.00	7.00	
11	6.00	5.00	8.00	7.00	
12	6.00	4.00	7.00	6.00	
13	7.00	5.00	9.00	8.00	
14	3.00	7.00	8.00	6.00	
15	2.00	5.00	7.00	7.00	
16	5.00	6.00	7.00	6.00	
17	4.00	6.00	7.00	7.00	
18					
19					

그림 13-7 자료의 입력

② Friedman 검정을 실행하기 위해 다음의 순서를 따라 진행하면, 그림 13-8과 같은 대화상자가 나타난다. A, B, C 그리고 D의 병원 변수를 함께 선택하여 왼쪽으로 이동시키고, 검정형태(Test Type)에서 Friedman 검정을 선택한 후 확인키를 누른다.

Analyze → Nonparametric Test → K related samples

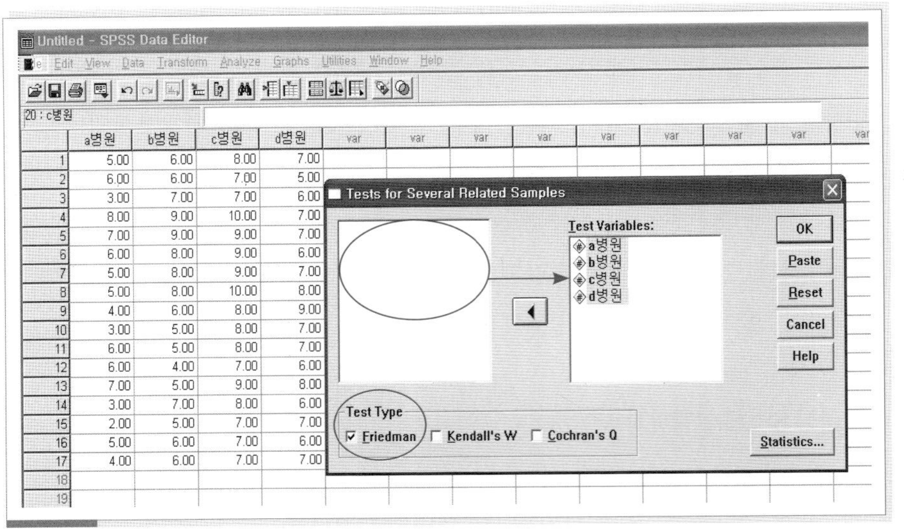

그림 13-8 변수 이동과 Friedman 검정 선택을 위한 대화상자

③ SPSS의 처리 결과가 그림 13-9와 같이 나타날 것이다.

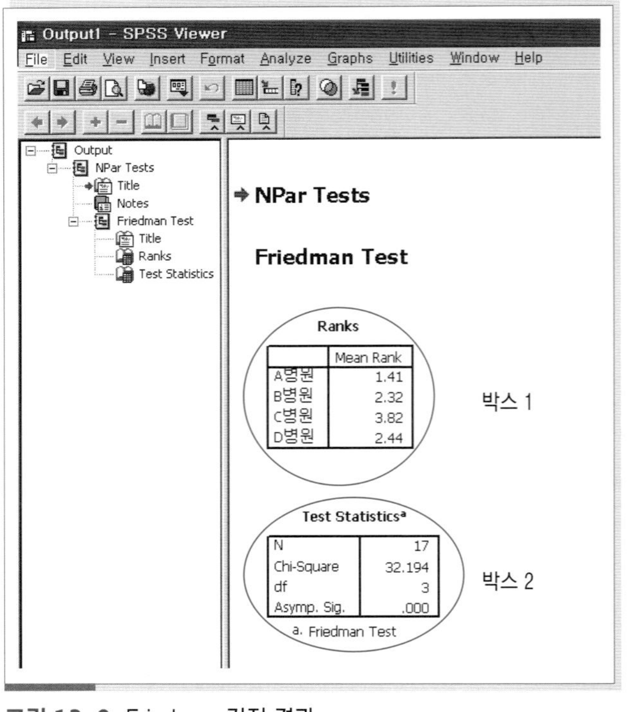

그림 13-9 Friedman 검정 결과

그림 13-9에서 박스 1은 평균 순위를 보여주고 있으며, 박스 2는 유의수준을 보여준다. 여기에서, 병원실습에 따른 물리치료 능력 차이에 대한 유의수준은 p=0.00이다. 따라서

일반적인 수준($p<0.05$)에서 볼 때 유의한 차이가 있다고 해석할 수 있다.

Friedman 검정 후 사후검정은 SPSS에서 지원하지 않고 있다. 이를 위해서는 아래의 계산식을 이용해야 한다.

$$|R1 - R2| \geq \frown\!\!\frown \approx \sqrt{\frac{nk(k+1)}{6}}$$

여기에서, R1과 R2는 순위합을 의미하고, k는 측정횟수를 의미한다. 본 예제에서는 k=4이다. z값은 k(k−1)/2의 임계치(critical value)로 〈부표 A1.8〉에서 값을 찾을 수 있다.

FURTHER READING

Cohen L, Halliday M 1996 Practical statistics for students. Paul Chapman Publishing, London

Coolican H 2004 Research methods and statistics in psychology, 4th edition. Hodder and Stoughton, London

Coolican H 2006 Introduction to research methods in psychology, 3rd edition. Hodder Arnold, London

Field A, Hole G 2004 How to design and report experiments. Sage, London

Greene J, D'Oliveira M 2005 Learning to use statistical tests in psychology, 3rd edition. Open University Press, Buckingham, Pett M 1997 Non-parametric statistics in health care research. Sage, London

Polgar S, Thomas S 2007 Introduction to research in the health sciences. Churchill Livingstone, Edinburgh

Robson C 1994 Experiment, design and statistics in psychology, 3rd edition. Penguin, Harmondsworth

Siegel S 1956 Non-parametric statistics for the behavioural sciences. McGraw-Hill Kogakusha, Tokyo

CHAPTER 14

모수검정: 동일 집단과 짝지어진 집단설계

이 장의 내용

한 집단이 모든 조건들에 참여하는 경우(동일 집단설계)
짝지어진 둘 이상의 집단이 각각의 조건에 참여할 경우(짝지어진 집단 또는 대상자 설계)
셋 이상의 조건에 참여하는 한 집단 또는 셋 이상의 짝지어진 집단에 사용하는 모수검정
- 관련된 일원분산분석 또는 반복 측정된 일원분산분석
- Scheffe multiple range test

이 장에 기술된 모든 통계학적 검정은 동일 대상자 혹은 짝지어진 대상자 설계의 결과를 분석하는데 사용된다. 즉, 모든 조건에 한 집단이 모두 참여하거나 각각의 조건에 둘 이상의 짝지어진 집단이 참여하였을 때 사용하는 것이다. 이전 장에서 사용한 검정방법과 다른 점은 모든 검정은 모수검정이고, 이는 자료가 간격/비척도로 수집되어야만 한다는 것이다. 비모수검정보다는 계산하기에 좀 더 어렵다. 모수검정과 비모수검정은 주어진 설계에서 조건들 사이에 유의한 차이가 있는지 없는지를 알아보기 위해서 사용될 수 있지만, 모수검정은 비모수검정보다 좀 더 민감하다는 것을 기억해야 한다.
여기에서 설명할 실험설계는 다음과 같다.

한 집단이 모든 조건들에 참여하는 경우(동일 집단설계)

(a) 두 조건이 있을 경우

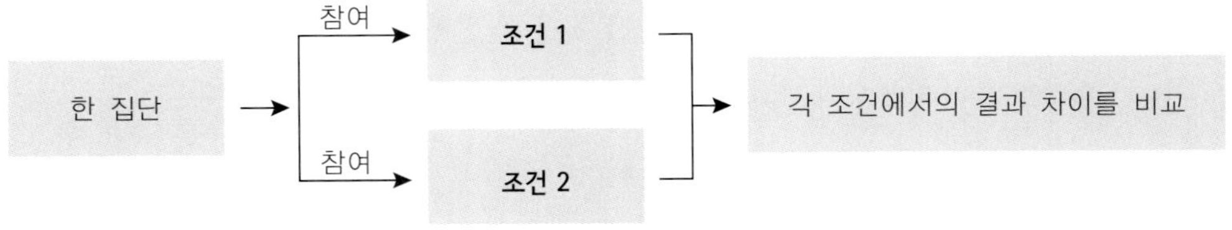

(b) 셋 이상의 조건이 있을 경우

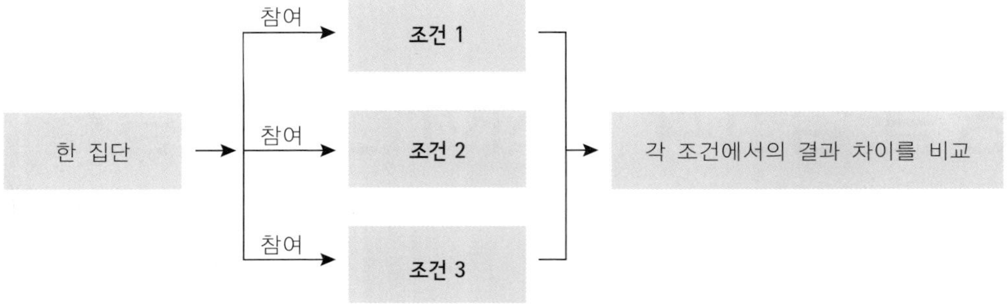

짝지어진 둘 이상의 집단이 각각의 조건에 참여할 경우(짝지어진 집단 또는 대상자 설계)

(a) 짝지어진 집단이 둘인 경우

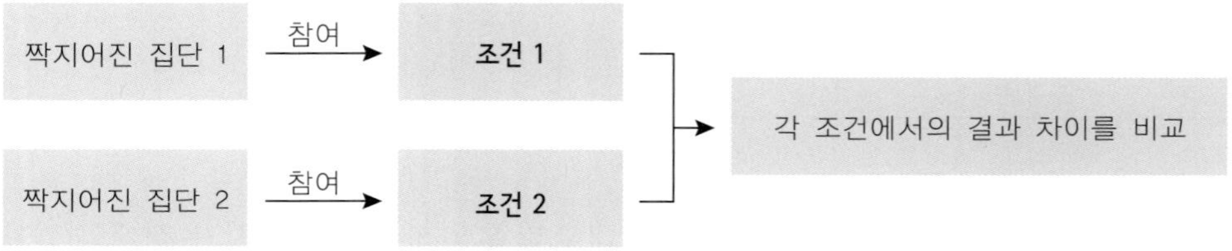

(b) 짝지어진 집단이 셋인 경우

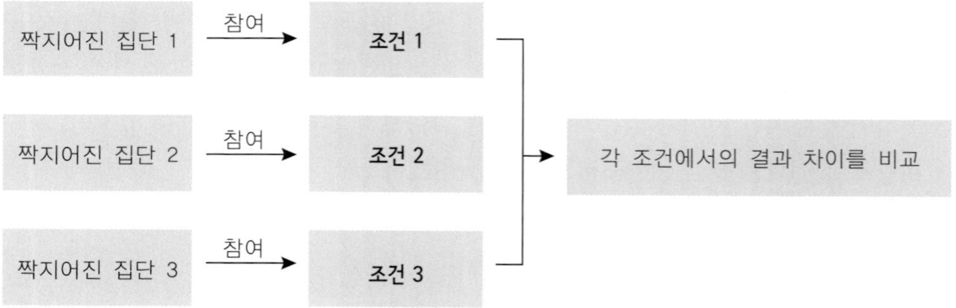

두 조건에 모두 참여하는 한 집단(설계 1a) 혹은 짝지어진 두 집단(설계 2a)이 각각의 조건에 참여하는 경우에는 짝비교 *t*검정(related t-test)을 사용하여 분석한다. 셋 이상의 조건에 참여하는 한 집단(설계 1b) 혹은 짝지어진 셋 이상의 집단(설계 2b)이 각각의 조건에 참여하는 경우에는 반복 측정된 혹은 관련된 일원분산분석(repeated or related one-way analysis of variance, one-way ANOVA)으로 분석한다.

짝비교 *t*검정

이 검정은 Wilcoxon과 같은 설계를 사용한다. 즉, 한 집단이 두 조건에 참여하거나 짝지어진 두 집단이 각 상황에 참여하는 경우에 사용할 수 있다. 짝비교 *t*검정은 특별히 '치료 전과 후' 형태의 설계에 적절하다. 즉 한 집단에서 치료 전과 후의 효과를 비교할 때 적절하다. *t*검정을 계산하면 *t*값을 얻게 되는데, 이 값이 유의한 차이를 나타내는지 아닌지를 알아보기 위해서 *t*검정의 확률표에서 찾아봐야 한다. 모수검정은 비모수검정에 비해 계산하기가 좀 더 어렵다는 것을 기억해야 하지만 계산할 때 너무 어려워할 필요는 없다. 체계적으로 단계를 밟아 계산한다면 어려움 없이 할 수 있을 것이다.

【예제】

연구자는 어깨관절 수술 후 관절가동범위를 조기에 회복하는 데 정형물리치료가 효과적인 것을 알았다고 가정하자. 그래서 임상적 경험을 토대로 다음과 같이 가설을 세웠다.

H_1: 어깨관절 수술을 받은 환자에게 정형물리치료는 관절가동범위를 회복하는 데 효과적이다.

연구자는 이 가설을 검정하기 위해서 수술 후 관절가동범위를 측정하고, 정형물리치료를 1주간 적용한 후, 다시 관절가동범위를 측정할 것이다. 측정 단위(°)는 간격/비척도이기 때문에 모수검정을 사용하기 위한 조건이 충족된다.

실험설계는 다음과 같다.

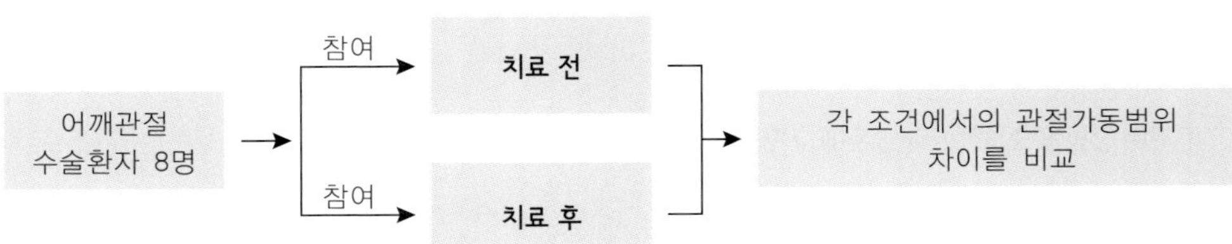

결과는 다음과 같다.

	실험결과		통계 검정을 위한 계산	
1	2	3	4	5
	조건 1	조건 2	차이(d)	d^2
대상자	치료 전(A)	치료 후(B)	(A−B)	
1	42	49	−7	49
2	45	57	−12	144
3	65	72	−7	49
4	65	64	+1	1

(계속)

	실험결과		통계 검정을 위한 계산	
1	2	3	4	5
	조건 1	조건 2	차이(d)	d^2
대상자	치료 전(A)	치료 후(B)	($A-B$)	
5	60	50	10	100
6	35	45	−10	100
7	40	59	−19	361
8	49	65	−16	256
Σ	401	461	−60	1060
평균	50.125	57.625		

짝비교 t검정의 계산

짝비교 t검정을 계산하기 위해서 해야 할 첫 번째는

① 합(Σ)을 구하기 위해서 각각의 조건에서 점수를 더한다.

여기서 $\sum A=401$ $\sum B=461$

② 각각의 조건에서 평균을 계산한다.

여기서 $\sum A$ 평균=50.125 $\sum B$ 평균=57.625

③ 각각의 대상자의 치료 전 측정값에서 치료 후 측정값을 뺀($A-B$) 후, 차이값(d)을 4열에 적는다. 여기서 대상자 1은 42 − 49 = −7이다.

④ 차이값들을 합하여 아래쪽에 기입한다. 여기서 $\sum d = -60$

⑤ 각각의 차를 제곱한(d^2) 값을 5열에 넣는다.

⑥ d^2값을 모두 더하여 아래쪽에 기입한다. 여기서 $\sum d^2 = 1060$

⑦ 다음의 식을 이용하여 t값을 구한다.

$$t = \frac{\sum d}{\sqrt{\frac{N\sum d^2 - (\sum d^2)}{N-1}}}$$

식에서 $\sum d$=차의 합(여기서 10)

$(\sum d)^2$=차의 합의 제곱(여기서 3600)

$\sum d^2$=제곱된 차들의 합(여기서 1060)

N=대상자들의 수 혹은 짝지어진 대상자들 짝의 수(여기서 8)

$\sqrt{\ }$=제곱근 안에 모든 수의 마지막 값에 대한 제곱근

만약 예제의 수치들을 대입한다면:

$$t = \frac{60}{\sqrt{\frac{8 \times 1060 - 3600}{8-1}}} = \frac{60}{\sqrt{\frac{8480 - 3600}{7}}} = \frac{60}{\sqrt{697.143}} = \frac{60}{26.404}$$

$\therefore t = 2.272$

t값 찾기

실험결과 얻은 t값이 유의한지를 알아보기 위해서는 자유도가 필요하다. 자유도는 대상자의 수에서 1을 뺀 값이다. 여기서는 8−1=7이다. 〈부표 A1.5〉를 보자. 왼쪽 끝에는 자유도(df) 값을 볼 수 있을 것이다. 7의 자유도 값을 찾을 때까지 아래로 내려가자. 이 값의 오른쪽으로 t값에 대한 임계값이 6개 있다.

1.145 1.895 2.365 2.998 3.449 5.405

만약 주어진 값들 중 어떤 값보다 같거나 큰 수를 가진다면 이는 열의 맨 위에서 주어진 수준에서 유의하다는 것을 의미이다. 예를 들어, 3.499는 한 방향 검정으로 0.005 그리고 두 방향 검정으로 0.01의 p값을 갖는다. 예제의 2.272의 t값은 1.895보다는 크고 2.365보다는 작다는 것을 알 수 있다. 주어진 수준에서 예제의 t값은 표에서의 값보다 크거나 같아야만 하기 때문에 1.895의 값을 채택해야만 한다. 열의 맨 위에서 한 방향과 두 방향 가설을 위한 유의수준을 볼 수 있을 것이다. 예제에서의 가설은 한 방향 가설이다. 따라서 t값은 1.895보다 크기 때문에 예제의 결과가 무작위 오류로 인해 발생할 가능성이 0.05보다 작다는 것을 의미한다. 즉 $p<0.05$로 표현할 수 있다. 만약 t값이 정확하게 임계값 1.895와 같다면 $p=0.05$라 표현한다.

결과의 해석

예제의 결과는 0.05보다 작은 p값을 가진다. 이는 무작위 오류에 의해서 결과가 발생할 기회가 5/100보다 작음을 의미한다. 결과가 유의하다고 주장할 수 있는 일반적인 기준이 5%이기 때문에 예제의 결과는 5%보다 낮은 수준에서 유의하다고 할 수 있다. 그러나 통계적 검정은 두 조건 간에 차이가 있음을 보여줄 뿐 어느 상황이 좋은지 말해 주지 않는다. 하지만 평균값을 보면 정형물리치료를 적용한 후 관절가동범위가 증가하였으므로 실험가설을 지지할 수 있다. 이를 다음과 같이 기술한다.

자료($t=2.722$, $N=8$)에 대하여 짝비교 t검정을 사용하였을 때, 결과는 한 방향 가설검정으로 $p<0.05$에서 유의하였다. 어깨관절 움직임에 제한이 있는 환자에게 정형물리치료가 효과적임을 의미한다. 따라서 실험가설은 지지되고 귀무가설은 기각된다.

짝비교 t검정 SPSS 실행하기

① 그림 14-1과 같이 자료를 입력한다.

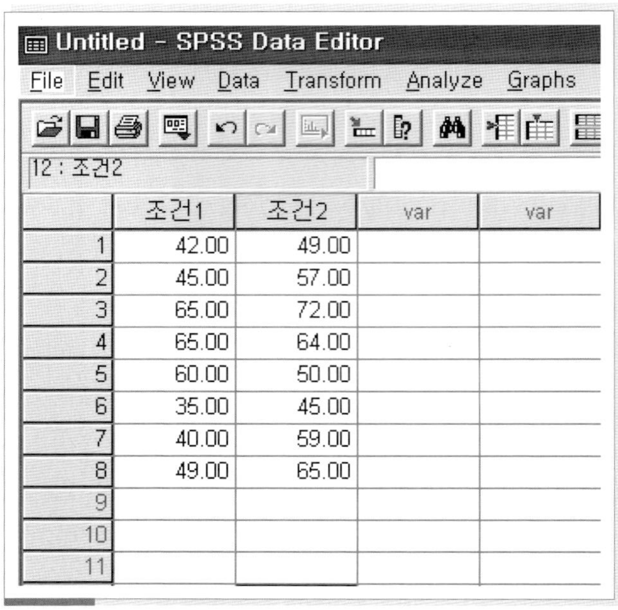

그림 14-1 자료의 입력

② 짝비교 t검정을 실행하기 위해 다음의 순서를 따라 진행하면, 그림 14-2와 같은 대화상자가 나타난다. 조건 1과 조건 2 변수를 함께 선택하여 왼쪽으로 이동시키고, 확인키를 누른다.

Analyze → Compare Means → Paired samples t test

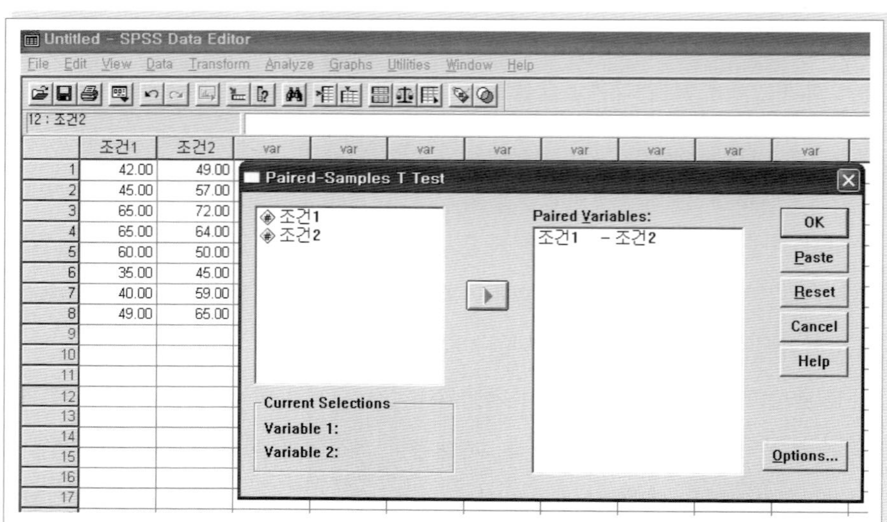

그림 14-2 짝비교 t검정을 위한 대화상자

③ SPSS의 처리 결과가 그림 14-3과 같이 나타날 것이다.

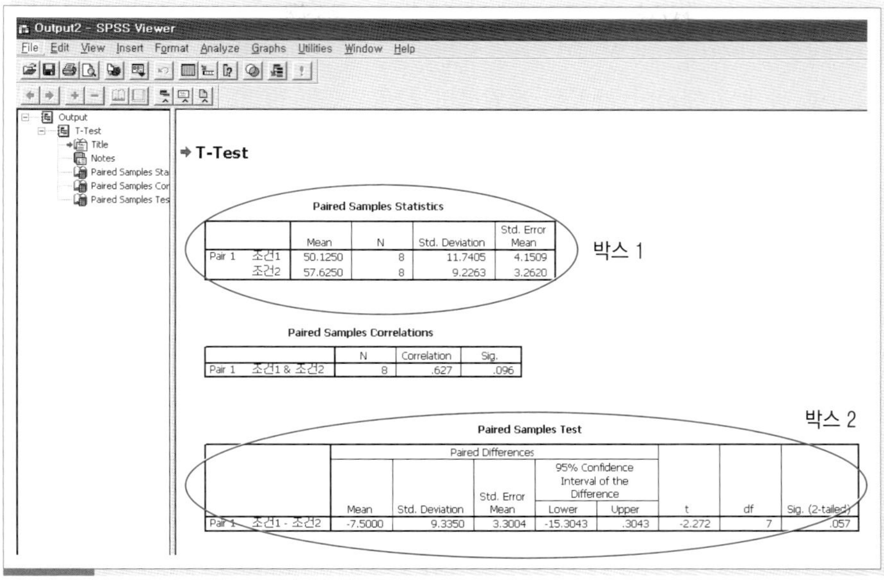

그림 14-3 짝비교 *t*검정 결과

그림 14-3에서 박스 1은 각 조건별 기술통계량(평균과 표준편차)을 보여주며, 박스 2에서는 두 조건(치료 전과 후) 효과 차이에 대한 t값(−2.272)과 유의수준을 보여준다. 여기에서 제시되는 유의수준은 p=0.057이다. 이 유의수준은 두 방향 가설인 경우이다. 본 예에서는 한 방향 가설을 세웠기 때문에 유의수준은 0.0285가 된다. 따라서 일반적인 수준(p<0.05)에서 볼 때 유의한 차이가 있다고 해석할 수 있다.

셋 이상의 조건에 참여하는 한 집단 또는 셋 이상의 짝지어진 집단에 사용하는 모수검정

관련된 일원분산분석 또는 반복 측정된 일원분산분석

짝지어진 집단설계에서 일원분산분석은 비모수검정인 Friedman 검정에 상응하는 모수검정이다. 이 검정은 셋 이상의 조건에 한 대상자 집단이 모두 참여하는 설계를 사용하고 이들 조건들로부터의 결과의 차이를 비교하거나(반복 측정된 일원분산분석, 일반적으로 물리치료에서는 한 집단이 셋 이상의 치료방법에 참여한 경우나 한 집단에 대하여 치료를 한 후 시간이 지남에 따른 치료효과의 지속성을 보고자 할 경우) 혹은 한 조건에 셋 이상의 짝지어진 대상자 집단이 참여하는 설계(관련된 일원분산분석)에서 사용될 수 있다.

이 방법은 연구자가 하나의 독립변수를 조작하기 때문에 일원분산분석이라고 부른다. 만약 연구자가 두 개의 독립변수와 하나의 종속변수 사이의 관계에 대하여 가설을 세웠다면 이원분산분석(two-way ANOVA)을 사용해야 하고, 세 개의 독립변수와 하나의 종속변수 사이의 관계에 대하여 가설을 세웠다면 삼원분산분석(three-way ANOVA)을 필요로 할 것이다. 그러나 이 방법은 이 책의 범위를 벗어나므로 관심이 있는 사람은 Greene & D'Oliveira(1982)와 Ferguson(1976)을 참조하기 바란다.

모든 모수검정과 같이 자료는 간격/비척도여야 한다. 분산분석(ANOVA)을 계산하면 F값이 나온다. 이 값이 조건들 사이에 유의한 차이를 나타내는지 아닌지를 알아보기 위해서 분산분석을 위한 확률표를 찾아봐야만 한다. Friedman 검정과 같이 분산분석은 조건들 사이에 유의한 차이가 있는지 없는지를 알려줄 뿐 차이의 방향을 말해 주지는 않으므로 가설은 두 방향 검정이다.

【예제】

분산분석은 계산하기 꽤 복잡하기 때문에 사전에 목적을 설명하는 것이 도움이 될 것이다. 연구자는 퇴행관절염이 왜 여성에게 많은지 그 원인에 대하여 관심이 있다고 하자. 연구자는 신발 굽의 높이를 하나의 원인으로 생각하고 신발 굽 높이에 따라 무릎관절에 가해지는 힘(force)이 어떻게 다른지를 알아보고자 한다. 따라서 연구자는 10명의 대상자가 7.5cm, 5cm 그리고 3cm 높이를 가진 신발을 착용할 때 대퇴사두근의 근활성도 정도를 측정하기로 했다고 가정하자. 가설은 다음과 같다.

H_1: 20대 여성 10명에서 대퇴사두근의 근활성도는 신발 굽의 높이에 따라 다르다.

연구자는 근전도를 사용하여 근활성도를 측정하고, 신발 굽 높이에 따른 근활성도 차이를 비교할 것이다. 자료는 간격/비척도이기 때문에 모수검정을 위한 필요조건이 충족된다. 실험설계는 다음과 같다.

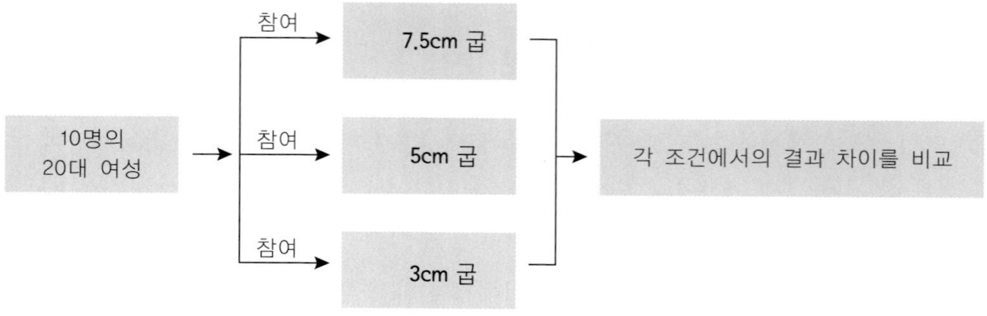

실험결과 다음과 같은 자료를 얻었다.

대상자	조건 1	조건 2	조건 3	합 Ts
	7.5cm 굽	5cm 굽	3cm 굽	
1	15	12	11	38
2	12	9	8	29
3	13	10	11	34
4	10	10	12	32
5	17	14	10	41
6	8	12	11	31
7	11	12	9	32
8	14	9	9	32
9	16	8	12	36
10	10	9	8	27
$\sum Tc$	$Tc^1 = 126$	$Tc^2 = 105$	$Tc^3 = 101$	총합 = 332

연구자는 구두 굽 높이에 따라 집단의 근활성도가 다를 것이라 가정하였으므로 조건들의 합(126, 105 그리고 101) 사이에 유의한 차이 혹은 분산(variation)이 있을 것이다. 차이는 조건들 사이 변이에 의해 발생할 수 있는데 이를 조건 간 비교(between–conditions comparison)라고 부른다. 그러나 각각의 대상자는 세 가지 조건 모두에서 평가되기 때문에 대상자들 사이에 근활성도의 차이를 알아보기 위하여 대상자들 자체 내의 근활성도 차이를 비교해야 한다. 이를 대상자 간 비교(between–the subjects comparison)라고 한다. 1~5번째까지의 대상자를 이용하여 주어진 예를 그려보면 다음과 같다.

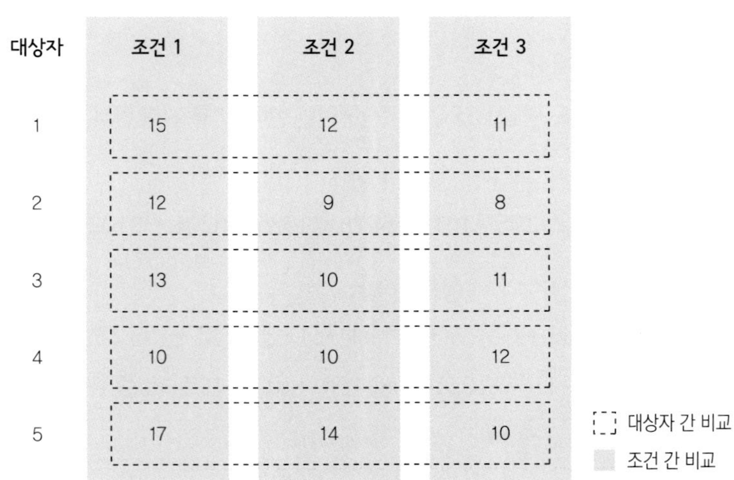

진한 수직선은 각각의 조건에 따라 근활성도에 유의한 차이가 있는지를 알아보기 위해 조건들 사이에 비교(조건 간 비교)를 말한다. 이 비교는 결과의 차이가 조건에 따른 차이일 가능성을 보여준다. 수평의 점선은 대상자들 사이에서의 근활성도의 차이가 있는지 알아보기 위하여 비교하는 것이다. 물론 근활성도의 차이는 무작위 오류에 의한 것일 가능성은 존재한다.

연구자가 설정한 가설대로 결과가 나오기 위해서는 조건들 간의 결과에는 유의한 차이가 있어야 하고, 대상자 내에서는 유의한 차이가 없어야 한다.

분산분석을 사용하여 결과의 차이가 유의한지를 알아보기 위해서는 다음과 같은 값들을 알아야 한다.

평방합(the sums of squares: *SS*)

자유도(the degrees of freedom: *df*)

제곱합(the mean squares: *MS*)

*F*값(the F ratios: *F*)

이들 값이 계산되면 다음의 형태의 표에 넣는다.

분산 (variance)	제곱합(*SS*) (sums of squares)	자유도 (*df*)	평방합(*MS*) (mean squares)	*F*값 (*F* ratio)
조건들 사이의 분산(집단 간)	SS_{bet}	df_{bet}	MS_{bet}	F_{bet}
대상자 간 분산(집단 내)	SS_{subj}	df_{subj}	MS_{subj}	F_{subj}
무작위 오류에 의한 분산	SS_{error}	df_{error}	MS_{error}	
전체	SS_{tot}	df_{tot}		

반복 측정된 일원분산분석 계산

① 우리는 먼저 각각 분산의 요인에서 *SS*값을 계산해야만 한다. 이를 위해 여러 값들이 필요할 것이다.

$\sum Tc^2 =$ 각 조건에서 제곱된 총계의 합

여기서 $126^2+105^2+101^2=15876+11025+10201=37102$

$\sum Ts^2 =$ 제곱된 대상자의 수행도의 합

여기서는 $38^2+29^2+34^2+32^2+41^2+31^2+32^2+32^2+36^2+27^2$

$= 1444+841+1156+1024+1681+961+1024+1024+1296+729$

$= 11180$

n = 짝지어진 대상자 짝의 수 혹은 대상자의 수

= 10

C = 조건의 수

= 3

N = 총계 혹은 점수들, 여기서 $n \times C$

= 30

$\sum x$ = 전체 합

= 332

$(\sum x)^2$ = 제곱된 전체 합

$= 332^2 = 110224$

$\frac{(\sum x)^2}{N}$ = 모든 SS로 제곱된 전체 합을 나누어 줌

$$= \frac{110224}{30} = 3674.133$$

x = 개인별 각 점수들

$\sum x^2$ = 개인별 점수 제곱의 합

$= 15^2+12^2+11^2+12^2+9^2+8^2+13^2+10^2+11^2+10^2+$
$10^2+12^2+17^2+14^2+10^2+8^2+12^2+11^2+11^2+$
$12^2+9^2+14^2+9^2+9^2+16^2+8^2+12^2+10^2+9^2+8^2$

= 3840

② SS_{bet}을 계산하기 위해서 계산식은

$$\frac{\sum Tc^2}{n} - \frac{(\sum \chi^2)}{N}$$

$$= \frac{126^2+105^2+101^2}{10} - \frac{110224}{30} = 3710.2 - 3674.133 = 36.067$$

③ SS_{subj}을 계산하기 위해서 계산식은

$$\frac{\sum Ts^2}{c} - \frac{(\sum \chi^2)}{N}$$

$$= \frac{38^2+29^2+34^2+32^2+41^2+31^2+32^2+32^2+36^2+27^2}{3} - \frac{110224}{30}$$

$= 3726.667+3674.133 = 52.534$

④ SS_{tot}을 계산하기 위해서 계산식은

$$(\sum\chi)^2 - \frac{(\sum\chi^2)}{N}$$

$$= 15^2+12^2+11^2+12^2+9^2+8^2+13^2+10^2+11^2+10^2+ 10^2+12^2+17^2+14^2+10^2+8^2+12^2+11^2+11^2+12^2+ 9^2+14^2+9^2+9^2+16^2+8^2+12^2+10^2+9^2+8^2- \frac{110224}{30}$$

$$= 3840-3674.133 = 165.867$$

⑤ SS_{error}을 계산하기 위해서 계산식은

$$SS_{tot} - SS_{bet} - SS_{subj} = 165.867-36.067-52.534 = 77.266$$

⑥ 자유도를 계산하기 위해서

df_{bet} = 조건의 수−1

$= 3-1 = 2$

df_{subj} = 대상자의 수−1(혹은 짝지어진 대상자의 짝의 수−1)

$= 10-1 = 9$

$$df_{tot} = N-1 = 30-1 = 29$$

$$df_{error} = df_{tot} - df_{bet} - df_{subj} = 29-2-9 = 18$$

⑦ MS값을 계산하기 위해서

$$MS_{bet} = \frac{SS_{bet}}{df_{bet}} = \frac{36.067}{2} = 18.034$$

$$MS_{subj} = \frac{SS_{subj}}{df_{subj}} = \frac{52.534}{9} = 5.837$$

$$MS_{error} = \frac{SS_{error}}{df_{error}} = \frac{77.266}{18} = 4.293$$

⑧ F값을 계산하기 위해서

조건들 사이의 분산을 위한 F값

$$= \frac{MS_{subj}}{MS_{error}} = \frac{18.034}{4.293} = 4.201$$

대상자들 사이의 분산을 위한 *F*값

$$= \frac{MS_{subj}}{MS_{error}} = \frac{5.837}{4.293} = 1.36$$

우리는 이들 값들을 사용하여 예제의 표 안을 채울 수 있다.

분산 (variance)	제곱합(*SS*) (sums of squares)	자유도 (*df*)	평방합(*MS*) (mean squares)	*F*값 (*F* ratio)
조건들 사이의 분산(집단 간)	36.067	2	18.034	4.201
대상자 간 분산(집단 내)	52.534	9	5.837	1.36
무작위 오류에 의한 분산	77.266	18	4.293	
전체	165.867	29		

*F*값 찾기

조건들 사이에 혹은 대상자들 사이에 유의한 차이를 나타내는지를 알아보기 위해 *F*값을 찾아야만 한다. 부표 A1.6(a~d)를 보자.

표 a는 $p<0.05$에서 *F*의 임계값

표 b는 $p<0.025$에서 *F*의 임계값

표 c는 $p<0.01$에서 *F*의 임계값

표 d는 $p<0.001$에서 *F*의 임계값

다시 한 번 주의해야 할 것은 분산분석은 단지 결과에 차이가 있는지 없는지만 말해 줄 수 있고 이들 차이에 구체적인 방향을 제시해 주지 않으므로 두 방향 가설이라는 것이다.

이를 표의 각각에서 1이라 불리는 값을 볼 수 있고, 맨 위를 따라서 왼쪽 열을 따라 아래로 2와의 교차점을 찾을 수 있다. 이 값들이 자유도이다. 조건들 사이의 비교에서 *F*값을 찾기 위해서 df_{bet} 값과 df_{error} 값이 필요하다. 첫 번째 표를 보면 맨 위의 행과 교차하는 df_{bet}(여기서 2)가 위치하고 왼쪽 열 아래로 df_{error}(여기서 18)이 위치한다. 두 값이 교차하는 지점이 이 자유도 값에서 *F*의 임계값이다. 만약 예제의 4.201 *F*값이 임계값보다 크거나 같다면 표의 맨 위에 언급된 *p*값에서 유의하다. 4.201은 3.55보다 크기 때문에 우리의 결과는 5% 미만의 확률을 가진다고 결론 내릴 수 있다. 더 나은 결과를 얻을 수 있을까? 표 b로 돌아가서 이 과정을 반복한다. 4.201은 4.56의 교차점의 값보다 작기 때문에 결과는 0.025 수준에서 유의하지 않다. 즉 결과가 무작위 오류에 의해 발생할 기회는 0.05보다 작다. 이는 $p<0.05$로 표현된다.

결과의 해석

실험결과는 5%보다 작은 유의수준이고, 이는 결과가 무작위 오류에 의해서 발생할 기회가 5/100보다 작다는 것을 의미한다. 일반적인 유의수준이 5%이기 때문에 결과는 유의하다고 말할 수 있다. 이는 신발 굽의 높이에 따라 대퇴사두근의 근활성도가 달라진다는 것을 의미한다. 그리고 대상자 간 F값은 유의하지 않기 때문에 대상이 된 20대 여성들 사이의 근활성도는 다른 여성들과 다르지 않음을 의미하며 다음과 같은 방법으로 표현될 수 있다.

자료($F=4.201$, $N=10$)에 대하여 반복 측정된 일원분산분석을 사용하였을 때, 결과가 $p<0.05$에서 유의하였다. 이는 연구된 대상자는 신발 굽의 높이에 따라 다른 근활성도를 보임을 의미한다. 이들 차이는 대상자 간의 F값이 유의하지 않았기 때문에($F=1.36$, $p=\text{NS}$) 이 차이는 대상자 간 차이에 기인하지 않는다. 따라서 귀무가설은 기각된다.

분산분석은 단지 조건들 사이에 유의한 차이가 있는지 없는지를 말해줄 뿐이지 어떤 조건이 더 좋고 나쁜지를 말해 주지 않는다는 것을 기억해야 한다. 이를 알아보기 위해서는 사후검정을 사용해야 한다. 흔히 사용하는 것이 Scheffe multiple range test이다.

Scheffe multiple range test

분산분석은 단지 조건들 사이에 차이가 있는지 없는지를 보여준다. 즉 만약 차이가 있다면 차이가 어디에서 있는지를 말해 주지 않는다. 결과적으로 분산분석을 통해서는 어느 조건이 더 좋은 것인지를 알 수가 없다. 다시 주어진 예제로 돌아가 보자. 분산분석은 단지 여성들은 착용하는 구두 굽에 따라 대퇴사두근의 근활성도가 다르다는 것을 보여줄 수 있지만, 어떤 굽에서 근활성도가 더 높은지는 보여주지 않는다. 하지만 만약 각각의 조건들에서 결과를 살펴본다면(각 상황의 평균 근활성도) 어느 조건에서 더 높은 근활성도를 보였는지를 알 수 있다. 그러나 조건 간의 차이가 유의한지를 검정하기 위해서는 Scheffe multiple range 검정을 수행해야 한다. 다시 말해 Scheffe multiple range 검정은 다음과 같이 조건들을 비교하여 어느 조건에서 차이가 유의하게 있었는지를 보여준다.

a. 3cm 구두 굽에서의 근활성도 평균값과 5cm 구두 굽에서의 근활성도 평균값
b. 3cm 구두 굽에서의 근활성도 평균값과 7.5cm 구두 굽에서의 근활성도 평균값
c. 7.5cm 구두 굽에서의 근활성도 평균값과 5cm 구두 굽에서의 근활성도 평균값

Scheffe 검정은 분산분석 표에 있는 몇몇 값들을 필요로 하기 때문에 분산분석을 계산한 후에 수행해야 한다. 분산분석을 한 후 결과가 유의할 때만 사후검정을 수행한다는 것을 기억한다. 같은 기능을 수행하는 다른 사후검정 방법들은 많이 있지만, Scheffe 검정이 가장 좋다고 생각된다(McNemar, 1963). 각각의 조건에서 대상자의 수가 달라도 사용할 수 있는 것이 장점이다.

Scheffe를 계산할 때 두 개의 값을 계산해야 한다. 우선 각 조건의 평균값에서 계산되는 *F*값과 두 번째로 *F'*값이다. 각 *F*값을 *F'*값과 비교한다. 만약 *F*값이 *F'*값보다 크거나 같다면 결과는 유의하다.

Scheffe의 계산

예제의 자료에 대해서 Scheffe 검정을 할 때 세 가지 가능한 비교가 있다.

a. 3cm 구두 굽에서의 근활성도 평균값과 5cm 구두 굽에서의 근활성도 평균값
b. 5cm 구두 굽에서의 근활성도 평균값과 7.5cm 구두 굽에서의 근활성도 평균값
c. 7.5cm 구두 굽에서의 근활성도 평균값과 3cm 구두 굽에서의 근활성도 평균값

이들 비교를 위해서 다음의 단계를 거친다.
각각의 조건에서 평균을 계산한다.

$\bar{x} = 12.6$ $\bar{x}_2 = 10.5$ $\bar{x}_3 = 10.1$

① 첫 번째 비교를 위해서 다음의 계산식을 이용하여 *F*값을 찾는다(여기서는 a 상황).

$$F = \frac{(\bar{\chi}_1 - \bar{\chi}_2)^2}{\frac{MS_{subj}}{n_1} + \frac{MS_{subj}}{n_2}}$$

여기서 $\bar{x}_1$ 조건 1의 평균값 = 12.6
$\bar{x}_2$ 조건 2의 평균값 = 10.5
MS_{subj} = 대상자 간에 평방평균(분산분석 계산으로부터) = 5.837
n_1 = 조건 1에서 대상자의 수 = 10
n_2 = 조건 2에서 대상자의 수 = 10

② 만약 이들 값들을 대입한다면,

$$F = \frac{(12.6-10.5)^2}{\frac{5.837}{10}+\frac{5.837}{10}} = \frac{4.41}{1.168} = 3.776$$

③ 다른 두 조건들을 위해서 계산을 반복하고 해당하는 평균값과 n값을 사용한다.

∴ b 상황 비교를 위해서 계산식은

$$F = \frac{(\overline{\chi}_1-\overline{\chi}_3)^2}{\frac{MS_{subj}}{n_1}+\frac{MS_{subj}}{n_3}} = \frac{(12.6-10.1)^2}{\frac{5.837}{10}+\frac{5.837}{10}} = 5.351$$

∴ c 상황을 위한 계산식은

$$F = \frac{(\overline{\chi}_2-\overline{\chi}_3)^2}{\frac{MS_{subj}}{n_2}+\frac{MS_{subj}}{n_3}} = \frac{(10.5-10.1)^2}{\frac{5.837}{10}+\frac{5.837}{10}} = 0.137$$

④ 분산분석으로부터 계산된 df_{bet}과 df_{subj}값들(여기서 2와 9)을 사용하여 〈부표 A1.6a〉로 돌아가고 1열을 따라서 df_{bet}값의 위치와 2열을 따라서 df_{subj}의 위치를 찾는다. 이 두 지점이 서로 교차하는 곳에서 4.26값을 찾을 것이다. 이는 <5% 혹은 <0.05의 유의수준에서 F를 위한 임계값이다. <5% 수준은 Scheffe 검정에서 가장 흔히 사용하는 유의수준이다. 그러나 좀 더 엄격한 유의수준을 사용하고자 한다면 4~6단계를 반복하고 〈부표 A1.6b(2.5%)〉, 〈부표 A1.6c(1%)〉 그리고 〈부표 A1.6d(0.1%)〉를 사용한다.

⑤ 다음의 식을 사용하여 F'값을 계산한다.

$F' = (C-1)F^{\circ}$

여기서 C = 조건의 수 = 3

F° = 표에서 적절한 df값들의 교차지점의 수 = 4.26

$F' = (3-1)4.26 = 8.52$

⑥ 위의 F값과 함께 단계 2와 단계 3에서 계산으로부터 나온 F값들을 비교한다. 만약 F값이 F'값보다 크거나 같다면 이는 유의하다. 실험결과 F값들은

3.776

5.351

0.137

모든 값들이 F값보다 작다는 것을 알 수 있고 모두 유의하지 않음을 알 수 있다. 그 결과 조건의 모든 짝에서 유의한 차이가 없다.

결과의 해석

Scheffe 검정의 결과는 a, b, c 상황에서 유의한 차이가 없다는 것을 보여준다. 이 검정은 분산분석 검정에서 유의한 차이가 있을 때($p<0.05$) 시행한다. 예제의 분석결과, 분산분석을 시행하여 조건들 간에 유의한 차이가 있다는 것을 알았다. 그래서 어떤 조건에서 차이가 있는지를 알아보기 위해서 사후검정(Scheffe 검정) 결과는 각 상황에 따른 유의한 차이가 없었다. 이 결과는 어떻게 해석해야 하는가? 기억해야 할 중요한 것은 Scheffe 검정은 매우 엄격한 검정이고 다른 사후검정들에 비해 유의한 결과를 찾기가 힘들다. 분석결과는 각각의 조건에서 전체적인 근활성도에 차이가 있는 반면에 각 상황(a, b, c)에서는 유의한 차이가 없음을 보여준다. 분산분석의 결과는 각 조건의 점수들이 상호작용을 하여 영향을 받는다는 것이다. 그래서 연구자는 근활성도에서 전체적인 차이가 있음을 결론지을 수 있지만, 어떤 하나의 조건이 다른 조건보다 유의하게 더 높거나 낮은 근활성도를 보인다고 결론지을 수 없다.

만약 사후검정 결과 유의한 차이를 발견하였다면(말하지만 a 상황에서) 결과가 5% 수준 이하에서 유의하였다는 것과 비록 유일한 것은 아니지만(분산분석 검정 결과 나타난 전체적인 차이에 의해 영향을 받기 때문에) 차이가 주요하였다고 결론지을 수 있다(유의성의 5% 수준 이하 표가 F값을 계산하는데 사용되었다는 것과 Scheffe는 매우 엄격하기 때문에 만약 1%와 0.1% 표가 사용되었다면 유의한 결과를 얻기 힘들다는 것을 기억하라!).

반복 측정된 일원분산분석 SPSS 실행하기

① 그림 14-4와 같이 자료를 입력한다.

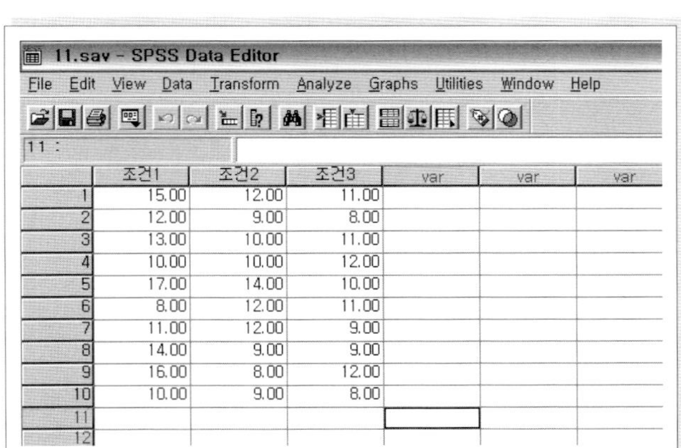

	조건1	조건2	조건3	var	var	var
1	15.00	12.00	11.00			
2	12.00	9.00	8.00			
3	13.00	10.00	11.00			
4	10.00	10.00	12.00			
5	17.00	14.00	10.00			
6	8.00	12.00	11.00			
7	11.00	12.00	9.00			
8	14.00	9.00	9.00			
9	16.00	8.00	12.00			
10	10.00	9.00	8.00			
11						
12						

그림 14-4 자료의 입력

② 반복 측정된 일원분산분석을 위해 아래의 순서대로 실행한다.

Analyze → General Linear Model → Repeated Measures...

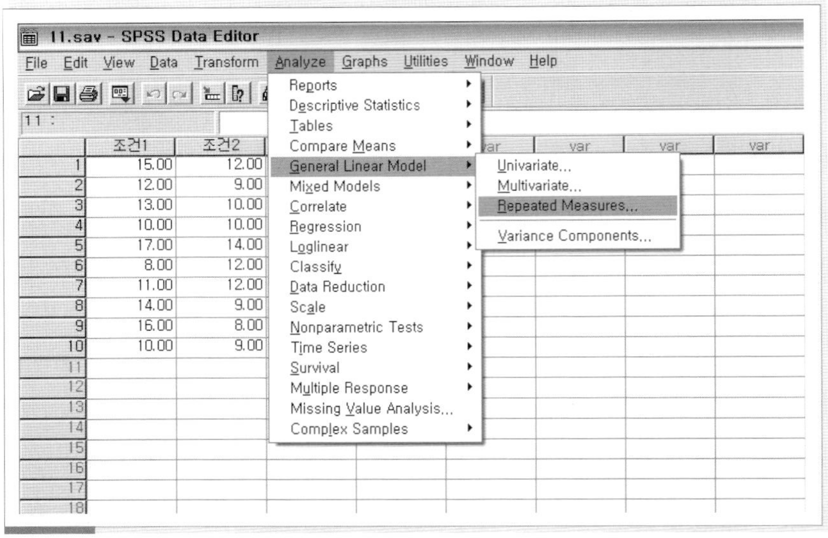

그림 14-5 반복 측정된 일원분산분석의 실행

그림 14-6과 같이 대화상자가 나타나면 개체 내 요인 이름(Within-Subject Factor Name)을 입력하고 측정 횟수(Number of Levels)를 입력한다. 이 예제에서는 조건이 3개이므로 3을 입력한다.

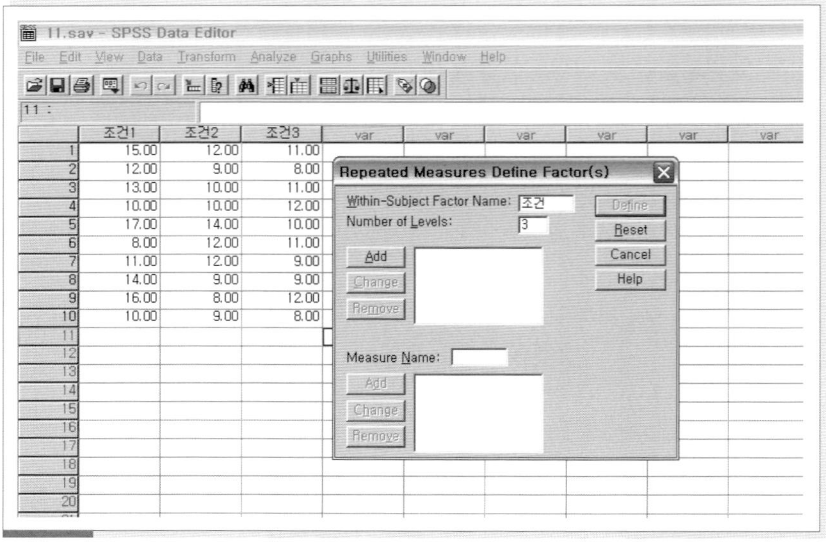

그림 14-6 반복 측정된 일원분산분석의 변수 정의

④ Add를 클릭하면 그림 14-7과 같이 조건(3)이 입력된다. 이후 Define을 누른다.

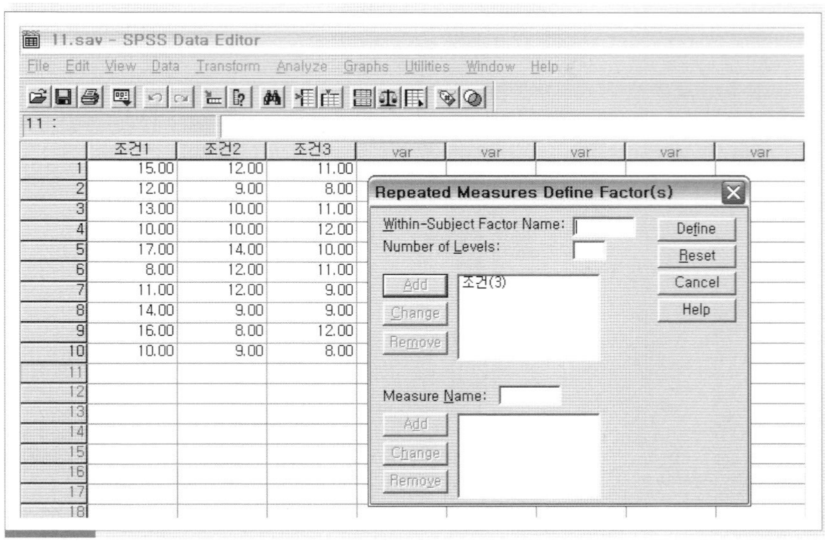

그림 14-7 반복 측정된 일원분산분석 변수 정의 창

⑤ 그림 14-8과 같은 대화창이 나타나면 조건 1, 조건 2, 조건 3이라는 변수를 오른쪽 빈 칸인 개체 내 변수로 이동시킨다.

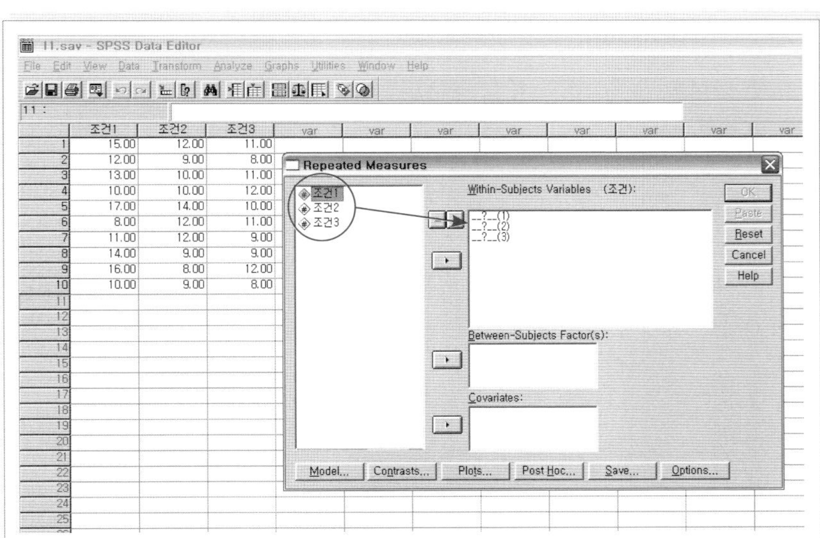

그림 14-8 반복 측정된 일원분산분석의 변수 정의

⑥ 이동시킨 후의 사후검정을 위해 Option을 누르면, 그림 14-9와 같은 대화상자 창이 나타난다.

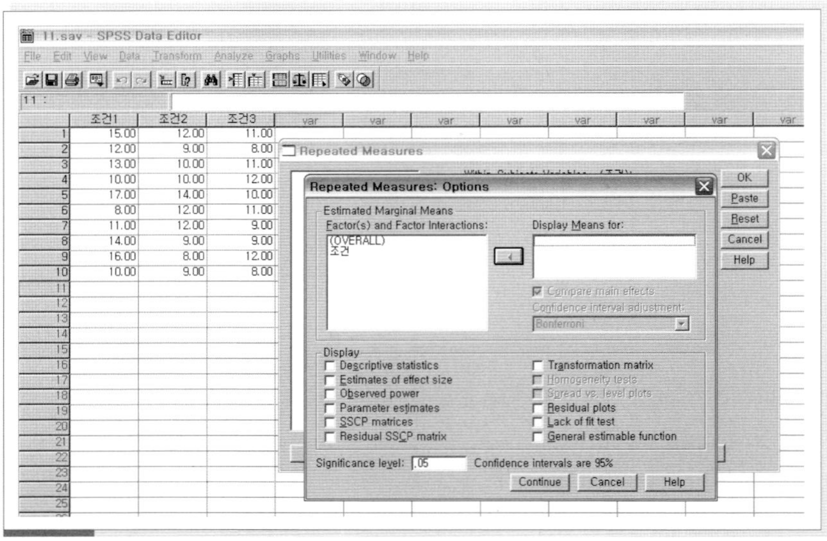

그림 14-9 반복 측정된 일원분산분석의 Option

⑦ 그림 14-10과 같이, 대화상자의 왼쪽 조건이라는 요인을 오른쪽으로 이동시킨다. Compare main effects를 클릭하고 Confidence interval adjustment에서 Bonferroni를 선택한다. Continue를 누르고 확인을 클릭하면 분석이 실행된다.

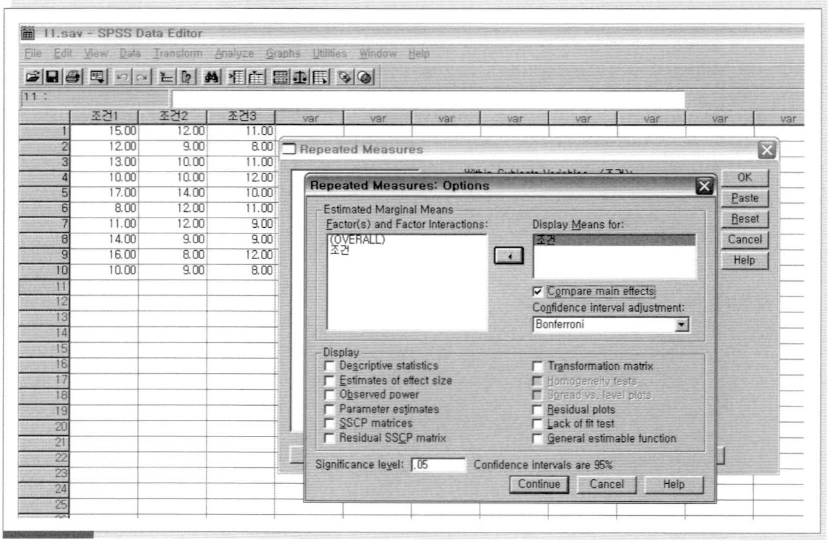

그림 14-10 반복 측정된 일원분산분석의 실행

⑧ 실행 결과는 그림 14-11과 같다.

여기에서, 맨 위에 있는 박스 1은 각 조건에 따른 평균값과 표준편차를 보여준다. 박스 2는 자료들의 등분산성을 검정한 것으로 p=0.519이므로 귀무가설을 받아들여 수집된 자료들이 등분산함을 의미한다. 박스 3은 각 조건 사이에 유의한 차이가 있는지를 보여주는 것으로 F값이 4.201이고, p=0.032이다. 따라서 일반적인 수준(p<0.05)에서 볼 때 유의한 차이가 있다고 해석할 수 있다. 박스 4는 차이가 어디에서 발생했는지를 보여주는 것이다. Bonferroni 사후검정을 실시한 결과, 각 조건 간 차이가 없는 것으로 나타났다. 이전에 언급하였듯이, 결과는 각각의 조건에서 전체적인 근활성도에 차이가 있는 반면에 각 조건에서는 유의한 차이가 없음을 보여준다. 분산분석의 결과는 각 조건의 점수들이 상호작용을 하여 영향을 받는다는 것이다. 그래서 연구자는 근활성도에서 전체적인 차이가 있음을 결론지을 수 있지만, 어떤 하나의 조건이 다른 조건보다 유의하게 더 높거나 낮은 근활성도를 보인다고 결론지을 수 없다.

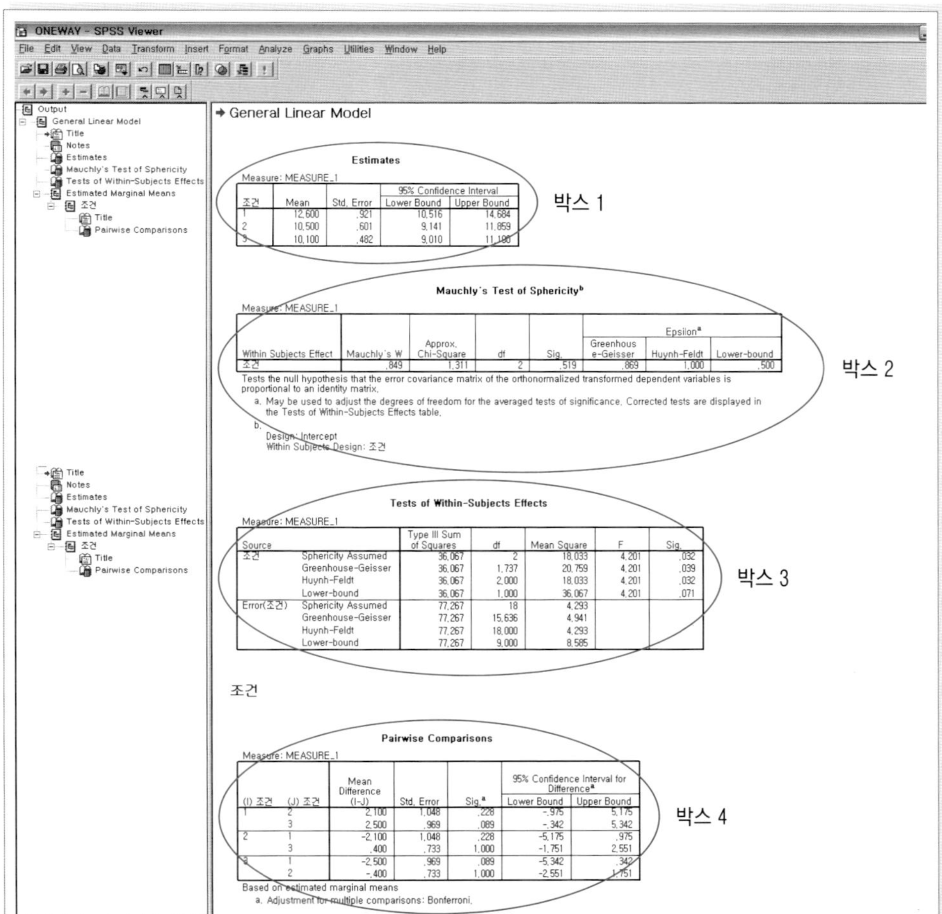

Estimates

Measure: MEASURE_1

조건	Mean	Std. Error	95% Confidence Interval Lower Bound	Upper Bound
1	12.600	.921	10.516	14.684
2	10.500	.601	9.141	11.859
3	10.100	.482	9.010	11.190

Mauchly's Test of Sphericity[b]

Measure: MEASURE_1

Within Subjects Effect	Mauchly's W	Approx. Chi-Square	df	Sig.	Epsilon[a] Greenhouse-Geisser	Huynh-Feldt	Lower-bound
조건	.849	1.311	2	.519	.869	1.000	.500

Tests the null hypothesis that the error covariance matrix of the orthonormalized transformed dependent variables is proportional to an identity matrix.

a. May be used to adjust the degrees of freedom for the averaged tests of significance. Corrected tests are displayed in the Tests of Within-Subjects Effects table.

b. Design: Intercept Within Subjects Design: 조건

Tests of Within-Subjects Effects

Measure: MEASURE_1

Source		Type III Sum of Squares	df	Mean Square	F	Sig.
조건	Sphericity Assumed	36.067	2	18.033	4.201	.032
	Greenhouse-Geisser	36.067	1.737	20.759	4.201	.039
	Huynh-Feldt	36.067	2.000	18.033	4.201	.032
	Lower-bound	36.067	1.000	36.067	4.201	.071
Error(조건)	Sphericity Assumed	77.267	18	4.293		
	Greenhouse-Geisser	77.267	15.636	4.941		
	Huynh-Feldt	77.267	18.000	4.293		
	Lower-bound	77.267	9.000	8.585		

Pairwise Comparisons

Measure: MEASURE_1

(I) 조건	(J) 조건	Mean Difference (I-J)	Std. Error	Sig.[a]	95% Confidence Interval for Difference[a] Lower Bound	Upper Bound
1	2	2.100	1.048	.228	-.975	5.175
	3	2.500	.969	.089	-.342	5.342
2	1	-2.100	1.048	.228	-5.175	.975
	3	.400	.733	1.000	-1.751	2.551
3	1	-2.500	.969	.089	-5.342	.342
	2	-.400	.733	1.000	-2.551	1.751

Based on estimated marginal means

a. Adjustment for multiple comparisons: Bonferroni.

그림 14-11 반복 측정된 일원분산분석 결과

FURTHER READING

Cohen L, Halliday M 1996 Practical statistics for students. Paul Chapman Publishing, London

Coolican H 2004 Research methods and statistics in psychology, 4th edition. Hodder and Stoughton, London

Darbyshire P 1986 When the face doesn't fit! Nursing Times 82(39): 28–30

Field A , Hole G 2004 How to design and report experiments. Sage, London

Ferguson GA, Takane Y 1989 Statistical Analysis in Psychology and Education, 6th Edition. McGraw Hill, New York

Greene J, D' Oliveira M 2005 Learning to use statistical tests in psychology, 3rd edition . Buckingham, Open University Press

Hicks CM 1993 Effects of psychological prejudices on communication and social interaction. British Journal of Midwifery 1(1): 10–16

McNemar Q 1963 Psychological Statistics. Wiley, New York

Polgar S, Thomas S 2007 Introduction to research in the health sciences. Edinburgh, Churchill Livingstone.

Robson C 1994 Experiment, design and statistics in psychology, 3rd edition. Harmondsworth, Penguin

CHAPTER 15

비모수검정: 서로 다른 집단설계

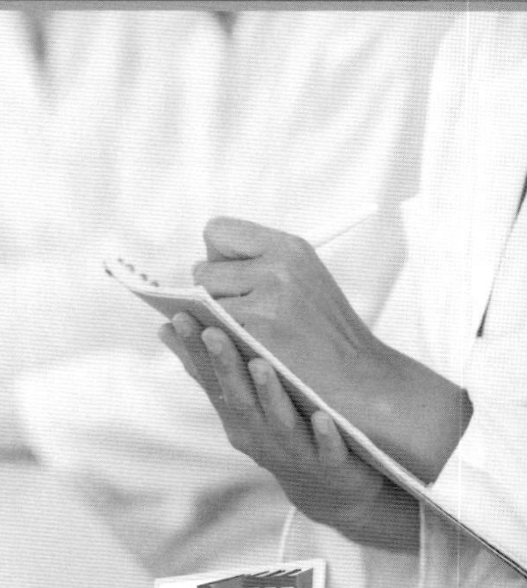

이 장의 내용

과제 또는 행위 등을 서로 다른 두 집단을 대상으로 비교하고자 할 경우

과제 또는 행위 등을 서로 다른 셋 이상의 집단을 대상으로 비교하고자 할 경우

서로 다른 두 집단과 명목척도를 사용하는 비모수 통계검정
Chi-squared(X^2) 검정

순서 또는 간격/비척도이고 서로 다른 두 집단, 서로 관련 없는 집단을 위한 비모수검정
Mann-Whitney U검정

서로 다른 셋 이상의 집단과 순서 또는 간격/비척도 자료를 위한 비모수검정
Kruskal-Wallis 검정

서로 다른 셋 이상의 집단과 명목척도를 위한 비모수 통계검정
Extended Chi-squared(X^2) 검정

이 장에서 다루는 통계검정들은 둘 이상의 서로 다른 집단을 대상으로 실험설계를 하였을 때 사용되는 것들이다. 이 장에서 설명되는 모든 검정들은 비모수검정이다. 이는 다음을 의미한다.

- 덜 민감하다.
- 계산하기 쉽다.
- 명목, 순서 혹은 간격/비척도에서 사용할 수 있다.

만약 모수검정을 위해 필요한 조건이 충족되지 않는다면, 이에 상응하는 비모수검정을 사용해야 한다.

이 장에서 사용된 설계는 다음과 같다.

과제 또는 행위 등을 서로 다른 두 집단을 대상으로 비교하고자 할 경우

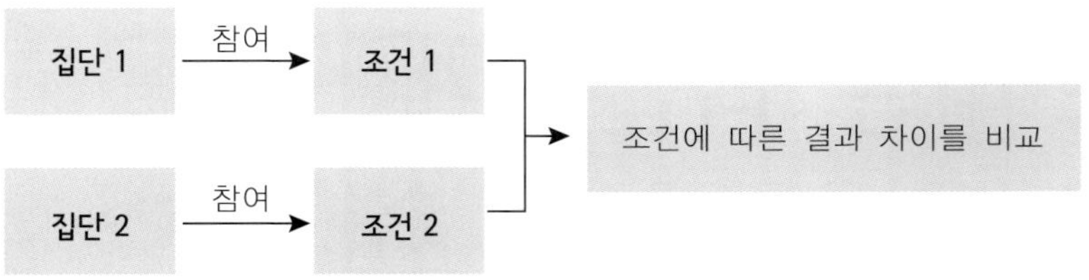

과제 또는 행위 등을 서로 다른 셋 이상의 집단을 대상으로 비교하고자 할 경우

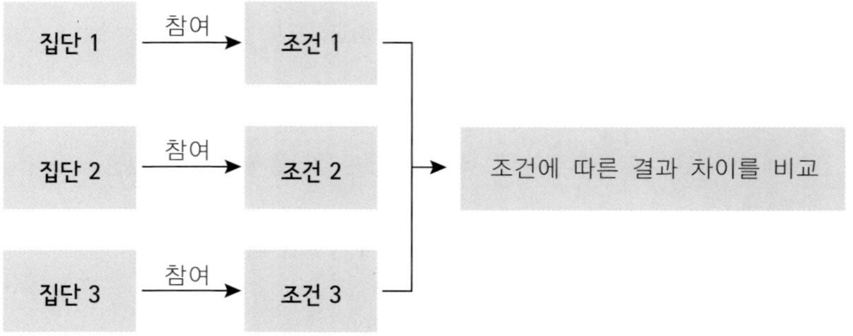

설계 1의 경우, 만약 자료가 명목척도라면 실험결과는 Chi-Squared(x^2) 검정을 사용하여 분석하고, 만약 자료가 명목척도 이상(순서 혹은 간격/비율)이라면 Mann-Whitney U검정을 사용한다. 설계 2의 경우, 만약 자료가 명목척도라면 Extended Chi-squared(x^2) 검정을 사용하여 분석하고, 만약 자료가 명목척도 이상(순서 혹은 간격/비율)이라면 Kruskal-Wallis 검정을 사용한다. 만약 연구자가 결과의 방향을 예측하였다면(예: 대상자 집단 a가 대상자 집단 b보다 더 잘 수행할 것이라 예상), Jonckneere trend 검정이 명목척도 이상일 경우에 사용된다.

표 15-1 서로 다른 집단설계를 위한 비모수검정

실험설계	비모수검정
• 서로 다른 두 집단의 과제 수행 능력을 비교	• 측정 자료가 명목척도인 경우: Chi-Squared(x^2) 검정 • 측정 자료가 명목척도 이상인 경우: Mann-Whitney U검정
• 서로 다른 셋 이상의 집단을 대상으로 과제 수행 능력을 비교	• 측정 자료가 명목척도인 경우: Extended Hi-squared(x^2) 검정 • 측정 자료가 명목척도 이상인 경우: Kruskal-Wallis 검정 • 측정 자료가 명목척도 이상이고 결과의 방향을 예측한 경우: Jonckneere trend 검정

서로 다른 두 집단과 명목척도를 사용하는 비모수 통계검정

Chi-squared(X^2) 검정

이 검정은 두 개의 서로 다른 짝지어지지 않은 집단의 과제 또는 활동 등을 비교하고자 할 때 사용된다. x^2 검정을 사용하기 위해서는 수집된 자료가 명목척도여야 한다. 기억을 새롭게 하기 위해서 명목척도의 측정수준은 명목 분류에 대상자를 배치하는 것이다(예: 통과/실패, 강직 있음/없음, 움직임 있음/없음). 쉽게 알 수 있듯이 한 명의 대상자는 하나의 범주에만 속할 수 있다. 왜냐하면 움직임 있음 혹은 없음, 통과 혹은 실패에 동시에 속할 수 없기 때문이다. 이 때문에 x^2 는 서로 다른 대상자들이 서로 다른 범주에 할당될 수 있다. x^2 검정은 단지 두 개의 범주로 나누어지는 경우에만 사용할 수 있다. 만약 두 개의 명목 범주보다 많은 범주에 셋 이상의 집단을 할당하고 싶다면 Extended x^2 을 사용해야만 한다. x^2 검정에서 또 하나 기억해야 할 것은 각각의 집단에 최소 20명의 대상자가 있어야 한다는 점이다.

x^2 검정은 각각의 명목 범주에서 관찰된 수와 기대되는 수를 비교하여 유의한 차이가 있는가를 본다. 실험에서 실제로 관찰된 수를 관찰된 빈도(observed frequencies)라고 하고, 우연에 의해 발생되는 수를 기대된 빈도(expected frequencies)라고 한다. 검정을 시행하면 값이 나온다. 연구자는 관찰된 결과와 우연에 의해서 발생할 결과 사이에 유의한 차이를 나타내는지를 알아보기 위해서 검정과 관련된 확률표를 확인해야 한다.

【예제】

연구자는 발목 염좌 후, 조기에 체중지지를 시키는 것의 효과에 관심이 있다고 가정하자. 가설은

H_1: 발목 염좌를 입은 환자에게 완전한 체중지지를 시키는 것은 손상 후 정상보행형태로의 회복을 빠르게 한다.

연구방법: 30명의 발목 염좌 손상을 입은 환자를 선발하고 하루에 15분씩 완전한 체중지지 운동을 시킨다. 또한 32명의 발목 염좌 손상을 입은 환자를 선발하고 운동을 시키지 않는다. 3일 후에 각 집단의 보행형태를 평가한다. 얼마나 많은 환자들이 정상보행형태를 보이는지 몇 명의 환자가 그렇지 않은지를 관찰한다.

이는 발목 염좌 손상을 입은 환자를 무작위로 두 집단에 배치하였고, '정상보행형태' 그리고 '비정상보행형태'인 두 개의 범주를 사용하여 측정하였기 때문에 명목척도이다.

즉, 다음과 같은 설계를 가진다.

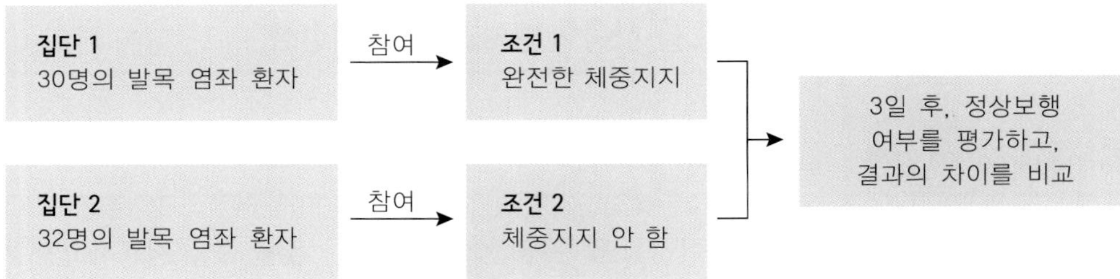

다음과 같은 결과를 얻었다고 가정하자.

	정상보행형태	비정상보행형태	소계
운동 집단 1	*A* : 21	*B* : 9	*A*+*B* : 30
비운동 집단 2	*C* : 14	*D* : 18	*C*+*D* : 32
소계	*A*+*C* : 35	*B*+*D* : 27	총계 N 62

X^2검정의 계산

① 첫 번째로 해야 할 일은 위에서 보았듯이 2×2표에 자료를 넣는 것이다. 위에 보이는 방법대로 방 *A*, *B*, *C* 그리고 *D*에 이름을 붙인다(여기서는 왼쪽에서 오른쪽으로).

② 각각의 열과 각각의 행에서 소계를 계산한다.

여기서 $A+B=21+9=30$

$C+D=14+18=32$

$A+C=21+14=35$

$B+D=9+18=27$

③ 소계를 더하여 총계를 계산한다.

④ 계산식으로부터 X^2을 계산한다.

$$x^2=\frac{N\left[(\mathrm{AD}-\mathrm{BC})-\dfrac{N}{2}\right]^2}{(\mathrm{A}+\mathrm{B})(\mathrm{C}+\mathrm{D})(\mathrm{A}+\mathrm{C})(\mathrm{B}+\mathrm{D})}$$

여기서 N=총 대상자 수, 즉 본 예제에서는 62

$AD=$방 A×방 D$=21\times18=378$

$BC=$방 B×방 C$=9\times14=126$

분모에 위치한 수들은 모두 소계들이다.

A+B=30

C+D=32

A+C=35

B+D=27

계산식에 이 수들을 대입하면,

$$x^2 = \frac{62\left[(378-126^*) - \frac{62}{2}\right]^2}{30\times32\times35\times27} = \frac{3028142}{907200}$$

$x^2 = 3.338$

(* 만약 괄호 안에서 계산한 값이 음의 값을 갖는다면 음의 부호는 무시하라.)

⑤ 이 값이 유의한 차이를 나타내는지 찾아보기 전에 자유도가 필요하다. *df*식을 사용하여

$df = (r-1)(c-1)$

여기서 r=행의 수

c=열의 수

=(2−1)(2−1)=1

2×2표에서 자유도는 항상 1이다.

유의성을 위한 X^2값 찾기

3.338의 값이(완전 체중지지 운동을 시행한 환자와 하지 않은 환자 사이에 보행형태에서) 유의한 차이를 나타내는지를 알아보기 위해서 검사와 관련된 확률표〈부표 A1.1〉에서 찾아보아야 한다. 왼쪽에 위치한 열을 따라가면 1~30까지의 자유도를 볼 수 있을 것이다. 1의 자유도 값을 만날 때까지 이 열을 따라 내려간다. 이 값의 오른쪽으로 x^2의 임계값이 있다.

2.71 3.84 5.41 6.64 10.83

이 임계값의 각각은 숫자들의 열 맨 위에 위치한 유의수준과 관련이 있다. 이 표에서 *p*값은 모두 두 방향 가설검정이다. 만약 당신이 한 방향 가설을 갖는다면 간단하게 기술된 값을 찾고 두 방향 가설검정의 *p*값에 절반을 취하면 된다. 이들 수준에서 유의하기 위해서는 3.338의 값이 임계값들 중의 어느 하나보다 크거나 같아야 한다. 실험결과의 값은 2.71보다는 크기만 3.84보다는 작다. 따라서 2.71의 임계값을 선택해야만

한다(값이 크거나 같아야만 한다는 점을 기억한다). 이는 두 방향 가설검정일 경우는 0.10의 유의수준이고, 한 방향 검정일 경우는 0.05(0.10의 반)와 연관이 있다.

즉, 값은 2.71의 임계값보다 크기 때문에 이는 p값이 실질적으로 0.05보다 작다는 것을 의미한다. 이는 $p<0.05$로 표현할 수 있고, 무작위 오류로 인해 결과가 발생할 확률이 5%보다 작다는 것을 의미한다.

결과의 해석

실험결과 x^2값은 0.05 혹은 5%보다 작은 유의수준을 가지고 이는 무작위 오류로 인해 결과가 발생할 확률이 5%보다 작음을 의미한다. 유의수준 0.05는 일반적으로 결과가 실험가설을 지지함을 주장하기 위해서 사용되기 때문에 결과가 유의하다고 말할 수 있다. 그러나 가설이 지지된다고 마지막으로 결론내리기 전에 2×2표로 돌아가서 결과의 방향을 살펴보아야 한다. 이는 때때로 결과가 우리가 예상하였던 것과는 반대로 나타날 수 있기 때문이다. 여기서 운동집단에서 정상보행형태가 더 많이 나타났다는 것(21 vs 14)과 운동을 하지 않은 집단에서 비정상보행형태가 좀 더 많이 나타났다는 것(18 vs 9)을 발견할 수 있다. 이는 결과가 예상한대로 나타났음을 보여준다. 이에 기초하여 귀무가설(차이 없음)을 부정한다.

다시 정리하여 표현하면

수집된 자료($x^2=3.338$, $df=1$)에 대하여 검정을 시행한 결과는 한 방향 가설검정에서 $p<0.05$에서 유의하였다. 이는 귀무가설이 기각되고, 발목 염좌 손상을 입은 환자에게 조기에 완전 체중지지 운동을 시행하는 것이 환자가 정상보행형태로 회복하는데 효과적임을 의미한다.

X^2 검정 SPSS 실행하기

① 그림 15-1과 같이 자료를 입력한다. 본 예에서는 운동 여부에 따라 1 또는 2로 자료를 입력하였고, 정상보행 유무에 따라서 1 또는 2로 자료를 입력하였다. 대상자 1은 운동집단이면서 정상보행을 보였기 때문에 자료를 1, 1로 입력하였다.

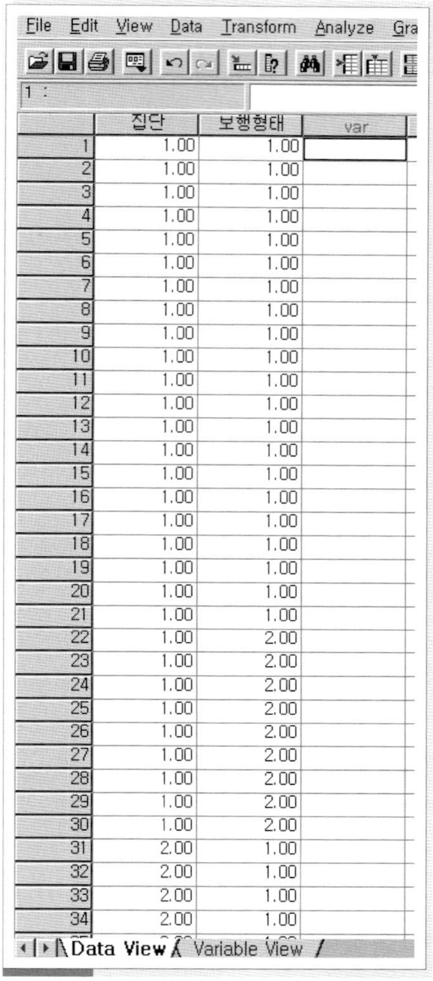

그림 15-1 자료의 입력

② 아래의 순서와 같이 분석을 실행한다. SPSS에서의 실행은 그림 15-2와 같다.

Analyze → Descriptive Statistics → Crosstabs..

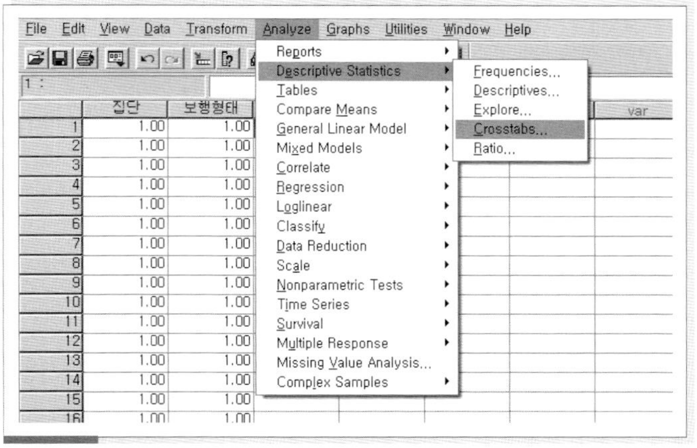

그림 15-2 x^2 검정 실행 순서

③ 그림 15-3과 같은 대화창이 나타나면 변수(집단, 보행형태)를 각각 Row와 Column에 이동시키고 Statistics..를 누른다. 참고로 각각의 빈도를 알아보기 위해서는 Cells..를 눌러 정의한다.

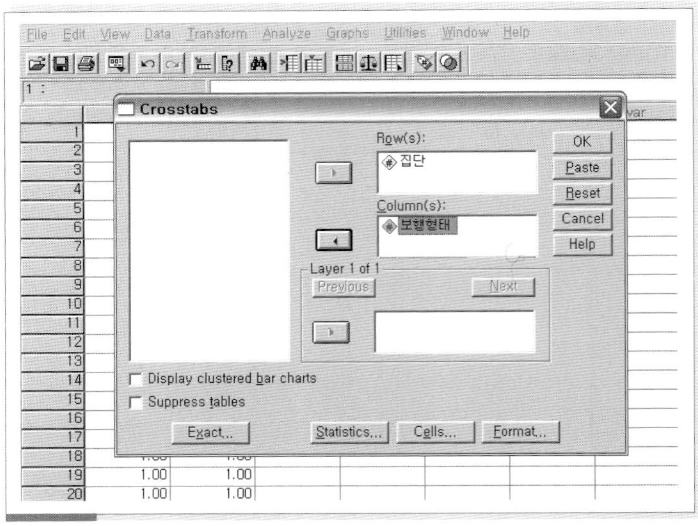

그림 15-3 x^2 검정을 위한 변수 이동

④ 대화창이 뜨면 그림 15-4와 같이, Chi-square를 클릭하여 선택하고 Continue를 누르고, 확인을 클릭하면 결과가 나타난다.

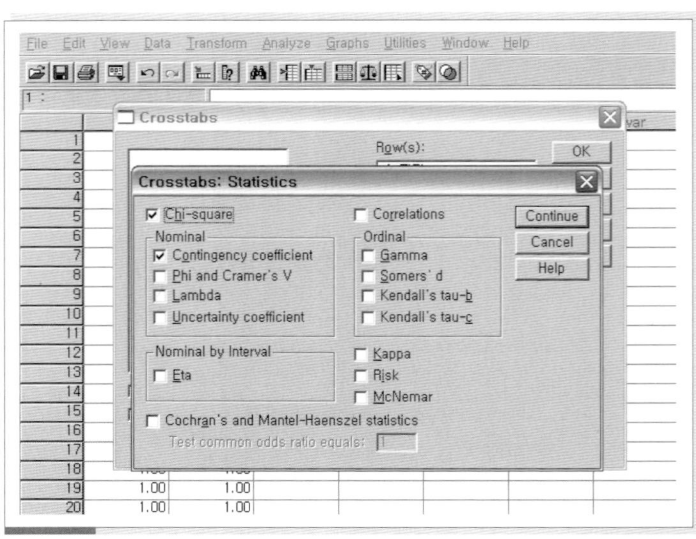

그림 15-4 x^2 검정 실행

⑤ 실행결과는 그림 15-5와 같다.

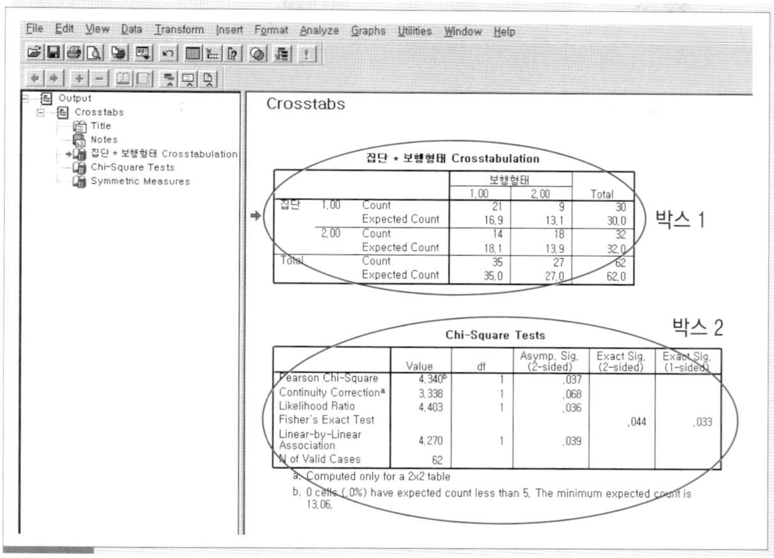

집단 * 보행형태 Crosstabulation

			보행형태 1.00	보행형태 2.00	Total
집단	1.00	Count	21	9	30
		Expected Count	16.9	13.1	30.0
	2.00	Count	14	18	32
		Expected Count	18.1	13.9	32.0
Total		Count	35	27	62
		Expected Count	35.0	27.0	62.0

Chi-Square Tests

	Value	df	Asymp. Sig. (2-sided)	Exact Sig. (2-sided)	Exact Sig. (1-sided)
Pearson Chi-Square	4.340[b]	1	.037		
Continuity Correction[a]	3.338	1	.068		
Likelihood Ratio	4.403	1	.036		
Fisher's Exact Test				.044	.033
Linear-by-Linear Association	4.270	1	.039		
N of Valid Cases	62				

a. Computed only for a 2x2 table

b. 0 cells (.0%) have expected count less than 5. The minimum expected count is 13.06.

그림 15-5 x^2 검정 결과

※ 주의: 2×2 표인 경우에는 Continuity Correction의 값을 채택하고 그 이상의 크기의 표인 경우 (예: 2×3) Pearson Chi-Square의 값을 채택한다.

박스 1은 집단과 보행형태에 따른 빈도를 보여주는 것이다. 박스 2는 검정 결과이다. 운동 여부에 따른 보행형태를 검정한 결과, $x^2=3.338$, $p=0.068$로 유의한 차이가 없는 것으로 나타났으나, 이 통계값은 두 방향 가설인 경우이고 한 방향 가설을 한 경우에는 $p=0.034$가 된다. 따라서 일반적인 수준($p<0.05$)에서 볼 때 유의한 차이가 있다고 해석할 수 있다.

순서 또는 간격/비척도이고 서로 다른 두 집단, 서로 관련 없는 집단을 위한 비모수검정

Mann-Whitney U검정

이 검정은 서로 다른 두 집단, 서로 관련 없는 집단을 대상으로 과제 수행도의 차이를 비교하기 위하여 사용된다. 이 검정은 순서 혹은 간격/비척도에서만 사용될 수 있다. 명목척도에는 사용하지 못한다. 이 검정을 계산하면, U값을 얻게 된다. 이 값이 집단 사이에 유의한 차이를 나타내는지를 알아보기 위해서 Mann-Whitney 검정과 관련된 확률표에서 찾아보아야 한다.

【예제】

오랜 침상생활을 하는 노인들의 비감염성 욕창에 적외선 혹은 레이저 치료를 했을 때 치료 정도에 차이가 있을 것이란 가설의 검정에 관심이 있다고 가정하자. 가설은

H_1: 레이저와 적외선 치료가 노인의 비감염성 욕창에 미치는 효과에는 차이가 있다.

이를 알아보기 위해서 비감염성 욕창을 가진 28명의 노인환자를 선발할 것이다. 무작위로 15명을 적외선 치료군에, 13명은 레이저 치료군에 배치하였다고 가정하자(침상생활 기간 등의 지속오류는 배제되었다고 가정하자). 다음과 같은 설계가 될 것이다.

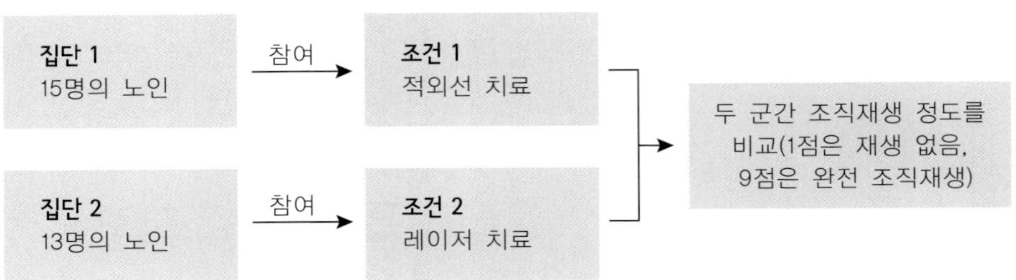

기본적으로 연구자는 각각의 집단에 다른 치료를 적용하고 주어진 치료기간(여기서는 7일) 후에 치유 정도를 비교할 것이다. 다음과 같은 결과를 얻었다고 가정하자.

집단 1	조건 1	순위	집단 2	조건 2	순위
대상자	적외선		대상자	레이저	
1	6	18	1	7	22.5
2	5	12.5	2	9	27.5
3	7	22.5	3	6	18
4	3	2.5	4	5	12.5
5	5	12.5	5	6	18
6	4	7	6	7	22.5
7	4	7	7	7	22.5
8	3	2.5	8	8	25.5
9	8	15.5	9	9	27.5
10	6	18	10	6	18
11	5	12.5	11	5	12.5
12	4	7	12	4	7
13	3	2.5	13	5	12.5
14	3	2.5			
15	4	7			
전체	70	159.5		84	246.5
평균	4.667			6.462	

Mann-Whithney U검정의 계산

Mann-Whitney를 계산하기 위해서 다음의 순서를 거친다.

① 첫 번째로 합계(Σ)를 계산하고 각각의 조건의 평균을 계산한다.

여기서 조건 1 합계: 70

평균: 4.667

조건 2 합계: 84

평균: 6.462

② 28명의 환자의 점수에서 가장 낮은 순위에 1, 그 다음은 2등으로 순위를 매긴다. 둘 혹은 그 이상의 점수가 같을 때 Tied 순위과정을 사용한다. 여기서 순위를 모두 더하고 같은 순위를 가지는 대상자 수로 나눈다. 3이 가장 낮은 점수이지만 3의 점수는 4명의 대상자가 가진다. 그러므로 1, 2, 3 그리고 4를 더하고 4로 나눈다.

여기서 $\frac{1+2+3+4}{4} = 2.5$ 따라서 3의 모든 점수에 2.5 순위를 준다.

③ 각각의 조건들의 순위합을 더한다.

여기서 집단 1의 순위합 = 159.5

집단 2의 순위합 = 246.5

④ 두 집단의 순위합 중 큰 값을 선택한다(여기서 246.5). 다음의 계산식을 사용한다.

⑤ 계산식으로부터 U를 찾는다.

$$U = n_1 n_2 + \frac{n_x(n_x + 1)}{2} - T_x$$

여기서 n_1 = 조건 1에서 대상자의 수(여기서 15)

n_2 = 조건 2에서 대상자의 수(여기서 13)

T_x = 큰 순위합(여기서 246.5)

n_x = 큰 순위합을 가지는 조건에서 대상자의 수(여기서 조건 2=13)

∴ 이들 값을 대입하면

$$U = 15 \times 13 + \frac{13(13+1)}{2} - 246.5 = 195 + 91 - 246.5 = 39.5$$

⑥ 각 조건에서 대상자의 수가 다르기 때문에 작은 순위합(여기서 159.5)을 위한 계산을 반복하는 것이 필요하다.

여기서 T_x는 작은 순위합이 된다(159.5).

그리고 n_x는 작은 순위합을 가지는 조건에서 대상자의 수가 된다(여기서 조건 1=15명).

$$U_2 = 15 \times 13 + \frac{15(15+1)}{2} - 159.5 = 195 + 120 - 159.5 = 155.5$$

따라서 두 개의 U값을 얻는다.

$U = 39.5$

$U_2 = 155.5$

두 개의 U값 중 작은 값을 선택하여 확률표〈부표 A1.7(a~d)〉에서 유의성을 검정해야 한다. 만약 각 조건의 대상자 수가 같다면 적절한 n값과 순위합이 큰 값을 사용하여 U값을 구하면 된다. 따라서 첫 번째 U값만 계산하면 된다. 그러나 다른 수의 대상자 수가 집단에 따라 다른 경우에는 위의 예와 같이 두 개의 U값을 계산하고, 이 중 작은 값을 취해야 한다.

유의성을 위한 U값 찾기

검정 결과 39.5의 U값이 두 치료방법에 따라 치료율이 유의하게 차이가 있는지를 알아보기 위해서는 〈부표 A1.7(a~d)〉에서 확인해야 한다. Mann-Whitney를 위한 확률표는 4개가 있다. 각각은 다른 p값을 나타낸다. 〈부표 A1.7a〉는 가장 작은(가장 유의한) p값을 위한 것이고, A1.7d는 p값이 가장 크다. U값을 찾기 위해서는 n_1과 n_2값이 필요하다. 여기서는 n_1값(15), n_2값(13)이다.

〈부표 A1.7a〉에서 시작해 보면 15의 n_1값을 찾을 때까지 맨 위의 행을 따라가고 13의 n_2값을 찾기 위해 왼쪽 열을 따라 간다. 이 두 지점이 교차하는 곳에 42가 있다. 주어진 수준에서 유의하기 위해서 U값은 교차되는 점에 있는 값보다 작거나 같아야 한다. 39.5가 42보다 작기 때문에 예제의 결과는 두 방향 검정에서 0.01 혹은 한 방향 검정에서는 0.005에서 유의하다. 어떤 치료방법이 더 나을 것이라는 구체적인 방향 없이 단지 치료율에서 일반적인 차이가 있을 것이라 예상하였기 때문에 두 방향 가설검정이다. 따라서 결과는 0.01 혹은 1% 유의수준에서 유의하다. 다음과 같이 표현할 수 있다. $p<0.01$ 혹은 <1%, 즉 무작위 오류로 인해 결과가 발생할 경우가 1%보다 작다는 것을 의미하는 1%보다 작은 확률을 갖는다. 만약 U값이 교차 지점에 있는 값과 같았다면 결과는 정확하게 0.01 혹은 1% 수준에서 유의하다. 이는 다음과 같이 표현된다($p=0.01$ 혹은 1%).

그러나 만약 U값이 52.5라 가정하고 n값은 같다고 가정하자. 〈부표 A1.7a〉를 사용하였을 때 우리는 교차점에서 42를 발견할 것이다. 52.5의 U값은 이 값보다 크기 때문에 이는 0.01 유의수준에서는 치료에 따른 차이가 없는 것이다. 이때는 더 높은 유의수준(부표 A1.7b)으로 옮겨간다. $n_1=15$, $n_2=13$을 위한 교차점에서의 값은 47이다. 여기서도 U값이 교차점에 있는 값보다 크기 때문에 유의하지 않다. 다음 〈부표 A1.7c〉로 옮겨가면, 교차점의 값이 여기서는 54이다. 따라서 실험결과 U값은 이보다 작기 때문에 두 방향 가설검정을 위한 0.05 수준에서 유의하다.

결과의 해석

실험결과 U는 0.01 혹은 1%보다 작은 유의수준을 가진다. 이는 무작위 오류로 인해 결과가 발생할 확률이 1%보다 작음을 의미한다. 유의수준 0.05는 일반적으로 결과가 실험가설을 지지함을 주장하기 위해서 사용되기 때문에 결과가 유의하다고 말할 수 있다. 따라서 귀무가설은 기각되고 실험가설이 지지된다. 비록 가설이 두 치료 중 어느 것이 나은지에 대해 예상하지 않았지만 각 조건의 평균값을 비교함으로써 어느 치료방법이 더 나은지를 비교할 수 있다. 여기서 평균값은 적외선의 경우는 4.667 그리고 레이저의 경우는 6.462였다. 이는 레이저 치료가 좀 더 효과적이었음을 의미한다. 다음과 같은 방법으로 정리할 수 있다.

수집한 자료($U=39.5$, $n_1=15$, $n_2=13$)에 대하여 Mann-Whitney U검정을 사용한 결과는 두 방향 가설검정을 위한 $p<0.01$에서 유의하였다. 이는 적외선 치료와 레이저 치료는 침상생활을 하는 노인의 욕창치료에 유의하게 다른 치료효과를 가짐을 의미한다. 결과를 좀 더 자세히 보면 레이저 치료가 좀 더 효과적임을 평균값을 통하여 알 수 있다.

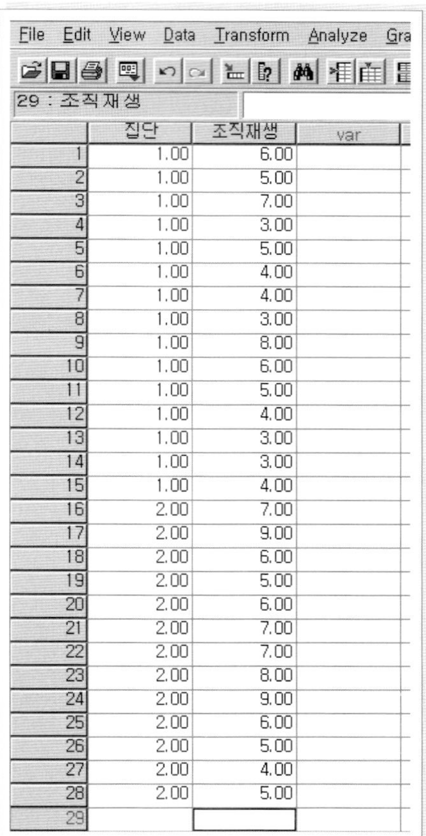

	집단	조직재생	var
1	1.00	6.00	
2	1.00	5.00	
3	1.00	7.00	
4	1.00	3.00	
5	1.00	5.00	
6	1.00	4.00	
7	1.00	4.00	
8	1.00	3.00	
9	1.00	8.00	
10	1.00	6.00	
11	1.00	5.00	
12	1.00	4.00	
13	1.00	3.00	
14	1.00	3.00	
15	1.00	4.00	
16	2.00	7.00	
17	2.00	9.00	
18	2.00	6.00	
19	2.00	5.00	
20	2.00	6.00	
21	2.00	7.00	
22	2.00	7.00	
23	2.00	8.00	
24	2.00	9.00	
25	2.00	6.00	
26	2.00	5.00	
27	2.00	4.00	
28	2.00	5.00	
29			

그림 15-6 자료의 입력

Mann-Whitney *U*검정 SPSS 실행하기

① 그림 15-6과 같이 자료를 입력한다. 본 예제에서는 적외선 치료집단을 1, 레이저 치료집단을 2로 입력하였다.

② 아래 순서와 같이 분석을 실시한다. SPSS에서의 실행 순서는 그림 15-7과 같다.

Analyze → Nonparametric Tests → 2 Independent Samples..

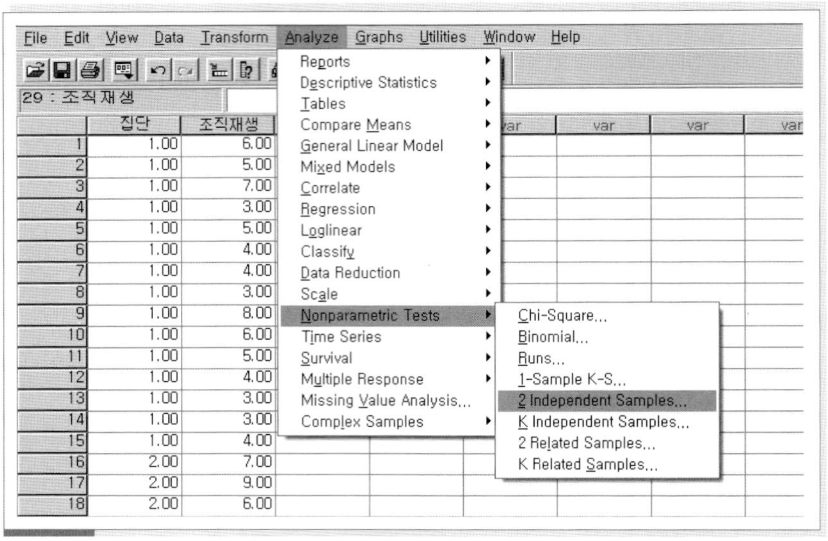

그림 15-7 Mann-Whitney U검정 실행 순서

③ 그림 15-8과 같이 대화창이 뜨면 독립변수인 집단은 Grouping variable에 이동시키고, 종속변수인 조직재생은 Test Variable List로 이동시킨다. Test Type에서 Mann-Whitney U가 선택되어 있는지를 확인한다.

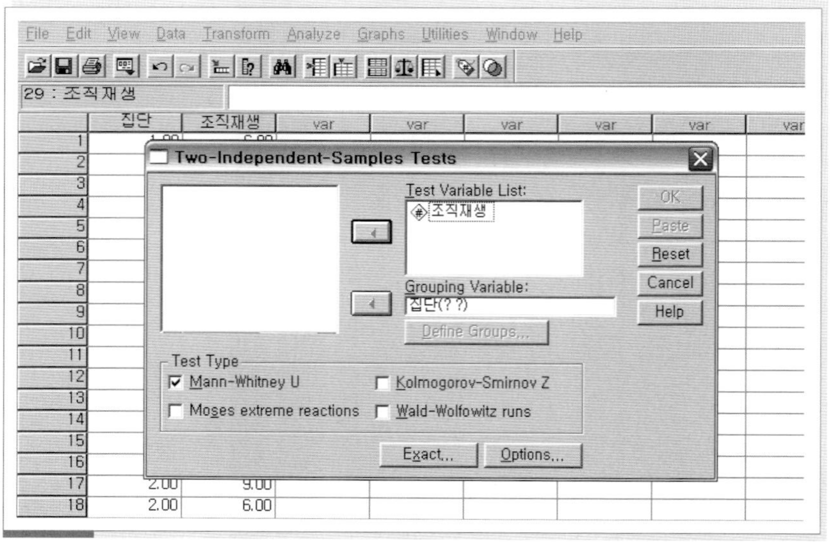

그림 15-8 Mann-Whitney U검정을 위한 변수의 이동

④ 변수를 이동시킨 후, Grouping Variable은 집단을 누르면 Define Groups의 단추가 활성화되는데, 이 단추를 누르면 그림 15-9와 같이 집단을 정의하는 창이 뜬다. 이 창에 각각의 집단에 입력한 수치(본 예에서는 1과 2)를 입력한 후, Continue를 누르고 확인을 누르면 결과가 나타난다.

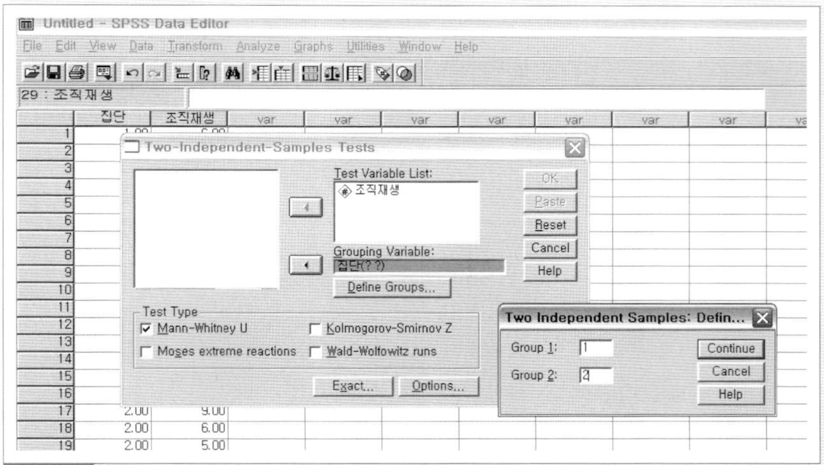

그림 15-9 Mann-Whitney *U*검정을 위한 변수의 정의

⑤ 분석결과는 그림 15-10과 같다.

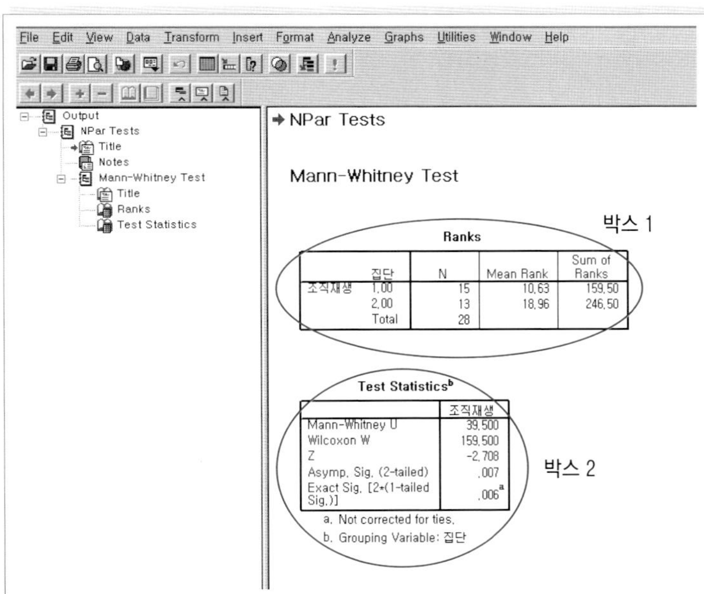

Ranks

	집단	N	Mean Rank	Sum of Ranks
조직재생	1.00	15	10.63	159.50
	2.00	13	18.96	246.50
	Total	28		

Test Statistics[b]

	조직재생
Mann-Whitney U	39.500
Wilcoxon W	159.500
Z	-2.708
Asymp. Sig. (2-tailed)	.007
Exact Sig. [2*(1-tailed Sig.)]	.006[a]

a. Not corrected for ties.
b. Grouping Variable: 집단

그림 15-10 Mann-Whitney *U*검정 결과

※ 참고: 대상자 수가 25를 넘을 경우 *U*값이 아닌 *Z*값을 채택한다.

박스 1은 각 집단별 대상자 수, 평균 순위 그리고 순위 합을 보여준다. 박스 2는 검정 결과를 보여주는데, U값은 39.5이고 두 방향 가설 유의수준은 .007로써 $p<0.05$이므로 치료방법에 따른 신경재생의 정도는 유의한 차이가 있는 것으로 해석할 수 있다.

서로 다른 셋 이상의 집단과 순서 또는 간격/비척도 자료를 위한 비모수검정

Kruskal-Wallis 검정

이 검정은 단순히 말하면 Mann-Whitney 검정의 확장으로 다음의 경우에 사용한다.

- 서로 다른 대상자 집단을 포함할 때
- 순서 혹은 간격/비척도일 때
- 모수검정을 위한 조건이 충족되지 못할 때

그러나 Mann-Whitney는 서로 다른 두 집단설계를 분석하는데 사용되는 반면, Kruskal-Wallis는 셋 이상의 집단설계에 사용된다.

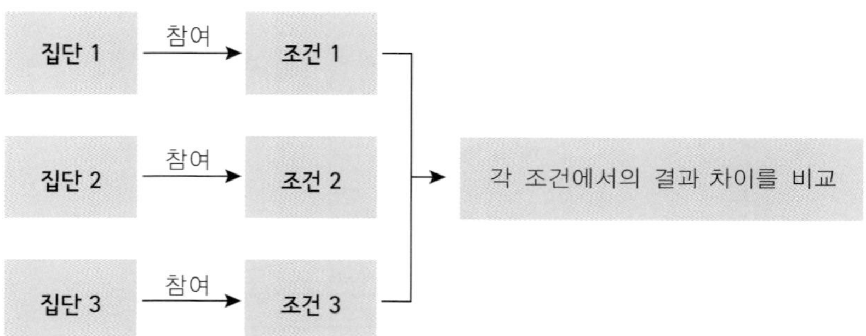

Kruskal-Wallis는 단지 집단들 사이에 차이가 있는지 없는지를 이야기할 뿐 다른 것에 비해 더 나쁘고 좋은지에 대해서는 알려주지 않는다. 그 결과 관련된 가설은 두 방향 가설이어야만 한다(여기서 결과에서의 차이를 예측할 뿐이지 구체적인 방향을 예측하지 않는다). 만약 당신이 결과에서 방향을 예측하고자 한다면, 예를 들어 집단 a가 집단 b보다 더 잘 수행한다든지 또는 집단 c보다 잘 수행한다든지와 같은 방향을 예측한 분석을 위해 Jonckheere trend 검사를 사용해야 할 것이다. Kruskal-Wallis를 사용하면 H값을 얻게 된다. 이 값이 집단 사이에 유의한 차이를 나타내는지를 알아보기 위해서 Kruskal-Wallis 검정과 관련된 확률표에서 찾아봐야 한다.

【예제】

골절 환자에게 초음파 치료를 적용한다고 가정하자. 연구자는 골절 환자에게 초음파 치료를 적용하지만 얼마나 효과적이며, 어떤 강도가 가장 효과적인지를 알기를 원한다고 하자. 그래서 연구자는 토끼 종아리뼈를 골절시킨 후 초음파의 효과를 확인하기로 했다. 그래서 가설은

H_1: 초음파 강도에 따라 종아리뼈 골절 토끼의 골유합 정도에 차이가 있다.

이를 알아보기 위해서 연구자는 30마리의 토끼를 세 집단으로 나누고 무작위로 배정할 것이다. 골유합 정도는 X선 검사를 통하여 5점 척도(5=회복, 1=불유합)로 측정하기로 했다고 가정하자.

설계는 다음과 같을 것이다.

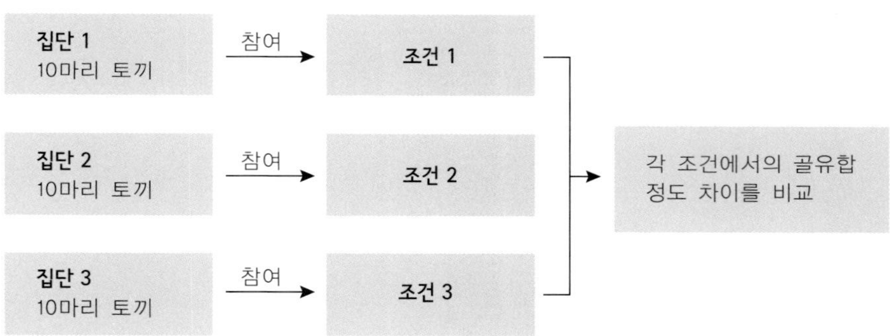

결과는 다음과 같다.

대상자	조건 1	순위	대상자	조건 1	순위	대상자	조건 3	순위
	1.5mW/cm^2			0.05mW/cm^2			1.0mW/cm^2	
1	3	16	1	4	24	1	2	8
2	4	24	2	5	29	2	3	16
3	2	8	3	5	29	3	3	16
4	2	8	4	4	24	4	4	24
5	1	2.5	5	4	24	5	1	2.5
6	3	16	6	3	16	6	3	16
7	4	24	7	2	8	7	2	8
8	1	2.5	8	3	16	8	1	2.5
9	2	8	9	5	29	9	3	16
10	2	8	10	4	24	10	3	16
총합	24	117.0		39	223		25	125
평균	2.4			3.9			2.5	

Kruskal-Wallis의 계산

① 각 조건에서 총합과 평균을 계산한다.

조건 1 총합 = 24 평균 = 2.4

조건 2 총합 = 39 평균 = 3.9

조건 3 총합 = 25 평균 = 2.5

② 모든 점수들을 총괄하여 가장 낮은 점수에 1을, 다음으로 낮은 점수에는 2등의 순위를 매긴다. 여기서 둘 이상의 점수가 같다면 Tired 순위 과정을 적용한다. 여기서 순위 점수를 더하고 같은 점수의 총수로 나누어준다. 그러므로 예제에서 1은 가장 낮은 점수이지만 1의 점수는 4마리가 있다. 이들에서 차이가 있었다면 1, 2, 3 그리고 4의 순위를 가졌을 것이다. 그래서 이들 순위를 더하고(10) 1의 점수를 가지는 토끼가 4마리였기 때문에 4로 나누어준다(여기서 2.5). 1의 모든 점수에 2.5의 순위를 준다. 지금 1~4까지의 순위를 사용하였다는 것을 기억하라! 그러므로 다음에는 5부터 시작해야 한다. 기억할 것은 모든 점수들을 한꺼번에 보고 30개의 순위를 매긴다.

③ T값을 구하기 위해서 각각의 조건에서 순위합을 더한다.

$T_C^1 = 117$

$T_C^2 = 223$

$T_C^3 = 125$

④ 다음 식으로부터 H값을 구한다.

$$H = \left[\frac{12}{N(N+1)}\left(\sum \frac{Tc^2}{n_c}\right)\right] - 3(N+1)$$

여기서 N = 대상자의 총 수(여기서 30)

n_C = 각 집단에서 대상자의 수
(여기서 $n_1=10$, $n_2=10$, $n_3=10$)

T_C = 각 조건에서의 순위합
(여기서 $T_C^1=117$, $T_C^2=223$, $T_C^3=125$)

T_C^2 = 각 조건에서 순위합의 제곱
(여기서 117^2, 223^2, 125^2)

$\sum$ = 총합

$$\sum \frac{T_C^2}{n} = \text{제곱된 순위합의 수를 조건에서의 대상자 수로 나눈 값}$$

$$\left(\text{여기서 } \frac{117^2}{10} + \frac{223^2}{10} + \frac{125^2}{10}\right)$$

이들 값들을 대입하면

$$H = \left[\frac{12}{30(30+1)}\left(\frac{117^2}{10} + \frac{223^2}{10} + \frac{125^2}{10}\right)\right] - 3 \times 31$$

$$= \left[\frac{12}{930}(1368.9 + 4972.9 + 1562.5)\right] - 93$$

$$= (0.013 \times 7904.3) - 93 = 102.756 - 93 = 9.756$$

유의성 검정을 위한 *H*값 찾기

실험결과 얻은 값($H=9.756$)이 각 집단에서 나타난 결과 사이에 유의한 차이를 나타내는지 알아보기 위해서는 자유도가 필요하다. 이는 조건의 수에서 1을 뺀 값이다. 여기서는 3−1=2. 〈부표 A1.1〉과 〈부표 A1.8〉로 가자. 〈부표 A1.8〉은 각 집단에 대상자의 수가 1~5명인 세 집단을 사용하는 실험을 위한 확률표를 제공하고, 〈부표 A1.1〉은 5명 이상의 대상자 수와 셋 이상의 조건을 사용하는 실험을 위한 확률표이다(이는 역시 Chi-squared table이다).

예제에서 각 조건에 10명의 대상자를 사용하였기 때문에 〈부표 A1.1〉을 사용한다. 왼쪽 끝에 열을 따라 내려가면 여러 자유도 값을 볼 것이다. 2의 자유도 값이 나타날 때까지 아래로 내려간다. 이 값의 오른쪽으로 5개의 수들이 있다.

4.60 5.99 7.82 9.21 13.82

이들을 임계값이라고 부르고, 각각은 각 열의 맨 위에 있는 유의수준과 연관된다. 여기서 7.82는 0.02의 p값을 갖는다. 주어진 수준에서 유의한지를 알아보기 위해서 예제의 H값은 이들 수 중 하나보다 크거나 같아야만 한다. 그래서 9.756의 H값은 9.21보다는 크지만 13.82보다는 작다는 것을 알 수 있다. 따라서 9.21의 값을 선택해야만 한다(H값이 9.21보다 크기 때문에).

이 열을 따라 올라가면, 이 값이 0.01 혹은 1%의 유의수준이라는 것을 알 수 있을 것이다(Kruskal-Wallis에서는 단지 결과의 일반적인 차이만을 예측하기 때문에 두 방향 검정을 위한 p값이라는 것을 기억한다). 그러나 H값이 9.21의 임계값보다 크기 때문에 유의수준은 0.01 미만이다. 이는 $p<0.01$ 혹은 $<1\%$로 표현할 수 있다. 즉, 무작

위 오류로 인해 결과가 발생할 확률이 1%보다 작음을 의미한다(만약 H값이 임계값과 같다면 p값은 정확하게 0.01이다. 이는 $p=0.01$ 혹은 1%로써 표현된다).

결과의 해석

9.756의 H값은 <0.01(혹은 <1%)의 유의수준을 가지므로 이는 결과가 무작위 오류로 인해 발생할 기회가 1%보다 작음을 의미한다. 실험가설을 지지하는 일반적인 유의수준이 5% 이하이므로 예제의 결과는 유의한 차이가 있음을 의미한다. 따라서 예제의 p값이 1%보다 작기 때문에 귀무가설을 기각하고, 실험가설을 지지할 수 있다. 이는 다음과 같은 방법으로 표현될 수 있다.

자료($H=9.756$, $N=30$)에 대하여 Kruskal-Wallis 검정을 사용하여 분석한 결과는 $p<0.01$에서 유의하였다. 이는 초음파 강도에 따라 골유합 정도가 차이가 있음을 의미한다. 따라서 귀무가설은 기각되고 실험가설이 지지될 수 있다.

Kruskal-Wallis는 조건들 사이에 차이가 있는지를 말해줄 뿐 어떤 것이 가장 효과적인지는 말해주지 못한다. 만약 결과의 방향을 예측하는 가설을 설정하였다면(예: 0.05mW/cm^{2}에서 가장 좋은 반응이 나타날 것이다) 결과분석을 위해 Jonckheere trend 검정이 사용된다. 하지만 여기에서는 이 검정을 다루지 않겠다.

예제의 실험에서 5명 이상의 대상자가 있었기 때문에 H값을 찾기 위해서 〈부표 A1.1〉을 사용해야만 한다. 그러나 대신에 조건 1에서 5명, 조건 2에서 4명, 조건 3에서 3명의 대상자가 있었다고 가정한다면 5.438의 H값을 얻게 된다. 확률표 역시 표 A1.8을 사용해야 한다. 대상자 수는 $n_1=5$, $n_2=4$, $n_3=3$이다. 그러므로 이들 대상자 수에 (어떤 순서든지) 맞는 집단 크기를 찾아보면 여섯 개의 임계값을 볼 것이다.

7.4449

7.3949

5.6564

5.6308

4.5487

4.5231

오른쪽에는 이들 임계값과 관련된 p값이 있다(여기서 자유도는 필요 없다). 주어진 수준에서 유의하기 위해서 H값이 임계값보다 크거나 같아야만 한다. 5.438의 H값은 4.5231과 4.5487보다 크지만 5.6308보다 작다. 따라서 실험결과는 0.099의 p값과 관련이 있다. 일반적으로 0.05의 유의수준을 받아들이기 때문에 귀무가설(관계없음)을 기각하지 못한다. 따라서 결과가 초음파 강도에 따른 골유합 차이가 없음을 받아들여야만 한다.

Kruskal-Wallis 검정 SPSS 실행하기

① 그림 15-11과 같이 자료를 입력한다. 본 예제에서는 초음파 적용 강도에 따라 3개의 집단을 각각 1, 2, 3으로 입력하였다.

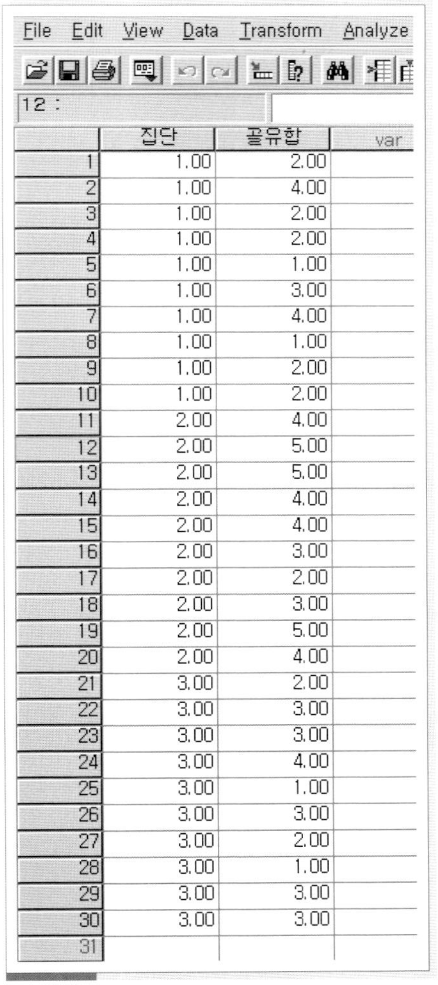

	집단	골유합	var
1	1.00	2.00	
2	1.00	4.00	
3	1.00	2.00	
4	1.00	2.00	
5	1.00	1.00	
6	1.00	3.00	
7	1.00	4.00	
8	1.00	1.00	
9	1.00	2.00	
10	1.00	2.00	
11	2.00	4.00	
12	2.00	5.00	
13	2.00	5.00	
14	2.00	4.00	
15	2.00	4.00	
16	2.00	3.00	
17	2.00	2.00	
18	2.00	3.00	
19	2.00	5.00	
20	2.00	4.00	
21	3.00	2.00	
22	3.00	3.00	
23	3.00	3.00	
24	3.00	4.00	
25	3.00	1.00	
26	3.00	3.00	
27	3.00	2.00	
28	3.00	1.00	
29	3.00	3.00	
30	3.00	3.00	
31			

그림 15-11 자료의 입력

② 아래의 순서와 같이 Kruskal-Wallis 검정을 실행한다. SPSS에서의 실행 순서는 그림 15-12와 같다.

Analyze → Nonparametric Tests → K Independent Samples

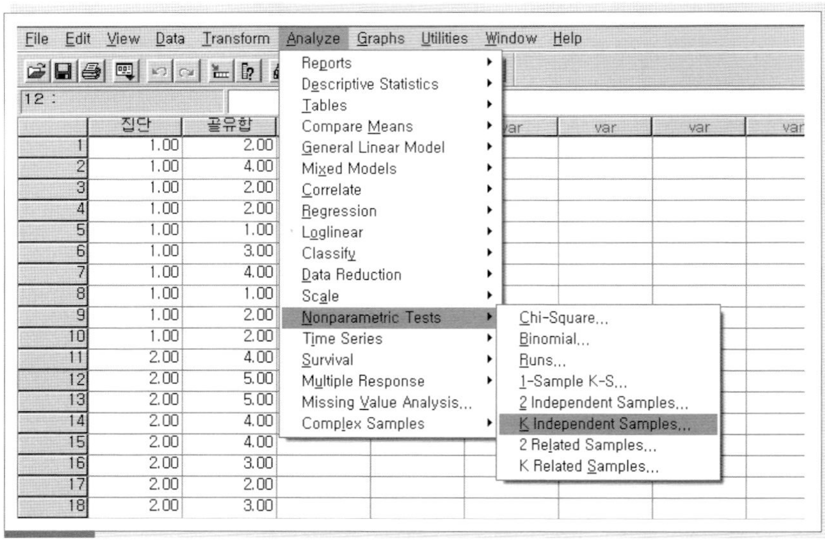

그림 15-12 Kruskal-Wallis 검정을 위한 실행 순서

③ 그림 15-13과 같이 대화창이 뜨면 독립변수인 집단을 Grouping Variable에 이동시키고, 종속변수인 골유합을 Test Variable List로 이동시킨다.

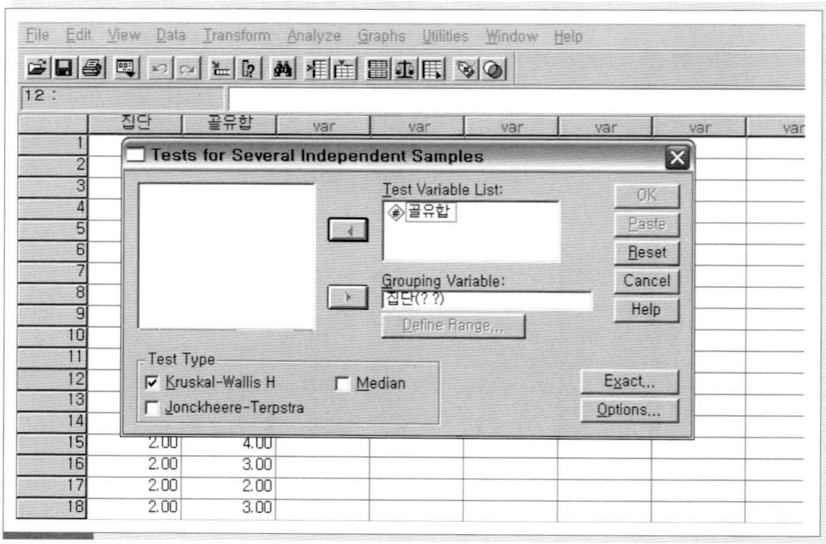

그림 15-13 Kruskal-Wallis 검정을 위한 변수의 이동

④ 변수를 이동시킨 후, Grouping Variable에 이동시킨 집단을 클릭하면 Define Range 단추가 활성화되는데 이 단추를 클릭하여 그림 15-14와 같은 대화창에 집단의 최소값인 1과 최대값인 3을 각각 입력하고 Continue를 누른 후 확인하면 결과가 나타난다.

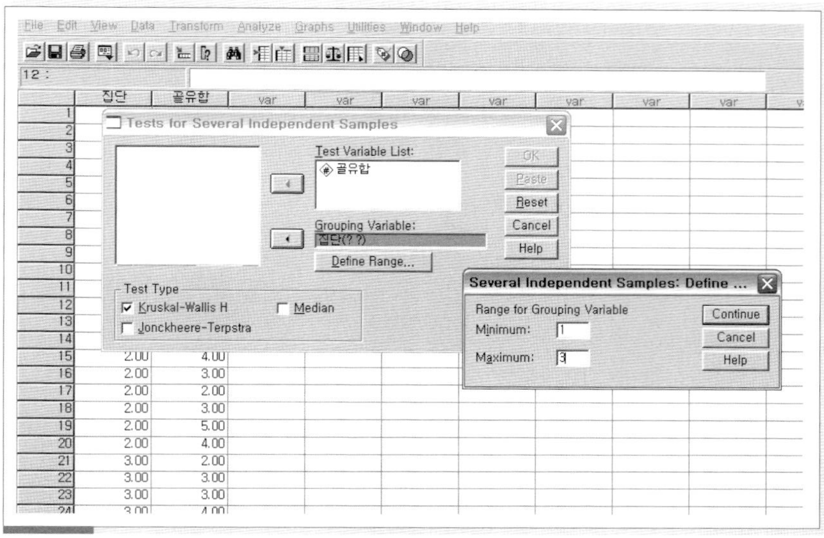

그림 15-14 Kruskal-Wallis 검정을 위한 변수의 정의

⑤ Kruskal-Wallis 결과는 그림 15-15와 같다.

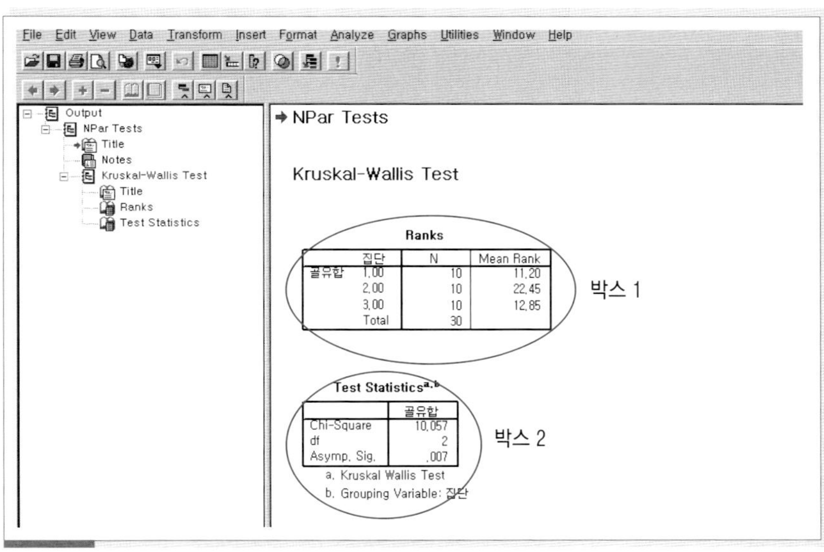

그림 15-15 Kruskal-Wallis 검정 결과

※ 참고: 각 집단의 수가 5명 이상인 경우에는 *H* 값 대신에 Chi-Square 값을 채택한다.

박스 1은 각 집단별 명수와 평균순위를 보여준다. 박스 2는 Kruskal-Wallis 검정 결과인 Chi-Square값(10.057)과 p값(0.007)을 보여준다. 유의수준이 일반적인 유의수준인 0.05보다 작기 때문에, 초음파 치료 강도에 따른 골유합 정도의 차이가 있는 것으로 해석할 수 있다. 하지만 세 집단이기 때문에 어느 집단 간에 차이가 있는지는 사후검정을 통해 알아볼 수 있다. Kruskal-Wallis의 사후검정은 SPSS에서 제공하지 않기 때문에, 직접 계산을 실시해야 한다. 이를 위해서는 아래의 계산식을 이용한다.

$$| \bar{R}_{.1} - \bar{R}_{.2} | \geq z \sqrt{\frac{N(N+1)}{12}\left(\frac{1}{nA}+\frac{1}{nB}\right)}$$

여기에서, N은 전체 대상자 수이고, nA 및 nB는 비교할 각 집단의 수를 의미하고, $\bar{R}_{.1}$과 $\bar{R}_{.2}$는 각 집단의 평균순위이다. z값은 비교할 집단 수와 유의수준에 따라 결정된다.

서로 다른 셋 이상의 집단과 명목척도를 위한 비모수 통계검정

Extended Chi-squared(X^2) 검정

이름에서 알 수 있듯이 이 검정은 이미 앞에서 언급하였던 x^2검정의 확장이다. 이전의 검정과 같은 상황일 때 사용된다.

- 서로 다른 대상자 집단
- 명목척도
- 모수검정을 하기 위한 조건이 만족되지 않을 때

그러나 Extended x^2검정에 관계된 중요한 점이 있다. 일반적인 x^2검정은 단지 두 개의 명목 범주에 두 집단의 대상자를 배치하는 설계일 때만 사용할 수 있다는 점이다. 이는 다음과 같은 2×2표에 자료를 배치함을 의미한다.

		명목척도	
		1	2
집단	1		
	2		

반면에 Extended x^2검정은 다음과 같은 실험설계에 사용할 수 있다.

① 대상자의 두 집단과 셋 이상의 명목 범주(2×3표에 자료를 배치함을 의미한다)

		명목척도		
		1	2	3
집단	1			
	2			

② 셋 이상의 대상자 집단과 2개의 명목 범주들(3×2표에 자료를 배치함을 의미한다)

		명목척도	
		1	2
집단	1		
	2		
	3		

③ 셋 이상의 대상자 집단과 셋 이상의 명목 범주들(3×3표에 자료를 배치함을 의미한다)

		명목척도		
		1	2	3
집단	1			
	2			
	3			

예를 들어, 'good/moderate/poor'라는 세 가지의 점수(범주)로 임상 물리치료사와 물리치료과 4학년 학생들 간에 PNF기법의 이해 정도 차이를 알기를 원한다면, 위의 ①의 표가 될 것이다. 왜냐하면 두 집단과 3개의 명목척도로 실험을 설계하였기 때문이다. 이런 경우에는 Extended x^2검정을 사용하여 분석해야 한다.

Extended x^2검정은 단지 집단들 사이에 총체적인 차이가 있는지에 대해서 말할 수 있을 뿐 이 차이가 어디에서 나타났는지에 대해서는 말해주지 않는다. 따라서 Extended x^2검정과 관련된 가설은 두 방향 가설이다. 즉, 결과에서 어떤 구체적인 방향을 예상하지 않는다.

실험결과에서 측정된 자료를 관찰된 자료(observed data)라고 부른다. x^2검정에서 중요한 점은 총체적으로 무작위 오류로 인해 나타날 것이라 기대되는 자료(expected data)와 관찰된 자료를 비교한다는 것이다. 다른 말로 하면 실험가설로부터 관찰된 결과와 귀무가설(관계없음)로부터 예상되는 결과를 비교하는 것이다. 관찰된 자료와 기대되는 자료 사이에 차이가 클수록, 실험결과는 더욱더 유의성을 보인다. 항상 5 이상의 기대되는 빈도수(expected frequencies)를 얻기 위해서 충분한 대상자를 검증해야 한다는 점을 확인해야 한다. 이를 수행하기 위한 가장 쉬운 방법은 각 집단에서 최소 20명의 대상자를 사용하는 것이다. 관찰된 빈도수(observed frequencies)가 얼마나 작았는지는 문제되지 않는다.

Extended x^2을 계산하면 x^2값이 계산되는데, 이 값이 관찰된 빈도수와 기대되는 빈도수 사이에 유의한 차이를 나타내는지를 알아보기 위해서 이 방법과 관련된 확률표에서 찾아봐야 한다.

【예제】

연구자는 많은 수의 요통 환자를 치료하고 있다고 가정하자. 몇 년 동안 치료한 결과, 어떤 특정 인종에서는 요통(low back pain)이, 다른 인종에서는 전신통(generalized back pain)이 많이 나타나는 현상을 관찰하였다고 가정하자. 자신의 관찰이 맞는지 알아보기 위해서 연구자는 서로 다른 세 인종집단을 선발하고 그들이 요통을 호소하는지, 전신통을 호소하는지 알아보기를 원하였다고 생각하면, 가설은 다음과 같을 것이다.

H_1: Asian, West Indian 그리고 Caucasian 환자들은 그들이 경험하는 통증의 형태가 각각 다르다(요통 low back pain/전신통 generalized back pain).

이를 검정하기 위해 연구자는 요통 학교로 가서 세 인종의 환자를 선발할 것이다(각 집단에 최소 20명의 환자). 그리고 단순히 각 집단에서 얼마나 많은 환자들이 요통을 호소하는지 혹은 다른 형태의 통증을 호소하는지를 세어 볼 것이다. 실험설계는 다음과 같을 것이다.

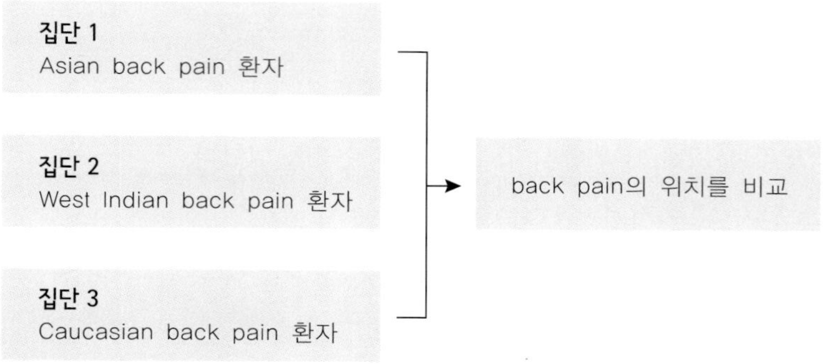

즉, 관련 없는 대상자 집단 셋(Asian, West Indian 그리고 Caucasian)이 있고, 각 대상자는 두 개의 명목 범주(요통/전신통)를 이용하여 대상자를 배치하고, 각 범주에 속하는 대상자 수를 Extended x^2을 이용하여 비교 분석할 것이다. 다음과 같은 결과를 얻었다고 생각하자.

Asian	————	요통 9
		전신통 21
West Indian	————	요통 22
		전신통 13
Caucasian	————	요통 25
		전신통 28

이 자료를 다음의 표에 넣어보자.

	요통	전신통	소계(환자 수)
집단 1 Asians	방 1 9 E = 14.237	방 2 21 E = 15.763	30
집단 2 West Indians	방 3 22 E = 16.61	방 4 13 E = 18.39	35
집단 3 Caucasians	방 5 25 E = 25.153	방 6 28 E = 27.848	53
소계(통증 위치)	56	62	총계: 118

대상자 집단들이 왼쪽 끝을 따라서 아래로 내려갔는지 그리고 명목 범주들이 위의 행에 위치되었는지를 확인해야 한다.

Extended x^2 검정의 계산

검정을 계산하기 위해서 다음의 단계를 취한다.

① 소계(환자 수)를 구하기 위해서 각 행에서의 숫자를 더한다.

- Asian 환자들, 여기서 9+21=30
- West Indian 환자들, 여기서 22+13=35
- Caucasian 환자들, 여기서 25+28=53

② 소계(통증 위치)를 구하기 위해서 각 열에서 수를 더한다.

- 요통, 여기서 9+22+25=56
- 전신통, 여기서 21+13+28=62

③ 환자들의 수에 대한 소계를 더하거나(여기서 30+35+53=118) 혹은 통증 위치의 소계를 더하여(여기서 56+62=118) 총계(*N*)를 구한다.

$$\therefore N = 118$$

④ 두 개의 관련된 소계를 곱하여 각 방을 위한 기대 빈도수(expected frequency, *E*)를 계산하고 *N*으로 나누어준다.

$$\text{방 1, } E = \frac{30 \times 56}{118} = 14.237$$

$$\text{방 2, } E = \frac{30 \times 62}{118} = 15.763$$

$$\text{방 3, } E = \frac{35 \times 56}{118} = 16.61$$

$$\text{방 4, } E = \frac{35 \times 62}{118} = 18.39$$

$$\text{방 5, } E = \frac{53 \times 56}{118} = 25.153$$

$$\text{방 6, } E = \frac{53 \times 62}{118} = 27.848$$

적절한 방의 아래 오른쪽 끝에 각각의 기대 빈도수를 넣는다.

⑤ x^2을 위한 계산식에 대입한다.

$$x^2 = \sum \frac{(O-E)^2}{E}$$

O = 각각의 방에서 관찰된 빈도수(예제의 실제 자료)

E = 각각의 방에서 기대되는 빈도수

$\sum$= 합

$$방\ 1 = \frac{(9-14.237)^2}{14.237} = 1.926$$

$$방\ 2 = \frac{(21-15.763)^2}{15.763} = 1.74$$

$$방\ 3 = \frac{(22-16.61)^2}{16.61} = 1.75$$

$$방\ 4 = \frac{(13-18.39)^2}{18.39} = 1.58$$

$$방\ 5 = \frac{(25-25.153)^2}{25.153} = 0$$

$$방\ 6 = \frac{(28-27.848)^2}{27.848} = 0$$

⑥ 이들 값들의 모두는 x^2을 계산하기 위해서 더한다.

$$x^2 = \sum \frac{(O-E)^2}{E}$$

여기서 $1.926 + 1.74 + 1.75 + 1.58 + 0 + 0 = 6.996$

$\therefore\ x^2 = 6.996$

⑦ $x^2 = 6.996$의 값을 찾기 위해서는 자유도 값을 알아야 한다.

여기서 $(r-1)\times(c-1)$

여기서 r=행의 수(3) c=열의 수(2)

$\therefore (2-1)\times(3-1)=2$

유의성을 알아보기 위한 x^2값 찾기

〈부표 A1.1〉로 돌아가자. 왼쪽 끝에 열을 따라 내려가면 여러 개의 다른 자유도 값들을 볼 것이다. $df=2$의 값을 찾는다. 이 값의 오른쪽에서 5개의 수를 볼 수 있는데, 이는 x^2의 임계값들이 있다.

4.60 5.99 7.82 9.21 13.82

각각의 임계값들은 이 열의 끝에 있는 p값과 관련되어 있다. 여기서 9.21은 0.01의 p값을 갖는다. 특별한 수준에서 유의하기 위해서 x^2값이 이들 임계값보다 크거나 같아야만 한다(Extended x^2는 결과에서 단지 차이가 있는지를 예상할 뿐 결과의 구체적인 방향을 예상하지 않았기 때문에 두 방향 가설검정이라는 것을 기억하라).

6.996의 x^2값은 5.99보다는 크지만 7.82보다는 작다. 이는 결과가 0.02에서 유의하기 위한 조건을 충족시키지는 않지만 0.05 수준에서는 충족시킴을 의미한다. 만약 예제의 x^2값이 5.99였다면 우리는 $p=0.05$라고 표현할 수 있다. 예제의 x^2값은 <0.05 혹은 $<5\%$ 수준에서 유의함을 의미한다. 다른 말로 하면 예제의 결과가 무작위 오류로 인해 발생할 기회가 5% 미만이라는 것이다.

결과의 해석

예제의 x^2값은 <0.05의 유의수준과 연관이 있다. 이는 결과가 무작위 오류로 인해 발생할 기회가 5% 미만이라는 것을 의미한다. 따라서 귀무가설을 기각하고 실험가설을 지지할 수 있다. 이는 인종에 따라서 나타나는 요통의 형태에 유의한 차이가 있음을 의미한다. 다음과 같은 방법으로 표현할 수 있다.

자료($x^2=6.996$, df=2)에 대하여 Extended x^2을 사용하여 분석한 결과는 두 방향 가설검정을 사용하여 $p<0.05$에서 유의하였다. 이는 인종(West Indian, Asian 그리고 Caucasian)에 따라서 나타나는 요통의 형태(요통 혹은 전신통)에 유의한 차이가 있음을 의미한다.

Extended x^2 검정 SPSS 실행하기

① 그림 15-16과 같이 자료를 입력한다.

본 예에서, 인종을 1, 2, 3으로 구분하고 인종에 따른 요통 위치를 1과 2로 구분하여 입력하였다.

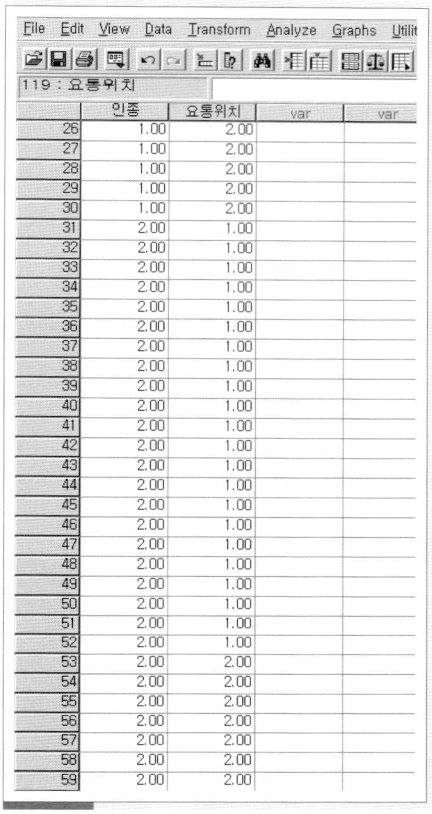

그림 15-16 자료의 입력

② 아래의 순서와 같이 Extended x^2검정을 실행한다.

Extended x^2검정을 위한 SPSS 실행 순서는 그림 15-17과 같다.

Analyze → Descriptive Statistics → Crosstabs..

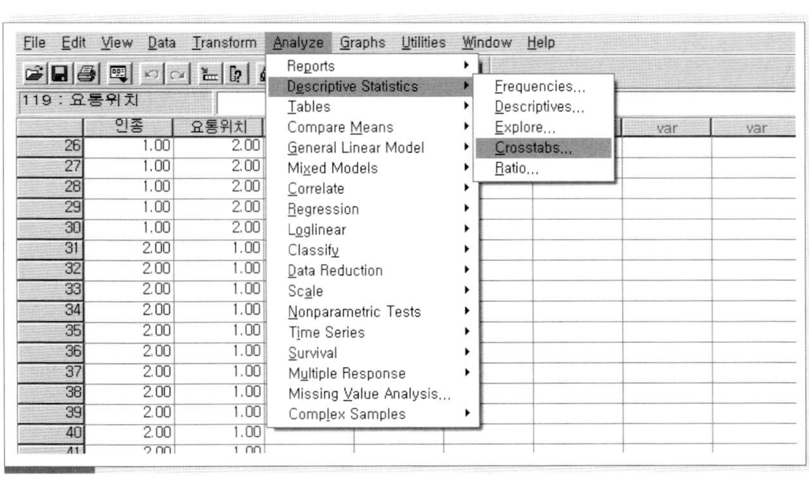

그림 15-17 Extended x^2 검정 실행 순서

③ 그림 15-18과 같은 대화창이 나타나면, 열(Row)과 행(Column)에 각각 인종과 요통 위치라는 변수를 이동시킨다. 이후 Statistics를 클릭한다.

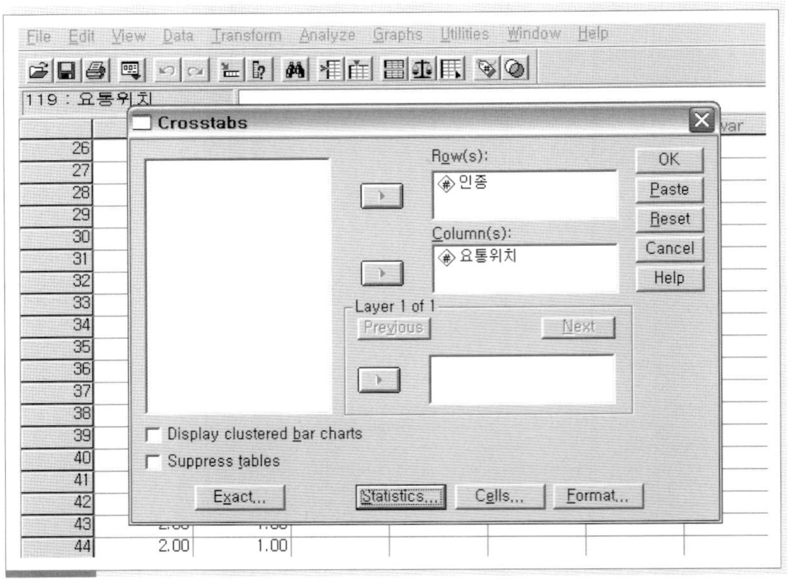

그림 15-18 Extended x^2검정을 위한 변수 이동

④ 그림 15-19와 같은 대화창이 나타나면, Chi-square를 클릭하고 Continue를 누른 후 확인을 누른다.

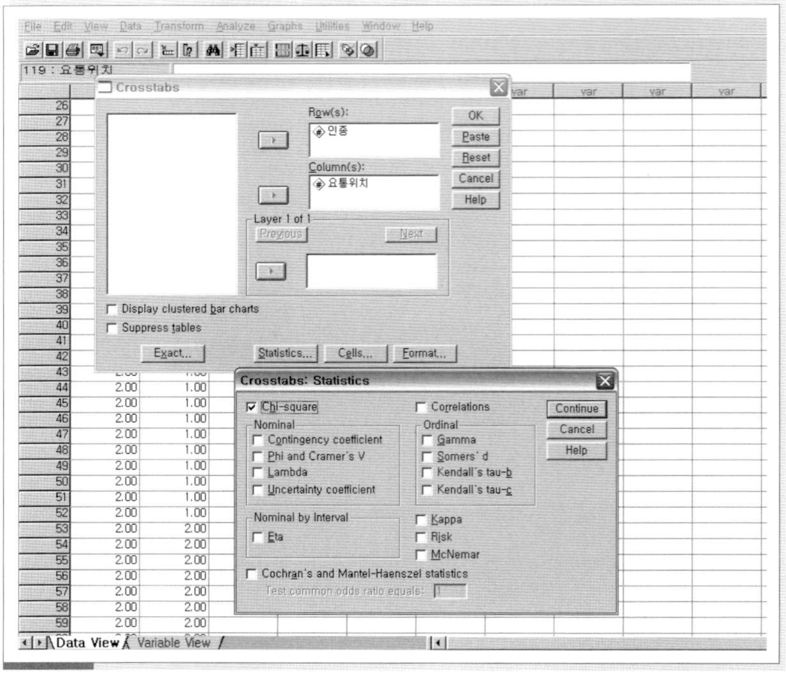

그림 15-19 Extended x^2검정 실행

⑤ 그림 15-20과 같은 결과가 나타난다.

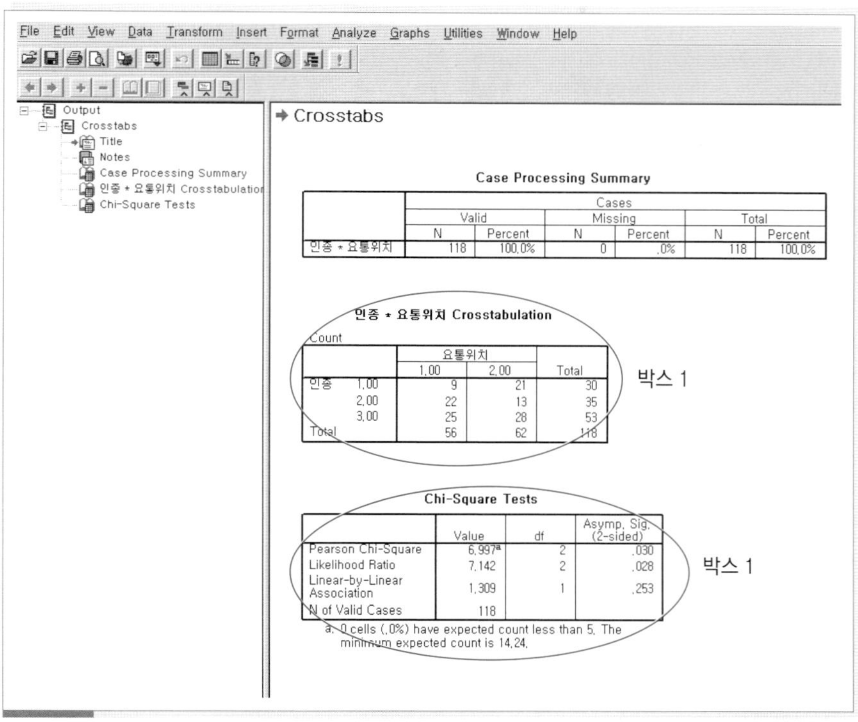

Case Processing Summary

	Cases					
	Valid		Missing		Total	
	N	Percent	N	Percent	N	Percent
인종 * 요통위치	118	100.0%	0	.0%	118	100.0%

인종 * 요통위치 Crosstabulation

Count

		요통위치		Total
		1.00	2.00	
인종	1.00	9	21	30
	2.00	22	13	35
	3.00	25	28	53
Total		56	62	118

Chi-Square Tests

	Value	df	Asymp. Sig. (2-sided)
Pearson Chi-Square	6.997[a]	2	.030
Likelihood Ratio	7.142	2	.028
Linear-by-Linear Association	1.309	1	.253
N of Valid Cases	118		

a. 0 cells (.0%) have expected count less than 5. The minimum expected count is 14.24.

그림 15-20 Extended χ^2검정 결과

박스 1은 인종에 따른 요통 위치를 보여주는 빈도이다. 박스 2는 Chi-square 검정 결과를 보여주는 것으로, chi-square값은 6.997이고, 이때 유의수준은 0.030이다. 따라서 일반적인 유의수준($p<0.05$)보다 작기 때문에 인종에 따라 요통 위치가 유의한 차이가 있는 것으로 해석할 수 있다.

FURTHER READING

Cohen L, Halliday M 1996 Practical statistics for students. Paul Chapman Publishing, London

Coolican H 2004 Research methods and statistics in psychology, 4th edition. Hodder and Stoughton, London

Field A, Hole G 2004 How to design and report experiments. Sage, London

Greene J, D' Oliveira M 2005 Learning to use statistical tests in psychology, 3rd edition. Open University Press, Buckingham

Pett M 1997 Non-parametric statistics in health care research. Sage, London

Polgar S, Thomas S 2007 Introduction to research in the health sciences. Edinburgh, Churchill Livingstone.

Robson C 1994 Experiment, design and statistics in psychology, 3rd edition. Penguin, Harmondsworth

Siegel S 1956 Non-parametric statistics for the behavioural sciences. McGraw-Hill Kogakusha, Tokyo

CHAPTER 16

모수검정: 서로 다른 집단설계

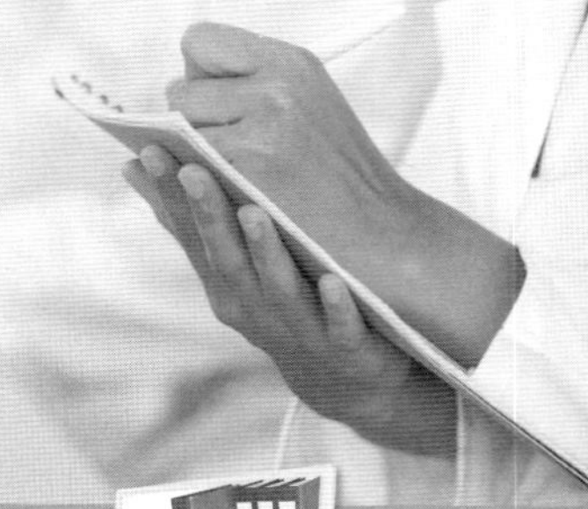

이 장의 내용

독립 *t*검정

서로 다른 셋 이상의 집단을 위한 모수검정

일원분산분석

이 장에서는 서로 다른 집단설계에 따른 통계적 검정방법에 대하여 살펴본다. 모수검정이기 때문에 모수검정을 위한 조건은 필수적으로 자료들을 갖추고 있어야 한다. 여기에 소개되는 검정방법은 다음과 같은 상황에 사용될 수 있다.

- 둘 또는 둘 이상의 서로 다른 집단으로 설계된 연구에서 차이를 비교하기 위해서
- 특별히 수집된 자료가 간격/비척도일 때

좀 더 구체적으로 실험설계를 보면,

① 서로 다른(또는 짝지어지지 않은) 집단의 차이를 비교

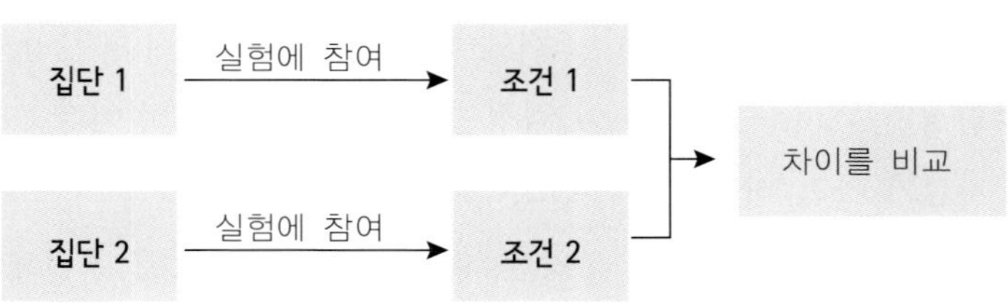

또는

② 셋 이상의 서로 다른 집단의 차이를 비교

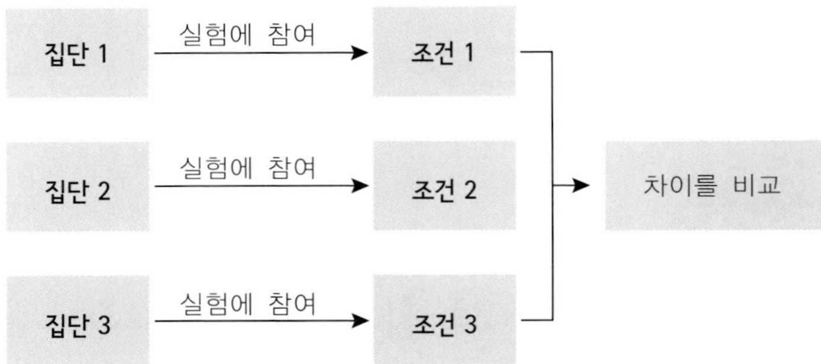

①과 같은 실험설계를 하였을 때는 독립 t검정(t-test)을 시행하고, ②와 같이 실험설계를 하였을 때에는 일원분산분석(one-way ANOVA, one-way analysis of variance)을 통하여 결과를 분석한다. 만약 일원분산분석을 하였을 때에는 세 집단 중 어느 집단에서 차이가 실제로 있었는지를 알아보기 위해 사후검정을 해야 한다.

표 16-1 서로 다른 집단설계에 따른 모수검정 방법

실험설계	모수검정
• 서로 다른 집단이 각각의 조건에 참여하였을 때, 조건에 따른 차이를 비교하고자 할 때	• 독립 t검정
• 서로 다른 셋 이상의 집단이 각각의 조건에 참여하였을 때, 조건에 따른 차이를 비교하고자 할 때	• 일원분산분석

독립 t검정

이 검정은 서로 다른 두 집단에 있어서 조건에 따른 차이가 있는지를 알아보기 위해서 사용한다. 비모수검정인 Mann-Whitney U검정에 상응하는 모수검정이다. 이 검정을 사용하기 위해서는 자료가 간격/비척도로 수집되어야 한다. 독립 t검정을 계산하면 결국 t값을 얻게 된다. 이 값이 나오면 확률표에서 유의수준을 확인하여 유의성을 검정해야 한다.

【예제】

반월판 절제수술 후 좀 더 효과적인 재활치료를 위해서, 일반적으로 사용되는 두 치료법(생체되먹임치료와 근육자극치료)을 비교하기를 원한다고 가정하자.

실험가설(H_1): 반월판 절제수술을 받고 무릎관절의 가동범위가 감소된 환자는 근육자극치료보다는 생체되먹임치료를 적용하였을 때, 더욱 빨리 움직임이 증가할 것이다.

이 가설을 검정하기 위해서, 반월판 절제수술을 받은 지 48시간이 지나지 않은 환자 20명을 선택하여 무작위로 10명씩 배당하여 두 집단으로 나누고(생체되먹임치료를 받는 환자 10명, 근육자극치료를 받는 환자 10명), 1일 20분 동안 2주간 치료 후 관절가동범위의 증가량을 %로 측정하였다고 가정하자. 그러면 다음과 같은 설계가 될 것이다.

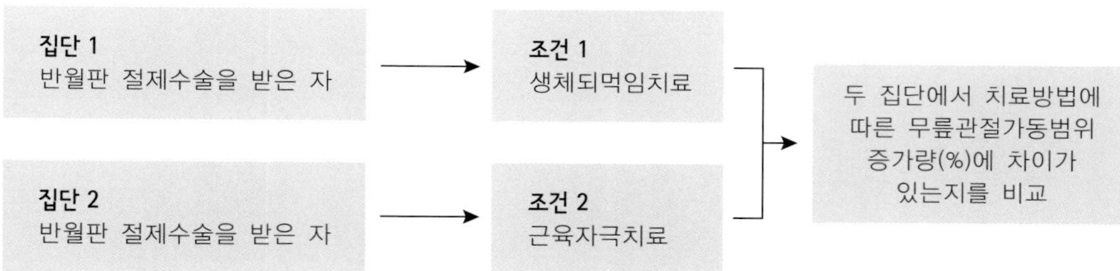

실험결과 다음과 같은 자료를 얻었다.

집단 1(생체되먹임치료)			집단 2(근육자극치료)		
대상자	증가량(X_1)	$(X_1)^2$	대상자	증가량(X_2)	$(X_2)^2$
1	40	1600	1	20	400
2	30	900	2	25	625
3	35	1225	3	30	900
4	25	625	4	25	625
5	30	900	5	15	225
6	40	1600	6	40	1600
7	45	2025	7	35	1225
8	35	1225	8	40	1600
9	25	625	9	25	625
10	40	1600	10	30	900
	$\sum x_1 = 345$ $\bar{x}_1 = 34.5$	$\sum(x_1)^2 = 12325$		$\sum x_2 = 285$ $\bar{x}_2 = 28.5$	$\sum(x_2)^2 = 8725$

t검정을 위한 계산

① 각각의 조건에서 합을 구한다.

조건 1 = 345

조건 2 = 285

② 각각의 조건의 평균값을 구한다.

조건 1의 평균값 = 34.5

조건 2의 평균값 = 28.5

③ 각각의 조건에 포함된 대상자의 측정값을 제곱하여 $(X_1)^2$과 $(X_2)^2$열에 각각 기입한다.

④ 각 대상자 $(X_1)^2$를 모두 더하여 맨 아래에 기록한다. $(X_2)^2$도 역시 똑같이 시행한다.

$\sum(X_1)^2 = 12325$

$\sum(X_1)^2 = 8725$

⑤ $(\Sigma X_2)^2$과 $(\Sigma X_1)^2$을 구한다.

$(345)^2 = 119025$

$(285)^2 = 81225$

⑥ 다음의 공식에 각각의 수를 대입한다.

$$t = \frac{\bar{x}_1 - \bar{x}_2}{\left[\sqrt{\dfrac{\left(\Sigma X_1{}^2 - \dfrac{(\Sigma X_1)^2}{n_1}\right) + \left(\Sigma X_2{}^2 - \dfrac{(\Sigma X_2)^2}{n_2}\right)}{(n_1 - 1) + (n_2 - 1)}} \times \sqrt{\left(\dfrac{1}{n_1} + \dfrac{1}{n_2}\right)}\right]}$$

여기서 $\bar{x}_1$ = 조건 1로부터의 평균값 = 34.5

$\bar{x}_2$ = 조건 2로부터의 평균값 = 28.5

Σx_1^2 = 조건 1로부터의 각각의 수의 제곱합 = 12325

Σx_2^2 = 조건 2로부터의 각각의 수의 제곱합 = 8725

$(\Sigma X_1^2)^2$ = 조건 1로부터 각각의 수들의 합의 제곱,

여기서 $345^2 = 119025$

$(\Sigma X_2^2)^2$ = 조건 2로부터 각각의 수들의 합의 제곱, 여기서 285^2

n_1 =조건 1에서 대상자의 수 = 10

n_2 =조건 2에서 대상자의 수 = 10

위의 식에 각각의 수를 대입하면

$$t = \frac{34.5 - 28.5}{\left[\sqrt{\dfrac{\left(12325 - \dfrac{119025}{10}\right) + \left(8725 - \dfrac{81225}{10}\right)}{(10 - 1) + (10 - 1)}} \times \sqrt{\left(\dfrac{1}{10} + \dfrac{1}{10}\right)}\right]}$$

따라서 $t = 1.778$

⑦ 자유도는 다음의 공식에 따른다.

$$df = (n_1 - 1) + (n_2 - 1) = (10 - 1) + (10 - 1) = 18$$

확률표에서, t값 유의수준 찾아보기

계산 결과 t값은 1.778이었고, 자유도는 18이었다. t검정을 위한 확률표 〈부표 A1.5〉를 찾아보자. 왼쪽에 있는 열은 자유도를 나타내는 숫자이다. 18에서 오른쪽으로 진행하면 t값이 나타난다.

1.330 1.734 2.101 2.552 2.878 3.922

이런 숫자들은 표 맨 위에 있는 유의수준에 따른 임계 t값들이다. 즉, 2.552는 한 방향 검정에서는 0.01, 두 방향 검정에서는 0.02 유의수준과 연관되어 있다. t값이 유의성을 가지기 위해서는 임계값보다 크거나 같아야 한다. 실험결과 t값이 1.778이므로, 1.734보다는 크고, 2.101보다는 작은 값이다. 예제의 실험은 한 방향 검정(생체되먹임치료가 근육자극치료보다 좋다)이기 때문에 유의수준은 0.05보다 작다($p < 0.05$). 즉 실험결과가 무작위 오류에 의해 발생할 확률이 5%보다 작은 것이다. 만약 실험결과 t값이 1.734였다면 유의수준은 0.05가 된다($p = 0.05$).

결과의 해석

실험결과 t값이 1.778이므로, 이것은 유의수준 0.05와 연관이 있다. 즉 유의수준 0.05보다 작다. 일반적으로 0.05 유의수준에서 귀무가설의 기각과 채택을 결정하므로, 실험결과는 유의하다고 볼 수 있다. 하지만 명확히 실험가설을 지지한다고 진술하기 전에 실험결과가 예상대로 나왔는지를 확인해야 한다. 왜냐하면 t검정은 단지 두 집단 간에 평균의 차이가 있는지만을 알려주기 때문에 생체되먹임치료가 근육자극치료보다 좋은지, 근육자극치료가 생체되먹임치료보다 좋은지는 알려주지 않는다. 그래서 두 집단의 평균값을 확인하여 어느 집단이 좋게 나왔는지를 살펴봐야 한다. 여기에서는 생체되먹임치료 후 평균 34.5%가 증가하였고, 근육자극치료에서는 평균 28.5% 증가하였기 때문에 실험가설을 지지할 수 있다. 그러나 결과가 예상과는 반대로 나오는 경우도 있을 것이다. 다시 정리하면, 독립 t검정을 이용하여 자료를 분석한 결과는 유의하게 생체되먹임치료가 좋았다($p < 0.05$, 한 방향 가설). 그러므로 귀무가설은 기각되었다. 이것은 생체되먹임치료가 반월판 절제수술을 받은 환자의 움직임을 향상시키는데 더욱 효과적임을 의미한다.

독립 *t*검정 SPSS에서 실행하기

① 자료를 그림 16-1과 같이 입력한다.

본 예에서는 생체되먹임 치료집단을 1, 근육자극 치료집단을 2로 기입하고 관절가동 범위(ROM) 변화를 기입하였다.

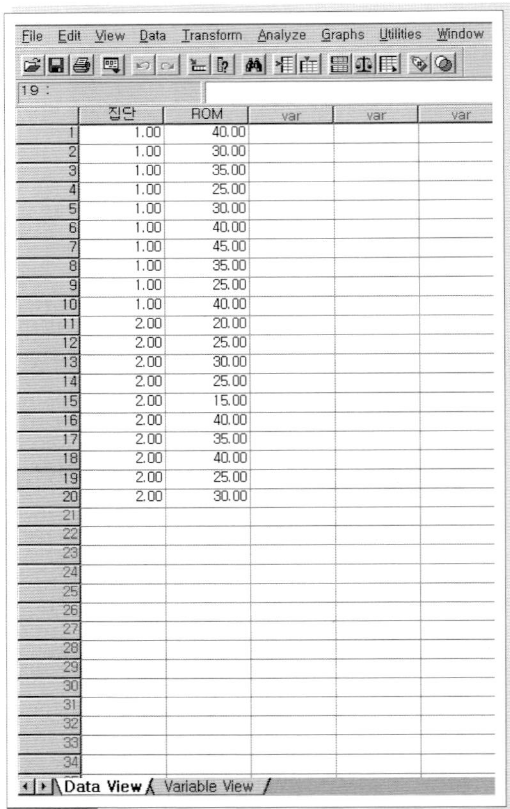

	집단	ROM	var	var	var
1	1.00	40.00			
2	1.00	30.00			
3	1.00	35.00			
4	1.00	25.00			
5	1.00	30.00			
6	1.00	40.00			
7	1.00	45.00			
8	1.00	35.00			
9	1.00	25.00			
10	1.00	40.00			
11	2.00	20.00			
12	2.00	25.00			
13	2.00	30.00			
14	2.00	25.00			
15	2.00	15.00			
16	2.00	40.00			
17	2.00	35.00			
18	2.00	40.00			
19	2.00	25.00			
20	2.00	30.00			

그림 16-1 자료 입력

② 아래와 같은 순서로 *t*검정을 실행한다.

SPSS에서 *t*검정 실행 순서는 그림 16-2와 같다.

Analyze → Compare Means → Independent Samples t Test..

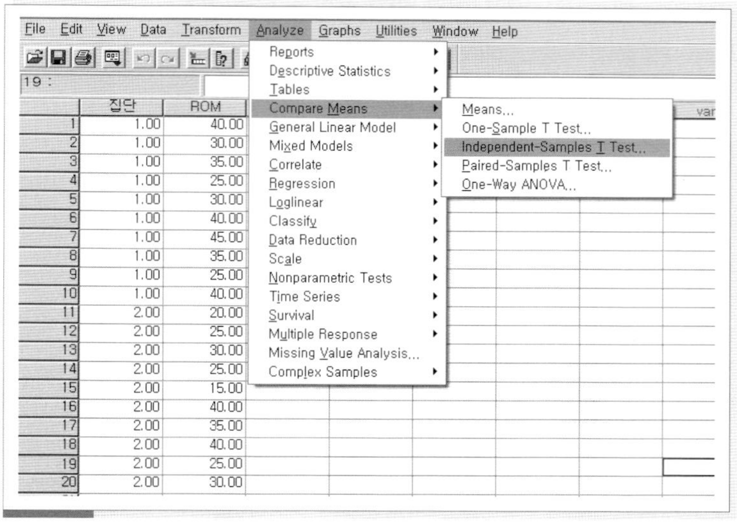

그림 16-2 *t*검정의 실행

③ 그림 16-3과 같은 대화창이 나타나면 ROM을 Test Variables로 이동시키고, 집단을 Grouping Variables로 이동시키고, 집단변수를 클릭하면 집단을 정의하는 대화상자가 활성화된다.

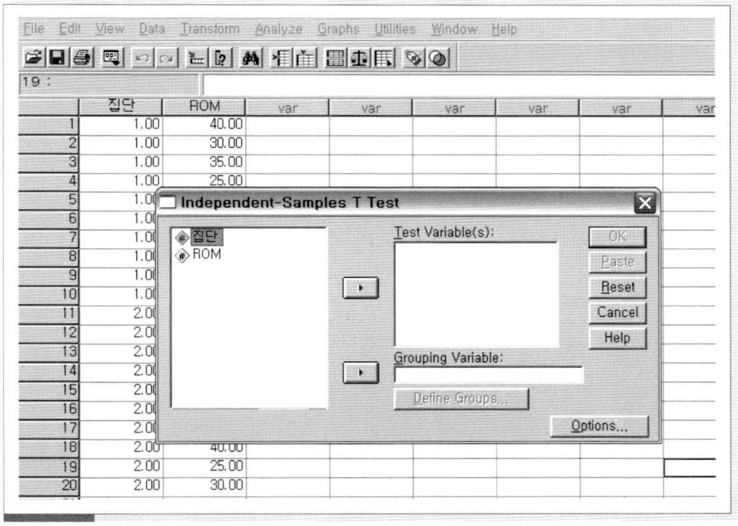

그림 16-3 *t*검정을 위한 변수의 이동

④ 그림 16-4와 같은 대화창이 나타나면, 집단을 정의한다. 본 예에서는 집단을 1과 2로 구분하였기 때문에 1과 2를 기입하고 Continue를 누른 후, 확인을 누른다.

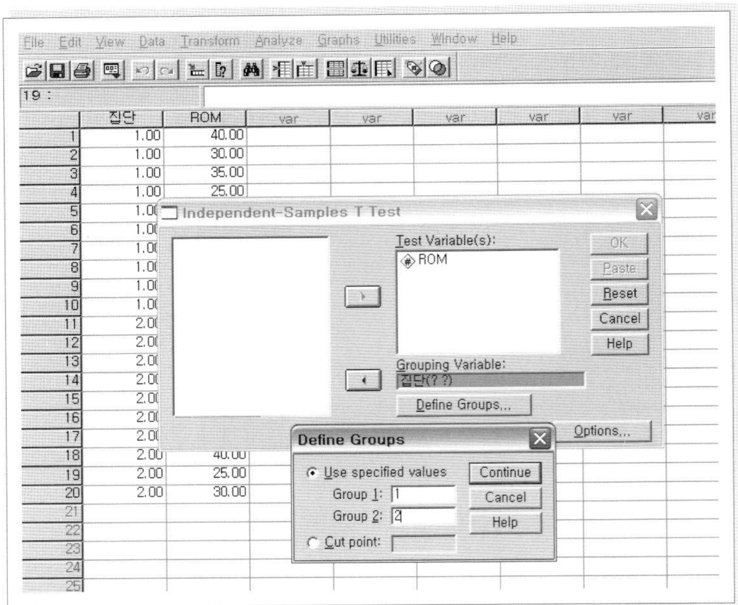

그림 16-4 *t*검정을 위한 변수의 정의

⑤ 그림 16-5와 같은 결과가 나타난다.

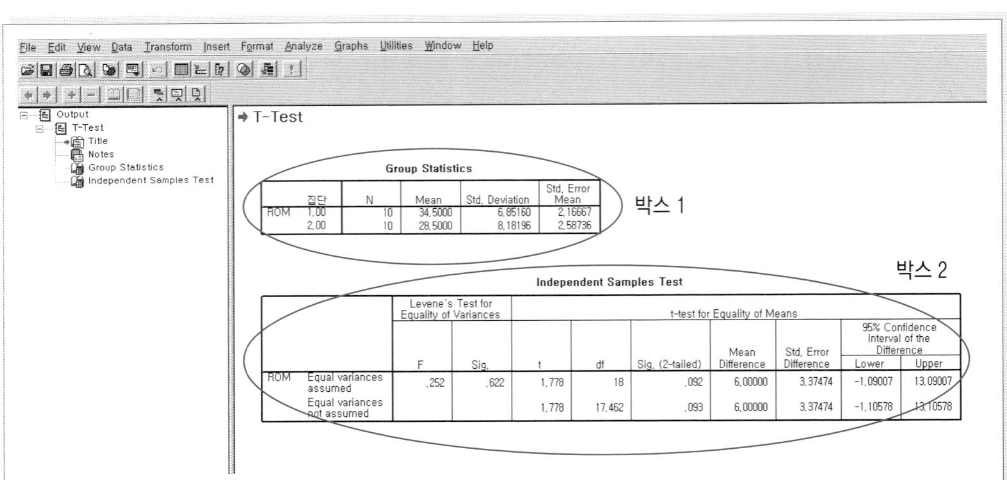

그림 16-5 *t*검정 실시 결과

박스 1은 집단별 평균값과 표준편차를 보여준다. 박스 2는 *t*검정결과를 보여준다. *t*값과 유의수준을 확인하기 전에 수집된 자료가 등분산을 보이는지를 알아본다. 본 예에서 *F*값이 0.252(유의수준 0.622)이기 때문에 수집된 자료가 등분산하는 것으로 나타났다. 따라서 t값은 1.778이고 유의수준은 0.092(두 방향 가설인 경우)가 된다. 본 예에서는 한 방향 가설을 설정하였기 때문에 유의수준은 0.046이 되어 두 집단 간 유의한 차이가 있는 것으로 해석할 수 있다. 참고로 만약 등분산 가정에서 F값이 충분히 커서($p>0.05$) 수집된 자료가 등분산을 이루지 못하면, 두 번째 있는 t값(1.778)과 유의수준($p=0.093$)을 채택해야 한다.

서로 다른 셋 이상의 집단을 위한 모수검정

일원분산분석

서로 다른 집단설계에서 ANOVA는 비모수검정 Kruskal–Wallis 검정에 상응하는 모수검정이다. 즉, 서로 다른 셋 이상의 집단을 비교하기 위하여 사용한다.

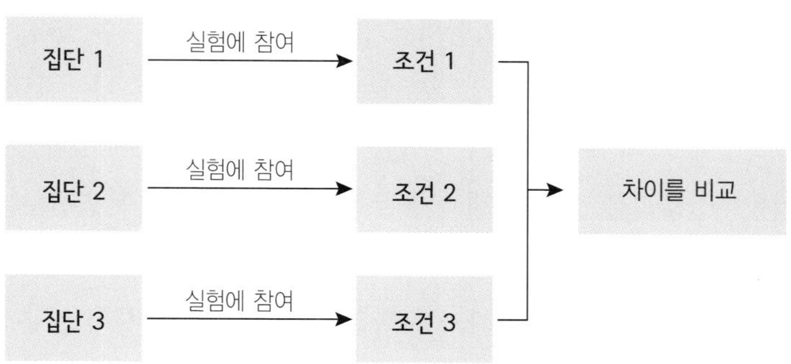

이 방법을 사용하기 위해서는 모수검정을 이용하는 전제 조건이 만족되어야 한다. 특히 수집된 자료가 간격/비척도수준으로 측정되어야 한다.

일원분산분석(one–way analysis of variance, ANOVA)은 단지 하나의 독립변수에 대하여 실험결과를 분석하는 것이다. 만약 두 개의 독립변수가 존재하면 two–way ANOVA가 된다. ANOVA는 두 방향 가설을 가지고 있기 때문에 분석결과는 서로 다른 조건의 차이를 보여준다. 즉, 특별히 어느 집단이 더 좋은지는 보여주지 못한다. 만약에 어느 조건이 더 좋은지 확인하기를 원한다면 사후검정(예: Scheffe 검정)을 해야 한다.

기본적으로 일원분산분석은 서로 다른 조건 간에 차이가 유의한지를 분석한다. 그러나 서로 다른 집단이 서로 다른 조건에 참여하기 때문에 조건에 따라 얻어진 측정값들의 분산(variance)은 서로 다른 집단들 간의 분산을 반영한다. 이것을 조건에 따른 분산(between conditions variance) 또는 집단 간 분산이라고 한다. 또한 서로 다른 집단이 각각의 조건에 참여하였기 때문에 결과의 차이가 조건에 따른 차이가 아니라 대상자 내의 개인적 차이 때문에 발생할 수도 있다. 즉, 무작위 오류에 의해 발생할 수 있다. 이것을 오류분산(error variance)라고 한다.

여러분은 실험의 결과가 오류분산에 의한 차이가 아니라 조건에 따라 차이가 있기를 바랄 것이다. 이렇게 되기 위해서는 조건에 따른 분산 정도는 오류분산보다 큰 값을 가져야 한다.

【예제】

이전에 보았던 예를 이용하여 구체적으로 살펴보자.

> H_1: 반월판 제거수술 후 생체되먹임치료, 근육자극치료 또는 냉치료 적용에 따라 환자의 무릎관절 움직임 정도에 차이가 있을 것이다.

분명히, 여러분은 치료방법에 따라 무릎관절의 움직임 정도에 차이가 있을 것이라고 예측할 것이다. 그러나 만약 실험 대상자가 부적절하게 배치된다면, 즉 생체되먹임치료군에 동기(motivation)가 높은 대상자가 많이 배치되었다고 가정하자. 이 경우에는 치료의 효과보다는 개인의 특성에 따라 생체되먹임치료가 좋은 결과를 보일 수 있다. 실험 대상자를 무작위로 배치한다면 이런 상황은 발생하지 않겠지만, 실험의 결과는 치료형태에 따라서 또는 대상자의 특성에 의해 무릎관절의 움직임이 차이가 발생할 수 있다. 서로 다른 집단으로 설계한 일원분산분석은 실험의 결과가 무작위 오류가 아닌 독립변수 때문에 발생하는 확률을 보여준다.

따라서 일원분산분석은 실험의 결과가 무작위 오류에 의해 발생하는 분산과 실험 조건(독립변수)들 사이의 차이 때문에 발생하는 분산의 정도를 계산한다. 이것을 F비율(집단 간/집단 내)이라고 한다. F비율이 나오면, 이 값을 확률표에서 찾아, 실험결과의 유의성을 검정하게 된다. 그러나 주의할 사항은 각 집단에 속하는 대상자의 수가 같아야 한다는 것이다.

위의 가설을 검정하기 위해 다음과 같은 설계를 하였다.

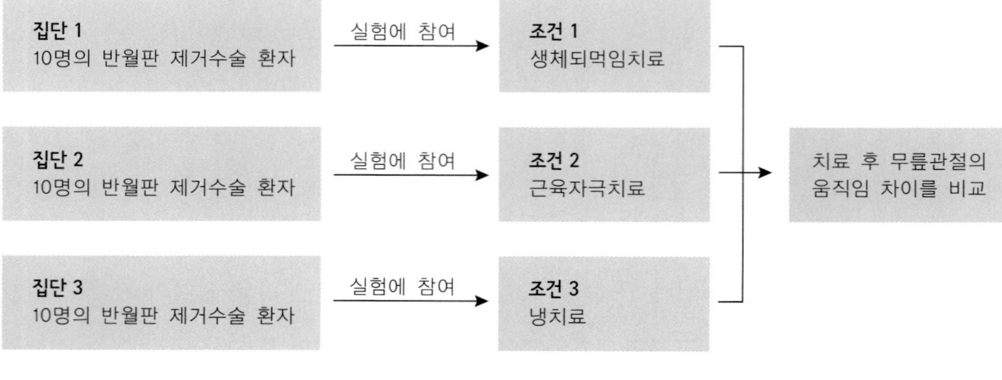

위와 같은 설계를 통하여 연구를 하였으면 다음과 같은 표를 작성해서 *F*비율을 구해야 한다.

분산 (variance)	제곱합(*SS*) (sums of squares)	자유도 (*df*)	평방합(*MS*) (mean squares)	*F* 비율
치료에 의한 결과의 분산(집단 간)	SS_{bet}	df_{bet}	MS_{bet}	F_{bet}
무작위 오류에 의한 결과의 분산(집단 내)	SS_{error}	df_{error}	MS_{error}	
전체	SS_{tot}	df_{tot}		

연구결과 다음과 같은 자료를 얻었다고 가정하자.

	조건 1 (생체되먹임치료)	조건 2 (근육자극치료)	조건 3 (냉치료)
1	40	20	25
2	30	25	30
3	35	30	25
4	25	25	25
5	30	15	20
6	40	40	30
7	45	35	35
8	35	40	35
9	25	25	40
10	40	30	35
	$\Sigma T_1 = 345$	$\Sigma T_2 = 285$	$\Sigma T_3 = 300$

자, 이제부터 일원분산분석을 위한 계산을 시작해 보자. 각각의 분산을 제곱합(SS)을 계산하기 위해, 다음의 단계에 따라 계산한다.

① 각각의 조건에 따른 전체 점수의 제곱을 구하고 합을 구한다($\Sigma T_C{}^2$).

$$T_1{}^2 = 345^2 = 119025$$

$$T_2{}^2 = 285^2 = 81225$$

$T_3^{\ 2} = 300^2 = 90000$

$\sum T_C^{\ 2} = 119025 + 81225 + 90000 = 290250$

② 각 조건의 자유도(실험 대상자 수)를 알아보자.

$n = 10$

③ 전체 자유도를 구한다.

$N = 10 + 10 + 10 = 30$

④ $(\Sigma x)^2$을 구한다. 수집된 자료의 총 합의 제곱이다.

$(\Sigma x)^2 = (345+285+300)^2 = 930^2 = 864900$

⑤ $\frac{(\sum \chi)^2}{N}$ 를 구한다.

$$\frac{(\sum \chi)^2}{N} = \frac{(930)^2}{30} = 28830$$

⑥ SS_{bet}를 구하기 위하여 다음의 식을 이용한다.

$$\frac{\sum T_c^{\ 2}}{n} - \frac{(\sum \chi)^2}{N} = \frac{345^2 + 285^2 + 300^2}{10} - \frac{864900}{30}$$

$$= \frac{119025 + 81225 + 90000}{10} - 28830$$

$$= 195$$

⑦ SS_{tot}를 다음의 식으로 구한다.

$$\sum \chi^2 - \frac{(\sum \chi)^2}{N}$$

여기서 $\sum \chi^2$ = 각각의 수로부터의 제곱을 모두 더한 값, 여기서 30400

따라서 $30400 - 28830 = 1570$

⑧ SS_{error}를 구한다($SS_{tot} - SS_{bet}$).

$1570 - 195 = 1375$

⑨ df값을 구한다.

df_{bet} = 조건의 수 $- 1 = 3 - 1 = 2$

$df_{tot} = \mathrm{N} - 1 = 30 - 1 = 29$

$df_{error} = df_{tot} - df_{bet} = 29 - 2 = 27$

⑩ *MS*값을 구하기 위하여 각각의 *SS*값을 *df*값으로 나뉜다.

$$MS_{\text{bet}} = \frac{SS_{\text{bet}}}{df_{\text{bet}}} = \frac{195}{2} = 97.5$$

$$MS_{\text{error}} = \frac{SS_{\text{error}}}{df_{\text{error}}} = \frac{1375}{27} = 50.926$$

⑪ *F* 비율을 구한다.

$$\frac{MS_{\text{bet}}}{MS_{\text{error}}} = \frac{97.5}{50.926} = 1.915$$

자, 이제 다시 처음에 만들었던 표에 수식을 대입해보면 다음과 같다.

분산	제곱합(*SS*)	자유도	평방합(*MS*)	*F* 비율
치료에 의한 결과의 분산(집단 간)	195	2	97.5	1.915
무작위 오류에 의한 결과의 분산(집단 내)	1375	27	50.926	
전체	1570	29		

F 비율이 통계적으로 유의한 값을 가지는지 확인하기 위해 〈부표 A1.6a~d〉를 참조하여 살펴보자. 먼저 각 분산의 자유도를 알아야 한다(여기에서는 2와 27이다). 〈부표 A1.6a~d〉는 각각의 유의수준을 보여준다. 만약 0.05 유의수준에서 실험결과가 유의한지를 알아보기 위해서는 〈부표 A1.6a〉를 봐야 한다. 〈부표 A1.6a〉를 보면 가로줄에 있는 V_1은 df_{bet}에 관련이 있고, 세로줄에 있는 V_2는 df_{error}와 관련이 있다. 그러므로 가로줄의 2, 세로줄의 27이 서로 교차하는 점, 즉 3.35의 숫자가 유의수준을 결정하는 수치이다. 만약 실험결과가 0.05수준에서 유의하기 위해서는 이 수치보다 크거나 같아야 한다. 그러나 실험결과 *F* 비율은 1.915이므로 실험결과는 0.05수준에서 유의하지 않음을 알 수 있다.

결과의 해석

*F*값이 1.915로 유의수준 F값 3.35보다 작으므로 0.05수준에서 실험결과는 유의하지 않았다($p>0.05$). 즉, 실험결과의 확률이 무작위 오류에 의해 발생할 확률이 5%보다 큰 것을 의미한다. 따라서 귀무가설을 받아들여야 한다. 이것은 반월판 제거수술 후 무릎관절의 움직임을 증가시키기 위해서는 생체되먹임치료, 근육자극치료 또는 냉치료 방

법 간에는 차이가 없는 것을 의미한다. 다시 정리하면, 서로 다른 집단설계로 일원분산분석을 한 결과($F=1.915$, $df_{bet}=2$, $df_{error}=27$)는 유의하지 않았다(두 방향 가설에서 확률이 5% 이상이다). 그러므로 귀무가설을 기각할 수 없다. 이것은 반월판 제거수술 후 치료방법에 따라 무릎관절이 움직임 정도가 영향을 받지 않음을 의미한다.

그러나 만일 실험결과 F값이 5.234였다고 가정하면, 이 값은 0.05 수준의 3.35뿐만 아니라 0.025 수준의 4.24〈부표 A1.6b 참조〉보다 큰 값이다. 하지만 유의수준 0.01의 5.49보다는 작은 값을 가진다. 따라서 F값이 5.234인 경우에는 $0.01<p<0.025$ 사이의 확률을 가진다.

일원분산분석은 조건 간에 차이가 있다는 것을 보여줄 뿐 어떤 조건 간에 차이가 있는지를 보여주지는 않는다는 것을 기억해야 한다(두 방향 가설). 만약 실험결과가 유의한 차이가 있는 것으로 나타나면, 어떤 조건들 간에 차이가 있는지를 알아보기 위해서 사후검정이 필요하다. 즉, 냉치료와 근육자극치료 간에 차이가 있었는지, 아니면 생체되먹임치료와 근육자극치료 간에 차이가 있었는지를 구체적으로 분석하는 검정방법이 필요하다. 사후검정을 하는 방법에는 Scheffe, Duncan, Turkey 등의 검정방법이 있다. 사후검정은 기본적으로 조건들 간에 유의한 차이가 있다면, 각각의 조건들의 평균값을 비교하는 것이다. 계산하는 방법은 이전에 동일 집단설계에서 설명한 바와 같다.

일원분산분석 검정 SPSS 실행하기

① 그림 16-6과 같이 자료를 입력한다.
본 예에서는 생체되먹임치료집단을 1, 근육자극치료집단을 2, 냉치료집단을 3으로 구분하여 입력하였다.

② 일원분산분석을 실시하기 위해서 다음과 같은 순서를 진행한다.
SPSS에서의 실행 순서는 그림 16-7과 같다.

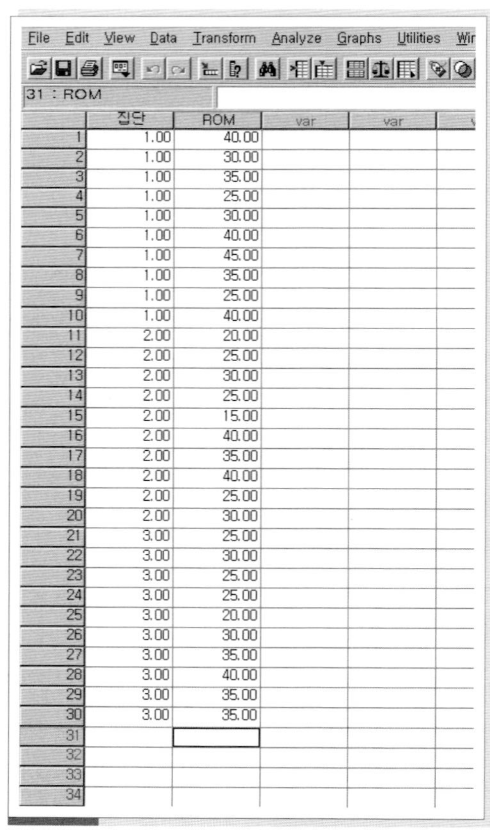

그림 16-6 자료 입력

Analyze → Compare Means → one-way ANOVA

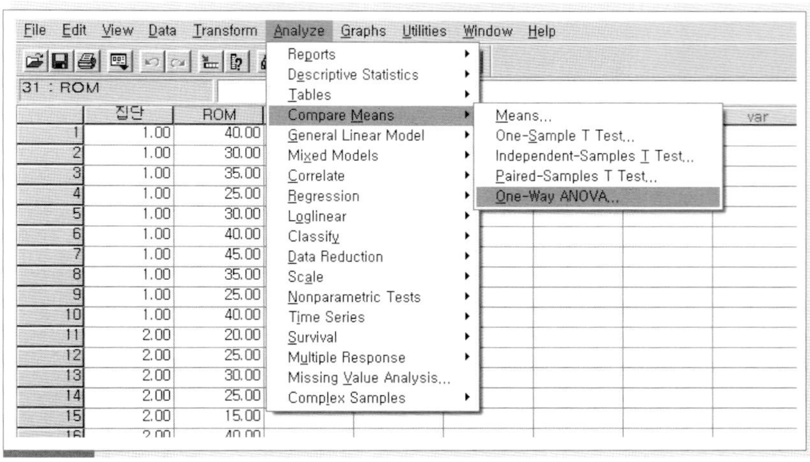

그림 16-7 일원분산분석의 실행 순서

③ 그림 16-8과 같이 분석하려는 변수를 이동시키는 대화창이 나타난다.

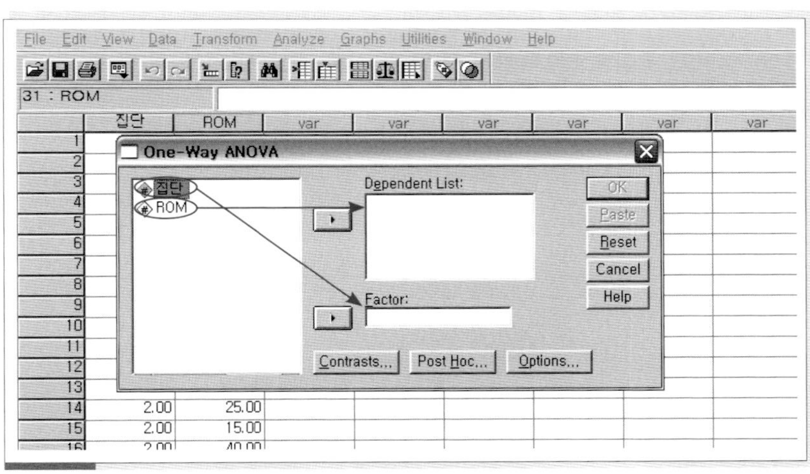

그림 16-8 일원분산분석을 위한 변수의 이동

④ 그림 16-9와 같이 ROM이란 변수를 Dependent List로 이동시키고, 집단이란 변수를 Factor로 이동시킨 후, Option을 눌러 원하는 통계부분을 클릭한다. 수집된 자료의 평균과 표준편차를 알기 위해서 여기에서는 기술통계(Descriptive)를 선택하였다.

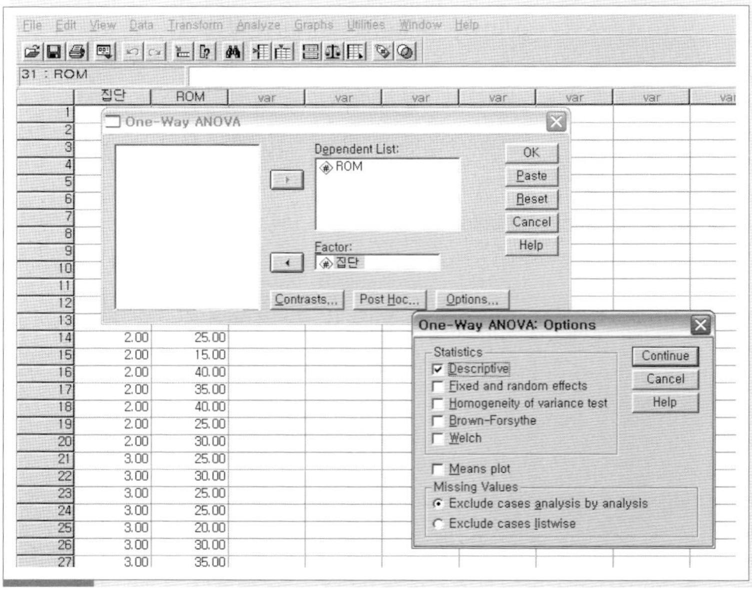

그림 16-9 일원분산분석을 위한 Options

⑤ 만약, 사후검정을 원한다면 Post Hoc을 클릭한다. 그림 16-10과 같은 그림이 나타난다. 여러 가지 사후검정방법 중에 원하는 형태를 클릭한다. 본 예에서는 Scheffe를 클릭하였다. 참고로 사후검정은 3개 이상의 집단에서 평균의 차이가 있다면 어느 집단 간에 차이가 있는지를 알아 보기 위한 검정이다.

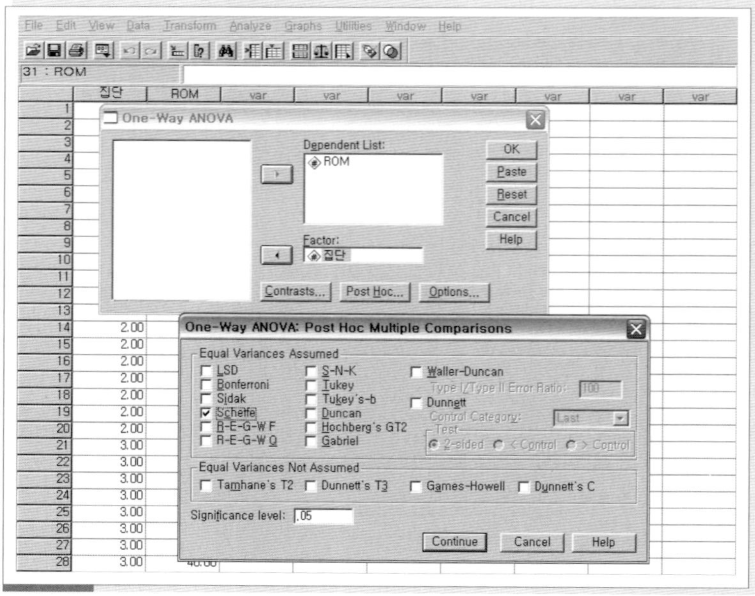

그림 16-10 일원분산분석의 사후검정

⑥ Option과 Post Hoc형태를 설정하고 Continue를 누른 후, 확인키를 누르면, 그림 16-11과 같은 결과가 나타난다.

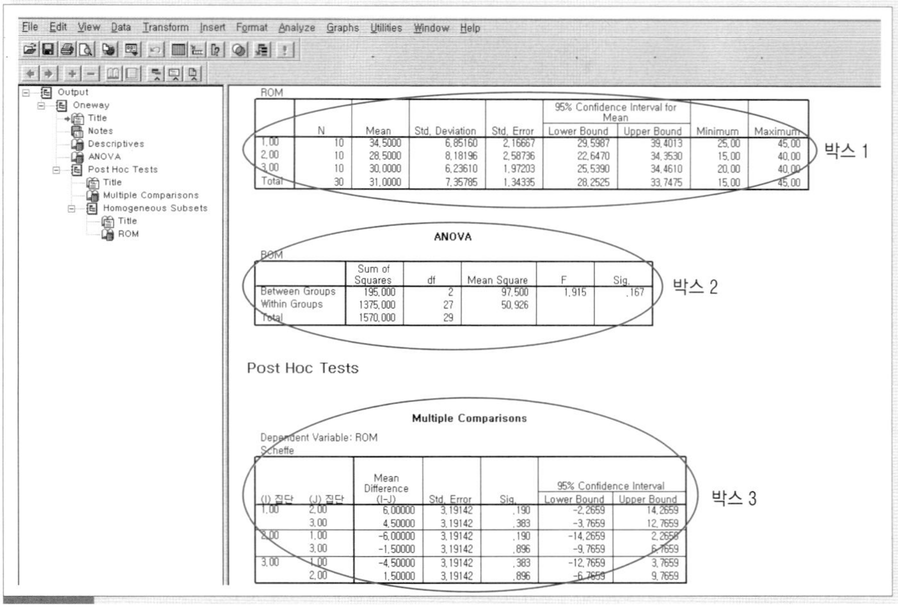

ROM

	N	Mean	Std. Deviation	Std. Error	95% Confidence Interval for Mean		Minimum	Maximum
					Lower Bound	Upper Bound		
1.00	10	34.5000	6.85160	2.16667	29.5987	39.4013	25.00	45.00
2.00	10	28.5000	8.18196	2.58736	22.6470	34.3530	15.00	40.00
3.00	10	30.0000	6.23610	1.97203	25.5390	34.4610	20.00	40.00
Total	30	31.0000	7.35785	1.34335	28.2525	33.7475	15.00	45.00

ANOVA

ROM

	Sum of Squares	df	Mean Square	F	Sig.
Between Groups	195.000	2	97.500	1.915	.167
Within Groups	1375.000	27	50.926		
Total	1570.000	29			

Post Hoc Tests

Multiple Comparisons

Dependent Variable: ROM
Scheffe

(I) 집단	(J) 집단	Mean Difference (I-J)	Std. Error	Sig.	95% Confidence Interval	
					Lower Bound	Upper Bound
1.00	2.00	6.00000	3.19142	.190	-2.2659	14.2659
	3.00	4.50000	3.19142	.383	-3.7659	12.7659
2.00	1.00	-6.00000	3.19142	.190	-14.2659	2.2659
	3.00	-1.50000	3.19142	.896	-9.7659	6.7659
3.00	1.00	-4.50000	3.19142	.383	-12.7659	3.7659
	2.00	1.50000	3.19142	.896	-6.7659	9.7659

그림 16-11 일원분산분석 결과

그림 16-11에서, 박스 1은 각 집단별 기술통계(평균과 표준편차 등)를 보여준다. 박스 2는 일원분산분석의 결과이다. *F*값은 1.915이고 유의수준 0.167이다. 따라서 일반적인 유의수준에서 볼 때, 집단 사이 유의한 차이가 없는 것으로 해석된다. 박스 3은 사후검정을 보여주는 것이다. 하지만 집단 간 유의한 차이가 없으므로 사후검정은 비교할 필요가 없다.

그림 16-12는 집단 간에 유의한 차이가 있는 경우를 가정하여 일원분산분석을 한 경우이다. 이 경우에는 사후검정을 통해 어느 집단 간 차이가 있는지를 검토해야 한다.

그림 16-12의 경우, 집단 1과 2는 유의한 차이가 없고(p=0.057), 집단 1과 3은 유의한 차이가 있고(p=0.000), 집단 2와 3은 유의한 차이(p=0.001)를 보인다. 따라서 집단 1과 2의 평균값은 집단 3의 평균값보다 유의하게 크다고 해석할 수 있다.

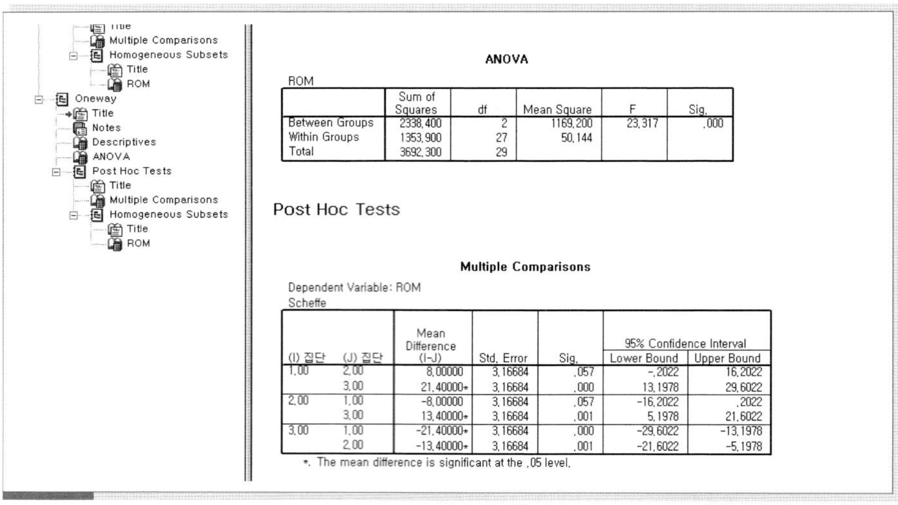

ANOVA

ROM

	Sum of Squares	df	Mean Square	F	Sig.
Between Groups	2338,400	2	1169,200	23,317	,000
Within Groups	1353,900	27	50,144		
Total	3692,300	29			

Post Hoc Tests

Multiple Comparisons

Dependent Variable: ROM
Scheffe

(I) 집단	(J) 집단	Mean Difference (I-J)	Std. Error	Sig.	95% Confidence Interval	
					Lower Bound	Upper Bound
1,00	2,00	8,00000	3,16684	,057	-,2022	16,2022
	3,00	21,40000*	3,16684	,000	13,1978	29,6022
2,00	1,00	-8,00000	3,16684	,057	-16,2022	,2022
	3,00	13,40000*	3,16684	,001	5,1978	21,6022
3,00	1,00	-21,40000*	3,16684	,000	-29,6022	-13,1978
	2,00	-13,40000*	3,16684	,001	-21,6022	-5,1978

*. The mean difference is significant at the ,05 level.

그림 16-12 일원분산분석의 사후검정 결과(집단 간 유의한 차이가 있는 경우)

FURTHER READING

Cohen L, Halliday M 1996 Practical statistics for students. Paul Chapman Publishing, London

Coolican H 2004 Research methods and statistics in psychology, 4th edition. Hodder and Stoughton, London

Ferguson GA, Takane Y 1989 Statistical analysis in psychology and Education. 6th Edition. McGraw Hill, New York

Field A, Hole G 2004 How to design and report experiments. Sage, London

Greene J, D' Oliveira M 2005 Learning to use statistical tests in psychology, 3rd edition. Open University Press, Buckingham

Polgar S, Thomas S 2007 Introduction to research in the health sciences. Churchill Livingstone, Edinburgh

Robson C 1994 Experiment, design and statistics in psychology, 3rd edition. Penguin, Harmondsworth

CHAPTER 17

비모수와 모수검정: 상관설계

이 장의 내용

두 변수 자료들 사이 관련성을 위한 통계적 검정
- Spearman 순위 상관계수
- Pearson 상관계수

3개 이상의 자료 세트를 비교하는 비모수검정
- 켄달의 일치계수 1
- 켄달의 일치계수 2

이 장에서는 상관설계에 대하여 기술한다. 상관설계의 특징을 다시 상기해 보자. 먼저, 실험설계는 두 자료들 간의 차이에 관심이 있지만 상관설계는 관련성 또는 유사성에 관심이 있다. 더 나아가 상관설계에서는 변수조작이 없으므로 독립변수와 종속변수가 따로 존재하지 않는다. 따라서 상관설계는 한 변수가 다른 변수에 영향을 주는지를 알 수가 없으며 원인과 결과의 관계를 설명할 수가 없다. 다만 두 변수 간에 관련성이 있는지 없는지를 결정할 수 있다. 인과관계를 설명할 수는 없지만, 실험설계보다 덜 정확한 정보를 주는 것은 아니다. 상관설계는 변수를 조작하지 않으므로 윤리성 문제가 있는 연구에 적합하다. 따라서 의학적 연구에 흔히 사용되고 있다.

자료들 간에 연관성을 찾기 위해서는 적절한 통계적 검정을 통하여 상관계수(correlation coefficient)를 계산해야 한다. 그 결과는 −1과 +1 사이의 숫자로 나타나게 된다. 숫자가 −1에 가까울수록, 자료들 간에 음의 상관관계(negative correlation)를 더 강하게 나타낸다. 즉 한쪽 변수의 수치가 증가하면, 다른 변수의 수치는 감소함을 의미한다. 반대로 상관계수가 +1에 가까울수록 양의 상관관계(positive correlation)를 더 강하게 나타낸다. 이 경우 한쪽 변수의 수치가 증가하면, 다른 변수의 수치도 증가한다. 상관계수가 0에 가까울수록, 두 변수의 관련성은 더욱 약해진다.

상관설계를 하고 연구를 하기 위해서는 한 집단을 선택해야 한다. 두 변수를 각각 측정하여 그들 간에 관련성이 있는지를 확인해야 한다. 예를 들어, 높은 굽을 착용한 기간과 균형 능력 간에 상관성이 있는지를 알고 싶다면, 먼저 높은 굽을 착용한 기간이라는 변수를 측정하고, 이후 균형지수를 측정한다. 이들 두 변수 간에 관련성이 있는지, 즉 높은 굽 착용기간이 길수록 균형지수가 낮아지는지를 알아보기 위해서 적절한 통계적 방법을 이용하여 검정해야 한다.

대상자	높은 굽 착용기간(년)	균형지수	대상자	높은 굽 착용기간(년)	균형지수
1	3	18	6	5	9
2	10	6	7	8	10
3	7	7	8	6	8
4	6	9	9	11	4
5	3	15			

상관설계는 실험설계와는 다르다는 것을 인식해야 한다. 실험설계는 변수조작을 통하여 인과관계를 예측하기 위해 사용되지만, 상관설계는 변수조작이 없기 때문에 인과관계를 설명할 수 없다.

상관설계를 위한 통계적 검정에는 여러 가지가 있지만 여기에서는 두 종류의 상관성 검정만을 언급한다.

① 두 변수 사이에 관련성이 있는지?

② 셋 이상의 변수들 사이에 관련성이 있는지?

설계	비모수검정	모수검정
한 집단: 두 변수 사이에 관련성	Spearman 순위 상관계수 (만일 한 변수를 바탕으로 다른 변수를 예측하기를 원한다면 선형회귀지수를 사용)	Pearson 상관계수 (만일 한 변수를 바탕으로 다른 변수를 예측하기를 원한다면 선형회귀지수를 사용)
한 집단 : 셋 이상의 변수들 사이에 관련성	켄달의 일치계수	

위의 표와 같이 모수, 비모수 또한 두 변수, 셋 이상의 변수인지에 따라 통계적 검정방법이 다르다.

두 변수 자료들 사이 관련성을 위한 통계적 검정

모수검정이냐 비모수검정이냐에 따라 두 가지 통계방법이 있다. 모수검정은 Pearson 상관계수를 사용하고, 비모수검정의 경우에는 Spearman 순위 상관계수를 사용해야 한다. 모수검정에는 변수들이 최소한 간격척도 이상이어야 한다.

Spearman 순위 상관계수

예제를 보면서 살펴보자. 연구자가 다음과 같은 가설에 관심이 있다고 생각해 보자.

실험가설(H_1): 수근관 증후군(carpal tunnel syndrome)을 가진 환자들이 느끼는 통증의 정도는 부목(splint) 착용기간과 관련성이 있을 것이다. 즉 오랫동안 부목을 착용할수록 통증의 정도는 감소한다.

이 가설을 확인하기 위하여 수근관 증후군을 가진 환자를 대상으로 부목 착용기간을 조사하고, 시각통증척도를 사용하여 통증의 정도를 측정하였다고 가정하자. 다음과 같은 자료를 얻었다.

대상자	결과치			통계적 검정을 위한 계산		
	변수 A: 부목 착용기간	변수 B: 통증의 정도	순위 A	순위 B	d $(A-B)$	d^2 $(A-B)^2$
1	4	5	2	7.5	−5.5	30.25
2	10	3	5	4.5	+0.5	0.25
3	15	1	8	2	+6	36
4	7	3	3	4.5	−1.5	2.25
5	2	6	1	9	−8	64
6	21	1	9	2	+7	49
7	14	1	7	2	+5	25
8	12	4	6	6	0	0
9	8	5	4	7.5	−3.5	12.25
						$\sum d^2 = 219$

통증 정도에 대한 측정은 순서척도이기 때문에 모수검정을 사용할 수가 없다. 따라서 Spearman 순위 상관계수를 구해야 한다.

Spearman으로 계산을 하게 되면 상관계수(r_s, 또는 rho)를 얻게 된다. 확률표에서 이 값이 유의한지를 확인해야 한다.

Spearman 검정을 위한 계산

아래의 단계에 따라 계산을 해야 한다.

① 변수 A의 순위를 매겨야 한다.

가장 작은 값이 1이 된다. 2는 다음으로 작은 값이다. 이렇게 순위를 매긴 것이 순위 A열에 표시되어 있다. 변수 B에 대해서도 변수 A처럼 순위를 매긴다(순위 B 참조).

만일 같은 숫자가 있으면 Tired 순위과정에 따라 순위를 매긴다. 예를 들어, 대상자 3, 6, 7이 변수 B에 대한 값이 1이다. 이들은 같은 값을 가지고 있다. 따라서 이들의 순위는 1, 2, 3을 차지하게 될 것이다. 그러므로 순위를 모두 더하고, 더한 개수로 나눈 값이 이들이 가지는 순위가 된다.

예: $\frac{1+2+3}{3} = 2$

따라서 1을 가진 값들은 순위가 모두 2이다.

② 순위 A에서 순위 B를 뺀 값을 d칸에 기입한다. 예를 들면, 대상자 1의 d값은

(순위 A)−(순위 B)=2−7.5=−5.5

③ d^2칸은 각각의 d값을 제곱한 값을 기입한다. 예를 들면, 대상자 1의 값은

$(-5.5)^2=30.25$

④ 모든 d^2값을 더해서 맨 아래쪽에 기입한다.

$\sum d^2=219$

⑤ 다음의 공식으로 r_s값을 계산한다.

$$r_s = 1- \frac{6\sum d^2}{N(N^2-1)}$$

여기에서 $\sum d^2=219$이고, N은 대상자의 수이므로 9가 된다.

따라서 $r_s=-0.825$이다.

γ_s값을 확률표에서 찾아보기

부표 A1.9에서, 왼쪽의 세로 줄은 대상자 수(N)를 나타내고 가로줄은 한 방향과 두 방향 검증을 위한 유의수준을 보여준다. 먼저, 왼쪽에 있는 세로줄에서 연구 대상자 수

(N)에 맞는 수를 찾고, 가로줄을 따라 오른쪽으로 살펴보면 값을 나타내는 숫자를 보게 될 것이다.

0.600　　0.683　　0.783　　0.833

각각의 이 숫자들은 가로줄 맨 위에 있는 유의수준과 연계되어 있다. 예를 들면, 0.66은 한 방향 검정에서는 0.05, 두 방향에서는 0.10의 유의수준과 연계되어 있다. 만일, 실험에서 얻은 값이 위의 4개 숫자 중 하나보다 크거나 같으면, 이것은 그 값 수준에서 유의한 의미를 가진다.

예제에서의 r_s값이 -0.825이었다(여기에서는 + 또는 −에 대한 의미는 일단 무시한다). 이 값은 0.783보다는 크지만, 0.833보다는 작은 값이다. 예제는 한 방향으로 가설을 정하였기 때문에(부목 착용기간이 길어지면, 통증이 감소할 것이다), 유의수준 0.01과 연관이 있다. 그러나 실험의 r_s값이 0.78보다는 크기 때문에 유의수준은 0.01보다 작다. 즉 실험의 결과가 무작위 오류에 의해 발생할 확률이 0.01 또는 1%보다 작다. $p < 0.01$(또는 1%) 같이 표현된다.

결과에 대한 해석

실험결과 값은 1%보다 작은 확률과 연관되어 있다. 이것의 의미는 실험의 결과가 우연에 의해 발생할 확률이 1% 미만임을 뜻한다. 일반적으로 유의수준을 0.05(5%)로 정하기 때문에 이 결과는 통계적으로 유의하다고 볼 수 있다(귀무가설을 기각하고 실험가설을 지지). 그러나 값이 (−)이기 때문에 음적 상관관계를 보인다. 따라서 부목 착용기간이 길수록, 통증이 감소한다는 실험가설을 지지할 수 있다.

Spearman 상관검정 SPSS 실행하기

① 그림 17-1과 같이 자료를 입력한다.

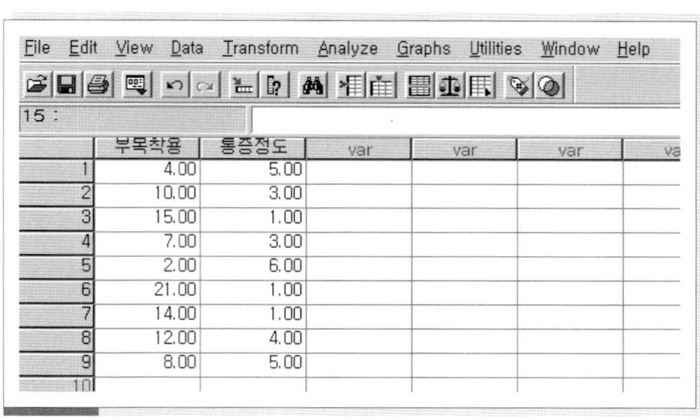

	부목착용	통증정도	var	var	var
1	4.00	5.00			
2	10.00	3.00			
3	15.00	1.00			
4	7.00	3.00			
5	2.00	6.00			
6	21.00	1.00			
7	14.00	1.00			
8	12.00	4.00			
9	8.00	5.00			
10					

그림 17-1 자료 입력

② Spearman 상관검정을 실시하기 위해서 다음과 같이 진행한다. SPSS에서 Spearman 상관검정 실행 순서는 그림 17-2와 같다.

Analyze → Correlate → Bivariate

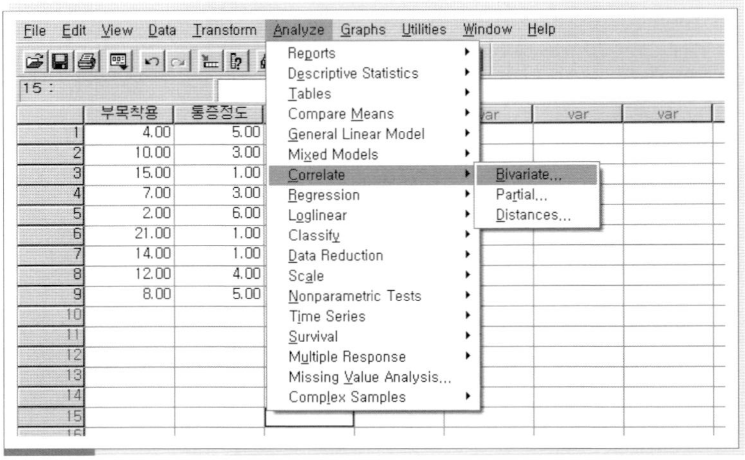

그림 17-2 Spearman 상관검정의 실행

③ 그림 17-3과 같이 대화창이 나타나면 부목 착용과 통증 정도를 Variables로 이동시킨다. Correlation Coefficients에서 Spearman을 클릭하여 선택한다. 본 예에서 제시된 가설은 한 방향 가설이기 때문에 유의성 검정(test of significance) 중 한 방향(one-tailed)을 선택하고 확인을 누르면 결과가 나타난다.

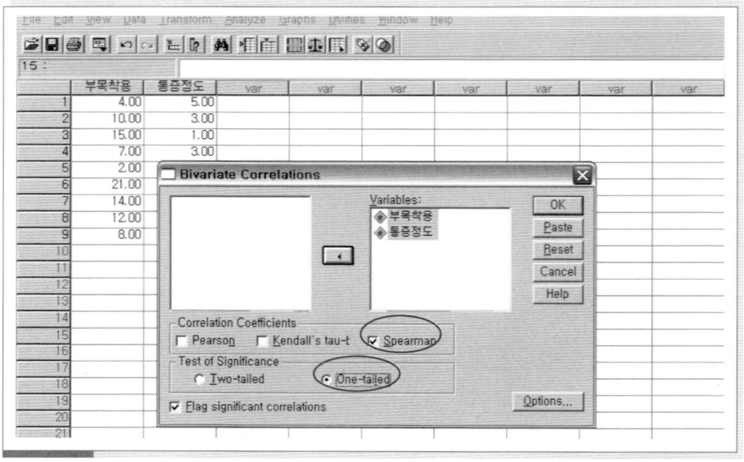

그림 17-3 Spearman 상관검정을 위한 변수 이동

④ Spearman 상관검정의 결과는 아래와 같다.

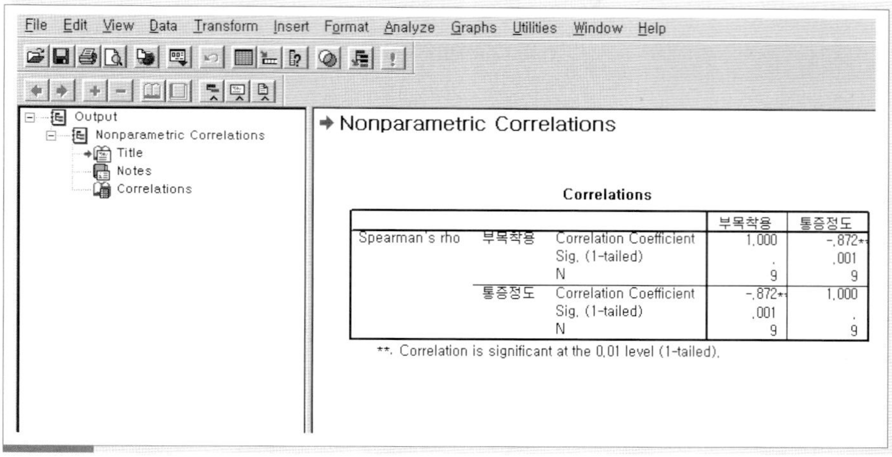

Correlations

			부목착용	통증정도
Spearman's rho	부목착용	Correlation Coefficient	1.000	-.872**
		Sig. (1-tailed)	.	.001
		N	9	9
	통증정도	Correlation Coefficient	-.872**	1.000
		Sig. (1-tailed)	.001	.
		N	9	9

**. Correlation is significant at the 0.01 level (1-tailed).

그림 17-4 Spearman 상관검정의 결과

그림 17-4에서 부목 착용과 통증 정도의 상관계수는 −0.872이고, 유의수준은 0.001이다. 따라서 부목 착용기간과 통증 정도는 음적 상관을 보이는 것으로 해석할 수 있다.

Pearson 상관계수

이전에 이미 언급하였듯이 Pearson은 Spearman에 상응하는 모수검정으로, 두 변수들 사이에 관련성 여부를 알아보는 것이다. 모수검정이기 때문에 모수검정을 위한 기본조건은 갖추어져야 한다. 특히 변수가 간격/비척도 이상으로 측정된 변수이어야 한다.

【예제】

퇴행관절염이 있는 환자의 체중과 엉덩관절의 가동범위 사이의 관련성에 관심이 있다고 가정하자.

실험가설(H_1): 퇴행관절염 환자에서, 체중이 많이 나갈수록 엉덩관절의 가동범위가 감소할 것이다.

이 가설을 검정하기 위해서, 40~50대의 퇴행관절염이 있는 환자 10명을 선정하고 그들의 체중과 엉덩관절 가동범위를 측정하였다. 그 결과는 다음과 같다.

대상자	실험결과치		통계적 검정을 위한 계산		
	변수 A (체중)	변수 B (관절가동범위)	$A \times B$	A^2	B^2
1	140	40	5600	19600	1600
2	128	45	5760	1638	2025
3	170	25	4250	28900	625
4	132	40	5280	17424	1600
5	154	30	4620	23716	900
6	135	35	4725	18225	1225
7	143	45	6435	20449	2025
8	149	50	7450	22201	2500
9	158	30	4740	24964	900
10	162	25	4050	26244	625
$\sum$	$\sum A$ = 1471	$\sum B$ = 365	$\sum A \times B$ = 52901	$\sum A^2$ = 218107	$\sum B^2$ = 14025

Pearson 검정 계산

① 변수 A에 대한 대상자들의 측정치를 모두 더한다. 예: $\sum A = 1471$

② 변수 B에 대한 대상자들의 측정치를 모두 더한다. 예: $\sum B = 365$

③ 변수 A와 B를 곱한 값을 기입하고 맨 아래쪽에 이 값들을 모두 더한다.
예: 대상자 $1 = 140 \times 40 = 5600$, 대상자 $2 = 128 \times 45 = 5760$

$\sum A \times B = 52901$

④ 변수 A에 대한 각각의 측정치를 제곱하고, 맨 아래쪽에 모두 더한 값을 기록한다.
예: $\sum A^2 = 218107$

⑤ 변수 B에 대한 각각의 측정치를 제곱하고, 맨 아래쪽에 모두 더한 값을 기록한다.
예: $\sum B^2 = 14025$

⑥ 다음과 같은 식을 이용하여 r값을 구한다.

$$\gamma = \frac{N\sum A \times B - \sum A \times \sum B}{\sqrt{(N\sum A^2)(N\sum B^{2-}\sum B^2)}}$$

6번의 수식에 각각의 숫자를 대입하면 r값은 -0.710이다.

γ값을 확률표에서 찾아보기

r값의 유의성을 확인하기 위하여, 먼저 자유도를 알아야 한다. 여기에서 자유도는 $N-2$이므로 8($N-2=10-2$)이 된다. 다시 〈부표 A1.10〉를 살펴보면, 왼쪽에 있는 세로줄은 자유도를 나타내는 수치들이다. 자유도 8을 찾아 오른쪽으로 진행하면 다음과 같은 r값들이 보일 것이다.

0.5494 0.6319 0.7155 0.7646 0.8721

여기에 있는 각각의 값들은 맨 위 가로줄에 있는 유의수준과 연관되어 있다. 예를 들면, 0.5494는 한 방향 검정일 경우 0.05, 두 방향 검정일 경우 0.10 유의수준과 연관이 있다.

만일, 실험에서 얻은 값이 위의 다섯 개 숫자 중 하나보다 크거나 같으면, 이것은 그 값 수준에서 유의한 의미를 가진다. 예제에서의 r값이 -0.710이었다(여기에서는 + 또는 −에 대한 의미는 일단 무시한다). 이 값은 0.6319보다는 크지만, 0.7155보다는 작은 값이다. 예제는 한 방향으로 가설을 정하였기 때문에(체중이 많이 나갈수록 가동범위가 적다), 유의수준 0.025와 연관이 있다. 그러나 실험의 r값이 0.6319보다는 크기 때문에 유의수준은 0.025보다 작다. 즉 실험의 결과가 무작위 오류에 의해 발생할 확률이 0.025 또는 2.5%보다 작다. $p<0.025$(또는 2.5%) 같이 표현된다. 만약 r값이 0.6319와 같은 값을 가졌다면 $p=0.025$라고 표기한다.

결과에 대한 해석

실험결과 r값은 2.5%보다 작은 확률과 연관되어 있다. 이것의 의미는 실험의 결과가 우연에 의해 발생할 확률이 2.5% 미만임을 뜻한다. 일반적으로 유의수준을 0.05(5%)로 정하기 때문에 이 결과는 통계적으로 유의하다고 볼 수 있다(귀무가설을 기각하고 실험가설을 지지). 그러나 r값이 (−)이기 때문에 음적 상관관계를 보인다. 따라서 체중이 많을수록, 엉덩관절의 가동범위가 감소한다는 실험가설을 지지할 수 있다.

Pearson 상관검정 SPSS 실행하기

① 그림 17-5와 같이 자료를 입력한다.

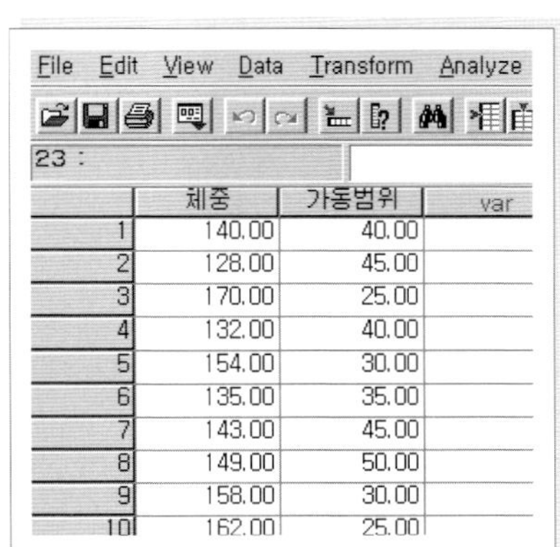

	체중	가동범위	var
1	140.00	40.00	
2	128.00	45.00	
3	170.00	25.00	
4	132.00	40.00	
5	154.00	30.00	
6	135.00	35.00	
7	143.00	45.00	
8	149.00	50.00	
9	158.00	30.00	
10	162.00	25.00	

그림 17-5 자료 입력

② Pearson 상관검정을 실시하기 위해서 다음과 같이 진행한다. SPSS에서 Pearson 상관검정을 실행하는 순서는 그림 17-6과 같다.

Analyze → Correlate → Bivariate

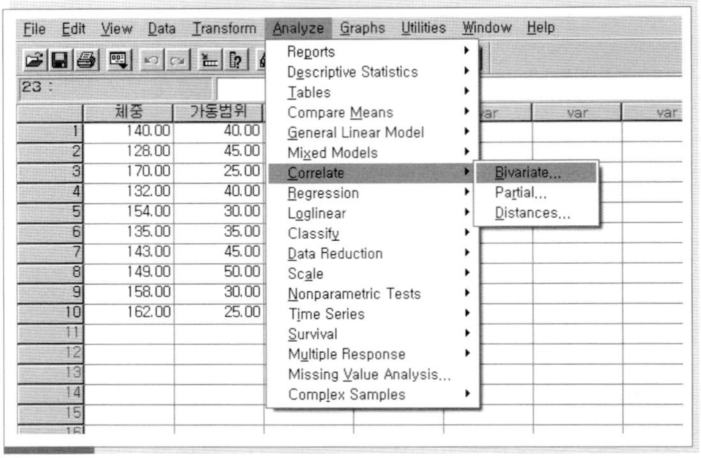

그림 17-6 Pearson 상관검정의 실행

③ 그림 17-7과 같은 대화창이 나타나면 체중과 가동범위를 Variables로 이동시킨다. Corellation Coefficients에서 Pearson을 선택하고, 본 예제에서 가설이 한 방향이기 때문에 Test of Significance에서 한 방향(one-tailed)을 선택한 후, 확인하면 결과가 나타난다.

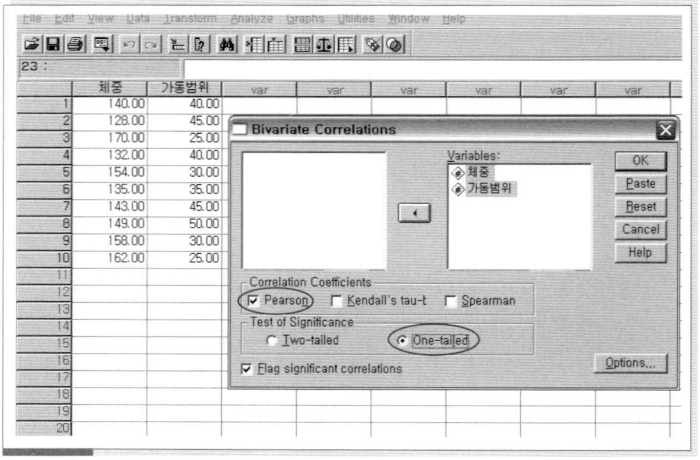

그림 17-7 Pearson 상관검정을 위한 변수의 이동

④ Pearson 상관검정의 결과는 그림 17-8과 같다.

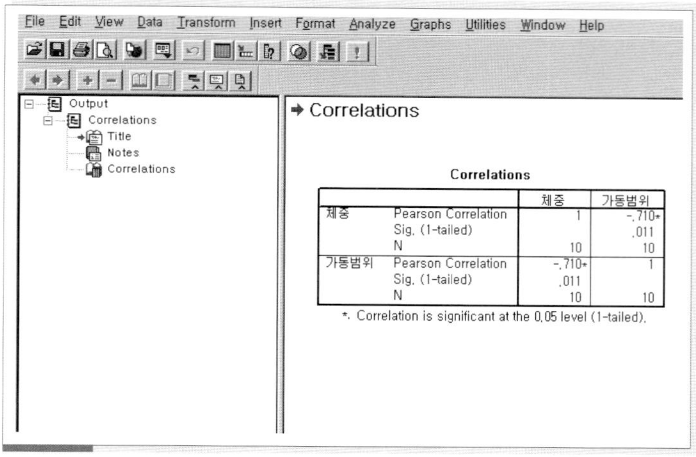

Correlations

		체중	가동범위
체중	Pearson Correlation	1	-.710*
	Sig. (1-tailed)		.011
	N	10	10
가동범위	Pearson Correlation	-.710*	1
	Sig. (1-tailed)	.011	
	N	10	10

*. Correlation is significant at the 0.05 level (1-tailed).

그림 17-8 Pearson 상관검정 결과

그림 17-8에서 체중과 가동범위의 상관계수는 −0.710이고, 유의수준은 0.011이다. 따라서 체중과 가동범위는 음적 상관을 보이는 것으로 해석할 수 있다.

3개 이상의 자료 세트를 비교하는 비모수검정

스피어만(Spearman) 및 피어슨(Pearson) 검정은 단지 두 세트의 점수들 사이 관련성 정도를 알아보기 위해 사용되는 상관설계이다. 예를 들어, 한 학생집단 내에서 이론점수와 실기점수의 상관이 있는지를 알아보기 위해 사용될 수 있다. 그러나 세 가지 이상의 점수 세트들 사이 관련성을 알아보기를 원하는 경우가 종종 있다. 예를 들어, 새로운 노인 임상치료사를 채용하기 위해 4명으로 구성된 인사팀의 팀장으로 참여할 수 있을 것이다. 채용 후보가 6명인 경우 팀원들에게 해당 후보들을 직무 적합성 측면에서 순위를 매기도록 요청할 수 있다. 분명히, 채용 관점에서 합의가 있었다면, 결정은 쉽지만, 그렇지 않을 수 있다. 따라서 전반적인 합의가 있는지 확인하려면 순위를 분석해야 한다. 다시 말해, 각 후보자에게 주어진 4가지 순위를 평가하여 패널의 의견이 얼마나 동의하는지 확인해야 한다. 이 경우 상관관계를 분석하기 위해 두 세트의 점수가 아닌 네 세트의 점수들이 존재하게 된다. 이러한 설계에는 **켄달의 일치계수(Kendall's coefficient of concordance)**라는 검정이 필요하다.

켄달의 일치계수 1

이것은 비모수검정으로, 자료들이 서열척도일 때, 즉 3개 이상의 순위 순서가 있는 경우에만 사용할 수 있다. 물론 이것은 간격/비척도 자료일 때, 이 검정을 사용할 수 없다는 것을 의미하지는 않는다. 단지 수집된 자료에 대해 순위를 정하고 이를 활용하면 된다. 기억해야 할 또 다른 점은 켄달의 일치계수의 공식은 순위가 매겨진 사람이나 사물의 수가 7 이하인 경우에만 사용할 수 있다는 것이다. 예를 들어, 4명의 임상치료사에게 6명의 환자들이 얼마나 순응적인지 순위를 매기도록 요청할 수 있을 것이다. 이 경우 4명의 측정자에 의해 6명의 사람이 순위가 매겨질 것이다. 7개 이상의 물체 또는 사람의 순위가 매겨지는 실험을 설계하려면 다음 섹션에 나오는 '켄달의 일치계수 2'라는 수식이 필요하다.

이 검정의 또 다른 주요한 점은 Spearman 및 Pearson 검정에서 상관계수가 −1(음의 상관관계)에서 0(비의 상관관계 없음)에서 +1(양의 상관관계) 사이의 어딘가에 있을 수 있지만, 켄달 계수는 0에서 1 사이의 값이 만들어진다. 음의 상관관계 계수는 없다. 우리가 이것에 대해 조금 더 생각하면, 그 이유가 분명해진다. 세 개 이상의 순위가 비교되는 경우, 모두가 완전히 일치하지는 않는다. 따라서 이전 예에서 면담자 A는 면담자 B와 완전히 반대인 일련의 순위를 생성할 수 있다. 면접관이 두 명뿐인 경우 이를 Spearman으로 분석하면 점수 간에 음의 상관관계가 생긴다. 그러나 여기서 면접관 A와 B가 서로 완전히 동의하지 않는다면 면접관 C와 D는 어떨까? C가 A에 동의하지 않는 경우, 정의에 따라 B에 동의해야 하므로 순위 간에 약간의 동의가 있어야 한다. D가 C에 동의하지 않으면 C가 A에 동의하지 않기 때문에 이러한 순위가 A의 순위에 동의해야 함을 의미한다. 따라서 켄달의 일치계수에서 결론을 내릴 수 있는 것은 점수 사이에 양의 상관관계가 있는지 또는 관계가 없는지이다. 켄달의 일치계수는 결과 사이에 양의 상관관계가 있는지 여부만 알려주기 때문에 가설은 한 방향 가설이다.

【예제】

학생들의 임상실습 평가가 일관되지 않는 것처럼 보이고, 일부 학생들은 일부 임상 분야에서 매우 높은 점수를 얻지만 다른 분야에서는 매우 낮은 점수를 받았다고 가정해 보자. 학생 감독을 담당하는 임상평가자와 대화한 후, 학생들의 수행이 그들이 배치되는 임상 영역의 기능이 아니라, 중요한 임상기술이 무엇인지에 대한 임상평가자들의 견해와 관련이 있다는 것을 알게 된다. 즉, 점수 차이는 학생보다는 심사위원의 결과라는 것이다. 분명히, 임상평가자들이 가장 중요한 역량에 대해 서로 다른 견해를 가지고 있다면, 부여된 점수가 그렇게 크게 다르다는 것은 놀랄 일이 아니다. 그래서 당신은 학생 치료사에 대한 감독 책임을 가장 많이 지고 있는 3명의 고위 임상치료사에게 6개의 핵심 역량을 중요도 순서에 따라 순위를 매겨 달라고 요청하기로 결정한다. 일부 합의가 도출될 경우, 성과 기준을 표준화할 수 있는 하나의 수단으로서 사용할 수 있을 것이다. 여기에서는 3명의 평가자에 의해 6개의 핵심 역량이 순위가 매겨질 것이다.

그러므로 당신의 가설은

H_1: 임상실습 학생에게 가장 중요한 핵심 역량에 대한 세 명의 임상치료사들의 판단이 상당히 일치할 것이다.

임상치료사에게 6개의 역량을 모두 평가하여 가장 중요한 항목에 1을 부여하도록 한 결과는 다음과 같았다.

	핵심 역량					
	1	2	3	4	5	6
임상치료사 1	6	4	2	1	3	5
임상치료사 2	6	2	3	4	1	5
임상치료사 3	6	5	3	1	2	4
각 역량의 순위 합	18	11	8	6	6	14

켄달의 일치계수 계산

1. 각 역량에 대해 순위합을 구한다.

$1 = 18 \quad 2 = 11 \quad 3 = 8 \quad 4 = 6 \quad 5 = 6 \quad 6 = 14$

분명히, 3명의 임상치료사가 모두 완벽하게 동의했다면, 가장 중요한 핵심 역량에는 1(순위 합 3), 다음으로 가장 중요한 핵심 역량(순위 합 6)에 3명이 2를 부여했을 것이다. 가장 중요하지 않은 핵심 역량까지 3명이 6을 부여하여 순위 합이 18이 되었을 것이다. 반면에, 어떤 합의도 없었다면, 모든 역량은 샘플에 의해 무작위로 순위가 할당되었기 때문에 동일한 순위 총계로 끝났을 것이다. 공식의 목표는 실제 순위가 심사 위원들 간에 합의없이 순위와 얼마나 일치하는지 평가하는 것이다.

2. 역량의 총합을 구하기 위해 각 역량의 합을 더한다.

$$\Sigma R = 18 + 11 + 8 + 6 + 6 + 14 = 63$$

3. 역량의 평균을 구하기 위해 총 역량의 합을 6으로 나눈다.

$$\bar{x}_R = 63 + 6$$
$$= 10.5$$

4. 평균 합에서 각 역량의 합을 빼고 결과를 제곱한다.

1. $(10.5-18)^2 = 56.25$
2. $(10.5-11)^2 = 0.25$
3. $(10.5-8)^2 = 6.25$
4. $(10.5-6)^2 = 20.25$
5. $(10.5-6)^2 = 20.25$
6. $(10.5-14)^2 = 12.25$

5. 이 제곱된 모든 차이를 더한다(예: 115.5).

6. 공식에서 W를 찾는다

$$W = \frac{s}{\frac{1}{12}n^2(N^3-N)}$$

여기에서,

s = 각 개별 순위 합계와 평균 순위 합계 사이의 모든 제곱 차이의 합계 = 115.5

n = 심사위원 수

N = 순위가 매겨진 사람

공식에 각 수치를 적용하면

$$W = \frac{115.5}{\frac{1}{12}3^2(6^3-6)}$$
$$= \frac{115.5}{\frac{1}{12}9\times210}$$
$$= \frac{115.5}{157.5}$$
$$= 0.733$$

s값에 대한 유의성 찾아보기

이러한 결과가 유의한지 여부를 확인하려면 *s*값(각 개인의 순위 합계와 평균 순위 합계의 제곱 차이 합계), *n*값(심판 수 또는 순위 집합 수) 및 *N*(목표 또는 사람 수)이 필요하다.

s = 115.5

n = 3

N = 6

부록에 있는 켄달의 일치계수 값에 대한 확률표를 보면, *p*값 0.05와 *p*값 0.01 각각에 대해 두 개의 표가 제시되어 있다(이 검정은 점수 사이에 양의 상관관계가 있는지 여부만 알려주기 때문에 한 방향 가설 관련 값만 있다). 왼쪽 열 아래에는 *n*값이 표시되어 있다. 맨 위에 *N*값이 있다. p=0.05 표를 먼저 취하여 *n*을 찾고 *N*값을 지정하여 교차되는 점의 숫자를 확인한다(예: 103.9). 결과값이 0.05 수준에서 유의하기 위해서 *s*값이 103.9보다 크거나 같아야 한다. 여기에서 계산된 115.5값은 0.05 수준에서 유의함을 보여주는 것이다. 그러나 0.01 수준에서는 어떠한가? 과정을 반복해보면, 교차점은 122.8이다. 즉 우리의 *s*값이 이보다 작기 때문에, 결과는 0.01 수준에서는 유의한 의미가 없다. 이는 *s*값이 첫 번째 표의 0.05 확률과 두 번째 표의 0.01 확률 사이에 있음을 의미한다. 따라서 이것은 다음과 같이 표현된다: p<0.05. 즉, 무작위 오류로 인해 결과가 발생할 확률이 5% 미만이다.

결과 해석

우리의 결과는 관련된 확률값이 0.05로, 즉 무작위 오류가 실험 결과를 설명할 수 있는 확률이 5% 미만임을 의미한다. 통상적인 절삭지점인 5%를 이용하여 유의성을 판단한다면, 이 결과는 유의하다고 말할 수 있으며, 귀무가설을 거부하고 실험가설을 받아들일 수 있다. 따라서 이것은 다음과 같이 진술될 수 있다: 자료에 대한 켄달의 일치계수(s = 115.5, W = 0.733, n = 3, N = 6)를 적용한 결과는 유의하였다. 이것은 어떤 핵심 역량이 임상실습 학생에게 가장 중요한지에 대해 상급 임상치료사들 사이 유의한 일치가 있음을 의미한다. 따라서 귀무가설은 기각될 수 있다. 예를 들어, 측정자에 의해 평가된 사물 또는 사람의 순위가 같은 것이 많이 있다면 이는 결과의 유의성을 떨어뜨리는 역할을 하기 때문에 같은 점수를 받은 사물 또는 사람이 얼마나 있는지를 확인할 필요가 있다.

켄달의 일치계수 2

때로는 7개 이상의 사물, 사람 또는 무엇이든 순위를 매겨야 하는 경우도 있다. 3명의 고참 임상치료사가 6개의 핵심 역량에 순위를 매기는 대신 10개의 역량에 순위를 매기도록 요청을 받았다고 생각하자. 이 10가지 핵심 역량의 순위 사이에 합의가 있는지 여부를 확인하기 위해, 우리는 다음과 같은 절차를 진행할 것이다.

1. W의 값을 얻기 위해 이전 켄달 1에서와 같이 1~6단계를 계산한다. 예를 들어, W 값이 0.677이 나왔다고 가정하자. 우리는 이제 이 W값을 7개 이상인 경우 순위를 매기는 상황에 사용하는 추가적인 공식을 사용할 필요가 있다. 이 공식은 다음과 같다.

   $$x^2 = n(N-1)\mathrm{W}$$

   여기에서,

   n = 평가자 수
   N = 평가를 받는 개체 수
   W = 이전의 1~6단계를 계산하여 얻은 상관계수

2. 이 공식에 수치를 대입하면 다음과 같다.

   $$\begin{aligned} x^2 &= 3(10-1)0.677 \\ &= 27\times0.677 \\ &= 18.279 \end{aligned}$$

   이제 x^2과 관련된 확률표에서 이 값을 찾아볼 필요가 있으며, 이를 위해서는 자유도를 알아야 한다. 자유도는 다음과 같다.

   $$\begin{aligned} \mathrm{df} &= N-1 \\ &= 10-1 \\ &= 9 \end{aligned}$$

   표 A1.1에서 이를 살펴보면, 자유도가 9이고 x^2값이 18.279인 경우, $p<0.025$ 수준에서 유의하다(한 방향 가설인 경우). 이는 10가지 핵심 역량의 상대적 중요성에 대해 세 명의 고참 임상치료사들 사이 합의할 수 있는 수준의 동의가 있다는 것을 의미한다.

FURTHER READING

Cohen J 1988 Statistical power analysis for the behavioural sciences, 2nd edition. Lawrence Erlbaum Associates, Hillsdale, NJ

Cohen L, Halliday M 1996 Practical statistics for students. Paul Chapman Publishing, London

Coolican H 2004 Research methods and statistics in psychology, 4th edition. Hodder and Stoughton, London

Field A, Hole G 2004 How to design and report experiments. Sage, London

Greene J, D' Oliveira M 2005 Learning to use statistical tests in psychology, 3rd edition. Open University Press, Buckingham

Pett M 1997 Non-parametric statistics in health care research. Sage, London

Polgar S, Thomas S 2007 Introduction to research in the health sciences. Edinburgh, Churchill Livingstone

Robson C 1994 Experiment, design and statistics in psychology, 3rd edition. Penguin, Harmondsworth

Siegel S 1956 Non-parametric statistics for the behavioural sciences. McGraw-Hill Kogakusha, Tokyo

CHAPTER 18

기타 고급 통계방법

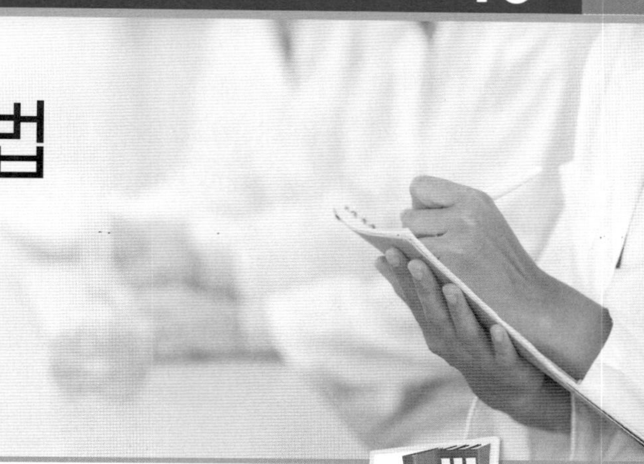

이 장의 내용

- 이원분산분석
- 반복 측정된 이원분산분석
- 다중회귀분석
- 요인분석

이원분산분석

이원분산분석(two-way ANOVA)은 독립변수가 둘인 경우에 시행하는 것이다. 인간은 하나의 독립변수에 의해 영향을 받기보다는 여러 요인에 의해 영향을 받는 경우가 많다. 예를 들어, 연구자는 요통 환자들을 대상으로 다열근을 강화하는 운동형태와 운동자세에 관심이 있다고 하자. 여기에서 운동형태(예: 구심성, 원심성, 등장성 운동)와 운동자세(누운 자세, 엎드린 자세)는 다열근의 근활성도에 영향을 미치는 각각의 독립변수가 된다. 이원분산분석은 요인이 둘이기 때문에 분석이 복잡하다. 운동형태와 운동자세가 각기 독립적으로 다열근에 미치는 영향을 주효과(main effect)라 하고 두 요인이 서로 연결되어 다열근에 영향을 주는 것을 간섭효과(interaction effect)라 한다. 만일 간섭효과가 없는 것(도표로 그려보면 서로 평행하거나 교차되지 않음)으로 나타나면 주효과만 보고 해석을 하면 되지만, 간섭효과가 유의하게 있는 경우(도표에서 서로 교차하는 경우)에는 그래프를 그려보면서 해석해야 한다.

【예제】

요통 환자들을 대상으로 운동형태와 운동자세가 다열근 강화에 미치는 영향을 알아보기 위해 3가지 운동형태와 2가지 운동자세로 구성된 실험(3×2)을 실시하였다고 가정하자.

① 그림 18-1과 같이 자료를 입력한다.

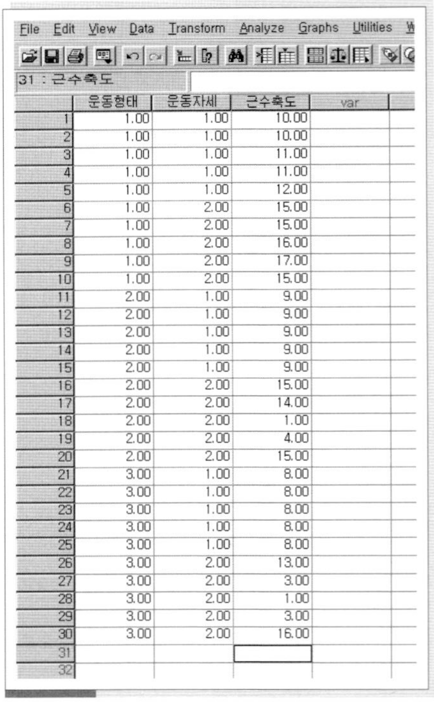

	운동형태	운동자세	근수축도	var
1	1.00	1.00	10.00	
2	1.00	1.00	10.00	
3	1.00	1.00	11.00	
4	1.00	1.00	11.00	
5	1.00	1.00	12.00	
6	1.00	2.00	15.00	
7	1.00	2.00	15.00	
8	1.00	2.00	16.00	
9	1.00	2.00	17.00	
10	1.00	2.00	15.00	
11	2.00	1.00	9.00	
12	2.00	1.00	9.00	
13	2.00	1.00	9.00	
14	2.00	1.00	9.00	
15	2.00	1.00	9.00	
16	2.00	2.00	15.00	
17	2.00	2.00	14.00	
18	2.00	2.00	1.00	
19	2.00	2.00	4.00	
20	2.00	2.00	15.00	
21	3.00	1.00	8.00	
22	3.00	1.00	8.00	
23	3.00	1.00	8.00	
24	3.00	1.00	8.00	
25	3.00	1.00	8.00	
26	3.00	2.00	13.00	
27	3.00	2.00	3.00	
28	3.00	2.00	1.00	
29	3.00	2.00	3.00	
30	3.00	2.00	16.00	
31				
32				

그림 18-1 자료 입력

② SPSS에서 이원분산분석을 실행하기 위한 순서는 그림 18-2와 같다.

Analyze → General Linear Model → Univariate

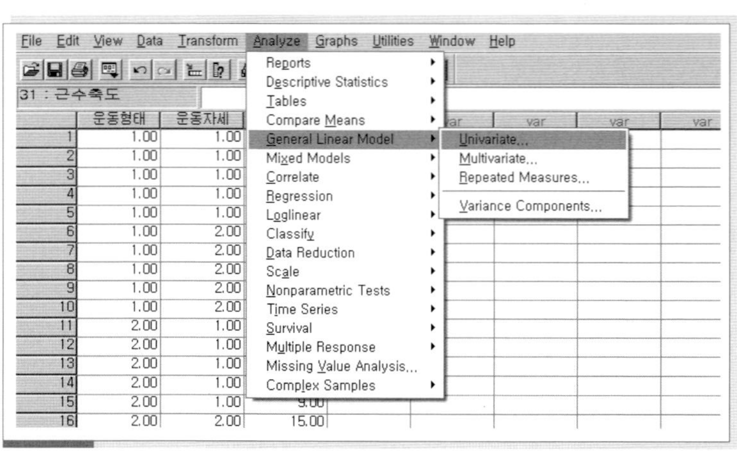

그림 18-2 이원분산분석의 실행 순서

③ 그림 18-3과 같이 근수축도를 Dependent Variables로 이동시키고, 독립변수인 운동형태와 운동자세를 Fixed factor로 이동시킨다. 수집된 자료의 그래프를 보기 위해서는 Plots를 누른 후, 각 변수를 이동시키고 Add를 눌러 변수를 설정한다. 이후 Continue를 누른다.

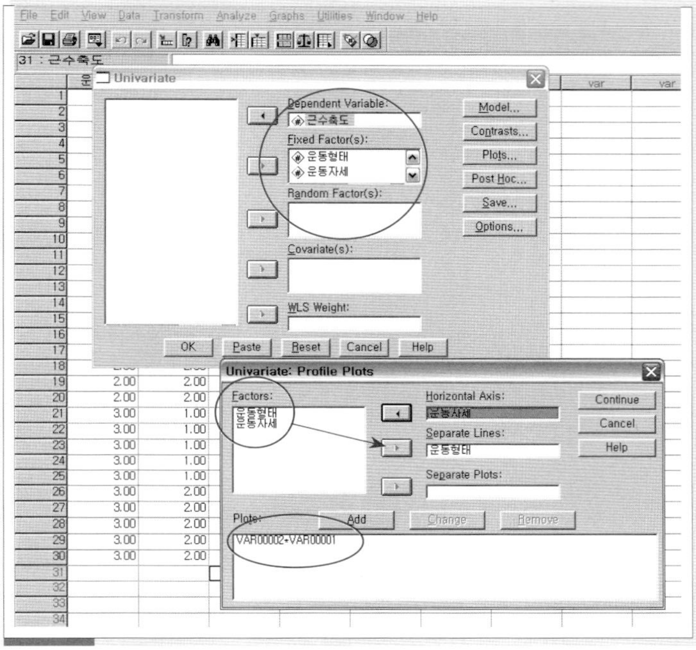

그림 18-3 변수지정과 도표작성

④ 사후검정을 하기 위해 Post Hoc을 누르면 그림 18-4와 같이 대화상자가 나타난다. 사후검정을 할 변수(여기서는 운동형태와 운동자세)를 이동시키고, 검정형태를 선택한다. 여기서는 Scheffe를 설정하였다. 본 예의 운동형태는 3종류이지만, 운동자세는 2가지이다. 운동자세는 사후검정이 사실 필요하지 않기 때문에 제외해도 되지만 여기에서는 포함시켰다.

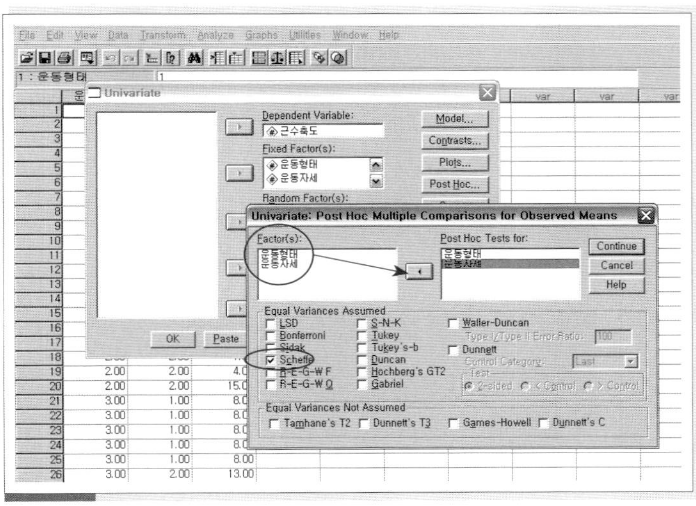

그림 18-4 사후검정을 위한 대화상자

⑤ 수집된 자료에 대한 기술통계를 위해 Option을 누른다. 그림 18-5와 같은 대화상자가 나타나면, 변수를 이동시키고 기술통계(Descriptive statistics)를 선택한 후, Continue를 누르고, 확인키를 누르면 결과가 나타난다.

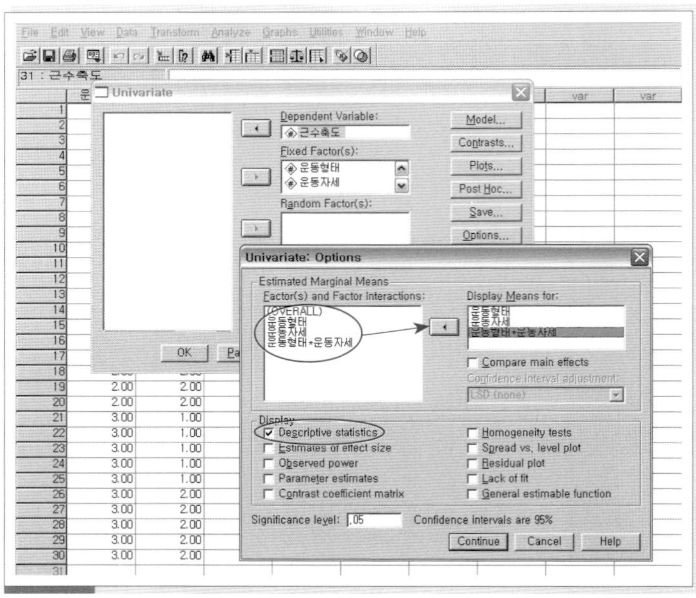

그림 18-5 Option 설정하기

⑥ 이원분산분석의 결과는 그림 18-6과 같다.

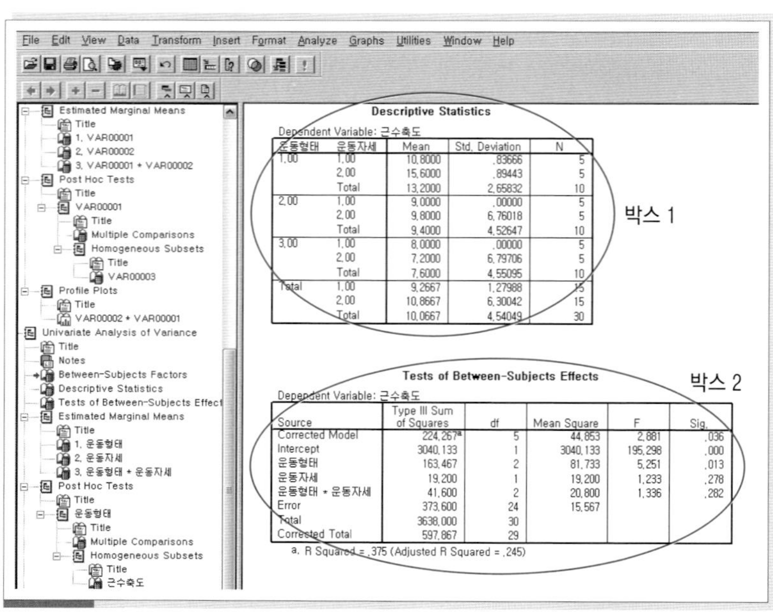

그림 18-6 이원분산분석의 결과

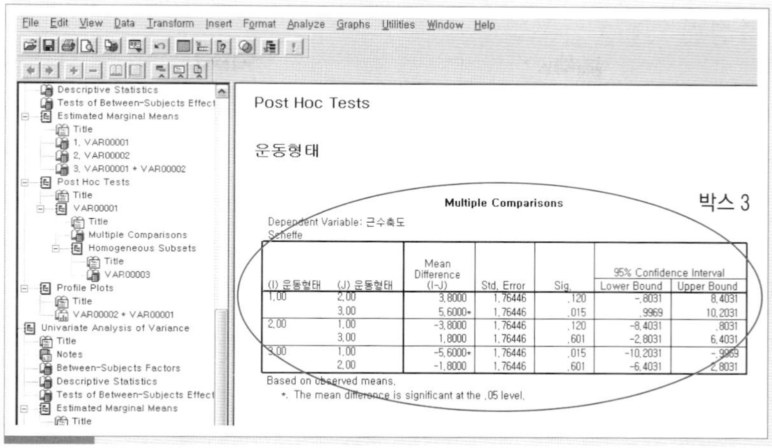

(I) 운동형태	(J) 운동형태	Mean Difference (I-J)	Std. Error	Sig.	95% Confidence Interval	
					Lower Bound	Upper Bound
1.00	2.00	3.8000	1.76446	.120	-.8031	8.4031
	3.00	5.6000*	1.76446	.015	.9969	10.2031
2.00	1.00	-3.8000	1.76446	.120	-8.4031	.8031
	3.00	1.8000	1.76446	.601	-2.8031	6.4031
3.00	1.00	-5.6000*	1.76446	.015	-10.2031	-.9969
	2.00	-1.8000	1.76446	.601	-6.4031	2.8031

Based on observed means.
*. The mean difference is significant at the .05 level.

그림 18-6 이원분산분석의 결과(계속)

그림 18-6에서 보는 바와 같이, 박스 1은 각각의 운동형태와 운동자세의 평균과 표준편차를 보여주고 있으며, 박스 2는 운동형태에 따른 근수축도에는 유의한 차이가 있으며(F=5.251, p=0.013), 운동자세에 따른 근수축도에는 유의한 차이가 없으며(F=1.233, p=0.278), 운동형태와 운동자세의 상호작용은 근수축도에 유의한 영향을 미치지 않은 것으로 나타났다(F=1.336, p=0.282). 박스 3은 사후검정 결과를 보여주고 있는데, 운동형태 1과 운동형태 3과는 유의한 차이가 있는 것으로 나타났다(p=0.015).

그림 18-7은 운동형태와 운동자세의 상호작용 관계를 보여주는 그래프인데, 서로 교차하지 않기 때문에 상호작용은 없는 것으로 해석할 수 있다.

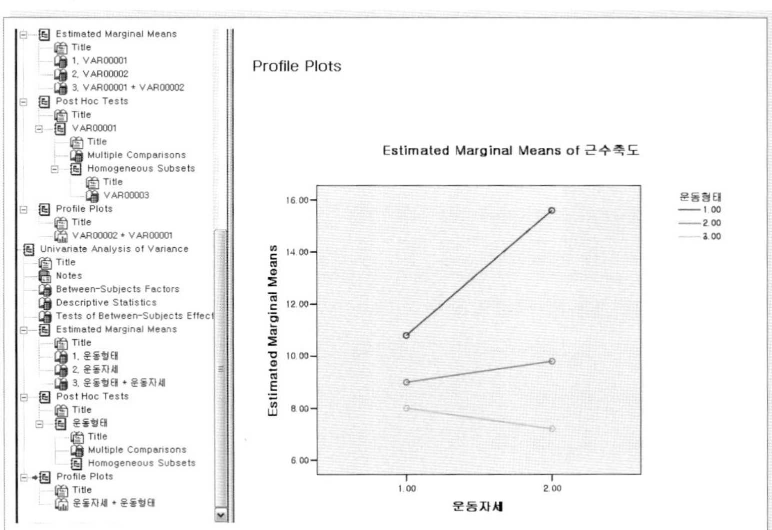

그림 18-7 운동형태와 운동자세의 상호작용 관계 그래프

반복 측정된 이원분산분석

반복 측정된 이원분산분석(repeated measured two-way ANOVA)은 독립변수가 둘인데, 이 중 한 변수가 반복 측정된 경우이다.

【예제】

두 가지 운동형태와 운동 후 시간(운동 직후, 하루, 일주)에 따른 통증의 변화를 알아보고자 한다.

① 그림 18-8과 같이 자료를 입력한다. 운동형태에 따라(본 예제에서는 집단으로 입력됨) 1 또는 2로 자료를 입력하고, 운동 후 통증의 정도를 직후, 하루, 일주 후에 측정하여 입력한다.

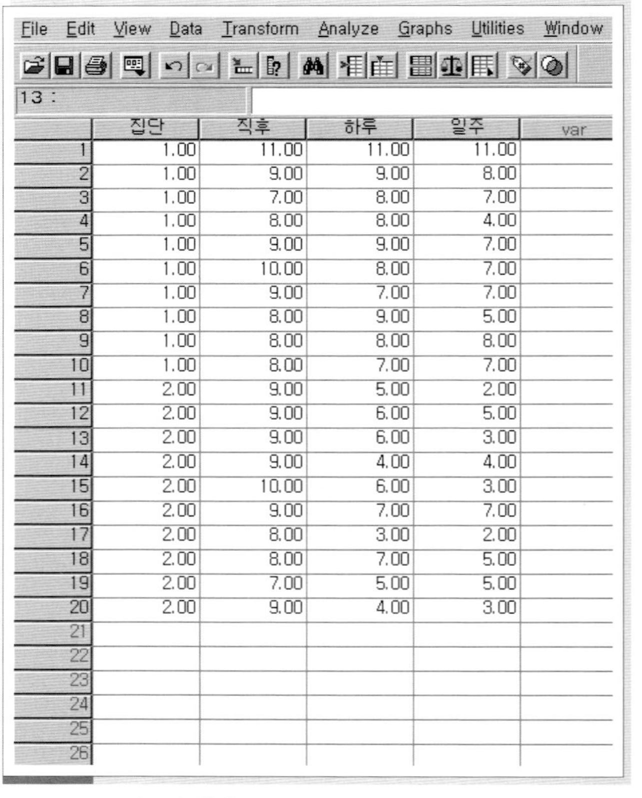

	집단	직후	하루	일주	var
1	1.00	11.00	11.00	11.00	
2	1.00	9.00	9.00	8.00	
3	1.00	7.00	8.00	7.00	
4	1.00	8.00	8.00	4.00	
5	1.00	9.00	9.00	7.00	
6	1.00	10.00	8.00	7.00	
7	1.00	9.00	7.00	7.00	
8	1.00	8.00	9.00	5.00	
9	1.00	8.00	8.00	8.00	
10	1.00	8.00	7.00	7.00	
11	2.00	9.00	5.00	2.00	
12	2.00	9.00	6.00	5.00	
13	2.00	9.00	6.00	3.00	
14	2.00	9.00	4.00	4.00	
15	2.00	10.00	6.00	3.00	
16	2.00	9.00	7.00	7.00	
17	2.00	8.00	3.00	2.00	
18	2.00	8.00	7.00	5.00	
19	2.00	7.00	5.00	5.00	
20	2.00	9.00	4.00	3.00	
21					
22					
23					
24					
25					
26					

그림 18-8 자료의 입력

② 반복 측정된 이원분산분석의 SPSS 실행 순서는 그림 18-9와 같다.

Analyze → General Linear Model → Repeated Measures

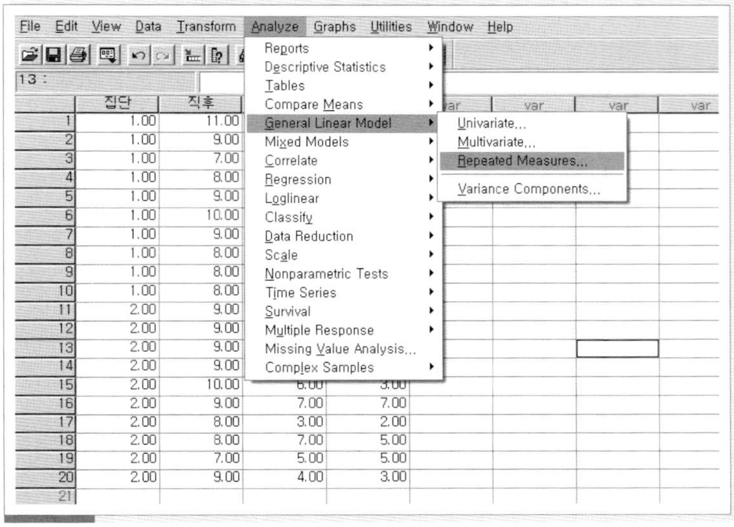

그림 18-9 반복 측정된 이원분산분석의 실행

③ 그림 18-10에서 보는 바와 같이, 시간에 따른 통증의 변화를 반복 측정하였기 때문에, Within-Subject Factor Name에 시간을 입력하고 3번 반복 측정하였기 때문에 측정횟수(Number of Levels)에 3을 입력하고 Add를 누른 후 Define을 클릭한다.

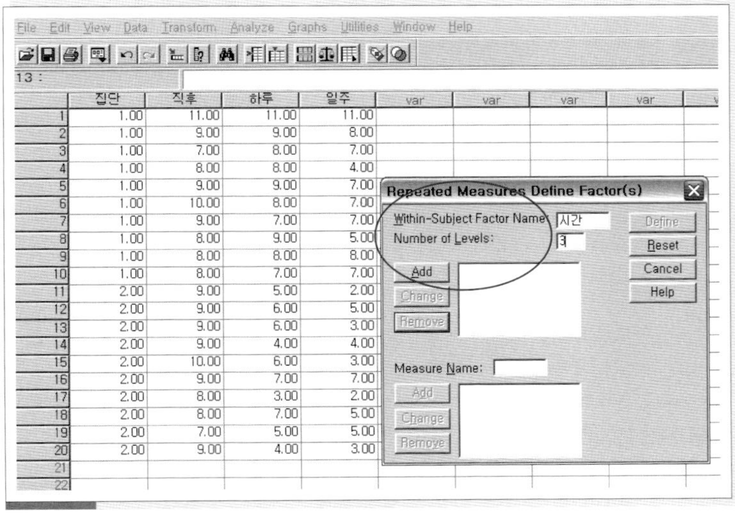

그림 18-10 반복 측정된 이원분산분석을 위한 변수의 삽입

④ 그림 18-11에서와 같이 반복 측정된 변수를 Within-Subject Variables로 이동시키고, 집단 변수를 Between-Subjects Factor로 이동시킨다.

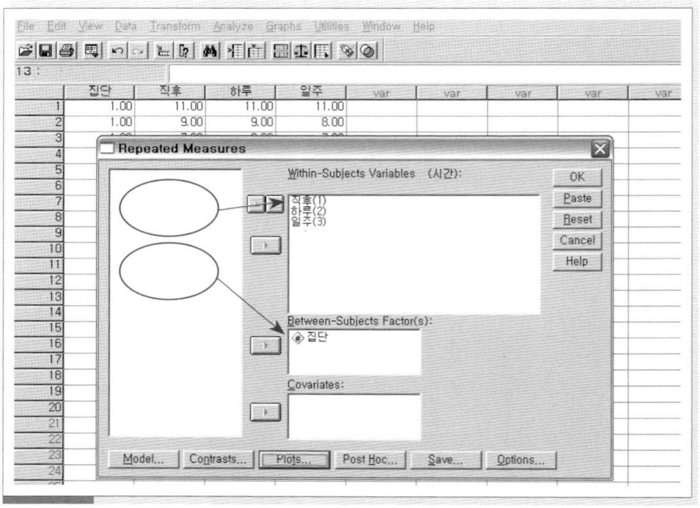

그림 18-11 반복 측정된 이원분산분석을 위한 변수의 이동

⑤ 그래프를 그리기 위해 Plot을 누르면 그림 18-12와 같은 대화상자가 나타난다. 집단 변수를 Separate Lines로 이동시키고, 시간 변수를 Horizontal Axis로 이동시킨 후, Add를 누른다.

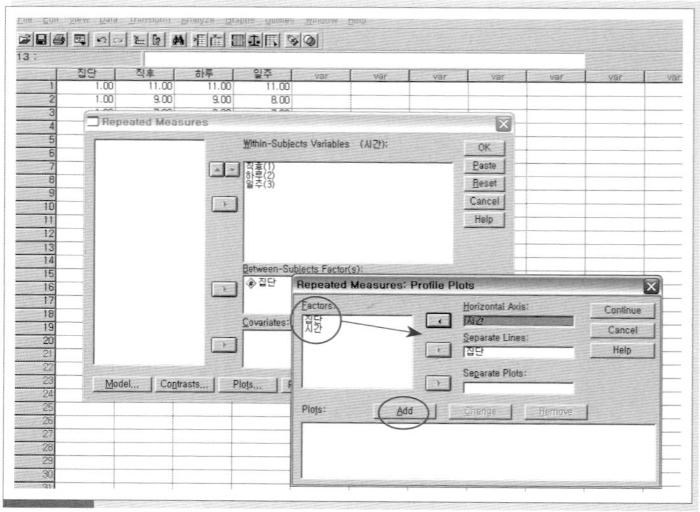

그림 18-12 반복 측정된 이원분산분석 그래프 작성

⑥ 사후검정을 알아보기 위해, Post-hoc을 누르면 그림 18-13과 같은 대화상자가 나타난다. 집단 변수를 우측으로 이동시키고, 사후검정 종류를 선택한다. 여기에서는 Scheffe로 설정하였다.

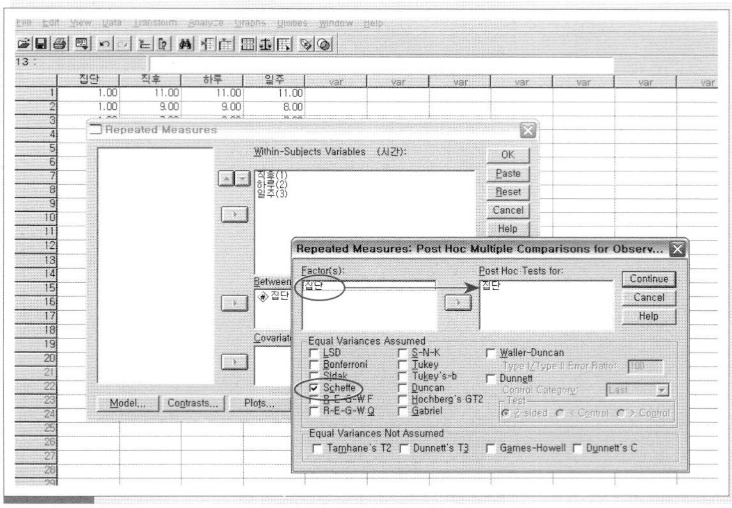

그림 18-13 반복 측정된 이원분산분석 집단 변수의 사후검정

⑦ Options를 누르면 그림 18-14와 같은 대화상자가 나타나는데, 반복 측정된 시간 변수를 Display Means for로 이동시키고, Compares main effects를 누르면 사후검정을 선택할 수 있는데, 여기에서는 Bonferroni를 선택하였다. 왜냐하면 반복 측정된 자료에 대한 사후검정은 Bonferroni를 주로 이용하기 때문이다. 기술통계를 알아보기 위해 Display에서 Descriptive Statistics를 선택한다.

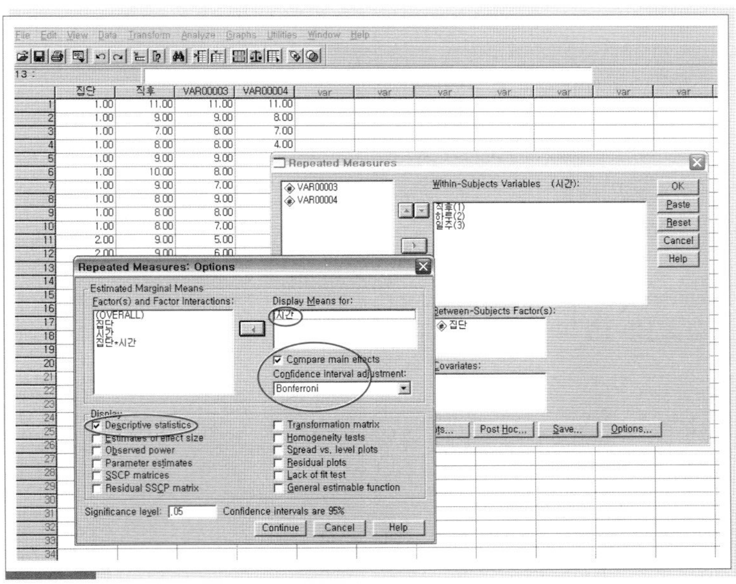

그림 18-14 반복 측정된 이원분산분석의 시간 변수에 대한 사후검정

⑧ 반복 측정된 이원분산분석의 결과는 그림 18-15와 같다.

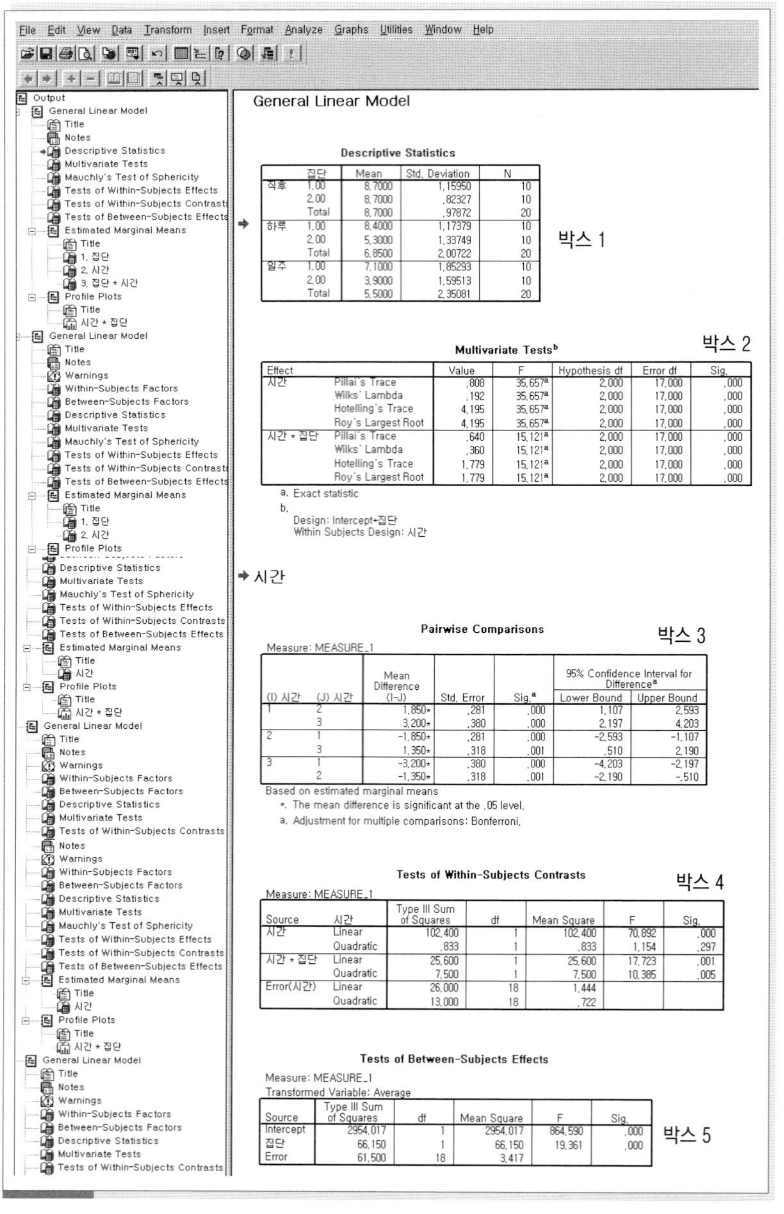

General Linear Model

Descriptive Statistics

	집단	Mean	Std. Deviation	N
직후	1.00	8.7000	1.15950	10
	2.00	8.7000	.82327	10
	Total	8.7000	.97872	20
하루	1.00	8.4000	1.17379	10
	2.00	5.3000	1.33749	10
	Total	6.8500	2.00722	20
일주	1.00	7.1000	1.85293	10
	2.00	3.9000	1.59513	10
	Total	5.5000	2.35081	20

박스 1

Multivariate Tests[b]

박스 2

Effect		Value	F	Hypothesis df	Error df	Sig.
시간	Pillai's Trace	.808	35.657[a]	2.000	17.000	.000
	Wilks' Lambda	.192	35.657[a]	2.000	17.000	.000
	Hotelling's Trace	4.195	35.657[a]	2.000	17.000	.000
	Roy's Largest Root	4.195	35.657[a]	2.000	17.000	.000
시간 * 집단	Pillai's Trace	.640	15.121[a]	2.000	17.000	.000
	Wilks' Lambda	.360	15.121[a]	2.000	17.000	.000
	Hotelling's Trace	1.779	15.121[a]	2.000	17.000	.000
	Roy's Largest Root	1.779	15.121[a]	2.000	17.000	.000

a. Exact statistic
b.
Design: Intercept+집단
Within Subjects Design: 시간

시간

Pairwise Comparisons

박스 3

Measure: MEASURE_1

(I) 시간	(J) 시간	Mean Difference (I-J)	Std. Error	Sig.[a]	95% Confidence Interval for Difference[a] Lower Bound	Upper Bound
1	2	1.850*	.281	.000	1.107	2.593
	3	3.200*	.380	.000	2.197	4.203
2	1	-1.850*	.281	.000	-2.593	-1.107
	3	1.350*	.318	.001	.510	2.190
3	1	-3.200*	.380	.000	-4.203	-2.197
	2	-1.350*	.318	.001	-2.190	-.510

Based on estimated marginal means
*. The mean difference is significant at the .05 level.
a. Adjustment for multiple comparisons: Bonferroni.

Tests of Within-Subjects Contrasts

박스 4

Measure: MEASURE_1

Source	시간	Type III Sum of Squares	df	Mean Square	F	Sig.
시간	Linear	102.400	1	102.400	70.892	.000
	Quadratic	.833	1	.833	1.154	.297
시간 * 집단	Linear	25.600	1	25.600	17.723	.001
	Quadratic	7.500	1	7.500	10.385	.005
Error(시간)	Linear	26.000	18	1.444		
	Quadratic	13.000	18	.722		

Tests of Between-Subjects Effects

Measure: MEASURE_1
Transformed Variable: Average

Source	Type III Sum of Squares	df	Mean Square	F	Sig.
Intercept	2954.017	1	2954.017	864.590	.000
집단	66.150	1	66.150	19.361	.000
Error	61.500	18	3.417		

박스 5

그림 18-15 이원분산분석 결과

박스 1은 기술통계량을 보여주고 있으며, 박스 2는 시간에 따라 통증은 유의한 변화가 있음을 나타내고(F=35.65, p=0.000), 시간과 집단의 상호작용이 있음(F=15.121, p=0.000)을 보여주는 것이다. 박스 3은 시간 변수에 대한 사후검정 결과를 보여주는 것으로 운동 직후, 하루, 일주 각각 유의한 차이가 있다. 박스 5는 집단에 따른 통증의 변화가 유의한 차이(F=19.361, p=0.000)가 있음을 보여준다.

그림 18-16은 집단별로 시간에 따른 통증의 변화 추이를 그래프로 나타낸 것이다.

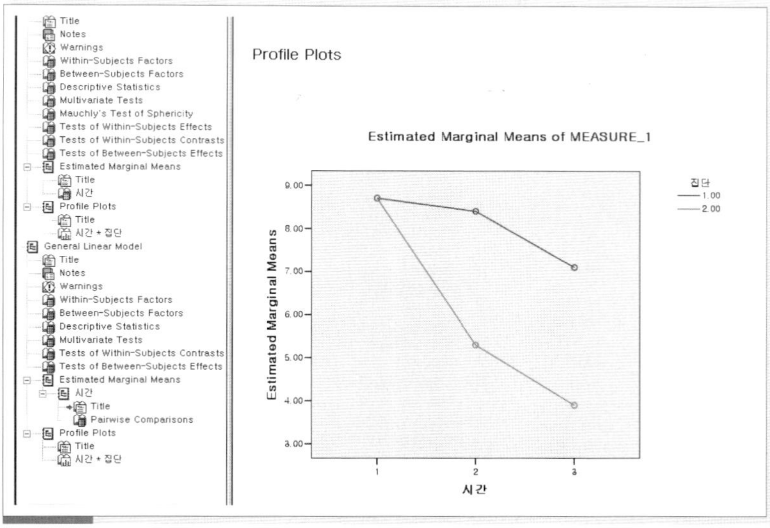

그림 18-16 집단별 시간에 따른 통증 변화 그래프

이상의 결과로 볼 때, 시간에 따라 통증은 감소하고, 집단에 따라 감소 정도는 다른 것으로 해석할 수 있다.

다중회귀분석

다중회귀분석(multiple regression)은 간격/비척도로 수집되고 종속변수에 영향을 주는 독립변수를 알아보고, 종속변수와 독립변수 사이 회귀식을 만들기 위해 사용된다.

【예제】

연구자는 나이, 근력, 시각, 전정기능, 인지, 강직 정도, 피부감각이 균형에 미치는 영향을 알기를 원한다고 가정하자.

① 그림 18-17과 같이 수집된 자료를 입력한다.

File Edit View Data Transform Analyze Graphs Utilities Window Help

18 : 강직

	균형	나이	근력	시각	전정	인지	강직	감각	var	var	var
1	50.00	35.00	5.00	5.00	19.00	28.00	3.00	1.00			
2	53.00	45.00	4.00	4.00	17.00	28.00	5.00	5.00			
3	54.00	55.00	3.00	5.00	11.00	28.00	1.00	4.00			
4	45.00	66.00	2.00	2.00	5.00	17.00	5.00	5.00			
5	38.00	77.00	2.00	2.00	4.00	15.00	2.00	3.00			
6	50.00	55.00	5.00	5.00	18.00	27.00	1.00	3.00			
7	40.00	77.00	1.00	2.00	2.00	14.00	5.00	5.00			
8	45.00	67.00	2.00	3.00	2.00	13.00	1.00	1.00			
9	49.00	60.00	3.00	3.00	3.00	24.00	3.00	3.00			
10	52.00	47.00	4.00	4.00	18.00	27.00	1.00	4.00			

그림 18-17 자료 입력

② 다중회귀분석을 실시하기 위해 그림 18-18과 같은 순서로 진행한다.

Analyze → Regresion → Linear

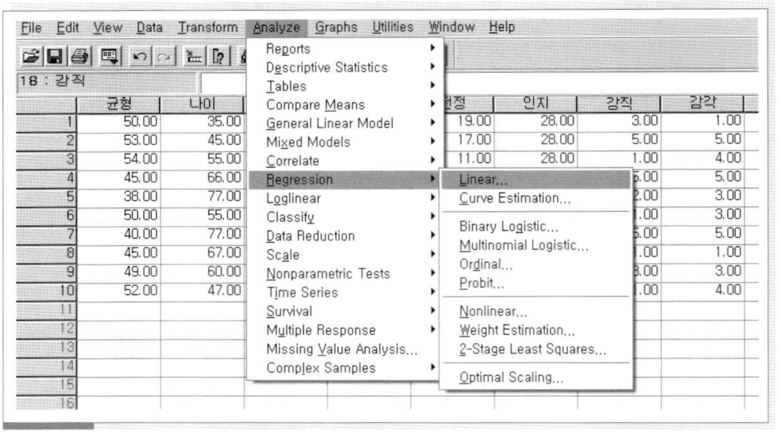

그림 18-18 다중회귀분석 실행순서

③ 그림 18-19와 같은 대화상자가 나타나면, 균형변수를 Dependent로 이동시키고, 나머지 나이, 근력, 강직 등의 변수를 Independent로 이동시킨다. 이후 변수선택방법(Method)에서 Enter, Stepwise 등의 방법 중 하나를 선택한다. 본 예제에서는 Stepwise 방법을 선택했다.

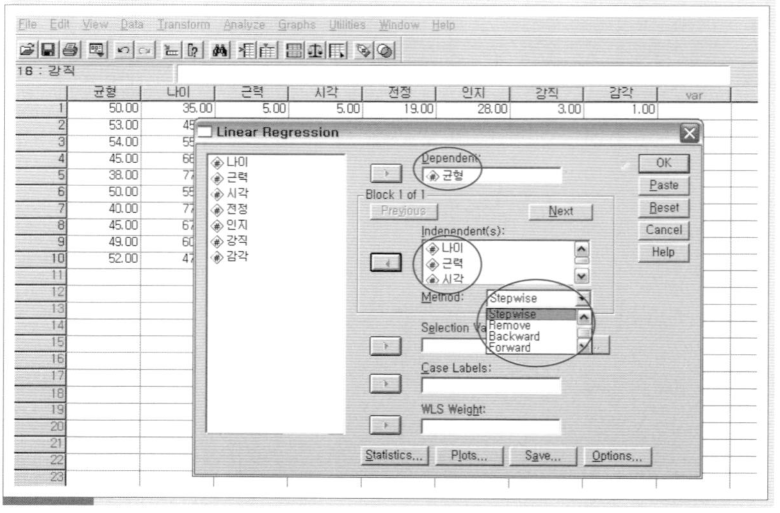

그림 18-19 다중회귀분석을 위한 변수이동 및 변수선택방법 설정

④ 결과는 그림 18-20과 같다.

박스 1은 다중회귀분석 결과 균형에 영향을 미치는 요인을 보여준다. 본 예에서는 인지만이 균형에 유의한 영향을 주는 요인으로 선택되었다. 나머지 변수는 균형에 영향을 주지 않아 제외되었다(박스 5). 박스 2는 균형에 대한 인지기능의 설명력을 보여준다(수정된 R^2=0.784). 박스 3은 회귀식에 대한 유의수준을 보여주는 것이다(F=33.743, p=0.000). 박스 4는 회귀식을 만드는 데 필요한 계수와 상수를 보여준다. 여기에서 계수는 0.899이고, 상수는 30.983이다. 이상을 요약하여 회귀식을 만들어 보면 다음과 같다.

균형 = 30.983 + 0.899(인지)
: 이 회귀식의 설명력은 78.4%가 되고 유의수준은 0.000이 된다.

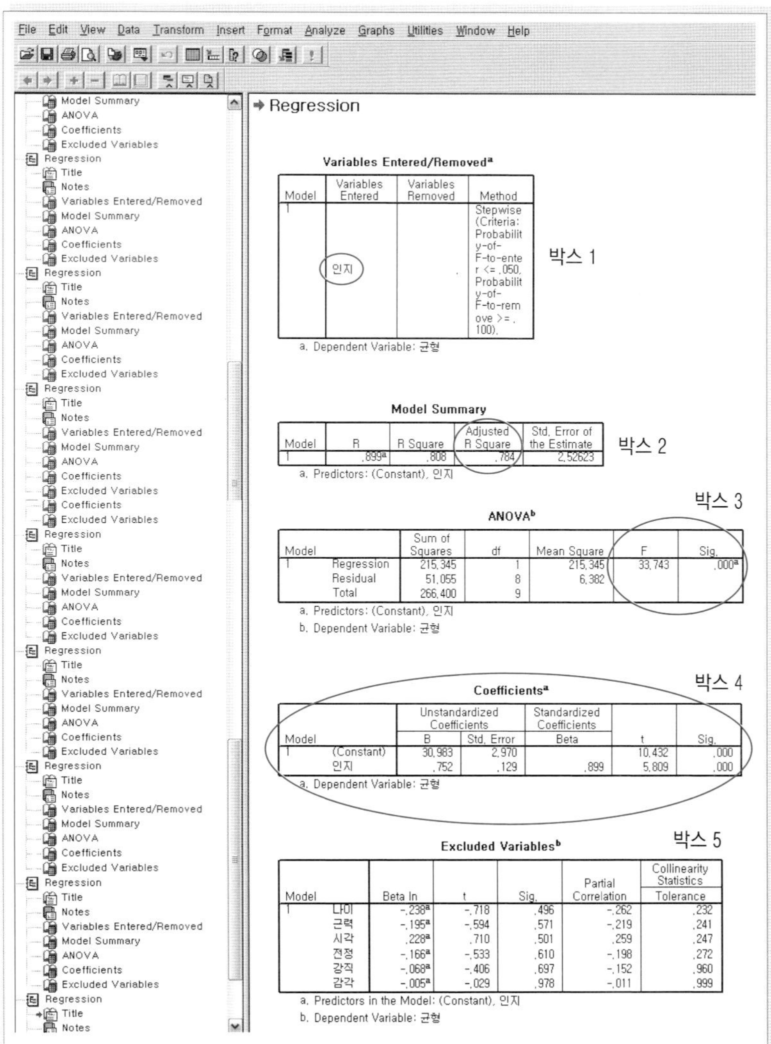

Regression

Variables Entered/Removed[a]

Model	Variables Entered	Variables Removed	Method
1	인지	.	Stepwise (Criteria: Probability-of-F-to-enter <= .050, Probability-of-F-to-remove >= .100).

a. Dependent Variable: 균형

Model Summary

Model	R	R Square	Adjusted R Square	Std. Error of the Estimate
1	.899[a]	.808	.784	2.52623

a. Predictors: (Constant), 인지

ANOVA[b]

Model		Sum of Squares	df	Mean Square	F	Sig.
1	Regression	215.345	1	215.345	33.743	.000[a]
	Residual	51.055	8	6.382		
	Total	266.400	9			

a. Predictors: (Constant), 인지
b. Dependent Variable: 균형

Coefficients[a]

Model		Unstandardized Coefficients B	Unstandardized Coefficients Std. Error	Standardized Coefficients Beta	t	Sig.
1	(Constant)	30.983	2.970		10.432	.000
	인지	.752	.129	.899	5.809	.000

a. Dependent Variable: 균형

Excluded Variables[b]

Model		Beta In	t	Sig.	Partial Correlation	Collinearity Statistics Tolerance
1	나이	-.238[a]	-.718	.496	-.262	.232
	근력	-.195[a]	-.594	.571	-.219	.241
	시각	.228[a]	.710	.501	.259	.247
	전정	-.166[a]	-.533	.610	-.198	.272
	강직	-.068[a]	-.406	.697	-.152	.960
	감각	-.005[a]	-.029	.978	-.011	.999

a. Predictors in the Model: (Constant), 인지
b. Dependent Variable: 균형

그림 18-20 다중회귀분석 결과

요인분석

요인분석(factor analysis)은 알지 못하는 특성을 규명하기 위하여 문항이나 변수들 간의 상호관계를 분석하여 상관이 높은 문항이나 변수들을 요인으로 모으기 위해 사용된다. 구체적인 요인분석의 목적은 자료 축소, 변수의 구조파악, 불필요한 변수제거, 측정도구의 타당도 중 구성 타당도를 알아보기 위해 사용하는 가장 일반적인 방법이다.

예를 들어, 기존의 문헌이나 연구에 의하면 A, B, C, D, E, F라는 6개 요인이 특정 변수에 영향을 주는 것으로 알려져 있다고 하자. 이 6개의 요인이 각각 변수로써의 역할을 한다. 6개의 요인에 대한 상관성 검증결과, A와 B가 상관성이 있고, C, D, E, F가 서로 상관성이 높다면, A와 B는 서로 동질성이 높은 요인이기 때문에 하나의 요인으로 묶을 수 있고, 또한 C, D, E, F를 또 다른 하나의 요인으로 묶을 수 있다. 따라 6개의 요인을 2개의 요인으로 축소할 수 있다. 이처럼 요인분석은 복잡한 여러 개의 요인을 축소하는 데 이용된다.

【예제】

연구자는 조선업에 종사하는 근로자를 대상으로 인간공학적 요인 및 신체적 요인을 포함한 근골격계 자각증상에 대한 위험요인 평가척도를 개발하고자 한다. 이를 위해, 3개의 요인, 즉 작업조건, 신체적 작업능력 그리고 작업부하 요인으로 구분하여 위험척도를 구성하고 이 위험척도 도구의 구성 타당도 확인을 원한다고 가정하자. 이를 위해 요인분석을 실시할 것이다.

SPSS를 활용한 분석방법

① 그림 18-21과 같이 수집된 자료를 입력한다.

20 : 팔꿈치지속 3.0

	목노출	목지속	목점수	어깨노출	어깨지속	어깨힘	어깨점수
1	3.00	2.00	5.00	3.00	3.00	1.00	7.00
2	3.00	3.00	6.00	3.00	3.00	3.00	9.00
3	2.00	2.00	4.00	2.00	1.00	2.00	5.00
4	2.00	2.00	4.00	2.00	2.00	2.00	6.00
5	2.00	2.00	4.00	1.00	1.00	1.00	3.00
6	2.00	1.00	3.00	1.00	1.00	1.00	3.00
7	2.00	2.00	4.00	2.00	1.00	2.00	5.00
8	3.00	2.00	5.00	2.00	1.00	2.00	5.00
9	2.00	1.00	3.00	2.00	2.00	1.00	5.00
10	2.00	2.00	4.00	1.00	1.00	2.00	4.00
11	2.00	2.00	4.00	2.00	2.00	1.00	5.00
12	1.00	1.00	2.00	1.00	1.00	1.00	3.00
13	3.00	2.00	5.00	2.00	3.00	2.00	7.00
14	2.00	2.00	4.00	3.00	3.00	1.00	7.00

그림 18-21 자료 입력

② 요인분석을 실시하기 위해 그림 18-22와 같이, 분석(analyze) → 차원 감소(data reduction) → 요인분석(factor analyze)을 선택한다.

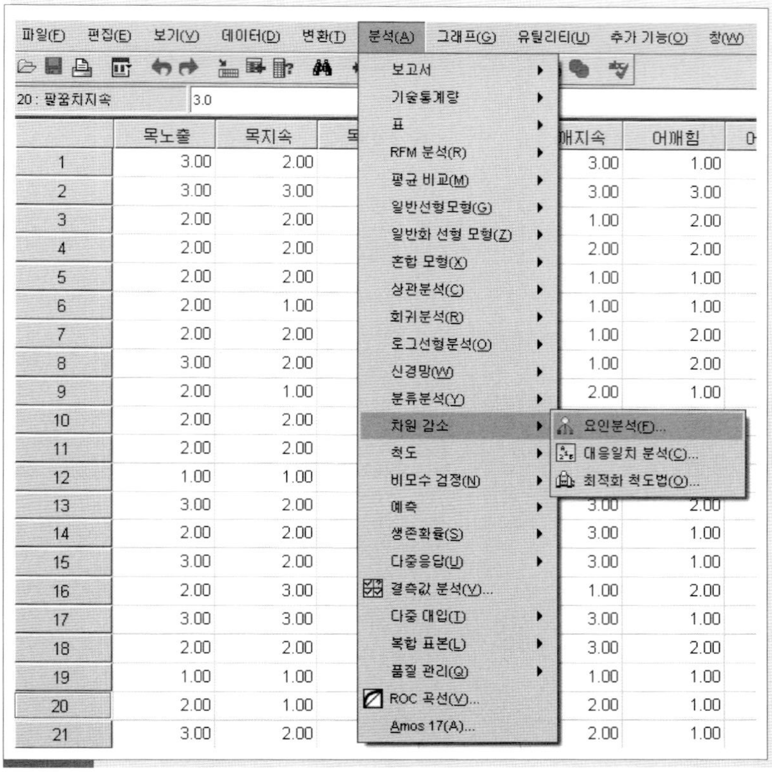

그림 18-22 요인분석 선택

③ 그림 18-23과 같이 요인분석을 실시하고자 하는 변수를 입력한다.

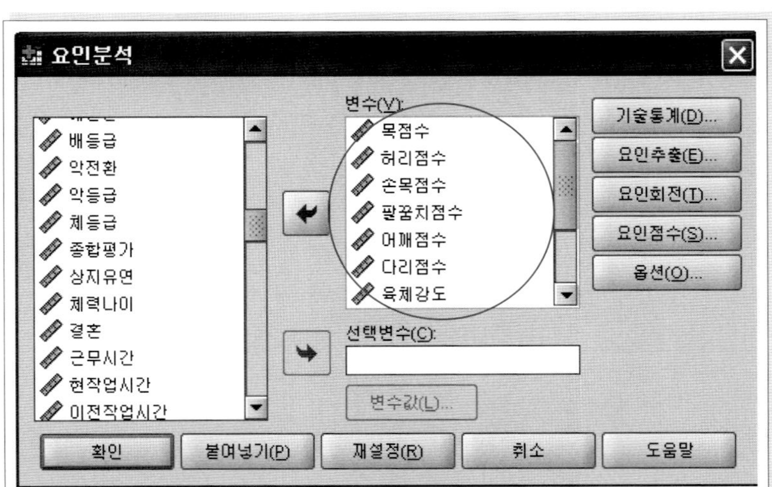

그림 18-23 변수의 입력

④ 요인분석을 실시하고자 하는 자료가 요인분석에 적절한 자료인지 알아보기 위해, 그림 18-24와 같이 KMO와 Bartlett 구형성 검정을 선택하여 분석을 실시한다.

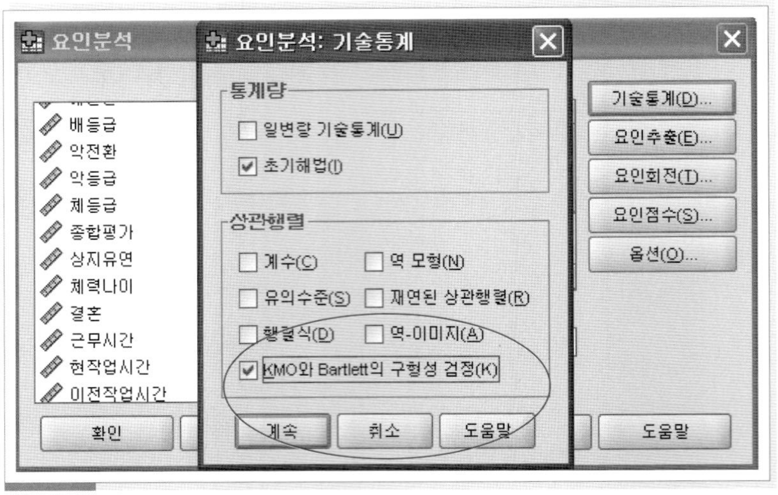

그림 18-24 KMO와 Bartlett의 구형성 검정

⑤ 그림 18-25와 같이 요인추출을 위한 방법과 요인추출 기준을 정한다.

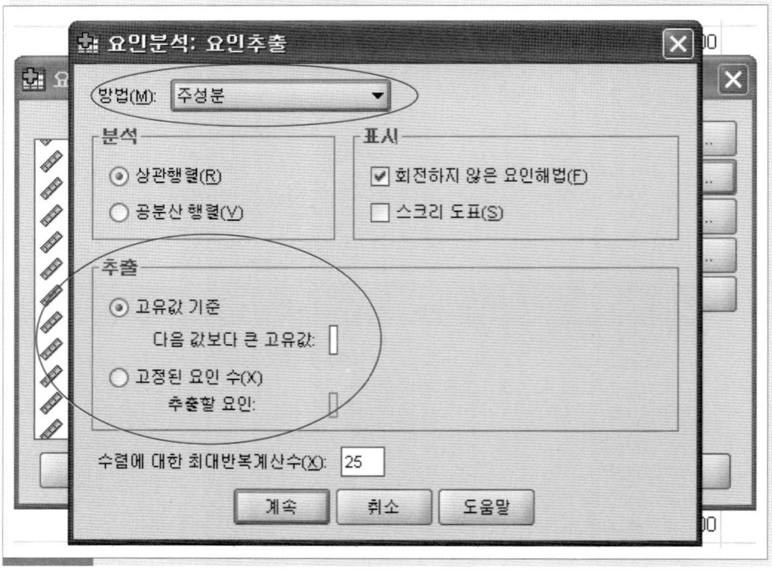

그림 18-25 요인추출 방법과 요인추출 기준 설정

⑥ 그림 18-26과 같이 요인회전 방법을 정한다. 이 예제에서는 요인 간 상관이 있다고 가정하고 요인 간 상관이 있을 경우의 회전방법인 프로멕스를 선택하였다.

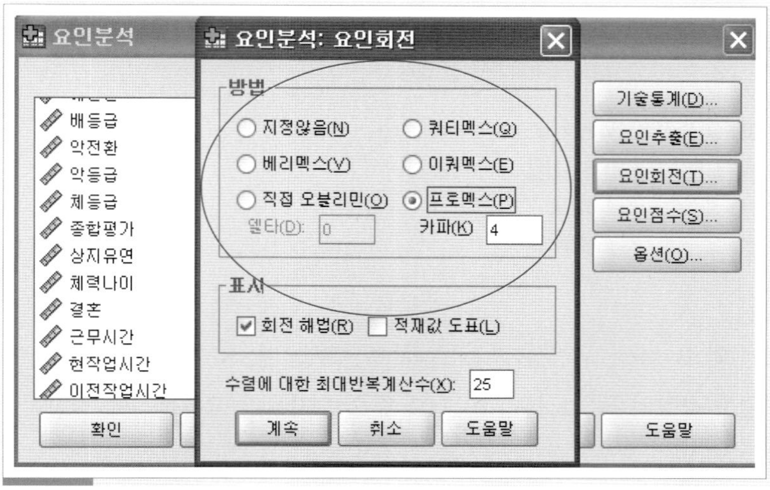

그림 18-26 요인회전 방법 설정

⑦ 분석 결과를 보기 좋게 하기 위해, 그림 18-27과 같이 옵션에서 계수출력형식을 크기순 정렬로 선택한다. 연구자의 목적에 따라 정하면 된다.

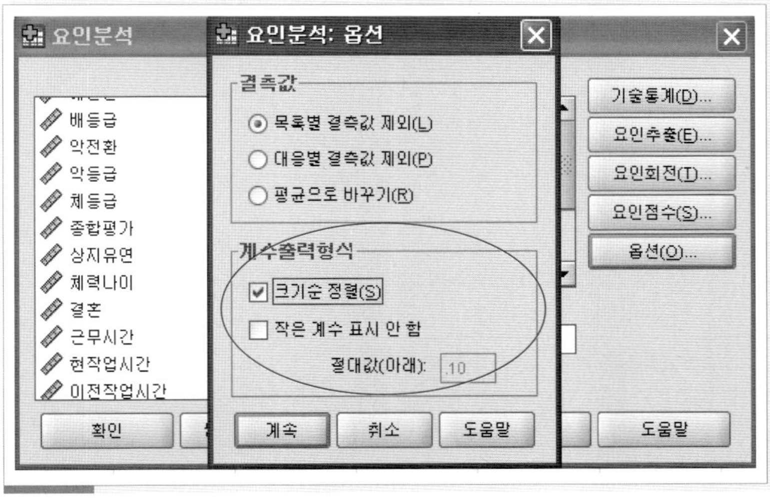

그림 18-27 옵션의 선택

결과해석

① 먼저, 분석 자료가 요인분석에 적절한지를 알아보기 위해 KMO와 Bartlett 구형성 검정을 실시한 결과는 표 18-1과 같다.

표 18-1 KMO와 Bartlett의 구형성 검정

표준형성 적절성의 Kaiser-Meyer-Olkin 측도	.763
Bartlett의 구형성 검정검정 근사카이제곱	.261.098
자유도	55
유의확률	.000

KMO와 Bartlett 구형성 검정 결과를 살펴볼 때, KMO 측도는 .70 이상, Bartlett의 구형성 검정의 유의확률이 p<.001 임으로 자료가 요인분석에 적합하다고 판단할 수 있다.

② 공통성을 추출한 결과는 표 18-2와 같다.

표 18-2 주성분 요인분석 결과

	공통성	
	초기	추출
목점수	1.000	.642
허리점수	1.000	.686
손목점수	1.000	.633
팔꿈치점수	1.000	.615
어깨점수	1.000	.668
다리점수	1.000	.605
육체강도	1.000	.819
정신강도	1.000	.790
척추만곡	1.000	.602
악력	1.000	.353
체등급	1.000	.756

추출방법: 주성분 분석

③ 설명된 총 분산에 대한 결과는 표 18-3과 같다. 고유값 1 이상의 기준으로 추출된 요인수는 3개이며, 요인 3개에 의한 총 설명량은 55.75%이다.

표 18-3 설명된 총 분산

성분	초기 고유값			추출 제곱합 적재값			회전 제곱합 적재값
	합계	%분산	%누적	합계	%분산	%누적	%누적
1	3.431	31.191	31.191	3.431	31.191	31.191	31.191
2	1.502	13.651	44.841	1.502	13.651	44.841	44.841
3	1.200	10.908	55.750	1.200	10.908	55.750	55.750
4	.999	9.078	64.827				
5	.913	8.296	73.123				
6	.743	6.757	79.880				
7	.639	5.811	85.692				
8	.466	4.237	89.929				
9	.414	3.760	93.689				
10	.361	.3.286	96.975				
11	.333	3.025	100.000				

추출방법: 주성분 분석
a. 성분이 상관된 경우 전체 분산을 구할 때 제곱합 적재값이 추가도리 수 있다.

④ 구조행렬을 살펴보면, 요인 1에는 허리점수, 손목점수, 어깨점수, 팔꿈치점수, 다리점수, 척추만곡이 포함되었고, 요인 2에는 정신강도와 육체강도가 포함되었으며, 요인 3에는 악력, 목점수, 체등급이 포함되었음을 알 수 있다(표 18-4).

표 18-4 구조행렬

	성분		
	1	2	3
허리점수	.788	.091	.130
손목점수	.754	.254	.294
어깨점수	.721	.370	.245
팔꿈치점수	.716	.118	-.118
다리점수	.661	.344	.475
척추만곡	.457	.005	-.359
정신강도	.250	.890	.156
육체강도	.218	.885	.164
악력	.052	.198	.618
목점수	.516	.205	.549
체등급	.098	-.049	.535

요인추출방법: 주성분 분석
회전 방법: Kaiser 정규화가 있는 프로멕스

⑤ 통계프로그램을 이용한 요인분석이 끝나면, 선행연구 및 이론적 배경을 바탕으로 각 요인에 대해 새로운 이름을 결정한다. 다시 말해, 근골격계 자각증상과 관련된 요인이 초기 11가지로 되어 있지만, 요인분석결과 3가지 요인으로 축소시킬 수 있음을 의미하는 것으로, 3가지 각 요인에 대해 연구자가 새롭게 명칭을 정한다(예: 체력, 육체부담).

FURTHER READING

강윤희, 김건희, 신수진 등(2015). 건강과학을 위한 기초통계학. 정담미디어, 서울.

송혜향, 박용규(1996). SAS를 이용한 통계학연습. 수문사, 서울.

이충희(2012). 물리치료사와 작업치료사를 위한 연구방법론. 계측문화사, 서울.

Portney LG, Watkins MP 1993 Foundation of clinical research: applications to practice. Appleton & Lange, USA

CHAPTER 19

단일사례 실험설계

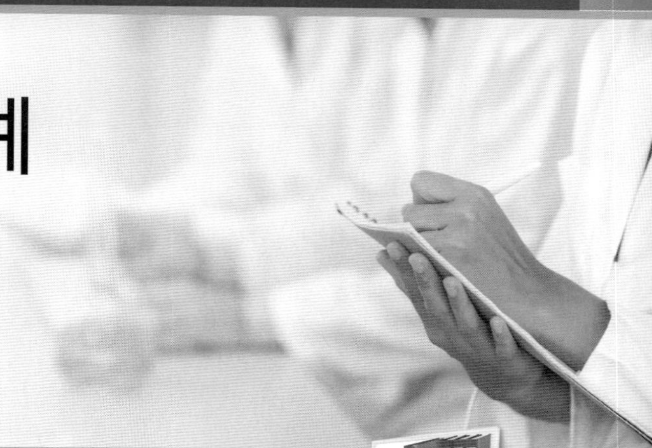

이 장의 내용

용어의 정의
실험설계의 종류

이전에 언급된 연구 방법(집단연구 방법)들은 임상에서 환자를 대상으로 하는 연구에서 몇몇 제한점이 있다. 첫째 집단을 대상으로 하는 연구에서는 집단에 포함된 개개인의 특성을 반영하기 힘들다. 즉, 집단연구에서는 특정 변수에 대하여 집단의 평균을 이용하기 때문에 개개인의 특성보다는 집단의 특성을 잘 반영한다. 예를 들어, 뇌졸중 환자 5명의 근긴장도를 서열척도인 MAS를 사용하여 측정한 결과 G1, G1, G3, G2, G2라고 하자. 평균 근긴장도는 G1.8이 된다. 이것은 집단에 속한 개개인 중 아무도 가지지 않는 가상의 근긴장도이다. 이처럼 집단연구는 개개인의 특성을 잘 반영하지 못한다. 둘째 임상환경에서 비슷한 조건을 가진 환자집단을 모집하는 데에는 제약이 있다. 즉 집단연구에서는 많은 대상자가 필요하다. 좀 더 정확한 모집단 추정을 위해서는 많은 대상자들이 필요하기 때문이다. 이러한 일반적인 실험 연구설계 방법의 제한점으로 인해 적절한 실험환경 내에 단일 환자의 반응에 기초하여 치료효과에 대한 결론을 유추하는 실험방법을 필요로 하게 되었다. 이러한 요구에 의해 단일 사례(single case) 실험설계가 개발되었다.

단일 사례 실험설계는 단일 환자에 대한 실험적 접근을 가능하게 하고, 치료환경 내에서 조건을 통제하여 치료 중인 환자 상태를 객관적으로 관찰할 수 있게 한다. 이 설계는 독립변수의 조작 전, 조작 동안 그리고 조작 후에 종속변수를 반복적이고 체계적으로 측정한다. 이 실험설계에서는 주로 행위에 대한 측정(빈도, 기간, 간격 등)을 하기 때문에 변수에 대한 조작적 정의가 명확해야 한다.

용어의 정의

기초선 단계

단일 사례 실험설계는 대상자의 반응을 반복 측정하는 과정으로 이루어지는데, 기초선 단계(baseline phase)는 치료를 시작하기 전, 즉 독립변수를 적용하지 않은 상태에서의 대상자의 반응을 측정하는 것이다. 기초선 단계는 문자 'A'로 표시한다. 측정횟수는 수집된 자료가 안정된 형태를 보일 때까지 측정하지만, 일반적으로 4~6회 정도 측정한다.

치료단계

치료를 시작한 후, 즉 독립변수를 조작하는 동안 혹은 조작한 후에 대상자의 반응을 측정하는 단계이다. 치료단계(treatment phase)는 문자 'B'로 표시한다.

실험설계의 종류

A-B 설계

기초선 단계 'A'와 치료단계 'B'의 기본적인 두 개의 단계로 이루어진 설계이다(그림 19-1). 그림 19-1은 보행 시 발끝 걷기를 하는 뇌성마비 아동에게 보행 시 발바닥이 바닥에 닿도록 청각 자극을 제공하여 치료한 결과를 나타낸 그래프이다. 수집한 자료는 다음과 같다.

기초선 기간(5회): 6, 7, 7, 5, 6
치료기간(10회): 16, 19, 17, 18, 20, 17, 15, 19, 20, 16

수집한 자료를 그래프로 나타내면 그림 19-1과 같다. 주의 사항은 기초선 기간과 치료기간 사이는 연결하지 않는 것이다. 기초선 기간(A) 동안 5회 측정한 결과는 안정적 반응을 나타내고 있다. 만약 측정 자료가 안정적이지 못하면 측정횟수를 더욱 늘려야 할 것이다. 치료기간(B)에서는 시작한 후 즉시 발바닥이 바닥에 닿은 횟수가 크게 상승하였다. 이에 대해 연구자는 이러한 변화요인이 치료 때문이라 주장할 수 있을 것이다. 하지만 이러한 설계 내에서는 다른 오염요인(대상자의 성숙 같은 요인)이 작용하였을 가능성을 배제할 수 없다. 따라서 이를 보안하기 위하여 기초선 단계와 치료의 단계를 반복하여 보는 방법이 있다. 치료의 효과가 반복 과정에서 되풀이하여 나타난다면 이는 치료가 원인이 되어 나타난 환자의 반응이라 주장하기에 타당할 것이다.

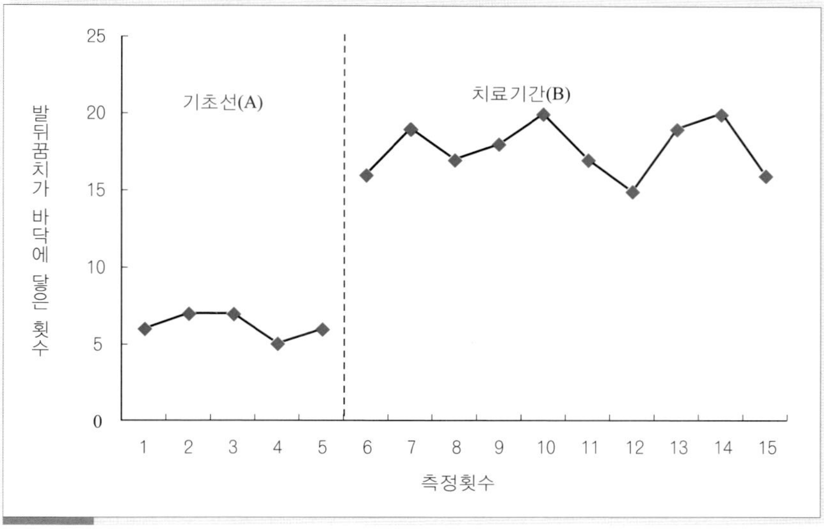

그림 19-1 A-B 설계

A-B-A 설계

이러한 설계는 위의 A-B design의 단점을 보완한 설계라고 할 수 있다(그림 19-2). 기초선 단계가 한 번 더 반복되는 이러한 설계는 대상자의 반응에 변화를 일으킨 원인이 치료 때문이라는 것을 보여줄 수 있다. 위의 A-B design의 자료 수집과정에서 A의 기간을 한 번 반복하여 자료를 수집한 결과는 다음과 같다.

기초선 기간(5회): 6, 7, 7, 5, 6

치료기간(10회): 16, 19, 17, 18, 20, 17, 15, 19, 20, 16

기초선 기간(5회): 8, 9, 10, 10, 8

이를 그래프로 나타내면 그림 19-2와 같다. 만일 초기 기초선 단계에서 나타났던 대상자의 반응이 두 번째 기초선 단계에서 동일하게 유지되지 않는다면 치료의 효과를 주장하기 어렵다. 다른 변수들이 대상자의 반응에 영향을 미쳤다면 기초선 단계의 반복 동안 초기 기초선 동안의 대상자의 반응과 비슷해지지 않는다. A-B-A 설계의 문제점은 첫째, 대상 행동이 전환 가능해야 한다는 것이다. 반응이 학습되거나 영구적인 변화를 가져온다면 치료를 제거하였을 이전의 단계로 되돌아 갈 수 없기 때문이다. 둘째, 치료를 제거하였을 때 발생하는 윤리적 문제점 또는 위험성의 문제이다. 이러한 윤리적인 문제를 보완하기 위한 방법으로 다음의 설계가 있다.

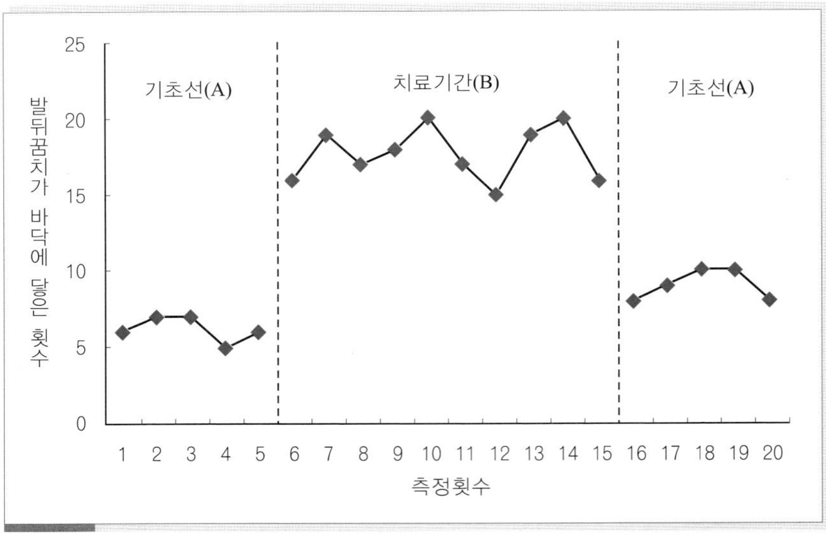

그림 19-2 A-B-A 설계

A-B-A-B 설계

기초선 단계로 시작되고 치료단계로 끝나는 A-B-A-B 설계는 실험적 통제와 임상적 관련성에서 매우 유용하다(그림 19-3). 위의 A-B-A 설계의 자료 수집과정에서 치료기간인 B의 과정을 한 번 더 반복하여 측정하는 것이다. 자료를 수집한 결과 다음과 같다.

기초선 기간(5회): 6, 7, 7, 5, 6

치료기간(10회): 16, 19, 17, 18, 20, 17, 15, 19, 20, 16

기초선 기간(5회): 8, 9, 10, 10, 8 치료기간(5회): 18, 20, 17, 21

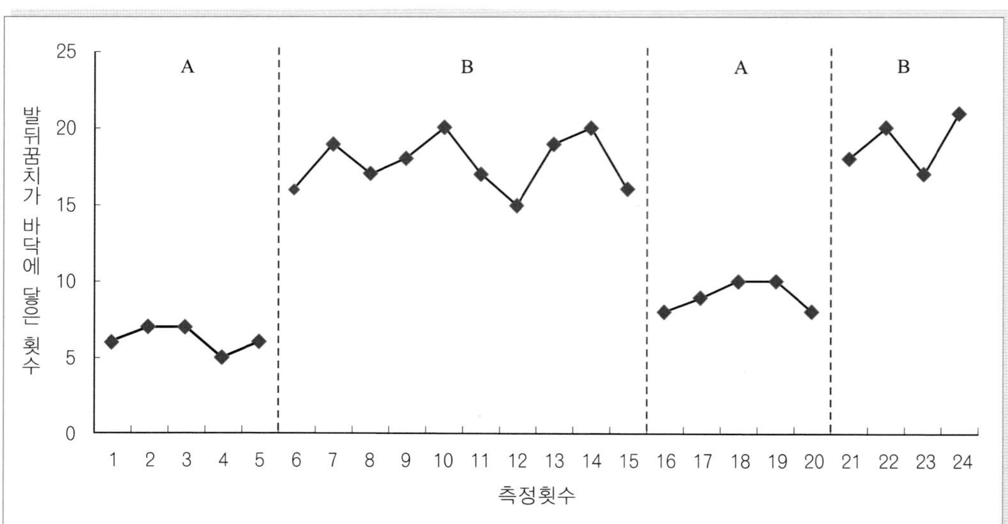

그림 19-3 A-B-A-B 설계

이 자료를 이용하여 그래프로 나타내면 그림 19-3과 같다. 이 설계의 가장 큰 장점은 치료의 효과를 평가하기 위한 두 번의 기회가 주어진다는 것이다. 만일 효과가 두 번째 치료단계 동안 설명된다면 행동의 변화가 치료와 직접적인 관련이 있음을 말해 주는 것이 될 수 있다. 이는 실험적 신뢰도의 형태로 반응의 일관성을 설명하고 내적 타당도를 부여하게 된다.

교대치료설계

이 설계는 어느 것이 더 효과적일지를 결정하기 위해 두 개의 다른 치료방법을 비교하거나 대조 또는 위약치료의 효과를 비교하기 위해 이용된다. 이 설계의 특성은 두 개 또는 그 이상의 치료 상황을 빠르게 무작위로 교대하는 것이다(그림 19-4). 치료는 치료 session 내에서 session에서 session으로, 또는 매일 매일 교대해야 한다.

대상자의 반응은 연속적으로 빨리 측정되기 때문에 이 설계에서는 치료효과가 즉각적이고 확실히 드러나는 것이 좋다. 대상자의 반응은 빠른 변화가 가능해야 하며 치료를 중단하였을 때 변화를 일으킬 수 있어야 한다. 교대치료설계(alternating treatment design)는 대상자의 변화에 시간이 오래 걸리거나 학습효과나 생리학적 변화가 점진적으로 오랜 기간 일어날 때, 다양한 치료 시 혼돈이 있을 것 같을 때는 부적절하다. 이 설계의 장점은 다양한 치료단계의 도입과 제거가 요구되는 설계보다 짧은 시간에 치료의 효과를 비교하여 알 수 있다는 것이다.

예를 들어, 설명하면, 위에서 사용한 예에서 발끝 걷기를 하는 뇌성마비 아동에게 발뒤꿈치가 바닥에 닿도록 하는 피드백 제공의 효과를 알아보고자 할 때, 청각적 자극과 시

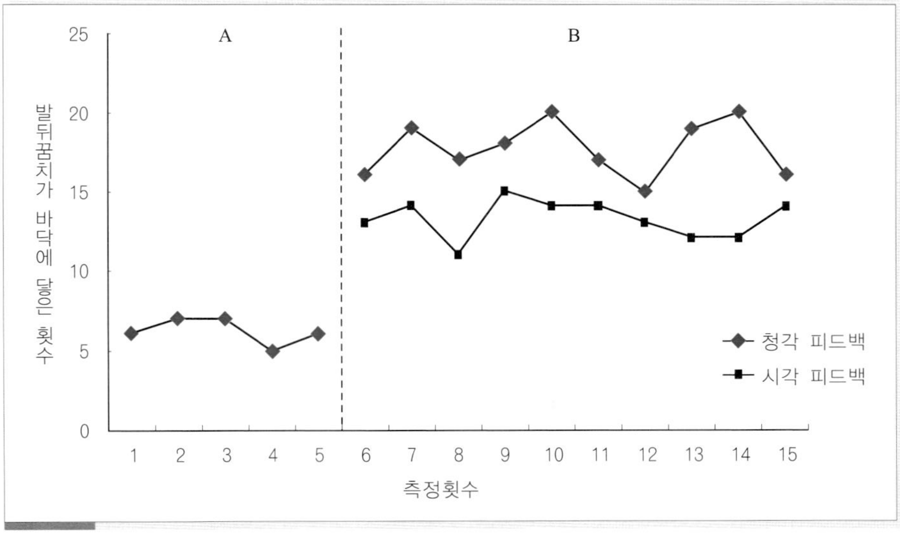

그림 19-4 교대치료설계

각적 자극의 효과를 비교하기를 원한다고 하자. 이를 위해 수집한 자료는 다음과 같다.

기초선 기간(5회): 6, 7, 7, 5, 6

청각적 피드백을 제공한 치료기간(10회): 16, 19, 17, 18, 20, 17, 15, 19, 20, 16

시각적 피드백을 제공한 치료기간(10회): 13, 14, 11, 15, 14, 14, 13, 12, 12, 12

이 자료를 그래프로 나타내면 그림 19-4와 같다.

이러한 결과를 볼 때, 연구자는 뇌성마비 아동의 발끝 걷기 치료방법으로 시각 피드백보다는 청각 피드백이 더 유용하다는 결론을 얻을 수 있을 것이다.

다중기초설계

다중기초설계(multiple baseline design)는 기초선 측정 시 최소한 3개 이상의 변인(개인, 행위 또는 환경)이 있어야 한다. 그림 19-5는 3명의 대상자에 대하여 다중기초설계를 적용한 예이다. 한 대상자에 대하여 세 가지 이상의 행위를 측정하는 경우(예: 정형물리치료 적용 후 대상자의 ROM, pain, edema라는 3변수를 측정) 또는 세 가지 이상의 환경에 따른 대상자의 기능을 평가하는 경우에 이용될 수 있다. 모든 기초선 자료가 충분히 안정되면, 치료는 대상자 1에만 적용되고 그림 19-5의 대상자 1처럼 다른 대상자들(대상자 2와 3)에서는 기초선 자료를 계속 수집한다. 그림 19-5의 대상자 2와 3처럼 대상자 1이 치료 동안 안정성을 보이면, 그 다음 대상자 2에 치료를 적용한다. 안정성이 일정한 반응수준으로 유지되면 이러한 과정은 모든 남아 있는 대상자에게 적용한다. 만약 기초선보다 치료기간 동안 측정된 변수가 더 좋은 점수를 받았다면(3개 이상의 변인 모두에서), 치료의 시작과 관련된 대상자의 반응의 체계적 변화가 치료효과라고 말할 수 있을 것이다. 기초선 단계에서는 변화가 일어나지 않고, 치료를 적용하였을 때만 측정변수가 변화하는 것이 치료효과를 입증하는 데 유리하다.

조건 관련 다중기초설계

조건 관련 다중기초설계(multiple baseline design across conditions)는 한 개인의 한 가지 행동에 같은 치료를 둘 이상의 환경상황에 순서대로 적용하는 것이다. 이때 환경상황은 서로 다른 치료환경이거나, 다른 도구적 배열이나 다른 치료사일 수 있다. 예를 들어, 자해행동을 보이는 자폐아동에게 이러한 행동을 제재하는 치료를 적용하였고 아동이 생활하는 서로 다른 환경(집 · 학교 · 병원)에서 아동의 자해행동이 얼마나 줄었는지를 평가하는 것이다.

행위 관련 다중기초설계

여러 가지의 서로 연관된 임상적 행동에 하나의 중재를 적용하여 그 효과를 연구한 것으로는 연구자는 같은 중재를 이용하여 치료할 수 있는 기능적으로 독립적인 행동을 동일 대상자에게 적용하여 최소 3번 관찰하게 된다.

대상자 관련 다중기초설계

한 가지 중재를 공통적 관련 특성을 지닌 세 명 또는 그 이상의 개인의 같은 대상행동에 적용하는 것이다.

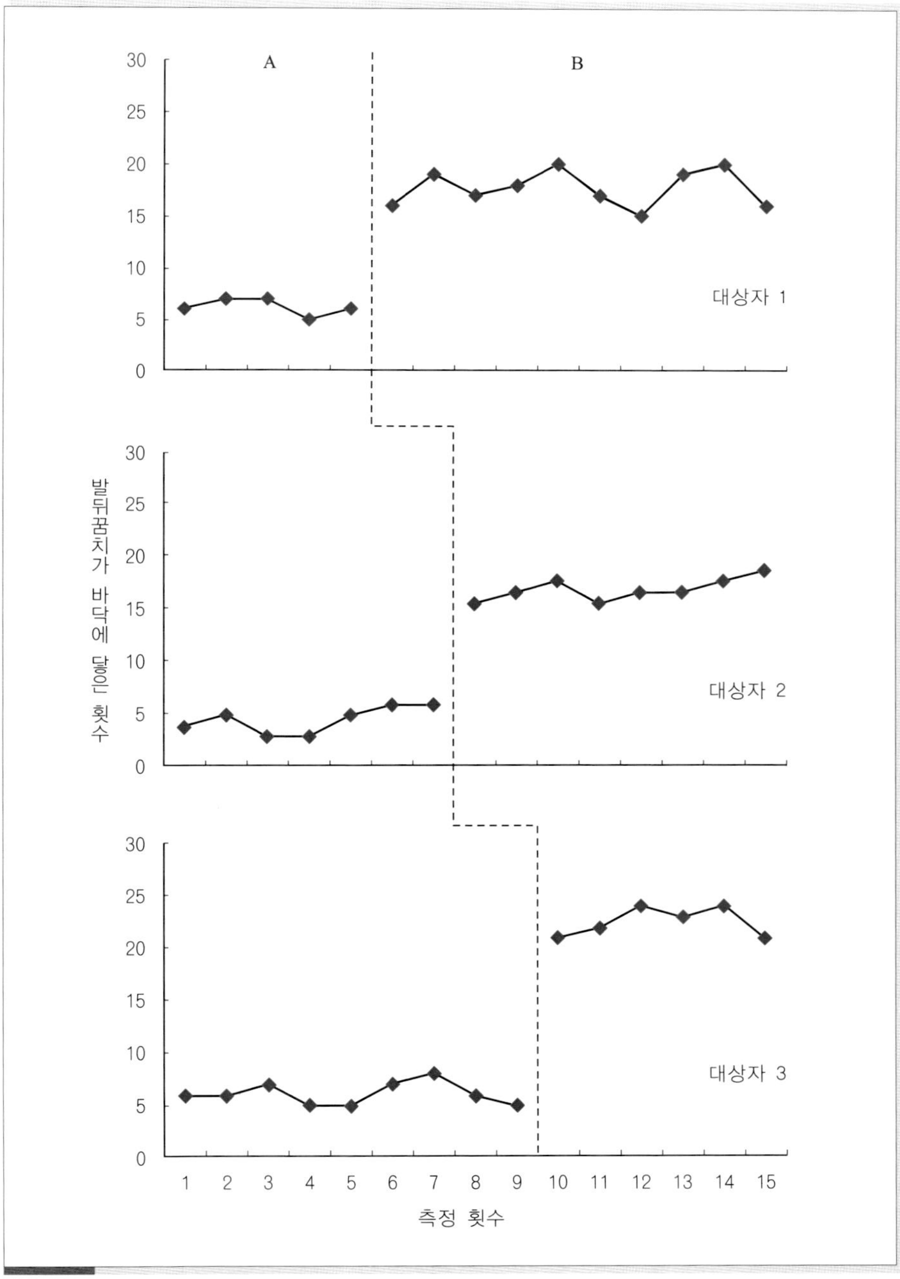

그림 19-5 대상자 관련 다중기초설계

FURTHER READING

Currier DP 1990 Elements of research in physical therapy. Williams & Wilkins, USA

Ottenbacher KJ 1986 Evaluating clinical change: strategies for occupational and physical therapists. Williams & Wilkins, USA

Kazdin AE 1982 Single-case research designs. Oxford university press, NY

Portney LG, Watkins MP 1993 Foundation of clinical research: applications to practice. Appleton & Lange, USA

CHAPTER 20

SAS 통계 프로그램 도전

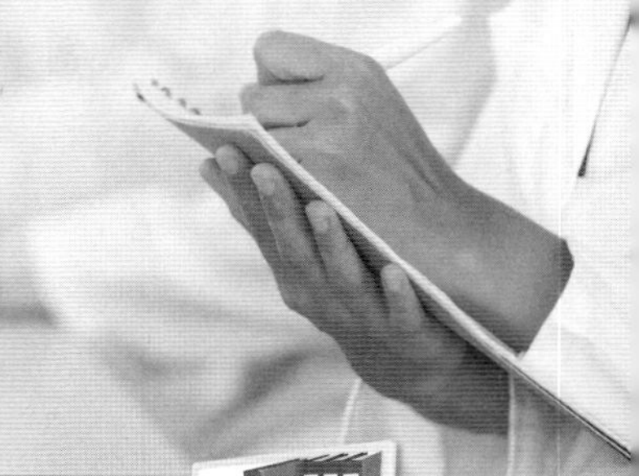

이 장의 내용

SAS의 구성과 작동방법
- PROGRAM EDITOR에서 하는 작업
- 짝비교 *t*검정의 예제
- 일원분산분석을 위한 예제
- 반복 측정된 일원분산분석

SAS의 구성과 작동방법

이전까지는 연구방법에 따른 통계방법의 이해를 높이기 위하여 실제로 계산하는 방법에 대하여 기술하였다. 하지만 여기에서는 통계 프로그램을 이용하여 통계처리를 하는 실질적인 방법에 대하여 기술한다. 결과를 분석하기 위하여 여러 가지 통계 프로그램이 사용되고 있지만 가장 많이 사용되는 프로그램은 SPSS(Statistical Package for the Social Science)와 SAS(Statistical Analysis System)이다. 특히 SAS는 의학 관련 분야에서 흔히 사용하는 것이다. 이 장은 특히 SAS에 대하여 언급한다.

OUTPUT command ==〉
LOG command ==〉
PROGRAM EDIT command ==〉

그림 20-1 SAS 화면

SAS 프로그램을 실행시키면 3개의 화면이 나타난다(그림 20-1). 맨 위에는 OUTPUT 화면, 중간에는 LOG 화면 그리고 맨 아래에는 PROGRAM EDIT 화면이 나타난다.

OUTPUT 화면은 통계 프로그램을 실행한 결과물을 보여주는 화면이다. LOG 화면은 통계 프로그램 실행 과정, 시간 및 에러(error) 상태를 보여주는 곳이다. 특히 프로그램이 실행한 결과물이 OUTPUT 화면에 나타나지 않으면 LOG 화면에서 표시되는 에러 원인을 찾아서 수정해야 한다. PROGRAM EDIT 화면은 프로그램을 입력하는 곳이다. 즉 원하는 통계방법을 작성하는 곳이다. command라고 표시되어 있는 곳은 시스템 명령어(저장, 출력 등)를 쓰는 곳이다.

시스템 명령어란 SAS 프로그램을 작동시키는 명령어를 말한다(표 20-1). 간단히 많이 사용하는 명령어를 소개한다. 프로그램을 PROGRAM EDIT에서 작성하고 나서, 프로그램을 실행시키기 위해서는 커서가 command란으로 이동해야 하는데, 이때 필요한 것이 Home키(Home)이다. 이후 F10키(F10)를 누르면 통계처리 작업이 시작된다. 통계처리 결과를 확인하기 위해서는 OUTPUT 화면으로 이동해야 하는데, 이때 필요한 것이 F5키(F5)이다. 이 키를 누르면 커서가 위치하는 화면이 다른 화면으로 이동한다. OUTPUT 화면을 확대하여 보기 위해서는 F7키(F5)를 사용한다. 결과가 제대로 나왔다면 결과물을 저장하기 위해 사용하는 명령어가 'FILE'이다. 즉 만약 A 드라이버에 SS라는 파일명으로 저장하기를 원한다면 'FILE A:SS.OUT' 같이 쓴다.

표 20-1 SAS 시스템 명령어(프로그램 작동 명령어)

명령어	기능
F1	도움말을 제공(help 기능). 끝내기 위해서는 COMMAND에서 END를 친다.
F3	LOG 화면으로 커서가 이동
F4	OUTPUT 화면으로 이동
F5	커서가 다른 화면으로 이동
F7	커서가 있는 화면을 확대 또는 축소하기 위하여 사용
F8	PROGRAM EDIT 화면으로 이동
F9	PROGRAM EDIT에서 작성한 내용은 실행을 시키면 없어진다. 만약 이 내용을 다시 불러오고 싶을 때 사용
F10	PROGRAM EDIT에서 작업한 내용을 실행
CLEAR	현재 커서가 있는 곳의 내용을 지우고 싶을 때
INCLUDE	디스켓에 있는 외부 파일을 PROGRAM EDIT에 불러올 경우
FILE	커서가 있는 화면의 내용을 저장할 때

SAS 프로그램 전체를 끝내고 싶을 때에는 BYE라고 command란에 친다. 또한 모든 문장을 끝마칠 때에는 ; 으로 끝을 맺는다. 만약 이 표시가 없으면 마침표가 없는 것처럼 다음 문장과 연결되므로 항상 ; 으로 끝을 맺어야 한다.

PROGRAM EDITOR에서 하는 작업

PROGRAM EDITOR에서의 작업은 두 단계로 나누어 생각할 수 있다. 즉 DATA 문서를 작성하는 것과 PROC 문서를 작성하는 것이다. DATA 문서는 자료를 불러오는 단계이다. 그리고 PROC 문서는 자료를 분석하기 위하여 작업하는 것을 말한다.

먼저 DATA 문서에 대하여 살펴보자. DATA 단계는 분석하기를 원하는 자료를 SAS 프로그램으로 불러오는 역할을 한다. 방법에는 두 가지가 있다. PROGRAM EDITOR에서 직접 자료를 입력하는 방법과 외부에서 자료를 입력하여 SAS 프로그램으로 읽는 방법이 있다.

직접 입력하기

CARDS문을 사용하여 수집된 자료를 나열한다. 예를 들어, 성, 나이, 발의 크기, 균형능력을 측정하였다면 다음과 같이 자료를 입력하면 된다.

```
PROGRAM EDITOR
command = = >
00001  DATA BAL;
00002  INPUT id sex $ age size bal;
00003  CARDS;
00004  1 male 21 255 50
00005  2 female 22 240 45
:
:
:
00011 8 female 25 235 48
00012 ;
```

여기에서 DATA는 자료를 불러오기 위한 문장임을 의미하는 것이다. BAL은 이 DATA 문서의 제목이다. 즉 앞으로 분석할 자료의 제목을 정하는 것으로 8문자 내에서 임의로 제목을 정할 수 있다. 이렇게 제목을 쓰고 나면 항상 맨 끝에는 세미콜론(;)을 사용하여 문장이 끝났음을 표시해야 한다[마치 문장 끝에 마침표(.)를 찍는 것처럼]. INPUT은 자료의 입력형식과 해당 변수의 이름을 부여하는 작업이다. 즉, 00004부터 자료가 입력되어 있는데 각 자료에 대한 이름을 부여하는 것을 말한다. 변수명 사이에는 최소한 한 칸 이상 공간을 두어야 한다. 만약 자료를 문자로 넣고 싶을 경우에는(보기에서 male 또는 female처럼) 변수명 뒤에 $표시를 해야 한다(예: sex $). 역시 INPUT문이 끝나면 세미콜론(;)으로 문장이 끝났음을 표시해야 한다. 다음은 CARDS문이다. 이것은 CARDS문 아래의 행에는 자료가 있음을 알려주는 것이다. 자료를 나열할 때, 자료들 사이에는 최소한 한 칸 이상의 공간을 두어야 한다. 만약 자료가 소실된 경우나 무응답인 경우에는 ·로 처리한다. 자료입력이 끝나면 세미콜론(;)으로 끝남을 표시해야 한다.

외부에서 자료를 불러오는 경우

자료를 PROGRAM EDITOR에서 직접 작업하지 않고 다른 프로그램에서 작업을 하고 난 후, PROGRAM EDITOR에서 불러오는 방법이다. 즉, 한글에서 작업하여 불러오는 방법이다. 예를 들어, 위 보기의 00004행에서 00011행까지의 자료를 한글에서 그대로 쓴다. 주의할 사항은 자료들 사이는 한 칸이 띄워져야 하며, 한 줄의 자료 입력이 끝나면 Enter키를 치는 것이 좋다. 자료입력이 끝나면 저장 형식을 완성형.txt로 저장해야 SAS에서 읽을 수 있다. 이때의 DATA문은 조금 달라지는데, DATA와 INPUT 사이에 INFILE이라는 명령어를 사용한다. 이 명령어는 외부에 있는 ASCII 형식의 파일을 불러오기 위해 사용하는 것이다. 만약 한글에서 작업은 파일을 A:BAL.txt로 저장하였다면 다음과 같이 DATA문을 작성하면 된다(이 경우에는 CARDS문이 없어진다).

```
PROGRAM EDITOR
command ==>
00001  DATA BAL;
00002 INFILE 'A: BAL.txt';
00003 INPUT id sex $ age size bal;
```

이제부터는 PROC 단계에 대하여 알아보자. 이미 언급하였듯이 이 단계에서는 원하는 방식으로 자료를 분석하기 위하여 프로그램을 짜는 일을 한다. 원하는 검정을 적는 것이다.

예를 들어, t검정을 원한다면 : PROC TTEST;

독립변수 → CLASS G;(집단 G라는 변수에 따라)

종속변수 → VAR ROM;(ROM이라는 변수가 차이가 있는지)

RUN;(실행하라)

(다른 통계를 위한 프로그램 작성은 표 20-2를 참조한다.)

표 20-2 SAS를 이용한 통계 검정 프로그램

- 짝비교 *t*검정을 위한 SAS

```
PROC MEANS N MEAN STD T PRT; (자료에 대한 평균과 표준편차를 표시하고 짝비교 t검정 실시)
  VAR diff; (diff라는 변수에 대하여)
  RUN;
```

- 일원분산분석을 위한 SAS

집단에 속한 대상자 수가 동일한 경우

```
PROC MEANS N MEAN STD; (자료에 대한 평균과 표준편차 표시를 위해)
  CLASS group; (변수명 group에 따라)
  VAR pain; (변수명 pain에 대하여)
  RUN; (실행하라)
PROC ANOVA;
  CLASS pain=group;
  MODEL pain;
  MEANS group/SCHEFFE;
  RUN;
```

- 반복 측정된 일원분산분석

```
PROC GLM;
  MODEL T1--T4 = /NOUNI;
  REPEATED T4 CONTRAST(1)/SUMMARY NOM;
  RUN;
```

- 이원분산분석

```
PROC MEANS N MEAN STD;
  CLASS group intensity;
  VAR pain;
PROC ANOVA;
  CLASS group intensity;
  MODEL pain = group*intensity;
  RUN;
```

- 상관계수를 위한 통계

```
PROC CORR;
  VAR y;
  WITH x;
  RUN;
```

- 크루스칼-월리스 검정

```
PROC NPAR1WAY WILCOXON;
  CLASS group;
  VAR pain;
```

PROC문을 작성하면 ROM이라는 종속변수가 독립변수 G라는 변수에 따라 차이가 있는지를 t검정하라라는 명령이다. 주의 사항은 항상 문장이 끝나면 세미콜론(;)을 찍어야 하며, 마지막에는 RUN이라는 명령어를 쳐야 한다. 이렇게 PROC문이 끝나면 [Home] (home key)를 눌러 커서가 PROGRAM EDITOR의 command에 오게 한 후, [F10]키를 누르면 t검정이 실행된다. 실행 과정은 LOG 화면에서 보여주고 실행 결과물은 OUTPUT 화면에 나타난다.

이제부터는 예를 통하여 통계를 직접 SAS를 이용해 가설 검정하는 방법에 대하여 기술한다. 물리치료 분야에서 가장 많이 사용하는 통계방법이 독립 t검정이다. 따라서 이 검정에 대해서만 알아보자.

【예제】

골절 후, 골유합에 초음파가 미치는 영향을 알아보기 위하여, 연구자는 20명의 골절 환자를 대상으로 10명은 실험군, 10명은 대조군으로 무작위 배치하였다. 실험군에는 4주 동안 주 3회(1회 5분 치료) 초음파를 적용하였고, 대조군에는 전원만 연결되고 실제로는 초음파가 발생하지 않는 위-초음파를 적용하였다. 4주 후 조직 검사를 통하여 골면적을 측정하여 두 군에서 차이가 있는지를 알아보는 연구를 하려고 한다. 실험결과 다음과 같은 자료를 얻었다.

구분	실험군	대조군
1	10.1	4.4
2	15.3	5.3
3	14	6.6
4	13.2	3.3
5	11.0	7.4
6	15.3	9.4
7	14.4	3.1
8	8.2	4.8
9	9.4	4.8
10	12.1	5.1

이 자료를 SAS를 이용하여 t검정을 해보자. 우선 자료를 입력해야 한다. 물론 SAS 프로그램 내에서 CARDS문을 이용하여 입력해도 되지만, 한글에서 입력한 후 외부에서 불러오는 형식으로 작업하는 것이 편하다. 한글에서 입력을 할 때는 다음과 같이 입력을 하면 된다.

```
1 10.1
1 15.3
1 14
: :
1 9.4
1 12.1
2 4.4
2 5.3
2 6.6
:
2 4.8
2 5.1
```

자료와 자료 사이는 한 칸씩 띄워야 함을 명심한다. 각 1과 2는 실험군과 대조군을 뜻한다. 문자로 표시해도 되지만, 단순히 1을 실험군, 2를 대조군으로 표현하였다. 만약 실험군이 하나 더 있으면 3으로 표현하면 된다. 한글에서 자료 입력이 끝나면 완성형.txt로 A 드라이브에 저장한다(a:ww.txt로 저장했다고 가정하자). 이제 SAS 프로그램을 실행하여 PROGRAM EDITOR에서 t검정을 위한 프로그램을 적어보자.

```
PROGRAM EDITOR
command ==>
00001 DATA FRACTURE;          ----- FRACTURE는 임의의 이름
00002 INFILE 'a: ww.txt';
00003 INPUT group heal;       ----- 변수명을 차례로 기입
00004 RUN;
00005 PROC PRINT;             ----- 화면으로 인쇄하기 명령어
00006 RUN;
00007 PROC UNIVARIATE PLOT NORMAL; -- 기술통계와 자료의 정규분포 여부
00008 VAR heal;               ----- 기술통계를 원하는 변수명(종속변수를 기입)
00009 PROC TTEST;             ----- t검정을 위한 명령어
00010 CLASS group;            ----- 독립변수(집단)
00011 VAR heal;               ----- 종속변수
00012 RUN;
```

PROGRAM EDITOR에서 위와 같이 명령어를 작성하면 t검정을 위한 프로그램이 된다. 항상 한 문장이 끝나면 RUN(;)을 표시하여 문장이 끝남을 지시해야 한다. 단순히 t검정을 원한다면 00005~00008까지의 명령은 없어도 된다. 하지만 자료가 정규분포하는지(PLOT NORMAL)와 기술통계학을 위해서 UNIVARIATE 명령어를 첨가하였다. 결과물은 다음과 같다.

SAS19:45 Thursday, August 16, 2000 1

OBS	GROUP	HEAL
1	2	4.4
2	2	5.3
3	2	6.6
4	2	3.3
5	2	7.4
6	2	9.4
7	2	3.1
8	2	4.8
9	1	10.1
10	1	15.3
11	1	14.0
12	1	13.2
13	1	11.0
14	1	15.3
15	1	14.4
16	1	8.2
17	1	9.4
18	1	12.1
19	2	5.1
20	2	4.8

SAS 19:45 Thursday, August 16, 2000 3

위의 결과물은 화면상 인쇄 명령에 따라 자료가 입력된 상태를 보여주는 것이다.

UNIVARIATE PROCEDURE

Variable=HEAL

Moments

N	20	Sum Wgts	20	
Mean	8.86	Sum	177.2	
Std Dev	4.151905	Variance	17.23832	
Skewness	0.219813	Kurtosis	-1.36216	(A)
USS	1897.52	CSS	327.528	
CV	46.28123	Std Mean	0.928394	
T:Mean=0	9.54336	Prob>|T|	0.0001	
Sgn Rank	105	Prob>|S|	0.0001	(B)
Num ^=0	20			
W:Normal	0.921768	Prob<W	0.1132	(C)

위의 결과물은 heal이라는 종속변수에 대한 기술통계학과 정규분포 정도를 보여준다.

N은 대상자 수이고, MEAN은 평균값이다. Std Dev는 표준편차이다. A행에 있는 값들은 왜도(Skewness, 자료가 한쪽으로 치우쳐 있는지를 나타냄)와 첨도(Kurtosis)이다. 이들 값이 0에 가까울수록 자료가 정규분포함을 의미한다. B행은 자료를 순위척도로 변환하여 윌콕슨 검정 결과를 보여준다. p값이 0.0001이므로 두 집단 사이에 차이가 있다. C행은 heal이라는 종속변수가 정규분포하는지에 대한 검정 결과이다. p값이 0.1132이기 때문에 정규분포함을 받아들임을 나타낸다.

TEST PROCEDURE

Variable: HEAL

GROUP	N	Mean	Std Dev	Std Error	Minimum	Maximum
1	10	12.30000000	2.53640165	0.80208063	8.20000000	15.30000000
2	10	5.42000000	1.91357722	0.60512625	3.10000000	9.40000000

Variances	T	DF	Prob>|t|
Unequal	6.8475	16.7	0.0001
Equal	6.8475	18.0	0.0000

For H_0: Variances are equal, F'=1.76 DF=(9,9) Prob>F'=0.4139

위의 결과물은 t검정 결과를 보여준다. 맨 위에는 자료에 대한 평균, 표준편차, 표준오차, 최소값 그리고 최대값이 제시되어 있다. 다음에는 두 가지 t검정 결과가 있다. 하나는 두 집단의 분산이 동일하지 않은 경우(unequal)와 동일한 경우(equal)이다. 둘 중에서 어느 것을 선택하는가?에 대한 대답은 밑에 있는 가설 H_0(두 집단의 분산이 같다)에 대한 검정 결과 p값이 0.4139이므로 귀무가설을 기각하지 못한다. 따라서 두 집단의 분산이 같으므로 equal에 대한 값들을 보아야 한다. 따라서 t값은 6.8475이고, p값은 0.000이 된다.

그러므로 연구결과 두 집단(실험군과 대조군)의 골유합 정도는 유의한 차이가 있다고 결론을 내릴 수 있다.

짝비교 t검정의 예제

연구자는 뇌성마비 아동을 대상으로 강직 억제에 80Hz의 주파수로 TENS를 적용하면 효과가 있는지를 알기를 원한다고 생각해 보자. 측정은 EMG를 사용하여 근활성도를 mV 단위로 측정하였다고 가정하자. 다음과 같은 자료를 얻었다.

구분	적용 전	적용 후
1	42	49
2	45	57
3	65	72
4	65	64
5	60	50
6	35	45
7	40	59
8	49	65

자료를 한글에서 완성형.txt로 저장하여 SAS 통계 프로그램을 실행시키면 다음과 같다.

```
PROGRAM EDITOR
command ==>
0001 DATA OMPT;  <-------------------- OMPT라는 임의의 명칭
0002 INFILE 'a:ompt.txt';  <--------------- 외부 파일 a:ompt.txt를 불러오는 명령어
0003 INPUT SEX PRE POST;  <------------- 변수명을 나열
0004 DIFF = POST-PRE;  <--------------- DIFF라는 변수에 대한 설명
0005 PROC PRINT;  <------------------- 컴퓨터 화면으로 자료 출력
0006 VAR SEX PRE POST;  <-------------- 화면으로 출력할 변수들
0007 RUN;
0008 PROC MEANS N MEAN STD T PRT;  <---- 짝비교 검정을 위한 명령어
0009 VAR DIFF;  <--------------------- 짝비교 검정을 할 변수
0010 RUN;
```

이와 같이 통계프로그램을 수행하면 다음과 같은 결과물이 나올 것이다.

SAS 22:39 Thursday, June 7, 1999 1

OBS	SEX	PRE	POST
1	1	42	49
2	1	45	57
3	1	65	72
4	1	65	64
5	2	60	50
6	2	35	45
7	2	40	59
8	2	49	65

SAS 22:39 Thursday, June 7, 1999 2

위의 결과물은 화면상 인쇄 명령에 따라 자료가 입력된 상태를 보여주는 것이다.

Analysis Variable: DIFF

N Obs	N	Mean	Std Dev	T	Prob>|T|
8	8	7.5000000	9.3350339	2.2724292	0.0573

위의 결과물은 짝비교 t검정을 한 결과이다. TENS 적용 전과 후의 차이가 값(DIFF)이 0일 확률을 보여준다. T값은 2.2724292이고, 두 방향 가설일 경우는 p값이 0.0573이다. 하지만 한 방향 가설일 경우에는 $\frac{0.0573}{2}$ 이므로 0.02865이다. 따라서 귀무가설을 기각하고 실험가설을 지지할 수 있다.

일원분산분석을 위한 예제

연구자는 보행이 가능한 뇌졸중 환자를 대상으로 신경발달치료, 고유수용성 감각자극치료 그리고 일반적인 운동치료를 적용한 후, 어떤 치료가 더욱 효과적인지를 알기를 원한다고 하자. 뇌졸중 환자를 세 집단으로 무작위 배당하고 각각의 치료 후 보행속도가 얼마나 향상되었는지를 연구한다면,

```
PROGRAM EDITOR
command ==>
DATA ex;
INFILE 'a:ex.txt';   <----------- A 드라이브에 있는 자료 불러오기
INPUT g pre post;   <---------- 자료입력 변수명(g, pre, post)
RUN;
PROC PRINT;
VAR g pre post;
RUN;
PROC MEANS N MEAN STD;   <--- 평균과 표준편차를 계산하는 명령어
CLASS g;
VAR pre post;
RUN;
PROC ANOVA;   <------------ 일원분산분석 명령어
CLASS g;
MODEL post=g;
MEAN g/SCHEFFE;   <--------- 사후검정 명령어
RUN;
```

위와 같이 통계 프로그램을 작성하면 다음과 같은 결과물이 출력될 것이다.

SAS	21:23 Friday, June 8, 1999 1		
OBS	G	PRE	POST
1	1	2	4
2	1	3	6
3	1	2	2
4	1	5	9
5	1	5	8
6	1	3	3
7	1	5	7
8	1	4	8
9	1	4	9
10	1	3	4
11	2	3	5
12	2	5	9
13	2	4	10
14	2	2	2
15	2	5	8
16	2	3	9
17	2	5	6
18	2	3	8
19	2	4	4
20	2	3	6
21	3	2	2
22	3	2	3
23	3	4	5
24	3	4	4
25	3	5	6
26	3	5	6
27	3	3	3
28	3	4	7
29	3	5	8
30	3	2	4

위의 결과물은 자료가 입력된 상태를 화면으로 보여주는 것이다. 총 30명을 대상으로 세 집단으로 나누어졌다. G라는 변수 밑에 있는 1, 2, 3은 자료를 입력하기 쉽게 하기 위하여 신경발달치료를 1로, 고유수용성 감각자극치료를 2로 그리고 일반적 운동치료를 3으로 대체하여 자료를 입력한 것을 의미한다. pre는 치료 전이고 post는 치료 후의 보행 속도이다.

G	N Obs	Variable	N	Mean	Std Dev
1	10	PRE	10	3.6000000	1.1737878
		POST	10	6.0000000	2.5819889
2	10	PRE	10	3.7000000	1.0593499
		POST	10	6.7000000	2.5407785
3	10	PRE	10	3.6000000	1.2649111
		POST	10	4.8000000	1.9321836

위의 결과물은 집단별로 치료 전과 후의 보행속도에 대한 평균과 표준편차이다.

```
Analysis of Variance Procedure
                    Class Level Information

                    Class    Levels    Values

                    G           3      1 2 3

            Number of observations in data set = 30

                  Analysis of Variance Procedure

Dependent Variable: POST
                             Sum of           Mean
Source              DF       Squares          Square      F Value    Pr > F

Model                2    18.46666667     9.23333333       1.64      0.2121

Error               27   151.70000000     5.61851852

Corrected Total     29   170.16666667

          R-Square        C.V.       Root MSE       POST Mean

          0.108521      40.63442     2.370341      5.83333333

                  Analysis of Variance Procedure

Dependent Variable: POST

Source         DF     Anova SS       Mean Square    F Value     Pr > F

G               2   18.46666667     9.23333333       1.64       0.2121
```

위의 결과물은 치료형태에 따른 보행속도가 집단별로 차이가 있는가에 대한 일원분산 분석이다. F값은 1.64이고 이는 통계적으로 차이가 없음을 보여준다(p값은 0.2121). 따라서 귀무가설을 기각하지 못하므로 뇌졸중 환자에게 적용되는 치료형태는 보행속도에 영향을 주지 않는다고 결론을 맺을 수 있다.

```
Analysis of Variance Procedure

                Scheffe's test for variable: POST

NOTE: This test controls the type I experimentwise error rate but generally
      has a higher type II error rate than REGWF for all pairwise compari-
      sons

          Alpha= 0.05  df= 27  MSE= 5.618519
             Critical Value of F= 3.35413
          Minimum Significant Difference= 2.7456

     Means with the same letter are not significantly different.

Scheffe Grouping        Mean        N        G
               A       6.700       10        2
               A
               A       6.000       10        1
           SAS      21:23 Friday, June 8, 1999   8

              Analysis of Variance Procedure

Scheffe Grouping        Mean        N        1G
               A
               A       4.800      110        13
```

위의 결과물은 일원분산분석 후 사후검정을 한 것이다. 사실은 집단별로 차이가 없기 때문에 사후검정은 무의미한 것이다. 하지만 여기에서는 사후검정 방법을 보여주기 위하여 제시하였다. 여기에서는 집단별로 문자(A)가 같기 때문에 차이가 없음을 알 수 있다. 하지만 만약 집단별로 차이가 있다면 서로 다른 문자가 표시될 것이다.

반복 측정된 일원분산분석

여러분은 요통이 있는 환자를 대상으로 집중적 허리근육강화(intensive back muscle strengthening) 운동을 4주간 적용하여 이 운동이 요통에 미치는 영향을 연구하고자 한다고 가정하자. 측정은 VAS를 이용하여 운동을 시작하기 전, 4주 후 그리고 8주 후에 시행되었다고 생각해 보자. 이 설계는 한 집단이 3회 반복 측정되기 때문에 반복 측정된 일원분산분석을 사용해야 한다.

```
PROGRAM EDITOR
command ==>
DATA LBP;
INFILE 'a:lbp.txt';
INPUT p1 p2 p3;
RUN;
PROC PRINT;   <-------------- 변수 p1 p2 p3를 화면 인쇄 명령
VAR p1 p2 p3;
RUN;
PROC MEANS N MEAN STD;  <---- 변수 p1 p2 p3의 평균과 표준편차
VAR p1 p2 p3;
RUN;
PROC GLM;  <--------------- 반복 측정된 일원분산분석을 위한 명령어
MODEL p1--p3=/ NOUNI;
REPEATED p 3 CONTRAST(1)/SUMMARY NOM;
RUN;
```

위의 내용은 반복 측정된 일원분산분석을 위한 통계 프로그램 명령어이다.

SAS 21:23 Friday, June 8, 1999 9

OBS	P1	P2	P3
1	6.5	1.0	4.9
2	8.0	3.1	6.8
3	9.8	4.4	9.0
4	6.5	2.2	4.7
5	7.7	3.1	6.6
6	8.2	4.1	6.9
7	7.7	2.2	7.0
8	6.0	1.1	7.2
9	9.9	2.1	8.8
10	7.4	3.2	8.6

SAS 22:39 Thursday, June 7, 1999 2

위의 결과물은 자료를 입력한 상태를 화면으로 보는 주는 것이다. *p*1은 운동 전, *p*2는 운동 4주 후, *p*3은 8주 후의 요통 정도이다.

N Obs	Variable	N	Mean	Std Dev
10	P1	10	7.7700000	1.3081369
	P2	10	2.6500000	1.1404190
	P3	10	7.0500000	1.4804279

위의 결과물은 각 시기별 평균과 표준편차이다.

```
General Linear Models Procedure

            Number of observations in data set = 10

            SAS      21:23 Friday, June 8, 1999  12

              General Linear Models Procedure
            Repeated Measures Analysis of Variance
             Repeated Measures Level Information

      Dependent Variable      P1     P2     P3
             Level of P        1      2      3

              General Linear Models Procedure
            Repeated Measures Analysis of Variance
      Univariate Tests of Hypotheses for Within Subject Effects

Source: P
                                                      Adj  Pr > F
  DF   Type Ⅲ  SS     Mean Square  F Value  Pr > F   G - G   H - F
   2   153.64266667   76.82133333  109.88   0.0001   0.0001  0.0001

Source: Error(P)
  DF    Type Ⅲ SS     Mean Square
  18    12.58400000    0.69911111

            Greenhouse-Geisser Epsilon = 0.8858
               Huynh-Feldt Epsilon = 1.0870

            SAS      21:23 Friday, June 8, 1999  14
```

위의 결과물은 각 시기별 요통의 정도가 차이가 있는지를 보여준다. *F*값은 109.88이고 이는 각 시기별 요통의 차이가 유의하게 있음을 의미한다(p값은 0.0001). 즉 귀무가설을 기각하고 실험가설을 지지할 수 있는 강력한 증거이다.

```
General Linear Models Procedure
                Repeated Measures Analysis of Variance
                Analysis of Variance of Contrast Variables

        P.N represents the contrast between the nth level of P and the 1st

Contrast Variable: P.2

Source          DF   Type Ⅲ SS       Mean Square     F Value    Pr > F
MEAN             1   262.14400000    262.14400000    225.21     0.0001
Error            9   10.47600000     1.16400000

Contrast Variable: P.3
                SAS      21:23 Friday, June 8, 1990  15

                General Linear Models Procedure
                Repeated Measures Analysis of Variance
                Analysis of Variance of Contrast Variables

        P.N represents the contrast between the nth level of P and the 1st

Contrast Variable: P.3

Source          DF   Type Ⅲ SS       Mean Square     F Value    Pr > F
MEAN             1   5.18400000      5.18400000      4.58       0.0609
Error            9   10.17600000     1.13066667
```

위의 결과물은 사후검정으로, 과연 어떤 시기에서 차이가 있는지를 보여주는 것이다. 프로그램 13열을 다시 보면 CONTRAST(1)이라는 용어가 있다. 이는 첫 번째 자료(즉 p1)를 중심으로 다른 자료(즉 P2와 P3)를 비교하라는 명령어이다. 따라서 P.2는 P1과 P2를 비교한 것이고, P.3은 P1과 P3을 비교한 것이다. 결과를 보면 P.3에서는 유의한 차이가 없었다(p=0.0609). 하지만 P.2에서는 유의한 차이를 보였다(p=0.0001). 따라서 운동 전과 4주 후에는 요통의 정도가 차이가 있고, 운동 전과 8주 후에는 차이가 없음을 의미한다. 하지만 여기에서 주의할 사항은 여기에서 사용된 통계는 시기별 차이가 0인가에 대하여 짝비교 검정을 한 결과이다. 따라서 Bonferroni 방법을 적용하여 반복 횟수에 따라 교정을 해

주어야 한다. 그 결과는 다음과 같다.

대비	유의 확률	
	교정 전	교정 후
p1~p2	0.0001	0.001×2=0.0002
p1~p3	0.0609	0.0609×2=0.1218

FURTHER READING

오종철, 이영섭(2013). SAS 기초통계분석. 자유아카데미, 서울.
송혜향, 박용규(1996). SAS를 이용한 통계학연습. 수문사, 서울.
Cody R 2011 SAS statistics by example. SAS, USA

SECTION 3

연구 응용

Research applications

이 절은 일곱 가지 다른 예를 사용하여 앞에서 설명한 일부 통계 프로세스의 적용을 설명하기 위한 것이다. 첫 번째 예는 보건 연구의 어떤 분야에서든 사용할 수 있도록 맞춤화할 수 있는 타당하고 신뢰할 수 있는 태도척도 개발과 관련이 있다. 두 번째 예는 레퍼토리 그리드 분석으로 알려진 유용한 기술을 설명한다. 세 번째는 반응자 조작 특성으로 불리며, 이는 선별 및 진단검사에서 특히 중요하다. 네 번째 주제는 델파이 기법이며, 일반적으로 특정 분야의 전문가들 사이에서 의견 일치를 위해 사용된다. 다섯 번째는 강제 선택 결정 시스템을 사용하여 특정 주제에 대한 우선순위를 매기기 위한 방법을 설명하고, 여섯 번째는 측정 및 판단의 신뢰성에 대해 다루었다. 마지막으로, 실무에서 사용할 수 있는 최선의 증거를 결정하는 첫 번째 단계로 연구문헌의 체계적인 검토를 수행하는 과정을 설명한다.

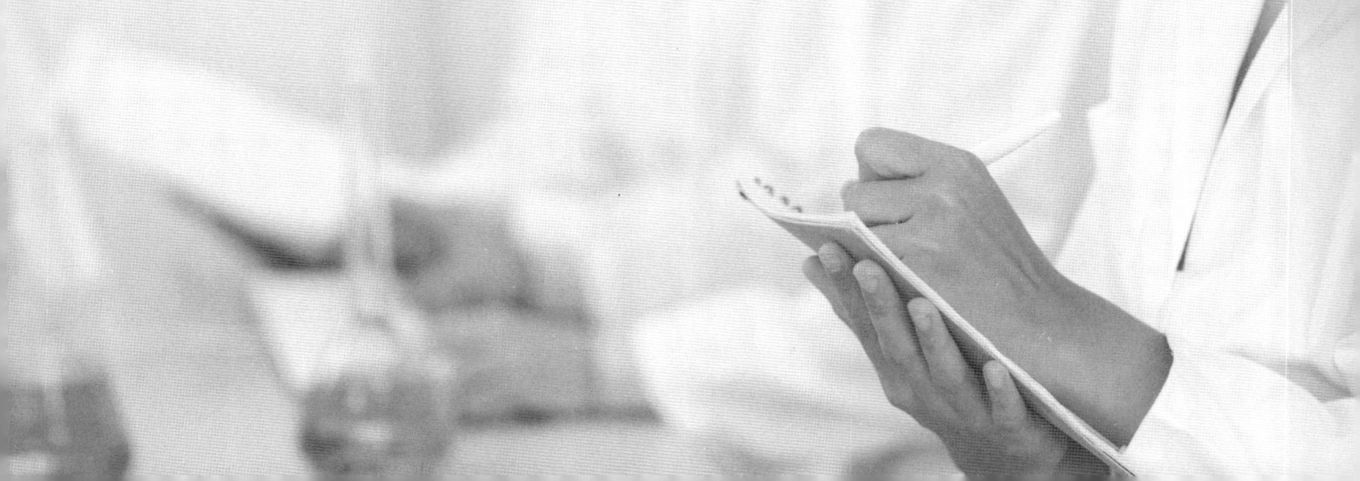

CHAPTER 21

태도척도

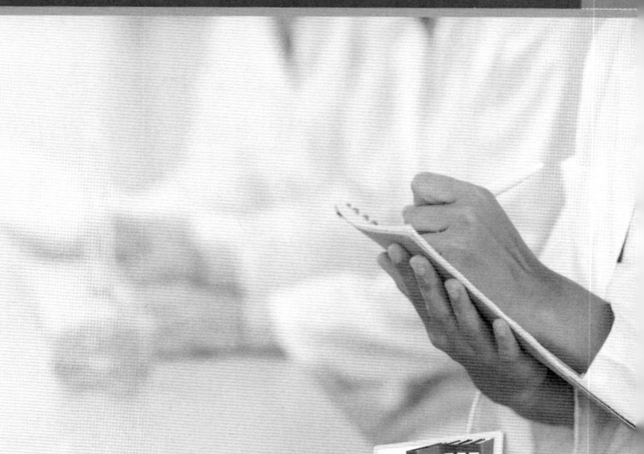

이 장의 내용

태도와 태도 측정의 요점

심리학 검사 구성의 기본 원리: 정신분석학

태도척도: 일반적 관점

태도척도 구성하기

1. 항목 풀 만들기
2. 항목 풀 다듬기
3. 항목 점수 부여하기
4. 초안 척도 검사하기
5. 항목 분석하기
6. 신뢰도 확보하기
7. 구성 타당도 확인하기
8. 예측 타당도 확립하기

태도와 태도 측정의 요점

태도와 태도 측정은 수십 년 동안 특별한 관심을 불러 일으켜 온 분야이다. 특히 건강교육 및 홍보(promotion)와 관련이 있는데, 이는 태도가 변하면 관련된 행동의 변화가 있을 것이라 가정하기 때문이다. 전형적인 예가 흡연이다. 만약 건강교육 캠페인을 통해 흡연에 대해 더욱 부정적인 태도가 되도록 만든다면, 실제 흡연 행태도 시간이 지남에 따라 감소할 것으로 예상할 수 있다. 그러나 주로 태도와 행동 사이의 관계와 태도에 대한 측정이 모두 매우 복잡하기 때문에, 이러한 현상이 반드시 발생하는 것은 아니다.

특정 주제에 대한 태도는 개인의 믿음, 감정, 행동의 산물이며, 이 모든 것은 바꿀 수 없거나 또는 대안적으로, 삶의 경험에 의해 빠르게 변할 수 있다. 즉, 상황에 따라 태도가 매우 안정적이거나 매우 불안정할 수 있다. 그러나 실제로 태도에 대한 측정이 변화를 확인할 만큼 민감하지 않으면 태도가 안정적이라고 오인될 수 있다. 반대로, 보건교육 캠페인의 결과로 태도가 변한 것으로 여겨지지만, 태도에 대한 측정이 신뢰할 수 없는 경우도 있을 것이다. 예를 들어, 연구자가 유명한 개업의 치료에 대한 환자의 태도에 관심이 있어 다음과 같은 가설을 세울 수 있을 것이다.

H_1: 유명한 임상치료사가 제공하는 관리 프로그램에 대한 환자의 태도는 이러한 유형의 서비스를 제공받은 경험 후 더욱 긍정적으로 될 것이다.

이 가설을 검증하기 위해서는, 환자를 대상으로 유명한 임상치료사로부터 치료를 받기 전과 치료 후에 태도척도를 사용하여 태도를 측정하는 것이 필요할 것이다.

또는, 연구자가 유명한 임상치료사의 치료에 대해 다양한 환자집단의 태도에 관심이 있으면 다음과 같은 가설을 생각할 수 있다.

H_1: 치료가 어려운 특정 질환으로 치료를 받고 있는 환자들은 치료가 상대적으로 쉬운 질환으로 치료를 받는 환자보다 유명한 임상치료사의 중재에 대해 더 부정적이다.

이 가설을 검증하기 위해, 연구자는 특수 질환으로 치료를 받고 있는 환자집단과 엉덩관절 가동성을 높이기 위한 치료를 받고 있는 집단을 선택할 수 있다. 그리고 두 집단 사이에 태도 차이가 있는지 확인하기 위해 두 집단 모두에 대해 태도척도를 적용할 것이다.

이러한 연구들이 유용한 결과를 보이기 위해서는 태도척도가 중재 전후의 변화(가설 1) 또는 환자집단 간의 차이(가설 2)를 감지하기에 충분히 민감(sensitive)해야 한다. 민감성은 태도척도가 신뢰(reliable)할 수 있고, 태도척도가 사용될 때마다 동일한 태도를 측정하며, 타당(valid)이라 불리는 것, 즉 측정하고자 하는 것을 측정함으로써 달성될 수 있다. 예를 들어, 위의 예에 대해 개발된 태도척도가 처음 사용되었을 때 유명 임상치료사에 대한 태도를 측정했지만, 다음에 병원 서비스에 대한 일반적인 의견을 측정했다면 이는 전혀 가치가 없을 것이다.

태도의 척도에 관한 두 번째 요점은 태도의 범위 및 복잡성과 관련이 있다. 주어진 주제에 대한 개인의 태도는 다양한 관련 문제들과 얽혀 나타날 가능성이 높다. 위에 제시된 예를 다시 언급하면, 유명한 치료사에 대한 환자의 태도는 해당 치료사를 얼마나 좋아하는지, 얼마나 많이 개선이 이루어지고 있는지, 병동의 전반적인 분위기, 치료 중 통증 수준 등에 의해 영향을 받을 것이다. 따라서 연구자가 유명한 치료사에 대한 태도를 측정하기 위해서는 이에 관련된 다양한 이슈가 태도척도에서 다루어져야 한다.

태도척도 역시 반응자 편견에 영향을 받을 수 있다. 즉, 일부 응답자는 자신의 실제 견해를 감추기 위해 또는 연구자를 만족(또는 불만족)시키기 위해 의도적으로 자신의 답을 왜곡할 것이다. 지속오류에 대한 부분에서 반응자 편견을 줄이기 위한 연구설계 방법이 설명되어 있다.

마지막 한 가지는 태도척도와 관련하여 주목할 가치가 있다. 상업적으로 이용할 수 있는 많은 태도척도가 있지만 독점적이고 매우 비싸거나 심리학자들만이 사용하도록 제한될 수 있다. 더욱이 이들의 내용은 특정 상황에서 사용하기에 충분히 구체적이거나 직접적이지 않아 항상 적절한 것은 아니다. 이는 연구 주제와 직접적인 관련이 있는 맞춤화된 태도척도를 구축하는 것이 훨씬 낫다는 것을 의미한다. 어렵게 여겨지겠지만 기본 원칙을 준수한다면 특별히 어렵지 않다. 심리검사는 정신분석학(psychometrics)으로 알려져 있으며, 몇 가지 기본원칙에 근거하고 있다. 그러나 다음 지침은 기본 원칙일 뿐이라는 점에 유의한다. 보다 정교한 검사는 정교한 예비 데이터 수집과 통계분석이 필요하다. 이에 대한 자세한 내용은 Beech & Harding(1990), Oppenheim(2000), Rust & Golombok(2008)을 참조하기 바란다.

심리학 검사 구성의 기본 원리: 정신분석학

좋은 태도척도는 신뢰도와 타당도를 가져야 한다. 신뢰도(reliability)는 검사가 이루어질 때마다 정확히 동일한 질(quality)이나 속성을 측정해야 한다는 사실을 의미한다. 다소 극단적이고 쉬운 예를 들자면, 처음에는 그램을 측정하기 위해 체중계를 이용하고, 다음에 미터 측정을 위해 또는 부피 측정을 위해 체중계를 사용한다면 이는 거의 의미가 없다. 체중계는 항상 무게를 측정해야 한다. 태도척도 역시 개발된 목적에 맞게 사용되어야 한다.

타당도(validity)는 검사가 측정하고자 하는 것을 측정하고 있는가에 대한 것이다. 타당도는 네 가지 주요한 형태가 있다.

얼굴(안면) 타당도(face validity)는 '검사가 측정하고자 하는 것을 측정하는 것처럼 보이는가?'라는 질문을 던진다. 단어의 뜻이나 수학 공식을 이용하는 계산에 대한 측정으로 응답자에게 핵무기에 대한 태도척도를 적용하는 것은 얼굴 타당도가 떨어지는 것이다.

구성 타당도(construct validity)는 검사가 연구 주제와 관련된 이론을 평가해야 한다는 개념이다. 따라서 유명한 치료사에게 치료받는 환자의 태도를 측정하기 위한 태도척도는 이를 뒷받침하는 이론적 가정이 있어야 한다. 예를 들어, 유명한 치료사라는 개념은 직업적 책임, 상호 존중 및 신뢰의 맥락에서 환자와 상호관계를 유지하면서 중재를 한다는 기본적인 이론에서 파생된 것이기 때문에 이러한 부분을 평가할 수 있어야 한다. 태도측정을 위해 검사에 대한 구성 타당도를 확립하는 것은 일반적으로 연구 대상 주제와 관련된 철저한 문헌 검토를 통해 이론적 핵심을 잘 파악하고 이를 반영하는 것이 필요하다.

내용 타당도(content validity)란 검사가 이론적으로 발생 가능한 모든 행위들을 평가하고 있는가에 대한 개념이다. 위의 예제를 다시 적용하면, 유명한 치료사라는 개념은 환자의 높은 치료순응과 치료사의 더 큰 자신감 등과 같은 측정 가능한 행동으로 관찰되어야 한다. 유명한 치료사에 대한 올바른 태도검사는 기본 이론에서 비롯될 것으로 예상되는 관찰 가능하고 수량화할 수 있는 광범위한 행동/결과에 대해 다루어야 한다. 이러한 결과 측정은 구성 타당도 단계와 개인 및 전문가적 경험을 토대로 논리적으로 고려되어야 한다. 또한, 관련된 적절한 사람들과 인터뷰를 통해 관찰 가능한 측정 유형을 확립할 필요도 있다. 이러한 지침대로 척도가 개발되면 개발된 척도의 구성 및 내용 타당도를 평가할 수 있다. 예를 들어, 이 예제를 사용하면, 유명한 치료사가 제공하는 중재에 대한 태도가 긍정적이었던 환자들은 치료에 더 만족하고 치료에 더욱 순응할 것이다. 이를 실험적으로 검증하기 위해, 긍정적인 태도 환자집단의 운동준수 및 치료 만족도에 대한 것과 부정적인 태도 환자집단의 그것과 비교할 것이다. 만약 우리가 기대된 차이를 발견한다면, 이는 태도척도의 내용 및 구성 타당도가 있음을 알려주는 것이다.

네 번째 유형인 예측 타당도(predictive validity)는 정신분석학적 원리에서 가장 달성하기 어려운 것이다. 비록 다양한 이유로 인해 사람들은 항상 그들의 태도와 일치하는 방식으로 행동하지는 않지만, 태도척도는 미래의 행동을 예측하는 능력을 가져야 한다. 척도가 예측 타당도를 갖는 경우, 척도에 대한 반응에 기초하여 개인의 행동을 예측할 수 있어야 한다. 이 예에서, 우리는 유명한 치료사에 대해 긍정적인 태도를 가진 환자는 차후 중재를 선택해야 할 경우 무작위로 할당된 진료보다는 유명한 치료사의 중재를 선택할 것으로 예상한다.

핵심 개념

태도는 다른 형태의 심리학적 특성 검사와 마찬가지로 신뢰할 수 있고 타당해야 한다. 신뢰도는 검사를 할 때마다 동일한 품질을 측정해야 한다는 것을 의미한다. 타당도는 검사가 측정하고자 하는 것을 측정해야 한다는 것을 의미한다. 타당도는 네 가지 유형이 있다.

- 얼굴(안면) 타당도 – 검사가 측정하려는 것을 측정하고 있는가?
- 구성 타당도 – 검사가 조사대상 주제와 관련된 이론을 측정하는가?
- 내용 타당도 – 검사가 이론적으로 나올 수 있다고 기대되는 모든 행동들을 측정하는가?
- 예측 타당도 – 검사가 향후 행동을 예측하는가?

태도척도: 일반적 관점

이미 언급되었듯이, 태도척도는 서비스 제공, 윤리적 문제, 작업 관행의 변화, 새로운 장비 등에 대한 의견을 객관적이고 수량화할 수 있는 방법으로 건강관리 연구에서 자주 사용되는 도구이다.

태도척도는 일반적으로 약간 논쟁의 여지가 있는 일련의 진술로 구성되며, 응답자는 자신이 어느 정도까지 동의하는지 혹은 동의하지 않는지 나타내야 한다. 합의 또는 의견 불일치의 정도는 여러 가지 방법으로 측정할 수 있지만 가장 일반적으로 사용되는 방법 중 하나는 리커트 척도(Likert scale)라 불리는 5점 서열척도(five-point ordinal scale)이다. 이는 일반적으로 다음과 같은 형태로 나타난다.

1	2	3	4	5
전혀 동의하지 않음	동의하지 않음	보통	동의함	매우 동의함

눈금이 순서형이기 때문에, 4에서 점수를 받은 사람이 2에서 점수를 얻은 사람보다 두 배나 더 강하게 느낀다고 말할 수 없다(4장 참조). 지금까지 많은 연구자들이 이러한 데이터 제한을 무시해 왔다. 반대로 되는 경우도 있지만(즉, 높은 점수 = 부정적인 태도), 태도척도에서 높은 점수는 일반적으로 조사 대상 주제에 대한 긍정적인 태도를 나타내는 것으로 간주된다.

심리학적 규칙을 따르는 태도척도는 복잡성에도 불구하고 태도의 구성은 사실 꽤 간단하다. 그러나 특정 대상집단을 선정하고 심리학의 기본 원리를 무시한 채, 단순히 조사 중인 문제에서 중요하다고 생각되는 이슈로만 만들어진 설문지를 구성하고 연구에 적용한다면 필연적으로 잘못된 정보나 판단을 내릴 위험이 커진다.

핵심 개념

- 태도척도는 객관적이고 수량화할 수 있는 방식으로 태도를 측정하는 것을 목적으로 한다.
- 태도척도는 설문지 양식과 비슷하게 구성된다.
- 응답자는 각 진술에 어느 정도 동의하는지 또는 동의하지 않는지 표시해야 한다.
- 참가자의 답변은 일반적으로 리커트 척도로 알려진 5점 척도로 기록된다.
- 태도척도에서, 일반적으로 점수가 높을수록 해당 주제에 대해 긍정적인 반응을 보이는 것으로 여겨진다.

태도척도 구성하기

대체의학의 문제를 우리의 주제로 삼자. 대체의학의 가치가 높아지고 있고 대체의학을 기존 의학체계 내에 도입하려 하는 시도들이 있다. 물론 기존 의학자들은 이를 반대할 것이다. 이 상황에서 여러분이 1차 의료팀에서 일하고 있다고 가정해 보자. 여기서도 대체의학을 치료의 선택으로 포함시키려는 움직임이 있다. 이를 적용하기 전에 대체의학에 대한 환자의 반응을 먼저 알아보는 것이 필요할 것이다. 일부 유형의 환자가 대체의학 적용에 보다 긍정적이라면, 이러한 환자들에게 대체의학을 건강관리 옵션으로 제공하는 것은 논리적이다. 이를 위해서는 환자의 태도를 측정할 수 있는 도구가 필요하다.

다음은 다양한 건강관리 문제에 대한 맞춤형 태도척도 개발에 있어 연구자에게 필요한 절차를 보여주기 위한 과정이다.

1. 항목 풀 만들기

태도에 대한 예비 진술문장을 개발하기 위해서는 대체의학에 대해 진술문장을 만드는데, 논란의 여지가 있지만 긍정적인 진술문장 25~30개 및 부정적인 진술문장 25~30개를 개발할 필요가 있다. 그러기 위해서는 먼저 연구원이 이 주제에 대해 문헌을 읽어야 하고, 이 문제에 대한 사람들의 생각을 인터뷰하는 것이 바람직하다. 초기 초안작업은 태도척도에서 다루어야 할 핵심 주제에 대한 지침을 제공할 뿐만 아니라 세부 주제에 포함되어야 할 다양한 내용의 지침으로서 중요하다.

다수의 연구원들이 독립적으로 자신의 진술문장을 작성하고 이것에 대해 논의, 공유, 비교하는 과정을 거치다면 초기 항목 풀은 좋아진다. 즉, 이러한 방법은 주제에 대한 모든 범위의 관점과 다양한 측면이 고려되도록 하는 방법이다.

태도에 대한 진술문장들이 대체의학에 대한 이론과 연구들이 반영되었는지 확인하는 것은 초기 구성 타당도를 높이는데 도움이 된다. 관련 사람들에 대한 인터뷰와 적절하게 결과 행동을 측정할 수 있는 광범위한 항목을 개발함으로써 여러분은 태도측정에 대한 예비 내용 타당도를 달성할 수 있을 것이다.

항목을 만들 때 다음 지침을 유념한다.

- '침술은 중국에서 유래한다'와 같은 사실에 입각한 진술을 피한다.
- 거의 모든 사람이 동의하거나 동의하지 않는다는 진술은 피한다. 예를 들어, '대체의학의 목적은 사람들을 더 낫게 만드는 것이다.'
- 주제와 관련된 가능한 한 다양한 측면을 포함한다.
- 한 진술문장에는 한 가지 생각만 포함되어 있는지 확인한다.
- 이중 부정을 사용하지 않는다.
- 간단한 개념, 문법, 언어를 사용한다.
- 문장이 짧고 쉽게 이해될 수 있는지 확인한다.
- 진술문장이 약간 논쟁의 여지가 있는지 확인한다. 예를 들어, '모든 1차 의료팀에는 대체의료 전문가가 있어야 한다.'

앞선 예제의 연구 주제를 살펴보면, 다음과 같은 긍정적인 진술이 나올 수 있다(여기서는 4개만 제시하였지만 실제로 처음에는 25개에서 30개 사이의 긍정적인 진술을 작성해야 함).

- 대체의학은 자연스럽기 때문에 보존치료보다 더 선호되는 대안이다.
- 대체의학은 항상 국민건강보험이 제공하는 치료수단이어야 한다.
- 편견이 있는 사람만이 대체의학을 인정하지 않는다.
- 대체의학은 의료적 치료에 불만이 있는 사람에서 약물치료보다 더욱 효과적이다.

마찬가지로, 대체의학에 대한 부정적인 견해를 반영하는 유사한 수의 진술문장이 작성되어야 한다(4개만 제시함).

- 대체의학은 사람들이 가장 원시적이고 미신을 믿는 본능에 빠지기 때문에 성공한다.
- 대체의사의 질적 수준이 낮아 이로움보다 해로움이 많다.
- 대체의학에는 과학적 근거가 없다.
- 대체의학이 유익한 영향을 미친다는 확실한 증거는 없다.

2. 항목 풀 다듬기

4~5명의 연구원이 자체적으로 50~60개의 예비 항목 풀을 생산해 냈다면, 각자가 개발한 거대한 항목 풀에는 중복되는 내용이 있을 것이다. 따라서 다음 단계는 공동 연구원들이 함께 중복 진술문장과 위의 규칙들 중 어느 하나라도 위반하는 어떤 항목을 제거하는 작업을 해야 한다.

이 과정을 통해 약 20개의 긍정적인 문장과 20개의 부정적인 문장으로 구성된 초안 태도척도를 만들어야 한다(현 단계에서 약간 적은 수의 문장이 있는 경우에는 상관없다). 항목들은 긍정문과 부정문들이 서로 무작위 순서로 섞이게 배치한다.

3. 항목 점수 부여하기

주제에 대해 긍정적인 태도를 나타내는 경우 높은 점수를 얻는 것이 관례이기 때문에, 대체의학에 대해 긍정적 관점을 나타내는 진술은 높은 점수를 받아야 하고, 바람직하지 않은 의견을 반영하는 진술은 낮은 점수를 받아야 한다. 이 관습을 사용하여 항목을 채점하려면 먼저 긍정적인 문장은 '+'로 표기하고, 부정적인 문장은 '−'로 표기한다. 모호한 항목은 제거한다. '+'로 표시된 모든 문장은 다음의 점수부여 방법을 적용한다.

1	2	3	4	5
전혀 동의하지 않음	동의하지 않음	보통	동의함	매우 동의함

'–'로 표시된 각 항목 역시 다음과 같이 점수부여 방법을 적용한다.

1	2	3	4	5
매우 동의함	동의함	보통	동의하지 않음	전혀 동의하지 않음

즉, 대체의학에 대해 긍정이냐 부정이냐에 따라 각자의 점수부여 체계를 확립한다.

4. 초안 척도 검사하기

이제 이상적인 명수 약 80~100명 정도의 사람들에게 첫 번째 초안 설문지를 적용해 검사할 필요가 있다. 사실, 이것이 여러 가지 현실적인 이유로, 항상 가능한 것은 아니지만 가능한 한 많은 사람들을 모으려고 노력한다. 적어도 20~25명 정도는 되어야 한다. 대상자가 연구목표집단(이 경우, 1차 의료센터 환자)일 필요는 없으며 주요 특성(즉, 환자가 아니어도 된다)도 유사할 필요가 없다. 결과적으로, 간호사 집단, 부모–교사 위원회 모임 또는 심지어 길거리 사람에게 이 단계를 수행할 수 있다. 그러나 이 단계는 신뢰도 검증절차의 일부이며, 이 절차는 척도가 사용될 때마다 동일한 태도를 측정하는지 여부를 확인하기 위한 것이다. 따라서 같은 사람들에게 가까운 미래에 그들의 태도가 1~2주 동안 유사한지 여부를 알기 위해 설문지를 다시 작성하도록 요청해야 하기 때문에, 다시 연락할 수 있는 방법을 알아두어야 한다.

또한 각 응답자가 완료한 설문지를 차후에 확인할 수 있도록 식별정보를 부여해야 하고, 처음 태도척도를 적용했을 때와 같은 방법으로 두 번째에도 적용해야 한다. 연구자가 응답자의 반응을 편향되도록 유도하는 설명이나 정보를 제공해서는 안 된다. 이는 응답자에게 많은 영향을 줄 수 있다. 따라서 연구 참여자에게 같은 정보와 지시를 제공하도록 하는 지침이 필요하다. 좋은 방법은 설문의 목적을 요약하고(적절하고 데이터가 왜곡되지 않게, 8장의 지속오류 참조) 설문지 완료에 대한 설명메모를 작성하여 제시하는 것이다. 이를 참가자들이 읽고 응답하게 하게 하는 것이다. 예를 들어, 이 경우에 지침은 다음과 같다.

나는 대체의학에 대한 사람들의 태도를 연구하고 있습니다. 대체의학이란 척추 지압, 반사학, 침술, 약초치료 그리고 다른 한방 치료법들을 의미합니다. 다음 설문지는 대체의학에 대한 ○○개의 진술문장이 있습니다. 각각의 진술에 대해, 나는 당신이 강하게 동의하는지, 동의하는지, 동의하지 않는지, 아니면 강하게 반대하는지 표시하기를 바랍니다.

각 사람이 설문지를 작성했을 때 1~2주 내에 설문지를 다시 작성할 수 있는지 묻는다. 동의한 경우, 이름과 연락처 세부 정보를 저장하고 방금 완료한 설문지는 '1'로 표시하고 차후 2번째 설문을 완료했을 때 '2'로 표기를 한다.

5. 항목 분석하기

최소 20~25개의 문항으로 된 태도척도를 완성했다면 어떤 진술문장이 최고인지, 즉 어떤 진술이 가장 민감하고 다른 진술문장과 구별될 수 있는 힘이 있는지 확인해야 한다. 이를 위해 응답자별로 총점을 알아볼 수 있도록 모든 항목에 대한 점수를 합산한다. 총점이 높을수록, 응답자가 대체의학 문제에 더 긍정적이고, 반대로 점수가 낮을수록 응답자는 더 부정적으로 처리된다.

표본의 총 점수를 최저점에서 최고점까지 순서대로 나열한다. 이제 점수의 상위 33%와 하위 33%에 해당하는 점수를 취하거나, 다른 방법으로 상위와 하위 점수를 취할 수 있다. 어떤 방식을 채택하든 높은 점수와 낮은 점수 분류에 들어가는 수를 동일하게 하는 것이 중요하다. 다음과 같은 데이터 세트를 얻었다고 상상해 보자.

27 28 28 30 31 31 33/44 46 47
47 47 48 52 54 58 64 66/87 88
91 97 98 101 103

7개의 낮은 점수 분류(27~33)와 7개의 높은 점수 분류(87~103)가 있다. 이 경우 각 7개의 점수는 전체 25개 중 각 28%에 해당하지만(33%가 아님) 이를 기준으로 낮은 점수와 높은 점수를 분류하는 것이 이치에 합당하다(30점대 이하와 80점대 이상). 어떤 프로토콜을 채택하든, 당신은 반드시 높은 점수와 낮은 점수를 동일한 수로 맞추어야 한다. 중간 범위 점수는 무시해도 된다.

이제 표 21-1과 같이 '낮은 점수자'와 '높은 점수자'라는 제목이 분명하게 표시된 채 채점표를 작성한다.

이후 표 21-2처럼 각 문항에서 높은 점수를 부여한 사람 수와 낮은 점수를 부여한 사람의 수를 적는다. 즉, 문항 1에 4 또는 5점이라고 응답한 사람의 수를 '높은 점수자 수' 칸에 기입한다. 또한 1 또는 2점이라고 응답한 사람의 수를 "낮은 점수자 수" 칸에 기입한다. 이를 나머지 항목에 동일하게 적용하여 반복한다.

표 21-1

항목	낮은 점수자 수	높은 점수자 수
1		
2		
3		
…		

표 21-2

항목	낮은 점수자 수	높은 점수자 수
1	3	6
2	4	4
3	2	6
4	4	3
……		
45	0	5

이 절차는 예비 설문조사에서 어떤 항목이 차별적이고 민감한 항목인지 확인하기 위한 것이다. 낮은 점수를 보인 응답자는 개별 항목에 대해 점수를 낮게 매길 것이고, 높은 점수를 보인 응답자는 각 항목에 대해 높은 점수를 매길 것이라고 기대된다. 특정 항목에 대해 높은 점수 자 수와 낮은 점수자 수 사이 차이가 거의 없는 경우, 이 항목은 민감하거나 차별적이지 않다고 결론을 내릴 수 있다. 어떤 항목이 차별적인지 확인하기 위해서, 표에 명시된 빈도를 볼 필요가 있다. 높은 점수자 수와 낮은 점수자 수 사이 차이가 거의 없는 경우, 그 항목은 두 집단을 구별하지 못하므로 제거될 수 있다. 표 21-2의 데이터 집합에서, 항목 2와 4는 분명 민감하지 않아 삭제될 수 있다. 반면, 집단 간에 높은 점수를 받는 집단이 더 큰 빈도를 기록하는 등 높은 점수의 빈도에 명백한 차이가 있는 경우, 항목은 민감하고 유지되어야 한다. 위의 항목 1, 3, 45가 여기에 해당한다. 때로는 위의 예와 같이 빈도수로 결정하기 명확하지 않은 차이를 보이는 경우도 있을 것이다. 이 경우 연구자가 충분히 민감하다고 판단되는 경우 최종 척도에 포함시킬 수 있을 것이다.

높은 점수와 낮은 점수의 차이를 나타내는 문항만 선택되었다면, 이제 약 15개 내외의 항목으로 축소할 필요가 있다(물론 12~25개 사이 문항 수도 괜찮다). 이러한 항목 분석 과정은 척도의 타당성을 높이는데 기여할 것이다.

6. 신뢰도 확보하기

개발된 태도척도가 일관되고 신뢰할 수 있는 방식으로 대체의학에 대한 태도를 측정하도록 하기 위해서는 정제된 버전의 척도를 사용하여 가능한 많은 처음 참가자들을 대상으로 재검사하는 것이 필수적이다. 만약 척도가 신뢰할 수 있다면, 동일 대상으로 실시된 첫 번째와 두 번째 설문 점수들이 거의 비슷할 것이다.

최초 설문지에 대한 수정 후, 1~2주 내에 척도의 신뢰도를 확인하려면 원래 참여했던 모든 사람에게 연락하여 수정된 척도의 설문을 다시 작성하도록 한다. 2주 이내에 시행해야 하는데 이는 시간이 지나가면 대상자가 대체의학에 대해 생각이 변할 수도 있고, 또한 연락이 안 될 수 있기 때문이다.

첫 번째에 참여했던 사람들을 대상으로 두 번째 설문을 최대한 많이 실시한다. 20부 이상의 설문이 완성되면 다음 단계로 넘어간다.

- 각 참여자의 첫 번째 설문지 항목 중 수정 후 남아 있는 항목의 총합을 구한다.
- 표 21-3과 같이 기록시트에 점수를 적는다.
- 첫 번째와 두 번째 점수 집합 사이에 일치 또는 상관관계가 있는지 확인하기 위해 스피어만(Spearman) 검정을 실시한다. 만약 유의한 상관관계가 나타나면 이 태도척도의 검사-재검사 신뢰도가 있다고 결론을 내릴 수 있다.

표 21-3

대상자	1차 설문결과 점수	2차 설문결과 점수
1	65	59
2	42	47
3	73	68
4	52	54

7. 구성 타당도 확인하기

만약 수정 개발된(항목 축소) 척도가 타당하다면, 규모가 유효하다면(즉, 측정하고자 하는 것을 측정하는 것), 대체의학에 대한 태도 차이가 있을 것으로 예상되는 사람집단을 구별할 수 있는 능력이 있어야 한다. 예를 들어, 이전에 대체의학적 약을 복용한 후 좋아진 경험이 있는 사람은 그렇지 않은 사람들보다 더 긍정적인 태도를 가질 것이라고 예측할 수 있다. 따라서 척도의 구성 타당도를 평가하려면 다음과 같이 해야 한다.

- 대체의학으로 치료를 성공적으로 받은 사람과 이를 경험해 본 적이 없는 사람을 선택한다. 집단별로 20~25명을 모집한다.
- 각 집단에 척도를 적용한다.
- 개인별 총 점수를 계산한다.
- Mann-Whitney U검정을 사용하여 두 집단의 점수를 비교한다.

만약 예측된 방향으로(대체의학 이용 경험자들이 더욱 긍정적인 태도를 보일 것임) 집단 간 유의한 차이가 있다면, 태도척도의 구성 타당성가 있다고 주장할 수 있다.

8. 예측 타당도 확립하기

이것은 기본적으로 개인 또는 집단의 행동을 예측하는 것이기 때문에 모든 정신분석학적 기준 중 가장 어려운 것이다. 의심할 여지없이, 만약 태도와 행동 사이 직접적인 관계가 있다고 여겨지면, 사업가, 군사전략가, 정치인 등은 이를 활용하여 행동을 추측하려고 할 것이다. 하지만 사람들이 행동하는 방식에는 너무 많은 요인이 영향을 미쳐서, 행동을 예측하는 것은 너무 어려운 일이다. 따라서 예측 타당성이 거의 없거나 전혀 없는 경우에도 너무 걱정할 필요가 없다. 실제로 널리 사용되는 많은 검사들도 예측 타당도를 모두 가지고 있다고 볼 수 없다.

그럼에도 불구하고, 만약 개발된 척도가 제한적이지만 행동을 예측할 수 있다면, 이 척도의 가치는 상당히 높은 것으로 판단할 수 있다. 예측 타당도를 검증하기 위해서는 긍정과 부정으로 판단되는 사람들에게서 기대할 수 있는 결과적 행동에 대한 가설을 세우는 것이 필요하다. 예를 들어, 대체의약품을 강력히 지지하는 환자들은 선택권이 주어진다면 대체의학 치료를 선택할 가능성이 더 높을 수 있다. 따라서 다음과 같은 가설을 세울 수 있을 것이다.

H_1: 치료에 대한 선택권이 주어졌을 때, 대체의학을 긍정적으로 생각하는 환자는 부정적으로 생각하는 사람들보다 대체의학 치료법을 선택할 가능성이 더 높다.

이 가설을 검증하기 위해 다음 단계를 수행한다.

- 잘 정리된 설문지를 사용하여 건강관리센터 내 환자를 대상으로 설문조사를 실시한다. 이를 통해 연구의 원래 목표 중 하나인 환자관점 지표(대체의학에 대한 생각)도 얻을 수 있을 것이다.
- 설문조사 후 가장 높은 점수를 받은 사람(가장 긍정적으로 처리한 사람)과 가장 낮은 점수를 받은 사람(가장 부정적으로 처리된 사람)을 확인한다.
- 대체의학 치료사가 매주 일정 시간 근무하는 것으로 가정하고, (a) 대체의학을 선택하고 치료에 참석한 사람과 (b) 대체의학을 선택하지 않은 사람을 구분하여 기록한다.
- 이 두 집단의 태도를 비교하여 가설이 지원되는지 여부를 확인한다. 이를 위해, 대체의학을 선택한 사람들의 태도점수를 구하고, 그렇지 않은 사람들의 태도점수도 구한다.
- Mann−Whitney U검정으로 두 자료들을 비교한다. 태도척도가 예측 타당성이 있는 경

우, 대체의학 집단이 기존 의학치료 집단보다 유의하게 태도점수가 높게 나올 것이다. 즉, 척도는 미래의 행동을 예측할 수 있는 능력을 가지고 있다. 좋은 태도척도는 신뢰할 수 있고 타당해야 한다. 만약 어떤 척도가(예측 타당성 기준을 제외하고) 타당도와 신뢰도에 문제가 있다면 그것은 거의 가치가 없다. 건강결과에 대한 판단이 설문 형태의 자료에 의해 결정된다면, 반드시 정신분석학적 기준에 합당한 척도를 사용해야 함을 기억한다.

FURTHER READING

Beech JR, Harding L (Eds) 1990 Testing people: a practical guide to psychometrics. NFER Nelson, Windsor

Bradburn N, Sudman, S, Wansink B 2004 Asking questions: the defi nitive guide to questionnaire design. Jossey Bass, NY

De Vellis RF 2003 Scale developemnt: theory and applications, 2nd edition. Sage. London

Krosnick JA, Fabrigar LR 2005. Questionnaire design froattitudes measurement in social and psychological research. Oxford, OUP

McGaghie W, Van Horn L, Fitzgibbon M et al Development of a measure of attitude toward nutrition in patient care. American Journal of Preventive Medicine 20(1), 15–20. Online. Available http://linkinghub.elsevier.com/retrieve/pii/S0749379700002646 5 January 2009

Oppenheim A 2000 Questionnaire design and attitude measurement. Continuum, London

Parahoo K 2006 Nursing reseach: principles, proces and issues, 2nd edition. Palgrave Macmillan, Basingstoke

Peat J 2002 Health science research: a handbook of quantitative methods. Sage, London

Robson C 2002 Real world research: a resource for social scientists and practitioner-researchers, 2nd edition. Wiley Blackwell, London

Rust J, Golombok S 1989 Modern psychomtrics: the science of psychological assessment. Routledge, London

Schuman H, Presser S 1996 Questions and answers in attitude surveys: experiemnts on question form, wording and context. Sage, London

CHAPTER 22

레퍼토리 그리드 분석

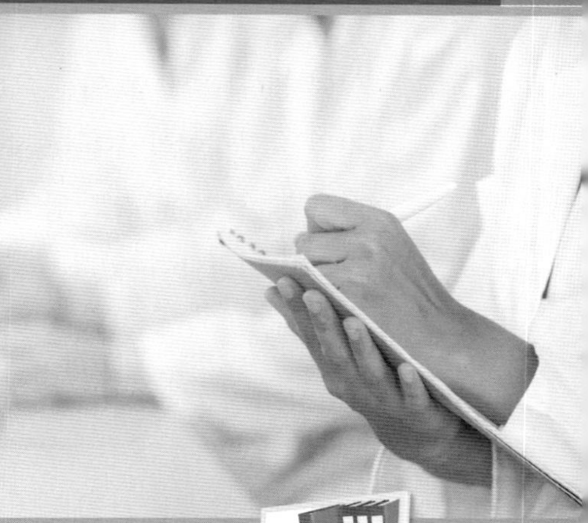

이 장의 내용

소개
건강관리 분야에 레퍼토리 그리드 분석의 적용
기본 원리
자료수집
그리드 해석

소개

레퍼토리 그리드 분석(repertory grid analysis)은 1950년대에 켈리(Kelly)에 의해 개발된 개인 구성 이론이라고 불리는 성격 이론에서 비롯된다. 본질적으로, 이 이론은 세상에 대해 단 하나의 객관적인 진실이 없다고 제안한다. 대신에 켈리는 개인들이 사건, 물체, 상황을 그들 자신에게 특별히 의미 있는 방법으로 해석한다고 제안했다. 켈리는 사람들이 사건과 상황을 예측하고 적절하게 반응할 수 있도록 일상적인 사건들을 이해하려고 적극적으로 노력하고 있다고 주장했다. 켈리는 사람들이 미래 상황을 예측하기 위해 그들의 세계에 대한 인과관계 가설을 세우고 가설을 검증하는 과학자와 비슷한 것으로 생각하고 실제적으로 묘사하고 있다. 물론, 이 이론에 대해 더 많은 정보는 이 장 맨 끝에 있는 추천문헌을 참조하기 바란다.

이 책과 특별히 관련이 있는 것은 개인이 세계를 어떻게 해석하는지를 평가하기 위해 개발한 켈리의 방법이다. 이 기법은 레퍼토리 그리드 분석이라 불리며 교육, 성격 검사, 상담, 직업 심리학 및 건강 분야에서 많이 적용되고 있다.

켈리는 개인들이 그들의 차원에서 사건들을 평가함으로써 그들의 세계의 사건들을 이해하려 한다고 주장했다. 여기서 사건들은 사람, 아이디어, 물체, 조직, 직업, 사회적 상황

등이 될 수 있으며 이를 요소(elements)라고 부른다. 요소를 이해하는데 사용되는 해석적 차원을 구성이라 부른다. 이 구성들은 양극성이며, 즉 요소를 설명하는 형용사 역할을 한다. 따라서 병원 최고 경영자와 같은 요소는 친절/불친절, 행복한/불행한, 좋은/나쁜 같은 구조로 설명할 수 있다. 따라서 그리드 분석은 유연성이 있다.

건강관리 분야에 레퍼토리 그리드 분석의 적용

레퍼토리 그리드 분석은 기법에 내재된 유연성과 프로세스가 불투명하거나 간접적이기 때문에 특히 의료 제공과 관련이 있다. 이것의 두 가지 주요 이점이 있다. 첫째, 불투명성은 말 그대로 참가자들이 그들에게 요구되는 것이 무엇인지를 알기 어렵기 때문에 편향된 반응을 방지할 수 있다는 것이다. 결과적으로 그들은 연구자가 요구하는 것을 정확히 예측할 수 없고 그에 따라 그들의 대답을 수정할 수 없다. 둘째, 이 방법의 간접성은 다른 데이터 수집방법에서 일반적으로 얻는 것보다 더 깊이 있고 더 근본적인 느낌과 관점에서 자료를 얻을 수 있다는 것이다. 이것은 문제에 대해 진정한 원천에 대한 접근이 가능하다는 것이다. 이 접근법의 단점은 이것이 대개 개별 참가자와 함께 연구자 주도 활동으로 수행되기 때문에 시간이 많이 소요된다는 것이다.

레퍼토리 그리드 분석을 사용하여 조사할 수 있는 연구 영역은 다음과 같다.

- 직업 만족도와 관련된 의료전문가의 역할을 파악한다.
- 유능 및 무능한 치료사의 개인적 및 전문적 자질을 정립한다.
- 양호한 치료 관계의 주요 특징을 파악한다.
- 환자의 웰빙에 기여하는 외래환자 병원의 특성을 정의한다.
- 팀 구성 첫 단계로서 종합건강관리팀에 대한 각 개인이 가지고 있는 인식을 조사한다.
- 병원문화 개선에 따른 인식 변화를 조사한다.

핵심 개념

- 레퍼토리 그리드 분석은 켈리(1955)의 개인 구성 이론에 근거한다.
- 이 이론은 개인이 세상을 구조라 불리는 양극성 형용사의 관점에서 설명함으로써 자신의 세계를 이해하려고 시도한다고 주장한다.
- 이런 식으로 기술되는(구조에 의해 설명되는) 사건, 사람, 물체 등을 요소라고 한다.
- 누군가가 자신의 세상을 어떻게 인식하는지를 알아내는 데 사용되는 기술을 레퍼토리 그리드 분석이라고 한다.
- 이 기술은 풍부한 데이터를 제공하며, 의도적인 왜곡 반응을 방지할 수 있는 능력을 갖추고 있으며, 의료 등 다양한 연구 환경에 적용될 수 있다.

기본 원리

기본적인 기법을 설명하기 위해 예를 사용할 것이다. 우리가 허리통증 클리닉의 높은 이직률에 대해 걱정한다고 상상해 보자. 퇴사하는 직원들과의 출구 인터뷰를 통해 지금까지 왜 그렇게 많은 치료사들이 떠났는지에 대한 이유를 밝히기는 어렵다. 이직률이 계속 증가하면서 직원들의 사기가 떨어질 뿐만 아니라 환자 치료도 저해되고 있다는 것이 명백해지고 있다. 만약 우리가 직원에 관련된 근본적인 문제들을 확인할 수 있다면, 일부 개입이 퇴사 비율을 감소시킬 수 있을 것이라고 생각할 수 있다. 레퍼토리 그리드 기법은 대부분의 다른 방법이 할 수 없는 방식으로 중요한 문제에 대한 근본적인 느낌과 생각에 접근할 수 있기 때문에 그러한 상황에서 이상적일 것이다. 출구 인터뷰 시 공개적으로 비난하는 것은 개인적으로 어려울 수 있다. 정보 교환에 대한 간접적인 접근법을 가진 레퍼토리 그리드는 이러한 문제를 극복할 수 있다.

자료수집

연구자는 이직하는 각 직원에게 레퍼토리 그리드 분석을 의뢰하기로 결정한다. 다음 프로토콜을 채택한다(레퍼토리 그리드 절차는 많은 형태를 가지고 있으며, 현재 절차는 하나의 제안일 뿐이다). 직원은 허리통증 클리닉에서 긍정적이든 부정적이든 중요한 8명의 사람들을 확인해 줄 것을 요청받는다. 꼭 8가지 요소(사람)를 사용할 필요는 없고 상황에 따라 달리할 수 있다. 이 요소들을 그리드가 있는 종이 위에 쓴다. 요소로서 다음과 같은 사람들을 생각해냈다고 가정한다.

1. 병원 관리자
2. 라인 관리자
3. 환자 A
4. 동료 A
5. 동료 B
6. 클리닉 관리자
7. 상담사
8. 환자서비스 관리자

그림 22-1처럼 가로 위 줄을 8칸으로 만들고, 동일한 수의 세로 칸(구조)으로 구성되는 행렬을 만든다. 요소와 동일한 수의 구조를 갖는 것이 필수적이지는 않지만, 분석을 더 쉽게 할 수 있다. 이 예에서, 8개의 요소를 작성하였기에 8×8 그리드 매트릭스를 작성한

다(그림 22-1). 그림 22-1에서와 같이 각 행에 원을 3개씩 무작위로 배치한다. 참가자에게 첫 번째 줄에 원이 있는 세 개의 요소를 살펴보고(이 경우 1, 4, 5), 이 세 요소 중 서로 비슷한 속성을 가진 두 개의 요소를 선택하고 나머지 다른 요소 하나가 어떻게 다른지를 생각해 보도록 요청한다. '강압적/자율적' 같은 속성에 의해 구분이 될 수 있을 것이다. 이것은 1열의 양극 구조를 보여주는 것이 될 것이다.

1열 끝 부분에 이 내용을 기록하고 참가자에게 어느 구성 끝이 부정적인 것인지 확인하도록 물어본다. 이 경우에, 강압적 속성이 부정적인 구조라고 가정해 보자. 참가자에게 그리드 상단에서 표시된 모든 요소를 살펴보고, 각 요소의 구조(양극 속성)에 대해 10점 만점으로 점수를 부여하는데 가장 부정적인 경우 1점(이 경우, 강압)과 가장 긍정적인 경우 10점(이 경우 자율)을 주도록 요청한다. 따라서 모든 요소들은 강압적/자율적 차원에서 피험자로부터 1에서 10점까지 점수를 평가받게 될 것이다.

그리드에 있는 8개 행 각각에 대해 이 과정을 반복하게 한다. 각 열에서 원이 있는 요소에 집중하여 이 과정을 반복하도록 한다. 요소 간의 속성 구분에서 사실에 입각한 차이를 사용해서는 안 된다. 예를 들어, 요소 중 두 가지는 남성이고, 한 가지는 여성이며; 두 번째 요소는 관리자이고, 세 번째 요소는 임상의로 구분하는 것은 안 된다. 구조는 심리적 특성을 나타내야 한다.

참가자가 여덟 행을 모두 완성했을 때, 여덟 개의 양극 구조가 있어야 한다. 각 요소는 각 구조에서 1과 10 사이의 점수를 부여받아야 한다. 다음과 같은 8개의 양극 구조를 얻었다고 가정한다.

강압적/자율적
오만한/겸손한
어리석은/지적인
엄한/유연한
촐싹대는/신중한
비난적/지원적
요구가 많은/합리적인
감정적으로 폐쇄된/감정적으로 열린

언급된 구조 속성 중 부정적인 속성은 이탤릭체로 표시한다.

요소

1	2	3	4	5	6	7	8
O			O	O			
	O				O		O
			O			O	O
	O	O	O				
		O				O	O
			O	O			O
			O		O	O	
O		O	O				

그림 22-1 그리드 예시

핵심 개념

- 레퍼토리 그리드 분석을 수행하는 방법에는 여러 가지가 있지만, 모두 참가자에게 양극 구조를 따라 요소를 평가하도록 요청한다.
- 참가자는 요소로서 중요한 사건, 사람 또는 물체 등을 확인해야 한다.
- 그 다음 무작위로 선정된 세 가지 요소를 고려하여 동일한 속성을 가지는 두 가지 요소를 선택하고 다른 하나의 요소로 어떻게 다른지를 서술한다. 사실에 입각한 설명은 안 된다.
- 즉, 1열의 요소에 대한 첫 번째 양극성 구조를 나타내고 기록한다.
- 참가자는 이 속성에 따라 각 요소들에 1과 10 사이의 점수를 부여해야 하며, 1은 가장 부정적인 측면이고 10은 가장 긍정적인 측면이다.
- 이 과정을 반복한다.

그리드 해석

여러분은 양극성 구조가 반드시 반대되는 개념이 아니라는 것을 알게 될 것이다. 어떤 구조들은 서로 비슷한 개념일 수 있다. 예를 들어, '엄한'과 '강압적'은 '자율적'과 '유연한'과 같이 비슷한 의미를 가진다. 이것은 이 참가자가 자신의 작업 세계를 적은 수의 관련된 구조로 되어 있다고 인식하고 있음을 알려주는 것이다. 이는 레퍼토리 그리드 분석에서 매우 중요한 측면이다. 어떤 사람들은 고용에 대한 복잡하고 고도로 차별화된 견해를 가지고 있고 결과적으로 그것을 묘사하기 위해 상당히 다른 많은 구조들을 사용한다. 하지만 어떤 사람들은 고용에 대해 실질적으로 비슷한 통일된 인식을 가지고 있는 경우도 있다.

우리는 이제 구조들이 어떻게 서로 관련되는지 알아야 한다. 이 예에서, 우리는 이제 응답자의 마음 속에 어떤 8개의 구조들이 어떻게 연관되어 있는지 알아야 한다. 우리가 표 22-1에서 제시한 점수를 얻었다고 가정해 보자.

표 22-1 각 구조에 대한 10점 척도의 점수들

요소								
병원 관리자	라인 관리자	환자 A	동료 A	동료 B	클리닉 관리자	상담사	환자 서비스 관리자	
1	2	3	4	5	6	7	8	구조
3	1	5	5	8	2	4	3	강압적/자율적
4	2	7	5	6	3	2	2	오만한/겸손한
9	3	3	7	6	6	7	7	어리석은/지적인
4	2	6	8	5	3	1	2	엄한/유연한
8	2	6	6	5	2	8	2	촐싹대는/신중한
6	1	4	5	9	1	1	2	비난적/지원적
3	1	5	8	5	2	1	2	요구가 많은/합리적인
5	1	8	5	5	2	3	10	감정적으로 폐쇄된/감정적으로 열린

표 22-2 표 22-1을 재정리한 표

요소								
병원 관리자	라인 관리자	환자 A	동료 A	동료 B	클리닉 관리자	상담사	환자 서비스 관리자	
1	2	3	4	5	6	7	8	구조
1	1	1	1	0	1	1	1	강압적/자율적 1, 2, 3, 4, 6, 7, 8
1	1	0	1	0	1	1	1	오만한/겸손한 1, 2, 4, 6, 7, 8
0	1	1	0	0	0	0	0	어리석은/지적인 2, 3
1	1	0	0	1	1	1	1	엄한/유연한 1, 2, 5, 6, 7, 8
0	1	0	0	1	1	0	1	촐싹대는/신중한 2, 5, 6, 8
0	1	1	1	0	1	1	1	비난적/지원적 2, 3, 4, 6, 7, 8
1	1	1	0	1	1	1	1	요구가 많은/합리적인 1, 2, 3, 5, 6, 7, 8
1	1	0	1	1	1	1	0	감정적으로 폐쇄된/감정적으로 열린 1, 2, 4, 5, 6, 7

그리드를 아주 상세하게 분석할 수 있는 매우 정교한 컴퓨터 프로그램이 많이 있다. 예를 들어, 그리드 분석 패키지(Grid Analysis Package, GAP) 등이 있다. 그러나 이러한 패키지에서 생성되는 데이터는 너무 많아 실제 필요한 핵심을 잃을 위험이 있으므로, 개별 수동 분석을 하는 것이 더 좋을 수 있다. 다음 단계는 완성된 표를 해석하는 간단한 방법 중 하나로 참가자의 가치관을 직관적으로 파악할 수 있다. 이것을 포획 분석이라고 부른다(Gaines & Shaw 1980, Barwell 1998에 채택). 참가자의 가치관이 구조들과 어떻게 관련되는지 확인하려면, 이제 다음 프로토콜을 사용하여 참가자의 반응을 다시 정리해야 한다.

- 표의 모든 점수 중 1에서 5점에 해당하는 것은 1점을 부여한다.
- 표에서 6~10점에 해당하는 것은 0점을 부여한다.

다시 정리한 점수는 표 22-2와 같다. 이제 값이 1인 경우를 살펴본다. 먼저 1행의 구조(강압적/자율적)에서 1을 받은 요소를 구분하여 표 22-2처럼 기록한다. 이 경우 1, 2, 3, 4,

6, 7, 8번 요소가 1점을 받았다. 각 구조에 대해 차례로 이 절차를 반복하여 표 22-2처럼 완성한다.

포획 분석

다음 단계의 기본 원칙은 어떤 구조가 다른 구조를 포함하거나 수반하는지 확인하는 것이다. 어떤 한 구조가 다른 구조를 통합하는 것은 다른 구조물이 나올 수 있는 자원(원천)구조라고 볼 수 있다. 그림을 그리면서 이것을 실행하기 때문에, 다음 단계에는 큰 종이가 필요할 것이다.

- 먼저, 가장 적은 수의 요소를 가진 구조를 찾는다. 이는 자원구조에서부터 파생된 표면구조이다. 이 경우에는 요소 2와 3만이 있는 구조 3이다. 종이를 가로 방향으로 돌려 그림 22-2와 같이 왼쪽 상단에 구성 3(C 3)을 쓰고 괄호 안에 있는 요소를 적는다.
- 다음으로 적은 수의 요소를 가진 구조를 찾는다. 구성 5이다(요소 2, 5, 6, 8). 구조 3에 포함된 요소들이 구조 5에 포함된 요소에도 있는지를 살펴본다. 구조 3은 요소 2와 3을 가지고 있고, 구조 5는 요소 2, 5, 6, 8을 가지고 있기 때문에 부분적인 중복만 있다. 따라서 구조 5가 구조 3을 포함한다고 결론을 내릴 수 없다. 그러므로 구조 5는 다른 자원구조로 판단해야 한다. 따라서 이제 그림 22-3에 나온 것처럼 '구조 5'를 구조 3 아래에서 오른쪽으로 약간 들어간 위치에 그려놓는다.
- 다음으로 적은 수의 요소를 가진 구조를 찾는다. 여기에는 구성 2(요소 1, 2, 4, 6, 7 및 8), 구성 4(요소 1, 2, 5, 6, 7 및 8), 구성 6(요소 2, 3, 4, 6, 7 및 8) 및 구성 8(요소 1, 2, 4, 5, 6 및 7)이 있다. 앞에서 말한 바와 같이 이전의 두 구조(구조 3과 5)에 포함된 요소들이 지금의 구조들에 포함된 요소들을 얼마나 포함하고 있는지를 살펴본다.
- 구조 6(요소 2, 3, 4, 6, 7 및 8)만이 구조 3(요소 2 및 3)의 모든 요소를 포함하고 있으므로 이 둘을 연결한다(그림 22-4 참조). 구조 4(요소 1, 2, 5, 6, 7 및 8)는 구조 5의 모든 요소들을 포함하고 있으므로 둘을 연결한다(그림 22-4).
- 구조 4와 6은 구조 3과 5의 자원 구조임을 알 수 있다. 구조 2와 8은 이전에 나온 표면구조를 완전히 포함하지 못하므로 독립적인 구조로 간주해야 한다. 따라서 그림 22-4에서와 같이 페이지 하단에 따로 배열한다.
- 다음으로 가장 적은 수의 요소를 포함하는 구조를 찾는다. 여기서는 구조 1(요소 1, 2, 3, 4, 6, 7 및 8)과 구조 7(요소 1, 2, 3, 5, 6, 7 및 8)이다. 이제 이들 구조들이 이전 단계에서 확인된 구조(구조물 4와 6)들을 완전히 통합하는지 여부를 확인하자. 구조 1은 구조 6의 모든 요소를 포함하므로, 그림 22-5와 같이 둘 사이에 선을 그린다. 구조 7은

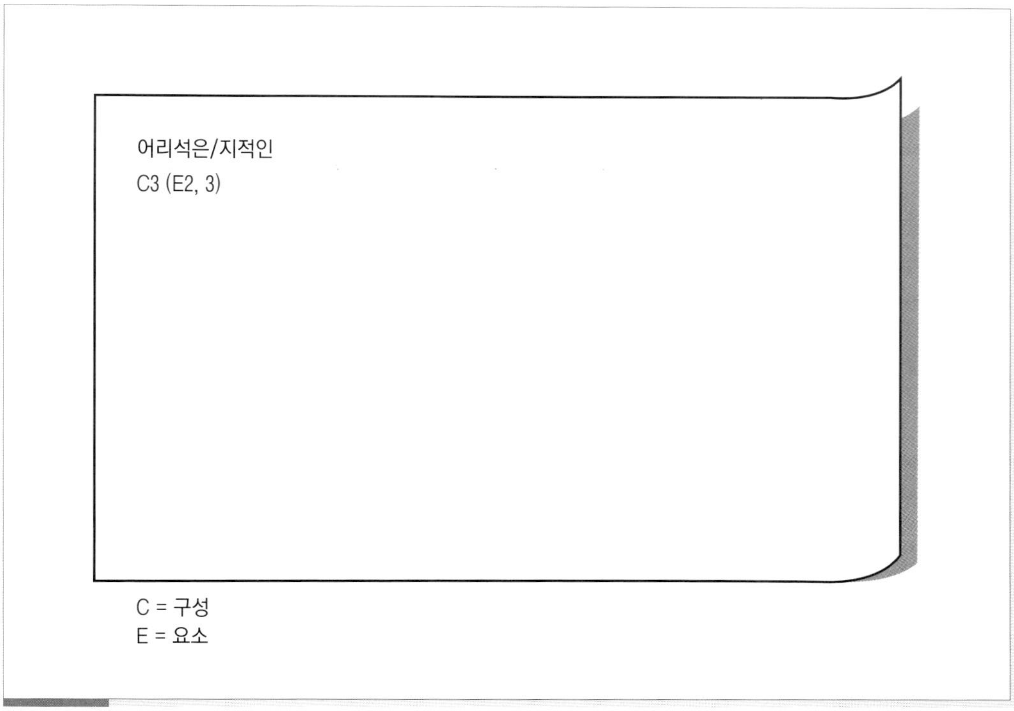

그림 22-2 포획분석(1)

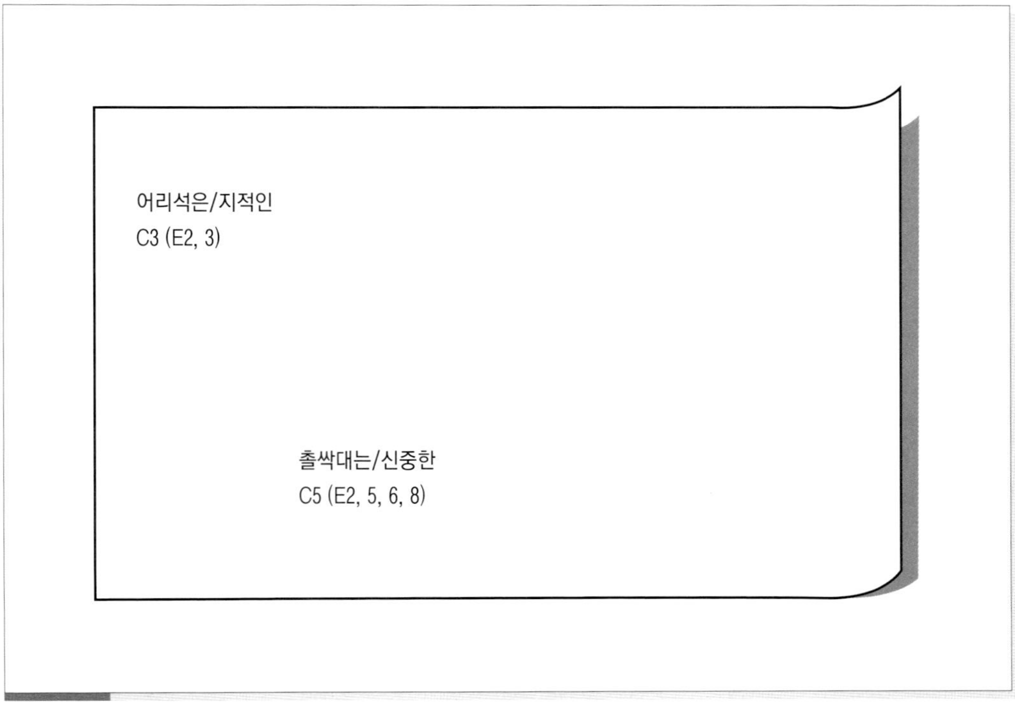

그림 22-3 포획분석(2)

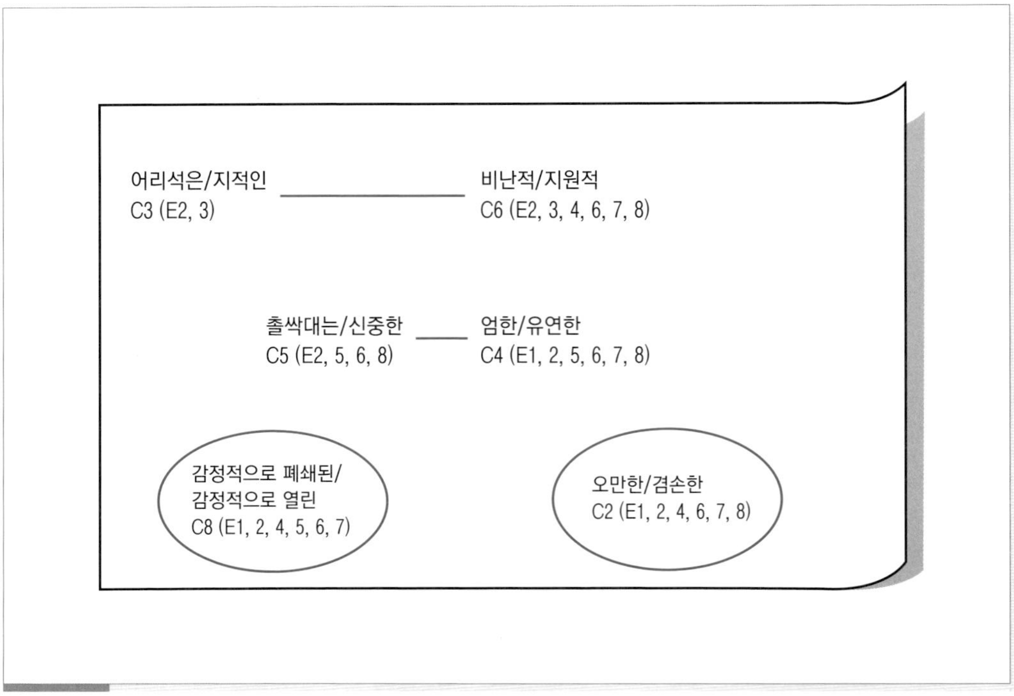

그림 22-4 포획분석(3)

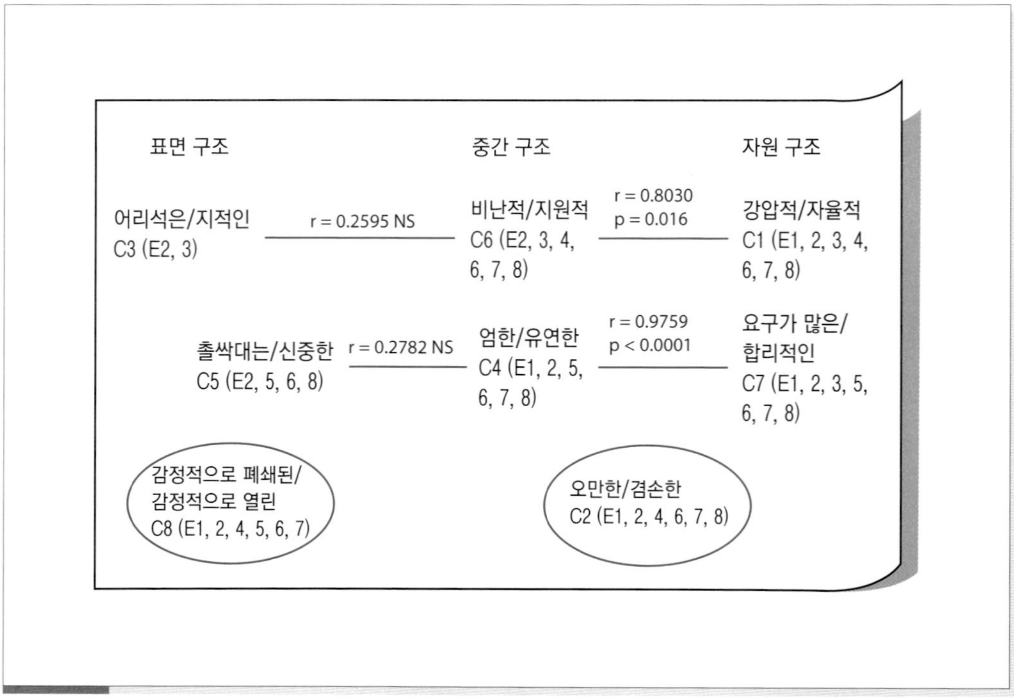

그림 22-5 포획분석(4)

구조 4와 관련된 모든 요소를 포함하므로 이 두 요소 사이에 선을 그린다(그림 22–5).

- 이제 구조들이 어떤 형태로 연결되는지를 눈으로 확인한다. 이 경우, 두 개의 자원 구조(source construct)(구조 1과 7), 두 개의 중간 구조(intermediate construct)(구조 6과 4), 두 개의 표면 구조(surface construct)(구조 3과 5)가 있다. 또한 연결되지 않는 2개의 독립 구조(orphan construct)(구조 8과 2)가 있다. 따라서 참가자의 직업 가치관은 강압적/자율적, 요구가 많은/합리적, 오만한/겸손한, 감정적으로 폐쇄된/감정적으로 열린 것으로 이루어진 것으로 여겨진다. 따라서 직업에서 핵심 인물은 이러한 흐름에 따라 파악을 해야 하지만, 아직 이들 구조들 사이 관련성이 얼마나 강한지를 알 수가 없기 때문에 통계적 처리가 필요하다.
- 관련된 각 구조 사이 상관성을 평가하기 위해서는 상관계수를 계산해야 한다. 즉, 구조 3과 6, 구조 6과 1, 구조 5와 4, 구조 4와 7 사이 관련성. 상관계수를 알아보기 위해 피어슨 상관검정을 실시해야 한다. 표 22–1에 각 구조에 따른 요소들의 점수가 있다. 이를 활용하여 계산하면 된다. 구조 3과 6의 상관성을 위한 피어슨 검정을 예로 실시해 보면, 먼저 구조 3의 요소점수들을 변수 A라고 하고 구조 6의 요소 점수들을 변수 B라고 하자(표 22–3). 이를 피어슨 검정 방법에 따라 계산공식에 적용하면 아래와 같이 검정량이 나온다.

표 22-3 구조 3과 6의 요소 점수자료

구조 3의 요소 점수 (변수 A)	구조 6의 요소 점수 (변수 B)	$A \times B$	A^2	B^2
9	6	54	81	36
3	1	3	9	1
3	4	12	9	16
7	5	35	49	25
6	9	54	36	81
6	1	6	36	1
7	1	7	49	1
7	2	14	49	4
$\Sigma A = 48$	$\Sigma B = 29$	$\Sigma(A \times B) = 185$	$\Sigma A^2 = 318$	$\Sigma B^2 = 165$

$$
\begin{aligned}
r &= \frac{8(185)-(48\times 29)}{\sqrt{[(8\times 318)-2304][(8\times 165)-841]}} \\
&= \frac{1480-1392}{\sqrt{[2544-2304][1320-841]}} \\
&= \frac{88}{\sqrt{240\times 479}} \\
&= \frac{88}{339.058} \\
&= 0.2595 \quad \text{(유의하지 않음)}
\end{aligned}
$$

계산을 통해 나온 상관계수를 그림 22-5처럼 구조 3과 6 사이 선에 기입한다. 이와 같은 방법으로 나머지 구조들의 상관계수를 구하고 기록한다. 구조 1과 구조 6 사이에 유의한 상관관계가 있음을 알 수 있지만 구조 6과 구조 3 사이에는 약한 관계이고 유의한 상관이 없음을 알 수 있다. 마찬가지로, 구조 7과 구조 4는 유의하게 상관관계가 있지만, 구조 4는 구조 5와 약한 관계이고 유의한 상관이 없다. 이는 강압/자율은 비난/지원을 설명하는 변수로 밀접하게 연관되어 있음을 의미한다. 또한 요구/합리가 엄한/유연을 설명하는 밀접한 관계임을 시사한다. 어리석은/지적은 자원 구조와 약한 관련이 있다. 촐싹/신중 역시 자원 구조와 약한 관련만을 보인다. 따라서 이 참가자는 동료를 강압적/자율적 및 요구가 많은/합리적 차원에서 바라보며, 오만/겸손 및 감정적으로 폐쇄된/감정적으로 열린 두 가지 차원의 독립 구조를 가지고 동료를 바로보는 것으로 파악된다. 요소들이 자원 및 표면 요소와 어떻게 관련되는지 확인하기 위해 표 22-2를 90°를 돌리고 동일하게 적용하면 된다. 각 요소에 해당되는 구조의 수를 계산하여 절차를 반복한다. 결과는 그림 22-6에 나타나 있다.

이 연결은 라인 관리자가 부정적인 측면의 원천임을 보여준다. 병원 관리자, 상담사, 환자 서비스 관리자 역시 부정적인 면에 약간 기여한다. 최고 경영자와 그 다음 두 명의 동료와 환자는 상대적으로 문제가 없다. 즉 라인 관리자는 이 병원 내에서 가장 큰 문제인 것 같다.

2개의 포획분석을 함께 고려해 보면, 즉 구조와 요소에 대한 포획분석을 함께 살펴보면 모든 부정적인 면의 끝 부분에 라인 관리자가 있음을 알 수 있다. 즉 라인 관리자는 강압적, 요구적이다(물론 자원 구조에서 파생된 중간 구조와 표면 구조의 부정적 면도 있음). 또한 거만하고 감정적으로 닫혀 있는 사람으로 인식되고 있다. 또한 환자 서비스 관리자, 상담사, 병원 관리자도 부정적인 면이 많이 언급된 사람이다. 반면에, 동료, 최고 경영자, 환자는 긍정적으로 해석되기 때문에 이 참가자가 직장을 떠나는 이유가 이 사람들에게

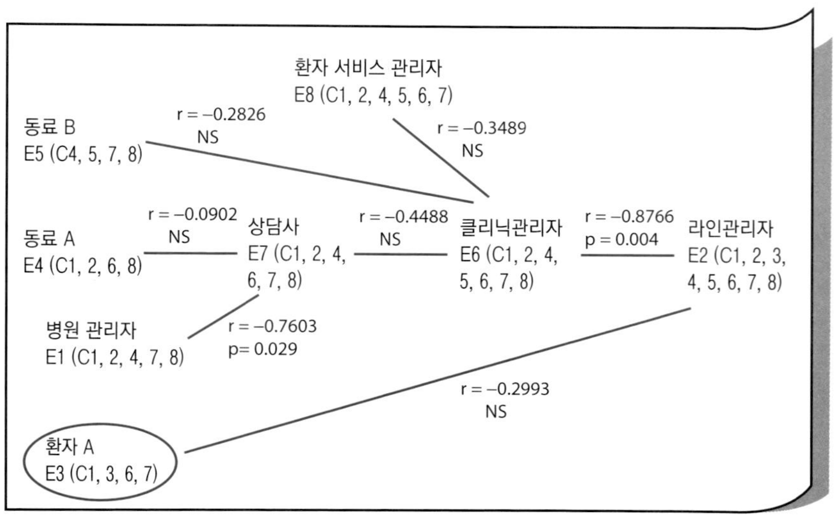

그림 22-6 요소를 위한 포획분석

는 있지 않다고 결론을 내릴 수 있다. 레퍼토리 그리드는 허리통증 클리닉의 근무 환경과 관련된 문제의 성격에 대해 통찰할 수 있게 만든다. 레퍼토리 그리드를 다른 이직 직원들에게 실시해 유사한 결과를 도출할 경우, 병원의 근무 문화를 전략적으로 개선시켜 직원의 이직을 최소화하는데 기여할 수 있을 것이다.

핵심 개념

- 레퍼토리 그리드 결과를 이해하려면 참가자의 마음속에서 구조가 서로 어떻게 연관되어 있는지 살펴봐야 한다.
- 각 구조들이 서로 어떤 관련이 있는지를 보여주는 포획분석을 수행하여 구조 간의 관계를 결정할 수 있다. 즉, 자원과 표면 구조 관계를 도식화한다.
- 연결된 구조들 사이 상관계수를 Pearson 검정으로 구하고 구조들 간 관련 정도를 평가한다.
- 요소 분석에도 동일한 절차를 적용할 수 있다. 이를 통해 연구자는 참여자의 가치관이 서로 어떻게 연결되어 있는지 파악할 수 있다.

FURTHER READING

Bannister D, Fransella F 1990 Inquiring man. Penguin, Harmondsworth

Barwell F 1998. Personal communication

Butler R 2008 Refl ections in personal construct theory. John Wiley & Sons, Chichester

Butt T 2008 Gearge Kelly: the psychology of personal constructs(mindshapers). Palgrave Macmillan, London

Cohen L, Mannion L 2007 Research methods in education, 6th edition. Croom Helm, London

Cross V 1998 Begging to differ? Clinicians' and academics' views on desirable attributes for physiotherapy students on clinical placement. Assessment and Evaluation in Higher Education 23(3): 295–311

Fransella F 2005 The essential handbook of personal construct theory. Wiley Blackwell, Chichester

Fransella F, Bannister D, Bell R 2003 A manual for repertory grid technique, 2nd edition. Wiley Blackwell, Chichester

Gaines BR, Shaw M 1980 New directions in the analysis and interaction elicitation of personal construct systems. International Journal of Man-Machine Studies 13(1): 81–116

Jancowicz D 2003 The easy guide to repertory grids. Wiley Blackwell, Chichester

Kelly G 1955 The psychology of personal constructs, Vols 1 and 2. Norton, New York

CHAPTER 23

진단과 선별검사에서 통계 이용하기: 반응자 조작 특성

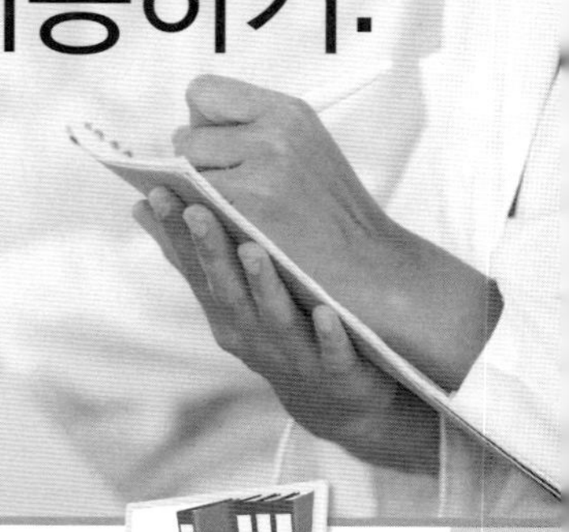

이 장의 내용

소개

반응자 조작 특성(receiver operating characteristics, ROC)은 제2차 세계대전 중 레이더 영상정보를 해석하기 위한 신호검출이론에 그 기원을 두고 있다. 그들은 영상에서 깜박임이 있었는지, 이것이 적군인지 민간화물선인지 등을 판단해야 했다. 이러한 판단은 매우 중요하다. 약 40년 전까지만 해도 ROC는 임상적 의사결정과 그 관련성이 불분명하였으며, 40년이 지나서야 이러한 방법이 건강 관련 분야에 도입되었다.

건강관리에서, ROC는 누군가가 특정 질병(예: 당뇨병, 전립선 암 등)을 가지고 있는지 여부 및 검사를 통해 어떤 사람이 병에 걸릴 위험이 있는지 또는 무증상이지만 병의 초기 단계(예: 모든 신생아 대상으로 PKU 선별검사 또는 여성을 대상으로 자궁경부암 검진)에 있는지 여부를 결정하기 위한 진단검사에 사용된다. 치료사의 자율성이 높아지면서 진단 기술(예: 적신호)과 선별검사의 정확성에 대한 고민도 높아지고 있다. 일부 진단 및 선별검사는 간단할 수 있지만, 예를 들어, 상황이나 증상이 비슷하지만, 추가 검사가 필요한 지, 그냥 퇴원해도 안전한 지, 합병증이나 재발은 어떤지 등과 같은 어떤 결정을 하기에 좀 더 복잡한 여건이 생길 수도 있다. 이러한 상황에서 ROC 분석은 가치가 있다. 비록 이것이 복잡하고 긴 과정처럼 보일지라도, 일단 개념을 이해하면, 계산은 놀라울 정도로 쉽다.

ROC 분석을 예로 들어 보자. 산부인과에서 일하는 한 치료사는 산후 6주 동안 심한 회음부 이상을 앓고 있는 출산 여성(향후 스트레스성 요실금을 유발할 수 있음)에 관심이 있다고 하자. 치료사는 출산 여성이 스트레스성 요실금에 걸릴 위험이 있는지 평가하기 위해, 출산 직후 여성을 검사할 수 있는 방법이 없을지 궁금해 한다. 만약 문제가 발생할 가능성이 가장 높은 여성들을 식별하는 유효한 위험척도가 개발될 수 있다면, 추가적인 산후 지원과 전문적 치료가 제공될 수 있다. 따라서 연구과제는 스트레스성 요실금에 노출될 위험이 높은 출산 여성들을 발견할 수 있는 위험평가척도를 개발하는 것이다.

이 과정의 첫 번째 단계는 산후 스트레스성 요실금과 어떤 요인이 연관되어 있는지 알아보기 위해 문헌에 대한 철저한 주제 검토를 수행하는 것이다[Pallant가 설명한 다중 및 로지스틱 회귀 분석은 예측 변수를 확인하는데 유용한 방법이다. Pallant(2007)는 이러한 절차에 대한 매우 유용한 방법을 제시하고 있으니 참조]. 주제 검토가 산후 스트레스성 요실금과 관련이 있는 것으로 밝혀진 10가지 요인을 산출했다고 생각해 보자.

- 산모 나이
- 출산 경력
- 분만 1기 시간
- 3기 동안 외음부 절제 또는 찢어짐
- 아기 크기
- 임신 중 산모 체중증가
- 분만 시 경막외 진통제 사용
- 출산 전 스트레스성 요실금
- 자연분만 시 보조도구 사용
- 만성 변비

그런 다음 치료사는 위험 척도를 작성하고, 이를 스트레스성 요실금 척도(stress incontinence scale, SIS)라고 부른다.

1. 산모 나이: 35세 이상일 경우 1점 ☐
2. 출산 경력: 이전에 2명 이상 출산 시 1점 ☐
3. 분만 1기 시간: 20시간 이상일 경우 1점 ☐
4. 3기 동안 외음부 절제 또는 찢어짐: 어느 한쪽에도 해당할 경우 1점 ☐
5. 아기 크기: 4.5kg 이상일 경우 1점 ☐
6. 임신 중 산모 체중증가: 15kg를 초과할 경우 1점 ☐
7. 경막외 진통제 사용: 그렇다면 1점 ☐

8. 출산 전 스트레스성 요실금: 그렇다면 1점 ☐
9. 자연분만 시 보조도구 사용: 그렇다면 1점 ☐
10. 만성 변비: 그렇다면 1점 ☐

총 점수 = ☐

여성이 얻을 수 있는 최대 점수는 10점이며, 산후 스트레스성 요실금 위험이 매우 높은 반면, 최저 점수는 0점이며, 스트레스성 요실금 위험이 최소가 된다. 이 척도가 어떤 가치를 가지고 있는지 확인하기 위해서, 먼저 출산 후 6주간의 건강검진에서 실제로 스트레스성 요실금을 보인 여성 집단과 그렇지 않은 다른 여성 집단에 이 척도를 적용해 보고 집단의 점수 사이에 어떤 차이가 있는지를 알아보는 실험을 해야 한다. 이를 통해 이 척도가 집단들을 구별할 수 있는 힘을 가지고 있는지, 스트레스성 요실금 발생 가능성이 높은 여성을 판단할 수 있는지를 알 수 있을 것이다. ROC 프로토콜을 사용하는 방법은 몇 가지 주요 단계가 있으며, 차후 단계별로 설명할 것이다. 그러나 ROC와 관련된 몇 가지 핵심 개념들을 먼저 설명하겠다.

진단 및 선별검사와 관련된 핵심 개념

좋은 진단 또는 선별검사를 위해 첫 번째 주목할 점은 다음과 같다.

- 위험인자(또는 질병)를 가진 모든 사람을 정확하게 식별해야 한다. 이 경우, SIS 점수가 높으면 스트레스성 요실금이 발생할 위험이 높다. 위험 또는 질병이 있는 것으로 정확하게 식별하는 경우를 참양성(true positive, TP)이라고 부른다.
- 위험인자(또는 질병)가 없는 모든 사람을 정확하게 식별해야 한다. 이 경우 SIS 점수가 낮으면 스트레스성 요실금이 발생할 위험이 낮아진다. 위험/질병이 없는 것으로 정확하게 식별하는 경우를 참음성(true negative, TN)이라고 부른다.

하지만 진단 및 선별검사는 다음과 같이 절대적으로 정확하지 않다.

- 위험/질환을 가진 일부 사람들을 놓칠 수도 있다. 이 경우, SIS 점수가 낮을 수 있지만, 출산 여성의 스트레스성 요실금 증세가 계속 진행되는 경우도 있다. 위험에 처하거나 질병에 걸렸지만 이를 판단하지 못하는 경우를 거짓음성(false negatives, FN)이라고 부른다. 즉 실제 문제가 있지만 문제가 없는 것으로 분류된다. 이는 연구 오류 중 제2형 오류와 유사하다.
- 위험/질병이 없는 사람이 위험/질병을 가진 것으로 식별될 수 있다. 이 경우, SIS 점수가 높을 수 있지만, 스트레스성 요실금으로 진행되지 않을 수 있다. 실제로 위험/질환

을 가지고 있지 않지만 위험/질병이 있는 것으로 판단되는 경우를 거짓양성(false positive, FP)이라고 한다. 이는 제1종 오류와 유사하다.

분명히 좋은 진단 또는 선별검사는 참양성과 참음성의 비율이 높아야 하고, 거짓양성과 거짓음성의 비율이 낮아야 한다. 거짓 분류는 환자에게 심각한 영향을 미칠 수 있다. 거짓음성으로 분류된 사람들은 추가 조사나 치료를 받지 못할 수 있는 반면 거짓양성으로 분류된 사람들은 필요 없는 조사와 치료를 받게 될 수 있다. 이 네 가지 분류는 ROC에 필수적이며 아래의 표 23-1에 다시 요약하였다.

두 번째 유의할 점은 진단 또는 선별검사의 능력으로서, 위험/질병을 가진 사람을 정확하게 식별하는 것을 '민감성(sensitivity)'이라고 한다. 위험/질병이 없는 사람을 정확하게 식별하는 검사의 능력을 '특이성(specificity)'이라고 한다. 높은 민감성과 높은 특이성을 가진 검사는 당연히 좋은 검사이다.

표 23-1 진단 또는 선별검사 결과 가능한 상황들

음성 결과	양성 결과
거짓음성: 환자는 위험/질병을 가지고 있지만, 검사결과 음성으로 나타남. 이는 추가적인 조사나 치료가 필요하지 않은 잘못된 결정으로 이어질 수 있다.	참양성: 환자는 위험/질병을 가지고 있고, 검사결과 양성으로 나타남. 이는 추가 조사 또는 치료를 위한 올바른 결정으로 이어질 수 있다.
참음성: 환자는 위험/질병을 가지고 있지 않으며, 검사결과도 음성이다. 이는 추가적인 조사나 치료를 요구하지 않는 올바른 결정으로 이어질 수 있다.	거짓양성: 환자는 위험/질병을 가지고 있지 않지만, 검사결과 위험/질병이 있는 것으로 나타남. 이는 추가 조사 또는 치료를 위한 잘못된 결정으로 이어질 수 있다.

핵심 개념

- ROC 분석은 진단 및 선별검사가 증상이 있거나 발병 위험이 있는 사람을 식별할 수 있는지 알아보는데 사용된다.
- 진단 및 선별검사에서 질병/위험이 있는 사람을 정확하게 식별해야 하는데 이를 참양성이라 한다. 또한 질병/위험이 없는 사람을 정확히 식별할 수 있어야 하는데 이를 참음성이라 한다.
- 질병/위험을 가진 사람을 정확하게 식별할 수 있는 진단 또는 선별검사의 능력을 민감성이라고 한다.
- 질병/위험이 없는 사람을 정확하게 식별할 수 있는 진단 또는 선별검사의 능력을 특이성이라고 한다.
- 진단 및 선별검사가 완벽하기는 힘들기 때문에:
  - 실제로 어떤 사람은 질병/위험이 있는데도 없는 것으로 식별될 수 있다. 이를 거짓음성이라 하고 또는 어떤 사람은 실제 질병/위험이 없는데 있는 것으로 식별될 수 있다. 이를 거짓양성이라 한다.
- 좋은 진단 또는 선별검사는 높은 참양성 및 참음성을 가지며, 따라서 민감성과 특이성이 높다.

진단 및 선별검사에 대한 민감성과 특이성 계산하기

검사의 민감성을 알아보기 위해서는 그림 23-1의 4개 셀 각각에 해당되는 사람의 수를 먼저 계산해야 한다.

민감성 계산방법은 다음과 같다.

$$\frac{\text{참양성의 수}}{\text{참양성의 수} + \text{참음성의 수}}$$

특이성 계산방법은 다음과 같다.

$$\frac{\text{참음성의 수}}{\text{참음성의 수} + \text{거짓양성의 수}}$$

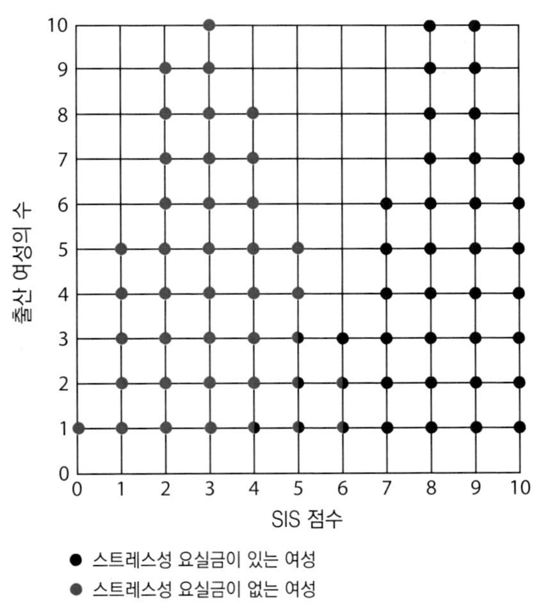

그림 23-1 요실금이 있는 여성과 없는 여성의 SIS 점수

임상상황에서 ROC 분석 이용 예시

이전 예시 스트레스성 요실금 상황을 반영해 보자. 스트레스성 요실금이 유발될 위험을 알아보기 위해서는 요실금이 있는 여성과 없는 여성을 모집하여 SIS 점수에서 차이가 있는지를 알아봐야 한다. 우리는 스트레스성 요실금이 없는 여성 40명과 있는 여성 40명을 모집하고 SIS 점수를 조사한다. 여성이 얻을 수 있는 최대 위험점수는 10점이며 최소 위험점수는 0점이다. 다음과 같은 결과를 얻었다고 가정하자(표 23-2).

표 23-2 가상의 SIS 점수

SIS 점수	요실금이 없는 여성의 수	요실금이 있는 여성의 수
0	1	0
1	5	0
2	9	0
3	10	0
4	8	1
5	5	3
6	2	3
7	0	6
8	0	10
9	0	10
10	0	7
TOTAL	40	40

이러한 결과는 X(수평) 축을 따라 SIS 점수를 표시하고, Y(수직) 축을 따라 각 점수를 획득한 여성의 수를 그래프로 표시할 수 있다. 그래프는 그림 23-1에 제시되어 있다. 그래프가 두 집단의 점수 사이에 현저한 차이가 있는 것으로 보이지만 이를 확인하기 위해 Mann-Whitney U 검정을 실시한다(데이터가 간격/비척도인 경우지만 여기서는 짝비교 t-검정을 사용하지 않는다). Mann-Whitney를 적용한 결과는 아래와 같을 것이다.

$U = 27.5$, $n_1 = 40$, $n_2 = 40$, $p < 0.005$ for a 1-tailed hypothesis.

이것은 두 집단 사이 SIS 점수에 유의한 차이가 있다는 것을 의미한다. 이 단계에서 유의하지 않은 결과를 얻었다면, ROC 분석을 계속 진행할 필요는 없다. 이 경우, 유의한 차이가 있으므로 ROC 분석을 진행할 수 있다는 것을 의미한다.

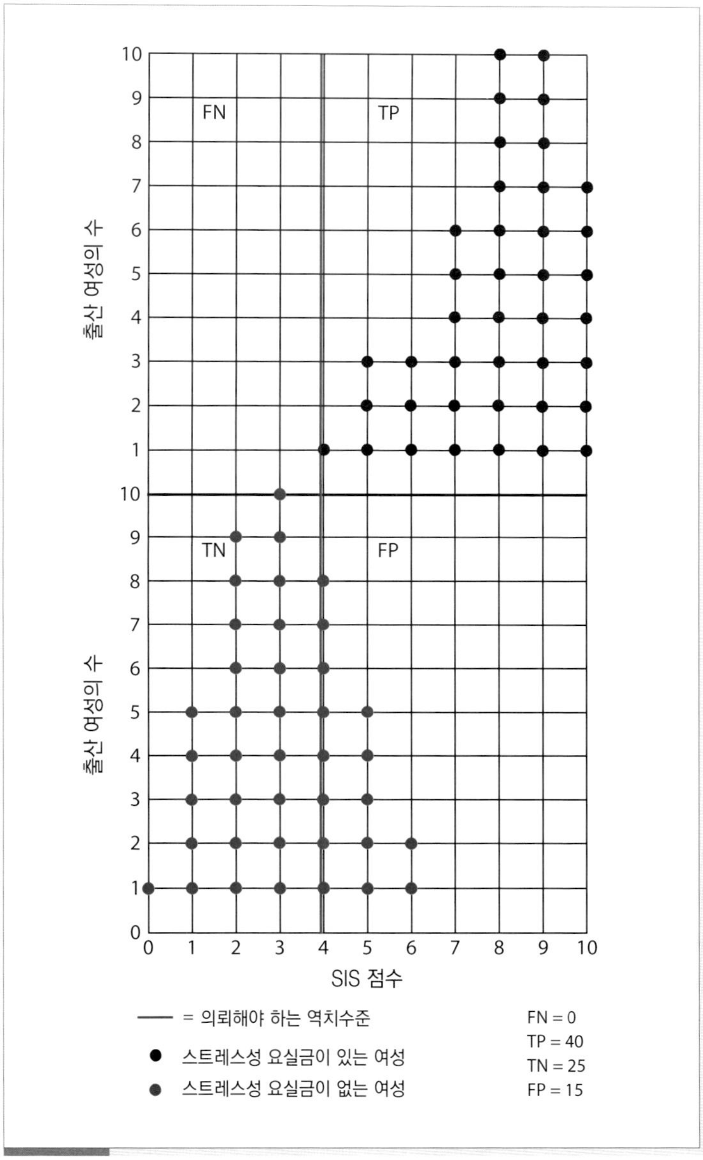

그림 23-2 4점이 역치일 때 참양성, 참음성, 거짓양성, 거짓음성을 반영한 SIS 점수 분포

이제 그림 23-1에 표시된 그래프를 해석해야 한다. 이를 통해 스트레스성 요실금을 가진 모든 여성들이 SIS에서 4~10점 사이인 것을 알 수 있으며, 대부분은 8~9점을 받았다. 스트레스성 요실금을 가지고 있지 않은 여성들은 0~6 사이의 모든 점수들이 있으며, 대다수는 2~3을 받았다. 다시 말해, 이 검사는 두 집단의 여성들을 구분하는 것처럼 보이지만, 4, 5, 6의 점수에 중복되는 점이 있다. 왜냐하면, 스트레스성 요실금이 있는 일부 여성과 없는 여성 일부가 4, 5, 6의 점수를 보였기 때문이다. 이를 근거로, 운동권장 또는 추가적인 지원을 해야 하는 여성으로 판단할 수 있는 시점(점수)은 어디일까?

역치수준 결정하기

만약 우리가 4점 이상의 모든 출산 여성을 대상으로 스트레스성 요실금에 대한 지원을 하기로 하였다면, 스트레스성 요실금으로 발전하지 않을, 즉 실금이 없는 15명의 여성들에게 불필요한 지원을 하게 된다(거짓양성, 4, 5, 6점을 받은 스트레스성 요실금이 없는 여성). 이때 4점을 임계값이라고 한다(그림 23-2 참조).

불필요하게 지원 또는 중재를 받는 여성이 많기 때문에, 우리는 이 임계값을 조정하고

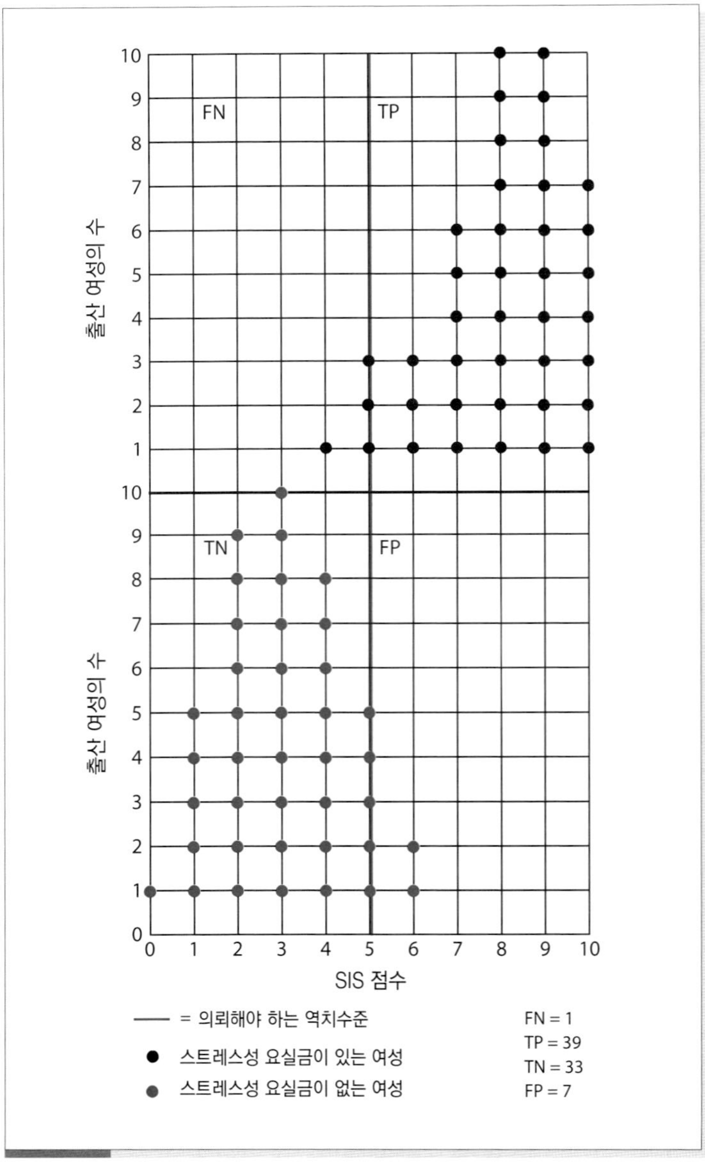

그림 23-3 5점이 역치일 때 참양성, 참음성, 거짓양성, 거짓음성을 반영한 SIS 점수 분포

싶어 할 수도 있다. 5점으로 임계값을 수정하면 그림 23-3과과 같이 된다. 마찬가지로, 임계값을 6점으로 설정할 수 있다. 반면에 7점 이상으로 조정한다면, 스트레스성 요실금이 없는 사람 중 불필요하게 지원을 받는 사람은 없어지지만 요실금이 있는 여성 7명은 지원을 받지 못하게 된다.

임계값을 변경함으로서 검사의 민감성과 특이성을 조정할 수 있다. 따라서 '어느 역치를 선정할 것인가?'라는 물음에 답을 하기 위해서는 검사가 민감성과 특이성이 높아야 함을 기억하자. 민감성과 특이성은 모두 0~1.0까지의 값을 가진다(%로 변환할 수 있다). 앞

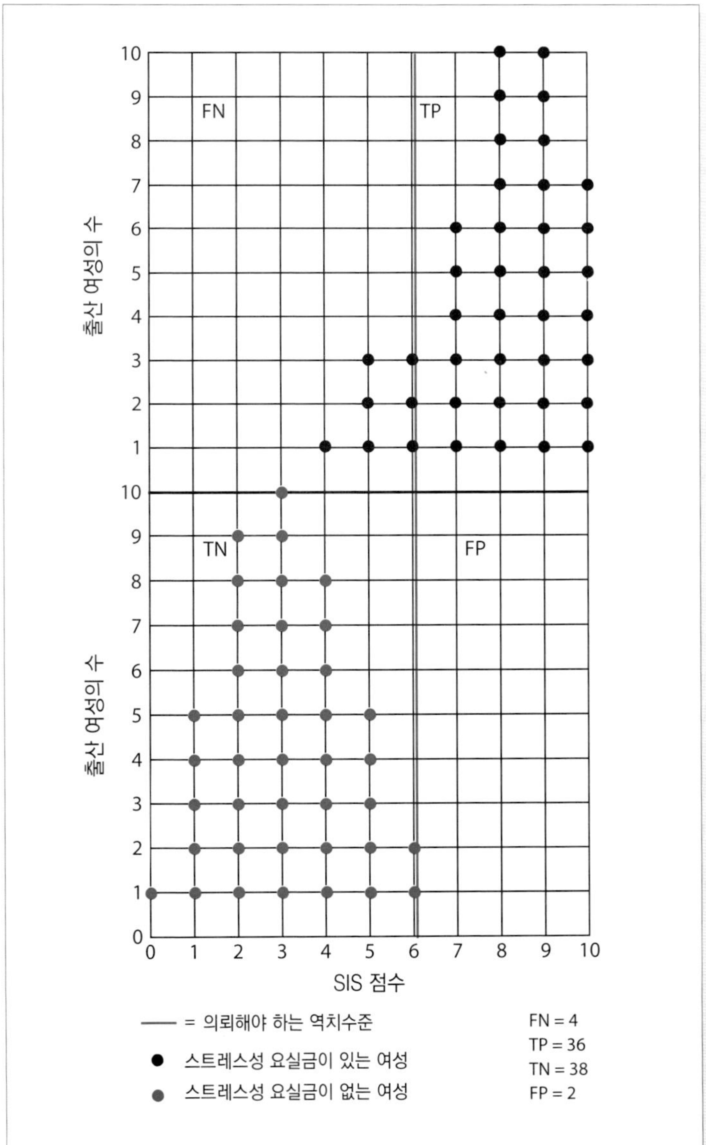

그림 23-4 6점이 역치일 때 참양성, 참음성, 거짓양성, 거짓음성을 반영한 SIS 점수 분포

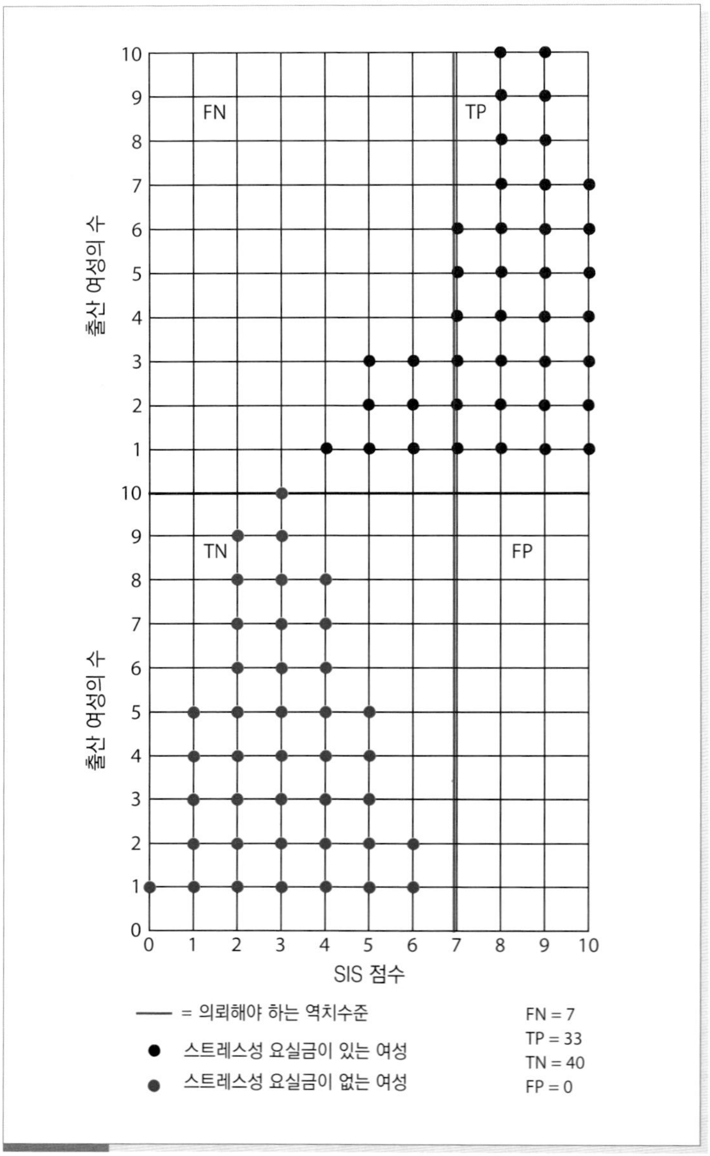

그림 23-5 7점이 역치일 때 참양성, 참음성, 거짓양성, 거짓음성을 반영한 SIS 점수 분포

서 나온 공식을 사용하여 1.0에 가까울수록 민감성과 특이성이 향상된다. 예시로 본 SIS척도에서도 각 임계값별로 민감성과 특이성을 계산할 수 있다.

SIS에 대한 민감성과 특이성 계산하기

만약 우리가 스트레스성 요실금이 발생할 위험이 있는 모든 여성을 지원하기 원한다면 임계값으로 4점을 정하면 된다. 왜냐하면 이 점수는 아무도 놓치지 않았다는 것을 의미하기 때문이다. 다시 말해서, 우리가 높은 민감성을 원한다면, SIS 척도에서 4점 이상을 받는 모든 여성으로 정하면 되지만, 이 경우 필요 없는 지원을 받는 사람이 생긴다. 그림 23-2의 수치를 이용하여 계산을 할 필요가 있다.

임계값이 4점인 경우 민감성(sensitivity)은 다음과 같다.

$$\begin{aligned} \text{민감성} &= \frac{\text{TP}}{\text{TP}+\text{FN}} \\ &= \frac{40}{40+0} \\ &= 1.0\ (100\%) \end{aligned}$$

임계값이 4인 경우 SIS 척도의 민감성은 완벽하다.

그러나 특이성(specificity)을 계산하기 위해 공식을 사용하면 다음과 같다.

$$\begin{aligned} \text{특이성} &= \frac{\text{TN}}{\text{TN}+\text{FP}} \\ &= \frac{25}{25+15} \\ &= 0.63\ (63\%) \end{aligned}$$

임계값이 4인 경우는 0.63으로 다소 낮은 특이성을 보인다. 이는 여성의 0.37 또는 37%가 불필요한 치료를 받을 수 있다는 것을 의미하며 이는 시간과 자원을 낭비할 수 있다.

임계값을 5점으로 설정하여 그림 23-3의 수치를 사용하면 민감성은 다음과 같다.

$$\begin{aligned} &\frac{39}{39+1} \\ &= 0.98\ (98\%) \end{aligned}$$

특이성은 다음과 같다.

$$\begin{aligned} &\frac{33}{33+7} \\ &= 0.82\ (82\%) \end{aligned}$$

이 임계값은 민감성은 약간 떨어지고 특이성이 상당히 증가한 결과를 보인다.

임계값을 6점으로 설정하고 그림 23-4의 수치를 사용하면 민감성은 다음과 같이 된다.

$$\begin{aligned} &\frac{36}{36+4} \\ &= 0.90\ (90\%) \end{aligned}$$

특이성은 다음과 같다.

$$\frac{38}{38+2}$$
$$=0.95\ (95\%)$$

따라서 임계값을 SIS점수 6으로 이동하면 민감도는 90%로 떨어지지만 특수성은 95%로 증가한다.

마지막으로 임계값을 SIS점수 7로 설정하고 그림 23-5의 수치를 사용하면 민감성은 다음과 같이 된다.

$$\frac{33}{33+7}$$
$$=0.83\ (83\%)$$

특이성은 다음과 같다.

$$\frac{40}{40+0}$$
$$=1.0\ (100\%)$$

표 23-3 다양한 스트레스성 요실금 척도(SIS)의 역치에 따른 민감성과 특이성 점수

스트레스성 요실금 척도(SIS) 역치	민감성	특이성
4	1.0	0.63
5	0.98	0.82
6	0.90	0.95
7	0.83	1.0

이처럼 임계값을 변경하여 검사의 민감성과 특이성을 조정할 수 있으며, 따라서 치료 의뢰 대상자의 수를 조정할 수 있다는 것을 알 수 있다. 그러나 모든 검사들이 완벽한 민감성과 특이성을 가지고 있지 않기 때문에, 민감성을 높게 하든지 아니면 특이성을 높게 하든지 선택을 해야 할 것이다. 여러분이 임계값을 정하는 것은 그 병에 걸리고 치료받지 못한 것의 결과 또는 환자가 가지고 있지 않은 질병에 대한 치료를 받아야 하는 결과에 달려 있다. 즉, 임상적 중요성에 따라 결정되어야 한다. 어떤 임상 상황에서는 높은 민감성을 가지는 것이 더 좋은 경우가 있다. 즉, 가능성이 있는 모든 대상이 빠지지 않고 중재를 받게 하는 경우로서, 이것의 예는 모든 신생아에게 주어지는 PKU에 대한 일상적인 혈액 검사이다. 아주 적은 아이만이 실제로 그 질병을 가지고 있지만, 검사가 너무 간단하고 비침습

적이어서 그 병에 걸린 모든 아이들이 치료를 받을 수 있도록 하는 것이 더 좋다. 다른 임상 조건의 경우, 개입이 필요하지 않은 사람에게 개입하는 것을 피하기 위해 높은 특이성을 갖는 것이 더 나을 수 있다. 침습적, 위험성 또는 비용이 많이 드는 치료는 높은 특이성이 바람직할 수 있다는 것을 암시할 수 있지만, 조건에 따라 달라질 것이다. 임계값에 대한 최종 결정은 광범위한 연구, 최선의 증거 및 전문가 의견에 기초하지만 높은 특이성보다는 높은 민감성에 대한 명확한 사례가 없는 경우, 유덴지수(Youden's Index)라는 공식을 사용하여 임계값을 결정할 수 있다.

역치 적합성 계산을 위한 유덴지수

유덴지수는 J로 표현되며, 검사에 대한 민감성 및 특이성 값을 사용하여 계산된다. 유덴지수 J가 1.0에 가까울수록 선택한 임계값은 더 좋음을 의미한다. 유덴지수 공식은 다음과 같다.

$$J = \text{민감성} + \text{특이성} - 1$$

따라서 앞선 네 가지 상황의 민감성 및 특이성 값을 바탕으로 J에 대한 네 가지 값을 계산할 수 있다.

1. 임계값이 4인 경우 $J = 1.0 + (0.63-1) =0.63$
2. 임계값이 5인 경우 $J = 0.80$
3. 임계값이 6인 경우 $J =0.85$
4. 임계값이 7인 경우 $J =0.83$

가장 높은 유덴지수인 0.85로 선택한 경우 민감성은 0.9와 특이성은 0.95이다. 따라서 6점 이상의 여성에게 추가 지원을 하는 것으로 결론을 내릴 수 있다.

ROC 그래프

ROC 그래프에 민감성과 특이성 점수 표시를 통해 예시로 든 SIS의 성능을 더 평가할 수 있다. 라인 아래의 영역을 계산함으로써 성능을 알 수 있다. 라인 아래 영역을 AUROC(Area Under Receiver Operating Characteristics) 곡선이라고 하며 라인 아래 영역이 클수록 검사가 더 잘 수행됨을 의미한다. 민감성 및 특이성 점수를 그래프에 표시하려면 그림 23-6과 같은 10×10 셀 그래프를 사용해야 한다(민감성과 특이성이 0부터 1.0까지 0.1의 단위로 측정되므로).

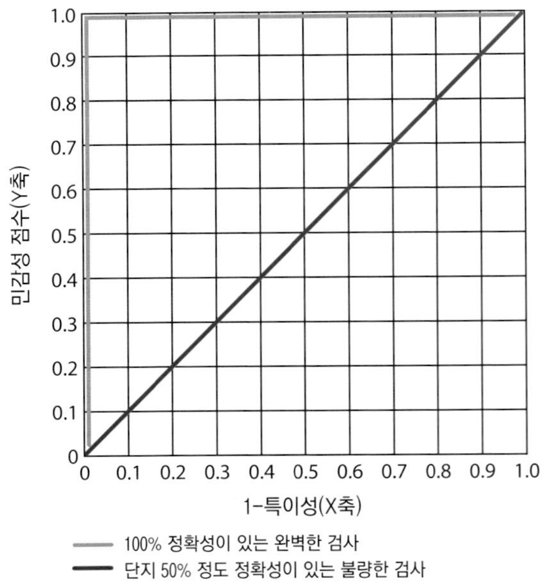

그림 23-6 AUROC 곡선은 검사의 성능을 알려준다.

X축은 '1－특이성'으로 계산한 거짓양성의 점수이고, Y축은 민감성 점수이다. 진단 또는 선별 기능이 없는 검사는 그림 23-6의 선으로 나타낸 직선 대각선에 해당하는 것이다. 대각선 아래의 면적은 50% 또는 0.5로 위험하거나 질병에 걸린 환자를 식별하는 능력이 50：50 또는 50이라는 것을 의미한다. 완벽한 검사는 민감성 및 '1－특이성' 점수가 0인 지점에서 수직 또는 Y축에 맞닿는 선으로 표시되며, 그래프의 상단을 가로로 가로질러 오른쪽 상단 모서리까지 연결된 경우(민감성 및 '1－특이성' 점수가 1.0인 경우)이다. 완벽한 검사 라인 아래 영역은 1.0 또는 100%로 위험/질환을 가진 사람을 식별할 수 있는 완벽한 능력을 가지고 있음을 의미한다. 대부분의 검사들이 완벽할 수 없지만, 라인 아래 면적이 1.0에 가까울수록 더 좋은 검사이다. AUROC 값을 계산하려면 먼저 각 민감성과 '1－특이성' 점수를 표시해야 한다. 또한, 표시된 선이 왼쪽 하단 모서리에서 시작하고 오른쪽 상단 모서리에서 완료되도록 민감성과 '1－특이성' = 0, 민감성과 '1－특이성' = 1이 되는 지점에도 표시를 추가한다. 표 23-4에 추가된 것이 표현되어 있다.

표 23-4에 나타난 민감성과 1－특이성 결과를 바탕으로 각 값의 쌍을 그려야 한다. 그래프 또는 ROC 선은 그림 23-7에 나타나 있다. ROC 곡선 아래의 면적이 얼마나 되는지를 계산하면 된다. 이 경우 면적은 0.984이다. 여기에서는 계산하는 방법은 생략하겠다.

표 23-4 ROC 곡선으로 표시하기 위한 민감성과 1-특이성 점수

민감성	특이성	1-특이성
0.00		0.00
0.83	1.00	0.00
0.90	0.95	0.05
0.98	0.82	0.17
1.0	0.63	0.37
1.00		1.00

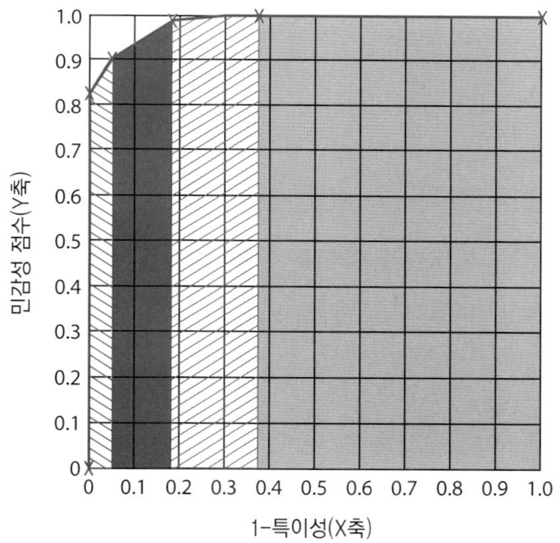

그림 23-7 표 23-4의 자료를 표시한 ROC 곡선

AUROC 점수 해석

0.984값은 산후 스트레스성 요실금을 앓고 있는 여성이 그렇지 않은 여성보다 더 높은 SIS 점수를 가질 확률로 해석될 수 있다. AUROC 값이 높기 때문에, SIS 검사는 산후 스트레스성 요실금에 대한 선별도구로서 어느 정도 가치가 있는 것으로 생각된다. 검사의 성능을 결정하기 위한 대략적인 지표로서, 일반적으로 다음과 같이 AUROC 값을 해석한다.

0.9 − 1.0 = 우수(excellent)

0.8 − 0.9 = 좋음(good)

0.7 − 0.8 = 양호(fair)

0.6 − 0.7 = 불량(poor)

0.5 − 0.6 = 불능(fail)

이를 근거로 하면, SIS는 우수한 것으로 분류될 것이다.

단, 진단 또는 선별도구에 대해 추가로 질문해야 하는 경우가 있다. 이 경우 SIS는:

1. 환자가 검사에서 높은 점수를 받는다면, 그 사람이 실제 질병을 가질 가능성은 얼마인가?(이 경우, 여성이 높은 SIS 점수를 기록한다면, 스트레스성 요실금을 보일 가능성은 얼마인가?) 이것은 실제 참양성을 예측하는 검사의 능력을 말한다. 이 질문에 답하려면 양성예측값(positive predictive value, PPV)이라고 불리는 값을 계산해야 한다. SIS에 대한 가상자료와 임계값 6을 사용하여 PPV를 계산하는 공식은 다음과 같다.

$$\frac{\text{참양성 수}}{\text{참양성 수} + \text{거짓양성 수}}$$

즉, 임계값 6과 관련된 그림 23-4의 데이터를 적용하면 참양성의 수(36)와 거짓양성의 수(2)를 대입하면 PPV = 0.95가 된다. PPV가 높을수록 검사의 민감성이 높아지고 선택되는 임계값이 더 커진다. 왜냐하면 이들 모두는 스트레스성 요실금의 위험에 처한 여성들을 식별할 수 있는 능력이 크기 때문이다.

2. 진단 또는 검사에서 음성반응이 나타나는 경우, 해당 증상이 없을 가능성은 얼마나 되는가? (이 경우, 스트레스성 요실금이 없는 여성이 낮은 SIS 점수를 받을 가능성은 얼마인가?) 이것은 참음성을 예측하는 능력을 의미한다.

이 질문은 음성예측값(negative predictive value, NPV)을 계산하면 답할 수 있다. 공식은 다음과 같다.

$$\frac{\text{참음성 수}}{\text{참음성 수} + \text{거짓음성 수}}$$

임계값 6(그림 23-4)에 대한 데이터를 사용하여[참음성(38), 거짓음성(4)] 다음 결과를 얻을 수 있다. NPV = 0.91

NPV가 높을수록 검사의 특이성과 선택되는 임계값이 더 높아진다. 왜냐하면, 이들은 위험/질병이 없는 환자를 정확하게 식별할 수 있는 가능성이 높기 때문이다.

3. 전반적인 검사의 정확성(accuracy)은 얼마인가? 즉, 위험/질병이 없는 검사결과를 정확하게 식별한 비율, 즉 스트레스성 요실금 발생으로 인해 위험에 처한 사람들과 위험

하지 않은 사람들을 정확하게 예측하는데 있어서 SIS가 얼마나 좋은 지와 관련된 것이다. 이것은 실제 참양성과 참음성을 정확하게 예측하는 검사의 능력을 말하는 것이다. 이 질문을 위한 공식은 다음과 같다.

$$\frac{\text{참양성 수} + \text{참음성 수}}{\text{참양성 수} + \text{참음성 수} + \text{거짓음성 수} + \text{거짓양성 수}}$$

그림 23-4를 이용하는 경우, 공식에 대입하면

$$\frac{36 + 38}{36 + 38 + 2 + 4} = 0.93$$

따라서 SIS의 전반적인 정확도는 0.93이다. 생명을 위협하는 질병인 경우, 이 정확도 수준은 너무 낮은 것으로 인식될 수 있으므로 다시 조정하거나 다른 검사와 함께 임상에 적용될 필요가 있을 것이다.

4. 위험/질병이 없는 환자에 비해 위험/질병이 있는 환자가 양성 반응을 보일 가능성은 얼마나 더 높은가?(SIS 예제인 경우, 높은 SIS 점수를 받은 경우 스트레스성 요실금으로 진행되지 않을 여성에 비해 스트레스성 요실금으로 진행할 여성으로 될 가능성은 어떠한가?) 당연히, 진단 또는 선별검사가 질병이나 위험에 처한 환자를 골라내는 것이 매우 바람직하다. 이것을 양성우도비(likelihood ratio-positive, LR+)라고 한다. 그림 23-4의 데이터를 사용하여, 선택한 임계값 6에 대한 민감성 값과 1-특이성 값을 이용하여 LR+를 계산할 수 있다.

$$\text{LR+} = \frac{\text{민감성}(0.90)}{1-\text{특이성}(1-0.95)} = 18$$

이는 스트레스성 요실금으로 진행할 여성이 그렇지 않은 여성에 비해 SIS 점수가 높을 확률이 18배가 된다는 의미이다. 당연히, LR+가 높을수록 위험/질병이 있는 사람을 식별하는데 좋은 검사가 된다.

5. 위험/질병이 없는 환자에게서 음성 검사결과가 발견될 확률이 얼마나 더 높은가? (이 예에서 점수가 낮은 경우 스트레스성 요실금이 있는 여성보다 스트레스성 요실금이 없는 여성으로 나올 가능성이 얼마나 큰가?)

좋은 검사는 위험/질병이 없는 환자들이 그렇지 않은 환자보다 음성 검사결과를 받을 가능성이 더 높다. 이를 음성우도비(likelihood ratio-negative, LR-)라고 한다. 그림 23-4의 데이터를 사용하여, 선택한 임계값 6에 대한 민감성 값과 1-특이성 값을 이용하여 LR+를 계산할 수 있다.

$$LR- = \frac{1-\text{민감성}(1-0.90)}{\text{특이성}(0.95)} = 0.12$$

이 수치는 실제로 병에 걸린 환자가 검사결과 음성일 가능성이 0.12배이기 때문에, 이 수치가 낮을수록 좋다는 의미로 해석될 수 있다.

요약하면, 좋은 진단 또는 선별검사들이 갖추어야 할 사항은 다음과 같다.

- 높은 민감성(위험/질병을 가진 사람을 정확하게 식별)
- 높은 특이성(위험/질병이 없는 사람을 올바르게 식별)
- 높은 PPV(양성반응을 보인 사람이 실제 위험/질병이 있을 확률)
- 높은 NPV(음성반응을 보인 사람이 실제 위험/질병이 없을 확률)
- 높은 정확도(위험/질병을 가진 사람과 그렇지 않은 사람을 정확하게 식별하는 비율)
- 높은 LR+ (실제로 위험/질병이 있는 사람이 그렇지 않은 사람보다 양성결과를 얻을 가능성이 더 높음)
- 낮은 LR− (실제로 위험/질병이 있는 사람이 그렇지 않은 사람보다 음성결과를 얻을 가능성이 더 낮음)

ROC 분석에 대한 몇 가지 추가 사항들이 있다. 첫째, 질병의 유병률은 위의 요인들 중 일부에 영향을 미칠 것이다. 민감성과 특이성은 질병의 희귀성에 의해 크게 영향을 받지 않지만, PPV 및 NPV 점수는 영향을 받는다. 희귀 질병인 경우, 높은 점수를 받아도 실제로 그 질병이 있을 가능성은 떨어진다. 이는 희귀 질환을 위해 개발된 검사도구가 선별도구로서의 가치가 없음을 의미한다. 왜냐하면 검사에서 양성반응을 보였지만 실제로 병에 걸릴 확률이 줄어들기 때문이다.

이러한 이유로 특이-질병 검사는 일반 모집단을 대상으로 선별검사를 실시하는 것은 의미가 없을 수 있다.

둘째, 선별 또는 진단검사의 개발은 비교적 간단할 수 있지만, 사용을 위해서는 이미 확립된 장비나 도구와 비교하여 어떤 정도의 기능이 있는지를 알아봐야 한다. 예를 들어, 발목골절에 대한 평가도구를 개발하였다면 이미 확립된 진단도구인 방사선 결과와 개발된 도구 사이의 일치성이 있는지를 확인해야 한다.

마지막으로, 개발된 도구가 있다면 이것의 사용 가능성을 확인해봐야 한다. 이 도구를 다른 사람이 사용해도 결과가 비슷한가? 측정마다 결과가 일관되게 나오는가? (신뢰도는 26장 참조) 기존의 방법에 비해 어떤 장점이 있는가 등을 고려해야 할 것이다.

핵심 개념

- 추가 조사나 치료가 필요한지에 대한 판단을 위한 절삭점(cut off point)을 임계값이라고 한다.
- 특정 임상 문제에 가장 적합한 민감성 및 특이성 수준을 보이는 임계값을 위해 조정이 필요하며, 임계값을 결정하지 못한 경우 유덴지수를 사용할 수 있다.
- 진단 및 선별검사의 성능은 민감성 및 특이성을 이용한 ROC 그래프를 작성하고 그래프 아래 영역을 계산하여 평가할 수 있다.
- 그래프 하단의 면적은 AUROC라고 하며 면적이 클수록 검사의 성능은 좋다.
- 진단 또는 선별검사에는 다음 사항이 포함되어야 한다.
  - 높은 PPV(양성반응을 보인 사람이 실제 위험/질병이 있을 확률)
  - 높은 NPV(음성반응을 보인 사람이 실제 위험/질병이 없을 확률)
  - 높은 정확도(위험/질병이 있는 사람과 그렇지 않은 사람을 정확하게 식별하는 비율)
  - 높은 LR+(실제로 위험/질병이 있는 사람이 그렇지 않은 사람보다 양성결과를 얻을 가능성이 더 높음)
  - 낮은 LR-(실제로 위험/질병이 있는 사람이 그렇지 않은 사람보다 음성결과를 얻을 가능성이 더 낮음)

ROC 분석 10단계

1. 문헌 검토 및 임상 자료를 활용하여 진단/선별검사 도구를 개발한다.
2. 위험/질병이 있는 것으로 알려진 그룹과 그렇지 않은 것으로 알려진 그룹에 개발된 도구를 적용한다. 결과가 편향되지 않게 각 그룹에 광범위한 사람들을 포함시킨다.
3. 그래프에 각 그룹의 점수를 표시하여 겹치는 점수가 있는지 확인한다.
4. 두 그룹의 점수가 겹치는 모든 점수에 대해 TP, TN, FP, FN값을 계산한다.
5. 두 그룹의 점수가 중복되는 모든 점수에 대한 민감성 및 특이성 값을 계산한다.
6. 임계값을 선정한다. 이것은 민감성이 중요한지 특이성이 중요한지에 따라 이를 반영한다.
7. 명확한 임계값이 없는 경우, 유덴지수를 사용하여 최상의 임계값을 설정한다.
8. 민감성 및 1−특이성 점수를 이용하여 ROC 곡선을 만들고 곡선 아래의 면적을 계산한다.
9. PPV, NPV, 전반적 정확도, LR+, LR− 값을 계산한다.
10. 기존의 검사방법과 비교하여 개발된 검사도구가 어떠한지를 확인한다.

SPSS 활용 방법

위의 SIS 관련 자료를 SPSS 프로그램으로 ROC 분석을 해보자.

먼저 수집한 자료를 그림 23-8과 같이 입력한다. 집단 0은 요실금이 없는 집단이고

1은 요실금이 있는 여성 집단이다. 이후 분석에서 ROC 곡선 부분을 찾아 클릭하면 대화상자가 나온다.

대화상자가 나오면 그림 23-8과 같이 검정변수(종속변수)와 상태변수(독립변수)를 지정해 주고 기타 사항은 아래 그림과 같이 필요에 따라 클릭을 해주고 확인을 누르면 결과가 나온다.

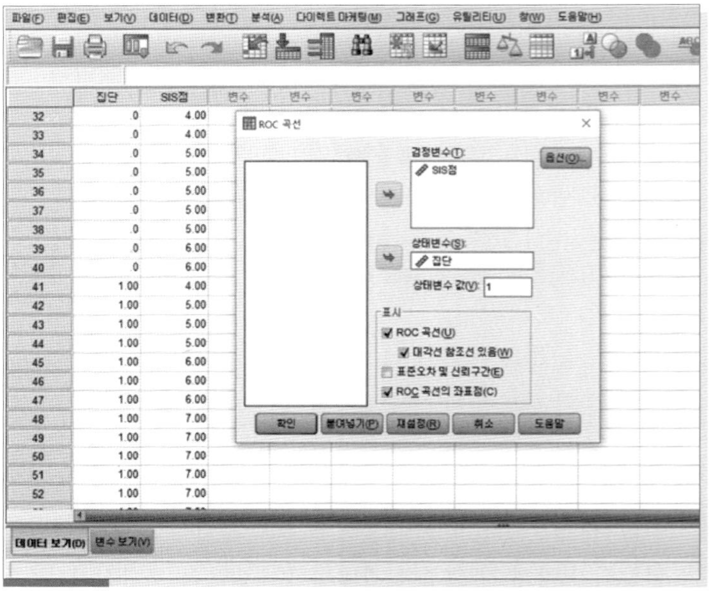

그림 23-8 ROC 곡선 분석을 위한 자료입력 및 대화상자 처리

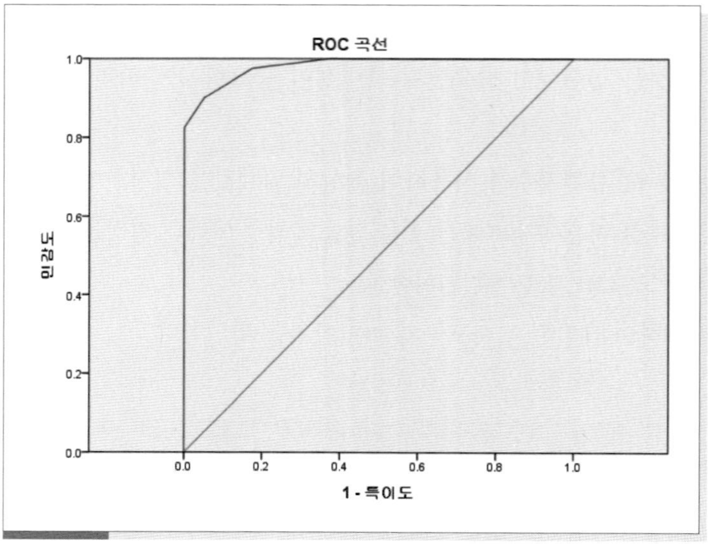

그림 23-9 ROC 곡선 결과

곡선 아래 영역

검정 결과 변수:SIS점

영역
.983

검정 결과 변수: SIS점에는 양의 실제 상태 집단과 음의 실제 상태 집단 사이에 하나 이상의 동률이 있습니다. 통계량은 편향될 수 있습니다.

곡선의 좌표

검정 결과 변수:SIS점

이상부터 정(+) a	민감도	1 - 특이도
-1.0000	1.000	1.000
.5000	1.000	.975
1.5000	1.000	.850
2.5000	1.000	.625
3.5000	1.000	.375
4.5000	.975	.175
5.5000	.900	.050
6.5000	.825	.000
7.5000	.675	.000
8.5000	.425	.000
9.5000	.175	.000

그림 23-10 곡선 아래 영역과 임계값에 따른 민감성 및 특이성

곡선의 좌표

검정 결과 변수:SIS점

	이상부터 정(+)a	민감도	1 - 특이도	유덴지수(민감성 + 특이성 - 1)
5	-1.0000	1.000	1.000	0.000
6	.5000	1.000	.975	0.025
7	1.5000	1.000	.850	0.150
8	2.5000	1.000	.625	0.375
9	3.5000	1.000	.375	0.625
10	4.5000	.975	.175	0.800
11	5.5000	.900	.050	0.850
12	6.5000	.825	.000	0.825
13	7.5000	.675	.000	0.675
14	8.5000	.425	.000	0.425
15	9.5000	.175	.000	0.175
16	11.0000	.000	.000	0.000

그림 23-11 엑셀을 0 용한 유덴지수 계산결과

먼저, 그림 23-9와 같이 민감성과 특이성을 활용한 곡선이 나온다. 이 곡선은 왼쪽 상단에 가까울수록 정확성이 높다.

그림 23-10은 AUROC 값을 보여주고 있다. 여기에서는 .983이다. 그 아래에 있는 표는 임계값별로 민감성과 특이성을 보여주는 것으로 이 수치를 활용하여 유덴지수를 만들 수 있다.

그림 23-11은 엑셀을 이용하여 유덴지수 공식을 대입한 결과이다. 이 경우 5.5점에서 유덴지수가 8.5로 가장 높게 나왔다.

FURTHER READING

Altman DG, Bland JM 1994 Diagnostic tests 1: sensitivity and specifi city. BMJ 308:1552

Altman DG, Bland JM 1994 Diagnostic tests 3: receiver operating characteristics plots. BMJ 309:118

Anthony D 1996 Receiver operating characteristics analysis: an overview. Nurse Researcher 4(2): 75–88

Anthony D 1999 Understanding advanced statistics. Churchill Livingstone, Edinburgh

Bewick V, Cheek L, Ball J 2007 Statistics review 13: receiver operating characteristic curves. Critical Care 8: 502–512. Online. Available http://ccforum.com/content/8/6/508 5 January 2009

Greenhalgh S, Selfe J 2006 Red fl ags: a guide to identifying serious pathology of the spine. Churchill Livingstone/Elsevier, Edinburgh

Greenhalgh T 1997 How to read a paper: papers that report diagnostic or screening tests. BMJ 315:540–543

MedCalc–Statistical Software http://www.medcalc.be/manual/roc.php 5 January 2009

Pallant J 2007 SPSS Survival Manual, 2nd Edition. Buckingham, Open University Press

University of Nebraska Medical Center http://gim.unmc.edu/dxtests/roc3.htm 5 January 2009

CHAPTER 24

전문가 의견 반영하기: 델파이 기법

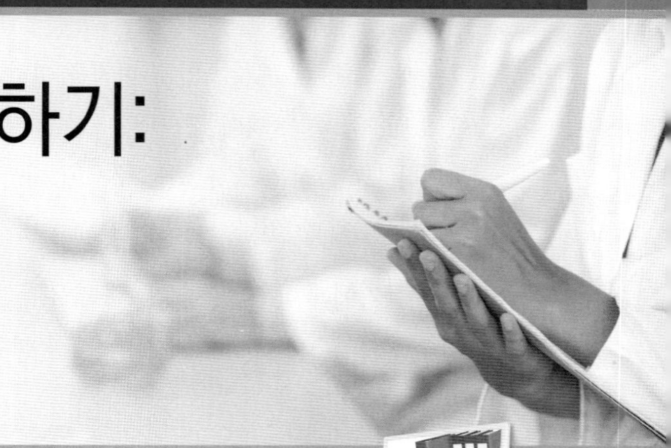

이 장의 내용

소개

델파이 기법의 주된 목적은 주어진 주제에 대한 전문적인 의견의 합의에 도달하는 것이다. 이 방법은 정보가 너무 많거나 너무 적거나 또는 모순된 증거가 있는 경우 결정을 내려야 할 때 특히 유용하다. 의료 분야의 대표적인 예는 다음과 같다.

- 도수치료사 등록교육 종료 시 핵심 역량 파악
- 자금조달을 위한 연구과제의 우선순위 설정
- 임상시험 핵심기술 평가
- 임상교육자 역할
- 인력감축 시 발생할 수 있는 임상 위험요인

이러한 모든 상황에서 의사결정 과정에 도움이 되는 공개된 정보가 불충분하거나 경험적 정보가 부족한 경우, 각 분야 관련 전문가의 의견을 구하여 의사결정 과정을 진행할 수 있을 것이다. 이러한 방법이 델파이 방법이다. 위원회 회의 또는 포커스 그룹도 이러한 목적을 달성할 수 있는 방법이지만, 그 결과는 가장 영향력이 있거나 강력한 사람에 의해 토론과 결론이 좌지우지 될 것이다. 반면에 델파이 기법은 이 분야의 관련 전문가들을 대상으로 하는 개별 우편 설문조사 접근법을 적용한다. 즉 회의에서 그룹 구성원들 간의 상호작용에 의해 유도될 수 있는 편견을 피하고, 더 독립적이고 솔직한 일련의 의견을 수집할 수 있다. 실제, 델파이 접근법은 조사 분야의 전문가들을 확인하고 그들에게 조사 양식을 보낸다. 그 목적은 조사 중인 주제에 대한 그들의 견해를 조사하기 위한 것으로 아래와 같은 형식이 될 수 있다.

- 전문가에게 특정 주제에 대해 자유형식으로 의견 구하기
- 연구자가 조사대상 주제 또는 핵심 이슈에 대한 견해를 제시하고 전문가들에게 이에 대한 동의수준을 수치로 구하기

완성된 설문지는 연구자에게 다시 보내지며, 연구자는 전문가에 의해 가장 지지를 받는 것에 대한 목록을 취합한 후 이 취합된 목록을 동일 전문가 패널에게 보낸다. 전문가들은 목록에 있는 항목들의 중요성에 따라 순위를 매기고, 다시 연구자에게 돌려준다. 이 절차는 취합목록에 대한 전체 전문가 패널의 동의가 있을 때까지 여러 번 반복된다. 델파이 연구에서 합의는 첫째, 조사 중인 문제에 대한 전문가의 합의, 둘째, 패널 구성원 간의 합의 두 가지 형태가 있다. 응답은 익명으로 다루어져야 하며, 대면 회의를 통한 대인관계의 영향이 없도록 해야 한다.

델파이 기법

델파이 기법을 실제로 설명하기 위해, 연구기금조달을 위해 도수치료 연구 주제에 대한 우선순위를 매기는 것을 예로 들어 보자. 지역 연구개발위원회의 구성원들이 향후 5년 동안 그 지역이 채택해야 하는 일련의 연구 우선순위에 동의하기로 결정했다고 생각해 보자. 위원회는 델파이 접근 방식을 활용해 이 지역의 다양한 치료 전문가와 건강 관련 요구를 반영한 주제목록을 만들기로 하였다. 다음 단계들이 진행될 것이다.

1단계

개발연구 패널은 이 지역의 모든 도수치료 전문가를 확인한다. 여기에는 모든 도수치료 관련 종사자들이 포함된다.

2단계

각 전문가에게 보내는 서한에는 문제를 요약하여 기술한다. 즉, 향후 5년 동안 목표가 될 주요 연구 우선순위를 확인하고자 다양한 전문가의 의견을 구하고 있다는 것을 명시한다. 그런 다음 이 기간 동안 도수치료 연구에서 중요하다고 여겨지는 주제를 작성한 후 다시 연구개발 패널에게 보내도록 요청한다.

3단계

충분한 수의 응답이 있으면 패널은 가장 자주 인용되는 연구 주제를 파악하기 위해 분석한다. 다음 주제가 제안되었다고 가정해 보자.

1. 말기 환자와의 의사소통 개선
2. 요통 완화를 위한 세 가지 접근법에 대해 무작위 통제실험
3. 정신질환에 관해 장애인과 상담하는 것
4. 연구결과를 활용하여 자신의 치료에 적용하도록 도수치료사 격려하기
5. 신참 치료사에게 요구되는 핵심 역량 표준화하기
6. 노인 관리 분야의 직원 이직률 조사하기
7. 물리치료 훈련 계획
8. 도수치료 핵심 과정 개발
9. 다발성 경화증 환자에 대한 반사요법의 역할에 대한 경험적 평가
10. 의사소통 개선이 운동프로그램 준수를 위한 환자의 순응도에 미치는 영향
11. 일상적인 임상환경에서 연구활동 수행하기
12. 신참 도수치료사에게 반사치료 교육을 위한 세 가지 접근법의 평가
13. 척수질환 환자의 통증을 줄이기 위해 표준 약물과 경피전기신경자극(TENS) 비교
14. 상담과정이 도수치료사들의 만성 질환자 상담에 미치는 영향
15. 도수치료사 간의 커뮤니케이션을 위한 사회기술훈련의 평가
16. 도수치료사의 스트레스 및 스트레스 관련 질병
17. 외래 물리치료 환자의 결근율이 높은 이유 조사
18. 반월판절제 환자에서 병원-가정 서비스와 병원치료 서비스의 비교
19. 도수치료의 과학적 근거를 위한 집단 연구의 중요성
20. 스트레스성 요실금 환자에서 글씨를 이용한 경우와 구두로 의사소통하는 경우의 차이

4단계

실제 전문가 의견을 수렴하는 동안 매우 다양한 의견이 있겠지만, 여기에서는 20여 개의 주요 의제로 함축하여 예로 제시하였다. 위에 열거된 20개 주제를 다음과 같이 분류하였다.

- 의사소통 문제(항목 1, 10, 15, 20)
- 허리통증에 대한 임상관리(항목 2, 13, 18)
- 연구/치료행위 분배(항목 4, 11, 12, 19)

- 훈련(항목 5, 7, 8)
- 임상실무에서의 상담(항목 3, 14)
- 직업 현안(항목 6, 16, 17)
- 응용 임상문제(항목 9)

이러한 예비조사 결과에 따르면 의사소통 문제와 연구/치료행위 분배는 각각 4회 언급되었다. 허리통증, 훈련, 직업 현안이 3회 언급되었고 임상실무 상담과 응용 임상문제가 각각 2회, 1회씩 언급되었다.

5단계

델파이 절차에서 이러한 제목 분류들의 정확성이 항상 재확인되는 것은 아니지만, 가능한 수행하는 것이 좋다. 제목 분류의 정확도는 다음과 같은 방법으로 확인할 수 있다. 첫 번째 방법은 그 분야에 익숙한 다른 연구자에게 수집된 자료들에 대해 독립적으로 제목 분류를 하라고 지시한 후 제목 분류에서 얼마나 중복되는가를 평가하는 방법이다. 예를 들어, 현재의 예를 사용하여 의사소통, 허리통증, 상담, 연구/치료행위 분리, 훈련, 직업 문제 및 응용 임상문제 7가지의 중요한 제목으로 분류하였다. 제목 분류에 대해 요청받은 제3의 연구자가 아래와 같이 주제를 분류하였다고 하자.

- 정보제공 및 의사소통(항목 1, 10, 15, 20)
- 응용 임상문제(항목 2, 9, 13, 18)
- 근거-기반 치료행위(항목 4, 11, 12, 19)
- 인력(항목 6, 16, 17)
- 훈련(항목 5, 7, 8, 14)
- 상담 및 심리사회적 문제(항목 3)

제3의 연구자의 분류는 여섯 가지 범주였고 그 중 세 가지는 유사한 제목을 사용하고 동일한 기존의 주제를 포함하고 있다. 즉, 직원/직업 문제, 연구/근거 기반 관리 및 커뮤니케이션/정보는 교환이 가능하다. 이 세 가지 범주에는 원래 수집된 주제 11개(55%)가 포함되어 있다. 그러나 응용 임상문제와 허리통증 관리가 하나의 제목으로 통합되었고 상담 주제(항목 14)가 훈련으로 재분류되었다. 그럼에도 불구하고, 제공된 20개 주제 중 2개 항목(항목 9와 14)만 이 제3의 연구원에 의해 서로 다른 범주로 분류되었다. 이는 20개 항목 중 18개 항목이 유사하게 분류되었음을 의미하며, 이는 두 연구원 간 90%의 동의가 있음을 의미한다. 독립적으로 진행된 분류가 합의되었다고 결론짓기 위해 공식적으로 권장되는 임계값은 없지만, 특히 원자료들의 분류가 70% 이상인 경우 의견 일치가 있다고 보는 것이 타당하다. 적절한 주제 분류를 위한 다른 방법은 연구자가 로제의 테사우루스(Roget's Thesaurus)를 사용하여 의미적으로 유사한 단어를 교차 확인하고 적절한 제목을 가진 그룹으로 나누는 것이다.

6단계

위원회는 이제 다음 라운드에서 어떤 주제를 선택할지 결정해야 한다. 현재 사례에 대한 결정은 다음 두 가지 요인에 달려 있다.

- 연구 우선순위에 3~4회 언급된 것만 선택하거나 1~2회 언급된 것을 포함할 지 여부
- 첫 번째 분류를 사용할 지 아니면 2번째 분류(제3의 연구원에 의한)를 사용할 지, 아니면 둘의 공통점을 반영하여 적용할 지 여부

이 점에 대해 결정을 내리기 위한 권고지침은 없기 때문에, 연구자는 자신의 전략을 결정해야 한다. 이 경우 조사위원회가 한 번 언급된 연구 주제만 배제하고 첫 번째 분류를 사용하기로 결정한다고 가정해 보자. 그 다음, 위원회는 연구에 참여한 패널 회원들에게 향후 5년까지 연구 주제는 다음과 같다고 알려준다.

1. 의사소통
2. 임상실무에서의 상담
3. 허리통증에 대한 임상관리
4. 연구/치료행위 분배
5. 직업 현안
6. 훈련계획

이 주제들은 가장 자주 언급되는 순서대로 나타나지 않도록 재배치되었다는 점에 유의한다. 이는 응답자의 편향성을 줄이기 위함이다. 델파이 기법 적용 시 첫 번째 설문조사와 두 번째 설문조사 사이 8주 이상의 시간이 경과하지 않도록 하는 것이 필요하다.

7단계

새로 작성된 향후 5년간 연구 주제 목록을 받은 패널 전문가들은 주제의 중요성에 따라 순위를 매긴다. 가장 중요한 주제는 1, 그 다음은 2, 3, …로 표기한다. 작성된 설문양식은 추가 분석 및 정리를 위해 개발연구 패널로 보낸다(여기서는 11명이 응답한 경우이다).

8단계

표 24-1은 응답 결과이다. 전문가 패널 간의 합의 정도를 평가하려면, 순위에 대한 켄달(Kendall) 일치계수를 알아봐야 한다. 순위 항목이 6개이기 때문에 켄달의 첫 번째 버전이

표 24-1 전문가 패널 11명이 응답한 주제별 중요도

대상자	주제					
	1	2	3	4	5	6
1	2	3	1	6	4	5
2	6	4	3	5	2	1
3	4	3	1	6	5	2
4	3	6	2	5	6	1
5	3	1	5	4	6	2
6	6	1	2	5	3	4
7	1	2	3	5	4	6
8	2	4	1	6	5	3
9	1	2	4	5	3	6
10	4	3	2	5	6	1
11	3	1	2	6	5	4

적용된다. 결과는 다음과 같다.

$$W = \frac{742.84}{\frac{1}{12}11^2\left(6^3 - 6\right)}$$

$$= 0.352$$

$$S = 742.84$$

$$n = 11$$

$$N = 6$$

$$p < 0.01$$

즉, 2차 분석에 응답한 11명의 전문가들 사이에 유의한 합의가 이루어졌음을 보여준다.

9단계

일반적으로 어떤 주제가 가장 중요한지 알기 위해서는 각 주제에 대한 순위 합계를 더해야 한다. 순위 합계가 가장 작은 주제는 가장 중요한 것으로 간주된다. 다음과 같이 순위 합계를 구할 수 있다.

주제 1 = 35

주제 2 = 30

주제 3 = 26

주제 4 = 58

주제 5 = 49

주제 6 = 35

다시 말해 다음과 같이 순위의 중요도가 있음을 의미한다.

1. 허리통증에 대한 임상관리 순위 합계 = 26
2. 임상실무에서의 상담 순위 합계 = 30

3~4. 의사소통 및 훈련계획 순위 합계 = 35

5. 직업 문제 순위 합계 = 49
6. 연구/치료행위 분배 순위 합계 = 58

10단계

중요도에 따라 새로 분석된 항목들을 다시 전문가 패널에게 보여준다. 이들은 새로 작성된 목록에 동의할 수 있고 안 할 수도 있다. 이들 전문가들은 다시 주제별 중요도를 매기고 개발연구 패널에 보낸다.

11단계

응답이 충분하면 항목들 사이 다시 순위 분석을 한다. 켄달 일치계수를 적용한다. 이 단계에서 높은 수준의 합의가 있을 경우 델파이를 중단할 수 있으며, 합의가 충분하지 않을 경우, 연구자가 충분한 합의가 있다는 것을 만족할 때까지 다시 9~11단계를 반복한다.

12단계

켄달 일치계수를 다시 분석한 결과 p값은 0.01이라고 가정해 보자.

1. 허리통증에 대한 임상관리
2. 임상실무에서의 상담

3.~4. 의사소통 및 훈련계획

5. 직업 문제
6. 연구/치료행위 분배

개발연구 패널은 이제 이것이 적절한 수준의 합의라고 결정할 수 있으므로 델파이를 종료한다. 위의 순위는 이제 향후 5년 동안 이 지역의 연구 우선순위로 받아들여질 것이다.

델파이 기법의 장점

- 델파이는 익명의 과정이기 때문에 동료 집단과 상하의 압력에서 벗어나 편향되지 않은 답변을 얻을 수 있다.
- 이 방법은 우편을 통한 설문조사여서 비교적 저렴하다.
- 면접 설문이 아니기 때문에 우편 설문방법은 참가자의 응답이 타인으로부터 영향을 받을 가능성이 줄어든다.
- 이 방법은 다양한 배경을 가진 다양한 전문가로부터 대량의 데이터를 수집할 수 있도록 한다. 다른 형태, 면접이나 대면조사 같은 방법으로는 경제적이고 실질적인 문제로 인해 이 같은 자료를 얻기 힘들다.
- 전문가 의견을 수렴하기 때문에 내용 타당도를 높일 수 있다.
- 다양한 전문 분야에 적응할 수 있는 매우 유연한 기술이다.

델파이 기법의 단점

이 기법은 과학적 엄격함이 부족하다는 비판을 받아왔다. 특히, 아래와 같은 점에서 비평을 받아왔다.

표본추출

전문가 위원 선정을 위해 권장되는 기준이 없다. 따라서 전문가 선정 시 대표성의 문제가 있을 수 있다. 특정 분야에서 막강한 영향을 줄 수 있는 사람 역시 전문가의 일원으로 선정될 수 있다. 이 경우 이 고위직 전문가에 의해 연구가 오염될 수 있다.

전문가 위원회의 규모도 논란의 여지가 있다. Beretta(1996)는 델파이 연구가 적게는 10명, 많게는 1,685명의 전문가가 포함되었다고 지적한다. 그러나 선택 기준을 정당화할 수 없거나 실제 모집단과 연관된다고 입증할 수 없는 경우 결과의 일반화는 어려울 것이다.

신뢰도와 타당도

결과에 대한 신뢰도는 델파이 기법의 주요 문제점이다. 1차 자료수집 후 신뢰도 있게 수집된 응답들이 분류되었는지에 대한 의문이 있을 수 있고 달성하기 위한 명확한 지침도 없다. 따라서 의미 있고 합의된 분류범주를 마련하기 위해 여러 번 논의 과정을 거쳐야 할 것이다. 1차와 2차 자료수집 시 응답자의 변화를 파악하는 것은 신뢰도와 타당도를 높이는데 기여할 것이다.

실험자 편견 효과

대면조사로 인한 압박 가능성은 없지만, 연구자는 다음과 같은 점에서 결과의 오류가 발생할 가능성이 있다.

- 합의점 결정시기. 대부분의 델파이 연구의 경우, 합의가 분석 전에 정해지지 않고, 일단 데이터가 분석된 후 임의적인 방식으로 결정된다.
- 소수일 경우 중요한 문제일 수 있지만 제외될 수 있다.
- 광범위한 제목으로 1차 반응을 분류하는 것은 일부 자의적인 가정과 결정이 반영될 수 있으며, 또한 이러한 범주는 연구자의 개인적 의제, 가치 및 목적이 반영될 수 있다.

이것은 실험자 편견의 문제는 아니지만, 이 기법이 전문가 의견을 수렴하기 때문에 연구결과를 수용하기 힘들다고 느끼는 많은 다른 신참 연구자들에게 과도하게 영향을 줄 수 있다. 특히 보건 서비스와 같은 계층적 조직에서 그렇다.

결론

델파이 연구에 정당하고 건전한 방법론을 채택한다면, 그 결과는 향후 건강관리 결정과 전략이 개발될 수 있는 유용한 데이터 기반을 제공할 수 있다. 이 기법은 정보가 불충분하거나 상충되는 증거가 있는 경우 의사결정을 하는데 중요한 역할을 할 수 있다.

핵심 개념

- 델파이 기법은 불충분한 증거나 모순된 증거가 있는 주제에 대한 전문가 패널로부터 의견 일치를 얻기 위한 방법이다.
- 이 기법은 특정 주제에 대한 전문가의 의견을 도출하기 위해 설문지를 사용하는 우편조사 형식이다.
- 첫 번째 설문지는 광범위한 주제 영역에 대한 응답을 받는 것을 목표로 하며, 다음 설문지는 이러한 조사 결과의 개요를 제시하고 이에 대한 전문가의 동의 수준을 모색한다.
- 적절한 수준의 합의에 도달했을 때, 그 결과는 향후 의료계획 및 의사결정의 기초로 사용된다.
- 비록 이 기법이 많은 장점을 가지고 있지만, 방법론적 결함도 일부 있는데, 대부분은 표본추출이나 합의 수준을 유도하는 정의가 없는 것과 관련이 있다.

FURTHER READING

Baker J 2006 How expert are the experts? An exploration of the concept of 'expert' within Delphi panel technique. Online. Available http://www.nurseresearcher.rcnpublishing.co.uk/resources/archive/GetArticleById.asp?ArticleId=6160

Beech B 2005 The Delphi approach: recent applications in health care. Online. Available http://www.nurseresearcher.rcnpublishing.co.uk/resources/archive/GetArticleById.asp?ArticleId=6164

Beretta R 1996 A critical review of the Delphi technique. Nurse Researcher 3(4): 79–89

Cantrill JA, Sibbald B, Buetow S 1996 The Delphi and nominal group techniques in health services research. International Journal of Pharmaceutical Practice 4(2): 67–74

Hardy DJ, O' Brien AP, Gaskin CJ et al 2004 Practical applications of the Delphi technique in a bicultural mental health nursing study in New Zealand. Journal of Advanced Nursing 46(1): 95–109

Jones J, Hunter D 1995 Consensus methods for medical and health care research. BMJ 311: 376–380

McKenna HP 1994 The Delphi technique: a worthwhile approach for nursing? Journal of Advanced Nursing 19:1221–1225

Mead D, Moseley L 2005 The use of Delphi as a research approach. Online. Available http://www.nurseresearcher.rcnpublishing.co.uk/resources/archive/GetArticleById.asp?ArticleId=6162

Moseley L, Mead D 2005 Considerations in using the Delphi approach: design, questions and answers. Online. Available http://www.nurseresearcher.rcnpublishing.co.uk/resources/archive/GetArticleById.asp?ArticleId=6163

Walker A 1994 A Delphi study of research priorities in the clinical practice of physiotherapy. Physiotherapy 80(4): 205–207

Walker A, Selfe J 1996 The Delphi method: a useful tool for the allied health researcher. International Journal of Therapy and Rehabilitation 3(12): 677–681

Watson R, McKenna H, Cowman S, Keady J 2008 Nursing research: designs and methods. Churchill Livingstone, Edinburgh

www.emeraldinsight.com/Insight/html/Output/Published/EmeraldFullTextArticle/Pdf/0250170103_ref.html (this is an excellent source of other Delphi references) Emerald Insight Publishers

CHAPTER 25

현장 목소리 반영하기: Thurstone의 쌍방비교기법

이 장의 내용

소개
Thurstone의 쌍방비교기법
점수부여하기

소개

이 기법은 이 책에 기술된 상관관계를 활용한 것이다. 이 기법은 제한된 자원이 있는 경우 우선순위를 부여해야 하는 서비스 영역 계획이나 재조직화가 필요할 때 유용하다.

Thurstone의 쌍방비교기법

'6개 항목 중 중요도 순으로 나열하시오'라는 지시에 따라 6개 문항을 모두 고려하면서 중요도를 매기는 것은 매우 힘든 일이다. 설사 매긴다고 하여도 그 결과의 의미를 받아들이기 힘들다. 이러한 어려움을 극복하기 위해 개발된 것이 Thurstone의 쌍방비교기법으로 1927년에 개발된 것이다. 중요한 변인 2개씩 서로 쌍을 이루게 하여 비교하는 방법으로, 특히 우선순위 또는 가중치를 반영해야 하는 경우에 소비자의 의견을 반영하는 방법이다. 다음과 같은 예에 적용될 것이다.

- 새로운 가족계획서비스를 결정하는데 가장 중요하게 고려해야 할 사항으로서 현지성, 기밀성, 임상서비스, 여성 직원, 근무 시간, 접근 편의성, 시설 범위, 의사 및 임상 간호사, 기타 서비스 범위 등이 있다. 사용자에게 선호도에 따라 간단히 순위를 정하도록

요구하는 경우(사실 다양한 사항들을 모두 한번에 비교하면서 중요도를 구분하는 것은 어려운 것이며, 이를 그대로 반영하게 되면 오류가 발생할 확률이 높아진다) Thurstone 접근법은 중요도를 구분하는데 유용한 연구접근법이 될 것이다. 실제로 어떻게 작동하는지 보기 위해 예를 들어보자. 당신이 학부에서 인체운동학을 담당하고 교육과정을 수정하는 책임을 맡고 있다고 상상해 보자. 먼저 교육과정의 수정 방향을 확인하기 위해 다양한 방법으로 의견과 자료를 조사하였다(전문 정책 문서, 이용 가능한 연구 증거, 포커스 그룹의 조사 결과, 직원과 학생이 함께 보유한 인터뷰, 과정평가 양식에 대한 코멘트, 직원-학생위원회의 회의록, 제안서 등). 다음과 같이 주요 방법을 도출하였다(Attride-Stirling, 2001).

1. 문제 기반 학습(PBL)
2. 웹 기반 학습(WBL) 확대
3. 기출문제 중 반 이상을 교체하기(E)
4. 소그룹 활동(SGW) 강화
5. 물리-역학 내용 강화(PSC)
6. 주 1회 임상방문(CP)

우선 3학년을 대상으로 6가지 문항에 대해 Thurstone의 쌍방비교기법을 적용하여 중요도를 알아보기로 하였다고 하자. 6개의 항목 각각을 서로 짝을 이루어야 한다. 아래와 같이 짝을 이루게 된다.

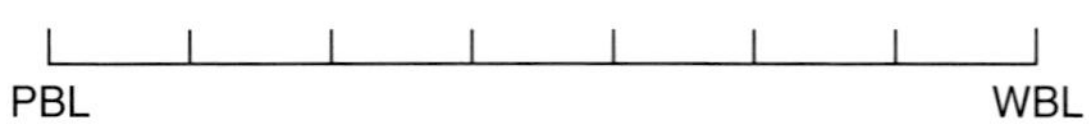

학생에게 PBL과 WBL 중 어느 방법을 더욱 선호하는지 물어본다. 위의 그림이 8점 척도임을 볼 수 있다. 이는 중간지점의 '모름' 옵션을 사용할 수 없다는 것을 의미하며, 결과적으로 응답자는 다른 항목보다 한 항목을 선택하게 된다. 또한 눈금의 간격은 일정하고 맨 끝단에만 레이블이 붙어 있는 점을 유의하라.

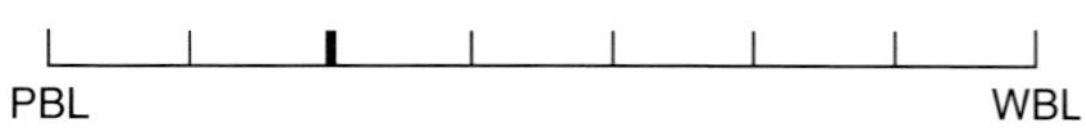

응답자가 위와 같이 응답한 경우, 응답자는 WBL보다 PBL을 선호한다는 것을 의미한다. 채점 방법은 나중에 다룰 것이다. Thurstone의 쌍방비교기법(TPCP)의 주요 특징은 응답자가 연구에 포함된 항목의 모든 가능한 쌍 중에서 선택해야 한다는 사실이다. 따라서 모든 항목이 다른 항목과 짝을 이루어야 한다. 짝이 잘 이루어졌는지 확인하기

위해 경우의 수를 먼저 알아보고 만들어진 짝의 수가 맞는지 확인하면 쉬울 것이다. 예를 들어, 문항이 4개인 경우 짝을 이루는 경우의 수는 6가지(3+2+1=6)이다. 위의 예에서 6개의 문항이 있을 때 경우의 수는(5+4+3+2+1=15) 15개이다(표 25-1). 설문지를 통하여 중요도에 대한 자료를 수집할 때, 15개의 질문 문항을 무작위로 섞어 비슷한 문항들이 한 곳에 모여 제시되지 않도록 하는 것이 중요하다.

1. PBL |__|__|__|__|__|__|__| WBL
2. E |__|__|__|__|__|__|__| PSC
3. SGW |__|__|__|__|__|__|__| CP
4. WBL |__|__|__|__|__|__|__| SGW
5. CP |__|__|__|__|__|__|__| PBL
6. PSC |__|__|__|__|__|__|__| E
7. CP |__|__|__|__|__|__|__| PSC
8. WBL |__|__|__|__|__|__|__| SGW
9. SGW |__|__|__|__|__|__|__| PSC
10. PBL |__|__|__|__|__|__|__| E
11. CP |__|__|__|__|__|__|__| WBL
12. PSC |__|__|__|__|__|__|__| PBL
13. E |__|__|__|__|__|__|__| CP
14. SGW |__|__|__|__|__|__|__| PBL
15. WBL |__|__|__|__|__|__|__| E

표 25-1 6가지 항목에 대한 경우의 수

항목	경우의 수	항목
1		2
1		3
1		4
1		5
1		6
2		3
2		4
2		5
2		6
3		4
3		5
3		6
4		5
4		6
5		6

점수부여하기

아래와 같이 응답자가 15개 항목에 대한 쌍방비교에 대해 응답하였다고 가정하자.

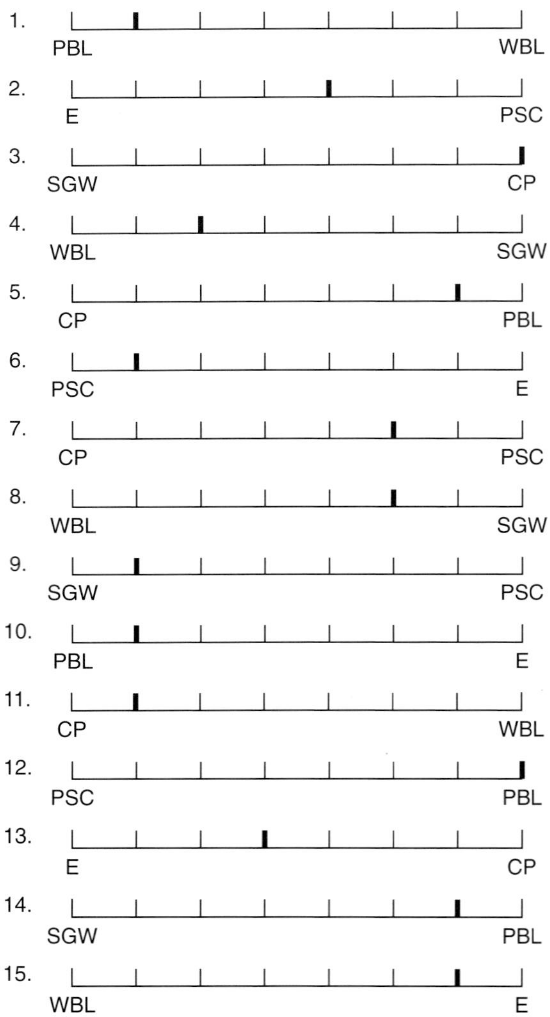

각 질문들은 2개의 점수를 갖는다. 즉, 문항 1인 경우 PBL점수와 WBL점수이다. PBL 점수는 왼쪽에서부터 점수를 부여하여 2점이 되고, WBL점수는 오른쪽에서 점수를 부여하여 7점이 된다. 따라서 이를 이용하여 점수표를 작성하면 표 25-2와 같이 된다. 물론 점수가 낮을수록 선호도가 높음을 의미한다.

표 25-2 한 명의 응답설문에 대한 점수부여 예시

질문	PBL	WBL	E	PSC	SGW	CP
1	2	7				
2			5	4		
3					8	1
4		3			6	
5	2					7
6			7	2		
7				3		6
8		6			3	
9				7	2	
10	2		7			
11		7				2
12	1			8		
13			4			5
14	2				7	
15		7	2			
계	9	30	25	24	26	21

각 항목(예: PBL)들은 5번 나오기 때문에 이론적으로 합(total) 중 가장 높은 점수는 40점(5회X8점)이 되고, 가장 낮은 점수는 5점(5회X1점)이 된다.

모든 응답자의 점수를 기록한 예가 표 25-3과 같이 나왔다고 가정하자.

표 25-3 응답자 10명에 대한 가상의 점수 ( ) 안의 수치는 순위임

응답자	PBL	WBL	E	PSC	SGW	CP
1	15 (2)	22 (3.5)	33 (5)	22 (3.5)	38 (6)	12 (1)
2	28 (3)	18 (2)	36 (6)	30 (4)	33 (5)	17 (1)
3	19 (1)	30 (5)	29 (4)	26 (3)	35 (6)	21 (2)
4	13 (1)	25 (4)	31 (6)	19 (2.5)	30 (5)	19 (2.5)
5	18 (1)	18 (1)	18 (1)	18 (1)	18 (1)	22 (2)
6	25 (3)	20 (2)	34 (5)	27 (4)	38 (6)	18 (1)
7	25 (3)	19 (1)	24 (4)	26 (5)	29 (6)	20 (2)
8	15 (1)	30 (5)	30 (5)	29 (3)	30 (5)	21 (2)
9	19 (1.5)	25 (4)	26 (5)	19 (1.5)	32 (6)	23 (3)
10	20 (2)	27 (4)	28 (5.5)	22 (3)	28 (5.5)	13 (1)
계						
순위합	195 (18.5)	240 (33.5)	304 (50.0)	253 (34.0)	329 (56.5)	186 (17.5)

궁금한 사항은 교과과정 수정에서 우선적으로 반영해야 할 사항에 대해 응답자들이 얼마나 일치하고 있는가? 이다. 켄달 일치계수를 이용하여 확인하면 된다.

$$\begin{aligned} W &= \frac{s}{\frac{1}{12}n^2\left(N^3 - N\right)} \\ &= \frac{1269}{0.083 \times 100(216-6)} \\ &= 0.73 \end{aligned}$$

여기서,

S = 1269

N = 6(항목 수)

N = 10(응답자 수)

P < .001

이는 3학년 집단 내에서 교과수정 항목 우선순위에 의견의 일치가 유의하게 있음을 의미한다. 즉, CP, PBL, WBL, PSC, E, SGW 순으로 우선순위가 달랐다. 이처럼 한정된 자원 내에서 의사결정을 해야 하는 경우에 이 기법을 사용하면 유용하게 의사결정을 할 수 있을 것이다.

참고로 AHP (Analytic Hierarchy Process) 기법 역시 비슷하게 사용되는 방법이다. 특히 중요 변수들 사이 가중치를 부여해야 하는 연구인 경우 유용할 것이다. http://yjhyjh.egloos.com/ 사이트의 내용을 참조하기 바란다.

핵심 개념

- Thurstone 쌍방비교기법은 제한된 자원 내에서 합리적으로 우선순위를 부여하는데 유용한 방법이다.
- 설문형식으로 진행되며, 특정 영역에서 주요 항목을 도출한 후, 각 항목끼리 쌍방비교를 실시한다.
- 응답자는 각 문항에서 항목들 비교에 따른 선호도를 표기한다. 중간(잘 모름/보통)은 없다.
- 응답 반응에 대해 순위를 매겨, 켄달 일치계수를 사용하여 응답자들의 의견 일치 정도를 계산한다.
- 만일 의견 일치를 보인다면, 우선순위에 따라 계획 등을 수행하는 것이 합리적이다.

FURTHER READING

Attride-Stirling J 2001 Thematic networks: an analytic tool for qualitative research. Qualitative Research 1(3): 385–405

http://www.socialresearchmethods.net/kb/scalthur.php (Web Centre for Social Research Methods)

McKenna S, Hunt SM, Mcewen J 1981 Weighting the seriousness and perceived health problems using Thurstone's method of paired comparison. International Journal of Epidemiology 10(1): 93–97

Prieto L, Alonso J 2000 Exploring health preferences in sociodemographic and health-related groups through the paired comparison of the items of the Nottingham Health Profi le. Journal of Epidemiology and Community Health 54:537–543

Thurstone LL 1927 A law of comparative judgement. Psychological Review 34:237–286

Van Wijk AJ, Hoogstraten J 2004 Paired comparisons of sensory pain adjectives. European Journal of Pain 8(4): 293–297

CHAPTER 26

신뢰도 측정

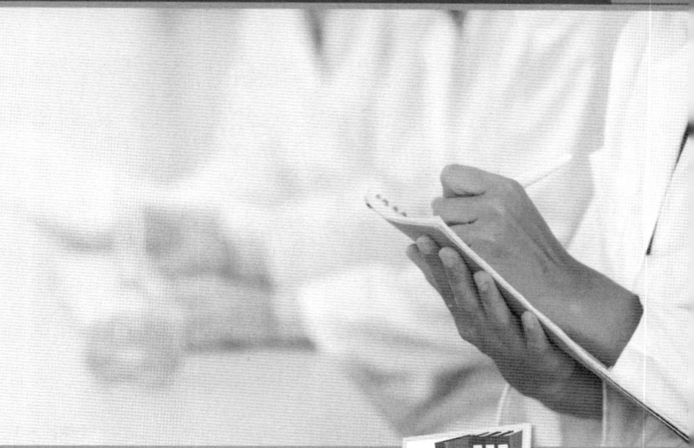

이 장의 내용

소개	**급간상관계수**
코헨의 카파	**BLAND와 ALTMAN 일치검정**
카파검정을 이용한 신뢰도 검정	
가중카파를 이용한 신뢰도 검정	

소개

실험을 통하여 연구를 수행한 후 결과를 발표할 때에는 항상 연구에 사용된 실험 장비 또는 측정자의 신뢰도와 타당도를 제시하는 것이 바람직하다. 특히 널리 사용되는 방법이 아닌 새롭게 고안된 방법으로 변수를 측정할 때에는 반드시 고려해야 할 사항이다. 따라서 실험과정에는 신뢰도와 타당도를 검정하는 과정이 포함되어야 할 것이다.

신뢰도(reliability)라는 것은 변수를 측정하는 장비 또는 측정자의 일관성 정도를 말하는 것이다. 즉, 얼마나 믿을 수 있는가? 또는 측정장비가 얼마나 일관성 있게 측정할 수 있는가?에 대한 문제이다. 예를 들어, 통증을 조절하는 새로운 치료 기구를 개발하여 만성 요통환자에게 적용하였을 때 통증이 감소하였다는 연구가 발표되었다고 가정하자. 통증은 무엇으로 측정하였는가? 측정장비는 믿을 수 있는가? 라는 의문이 있을 수 있다. 만약 측정장비가 믿을 수 없는 것이라면 연구결과를 완전히 받아들이기는 힘들 것이다.

따라서 연구의 결과만 제시하기보다는 신뢰도를 함께 제시하여 발표하는 것이 독자들에게 더욱 신뢰를 줄 수 있다. 구체적으로 신뢰도를 어떻게 구할 수 있는가? 무릎관절에 구축이 있는 환자를 대상으로 무릎관절의 움직임 정도를 측정하기를 원한다고 가정하자. 치료사 한 사람이 일반 각도기를 이용하여 무릎관절의 움직임 정도를 5회 반복 측정하였을 때, 5회 반복 측정한 값이 모두 같을 수도 있고 또는 매번 다른 값이 나올 수 있을 것이다.

매번 같은 값이 측정되면 신뢰계수는 1이 된다. 신뢰계수는 0~1까지 나올 수 있는데, 1에 가까울수록 신뢰도는 높은 것이다. 하지만 신뢰계수 1은 거의 불가능하다. 일반적으로 신뢰계수가 0.75보다 크면 신뢰도가 좋은 편이고, 0.50~0.75이면 보통이고, 0.50보다 작으면 신뢰도가 좋지 않은 것이다.

그러면 왜 측정값들이 다르게 나타날 수 있는가? 그 이유는 총체적 오류(systematic error)와 무작위 오류(random error) 때문에 발생하는 것이다. 총체적 오류는 예견될 수 있는 측정오류이다. 예를 들어, 체중을 측정하는 전자저울의 기준 값이 0이 아니고, 0.5g으로 잘못 조정되어 있었다면 항상 틀린 체중값이 측정될 것이다. 이런 오류는 측정값에서 0.5g을 감하여 주면 교정이 될 수가 있다. 총체적 오류는 지속적으로 모든 자료에 동일하게 나타나는 오류이기 때문에, 엄밀히 말하면 신뢰도보다는 타당도 문제라고 볼 수 있다. 하지만 무작위 오류는 우연히 발생하는 것이고, 측정 시마다 측정자가 예상하지 못한 부분에서 발생하는 오류이기 때문에 교정이 힘들다. 결국 신뢰계수는 측정자가 얼마나 무작위 오류를 줄이느냐에 따라 달라진다. 무작위 오류를 줄일수록 신뢰계수는 커질 것이다.

신뢰도에는 여러 종류가 있으나 여기에서는 검사-재검사 신뢰도(test-retest reliability), 측정자 간 신뢰도(inter-rater reliability) 그리고 측정자 내 신뢰도(intra-rater reliability)에 대하여 살펴본다.

- **검사-재검사 신뢰도(Test-retest reliability)**: 이것은 실험도구가 측정변수를 일관성 있게 측정할 수 있는가?에 대한 신뢰도이다. 예를 들어, 근수축력을 측정하는 새로운 기구가 개발되었다고 하자. 이 기계가 근수축력을 일관성 있게 측정하는지를 알아보기 위하여 손목굽힘근의 근력을 2번에 걸쳐 측정하였을 때(같은 조건과 환경에서 실시), 같은 값이 나오면 검사-재검사 신뢰도가 높은 것이다.

  검사-재검사 신뢰도는 측정자와 측정되는 변수가 안정적이어야 한다는 가정이 되어 있어야 한다. 그러나 이런 가정은 여러 요인에 의해 변할 수 있다. 예를 들어, 측정변수가 시간이 지남에 따라 변할 수 있는 것일 때(변수가 안정적이지 않을 때), 즉 근력일 경우 측정 자체가 근력을 높일 수 있기 때문에 측정이 반복될수록 근력이 높게 나올 수 있다. 통증 역시 아무런 치료를 하지 않아도 조직이 스스로 재생되면서 측정이 반복될수록 감소할 수 있다. 또한 측정자의 편견이 검사-재검사 신뢰도를 떨어뜨릴 수 있다. 즉 처음 측정값을 측정자가 기억하고 있으면, 이것이 두 번째 측정값에 영향을 줄 수 있을 것이다. 이런 오류를 막기 위해서는 측정자가 결과치를 알지 못하게 하는 맹검법(blind test)을 적용하는 것이 필요하다. 이외에도 측정 간격도 영향을 줄 수 있으므로 고려해야 할 사항이다(예: 근피로).

이전에 널리 사용되어 왔던 기구가 아니면 항상 연구에 사용된 기구에 대한 신뢰도를 제시하여야 한다.

- **측정자 간 신뢰도(Inter-rater reliability):** 둘 이상의 측정자가 한 변수를 측정하였을 때 보이는 변화 정도에 관한 것이다. 예를 들어, 한 사람의 무릎관절 가동범위를 서로 다른 두 명의 측정자가 서로 독립적으로 측정하였을 때, 일치 정도가 어떤가에 대한 것이다. 기본적으로 이 신뢰도는 측정자 내 신뢰도가 높다는 가정하에 이루어진다. 측정자 간 신뢰도가 높아야 연구의 결과를 일반화할 수 있다.
- **측정자 내 신뢰도(Intra-rater reliability):** 변수를 측정하는 사람이 얼마나 안정성 있게 변수를 측정하는가에 대한 신뢰도이다. 즉 한 명의 측정자가 한 변수를 2번 이상 반복 측정할 때 얼마나 비슷하게 값을 측정하는가에 대한 것이다. 예를 들어, 치료사가 무릎 관절의 가동범위를 측정하기를 원한다고 가정하자. 이때 처음 측정값과 두 번째 측정값이 일치하지 않으면 측정자 내 신뢰도는 낮은 것이다. 많은 연구자들이 측정자 내 신뢰도가 높다는 전제하에 측정자 내 신뢰도는 무시하고 측정하는 경향이 있다. 하지만 측정자 내 신뢰도를 제시하는 것은 연구결과에 대한 신빙성을 높이는 역할을 할 것이다.
- **신뢰도 계산 방법들:** 신뢰도를 구하는 방법은 측정변수의 수준(level)에 따라 달리 계산한다. 범주형 자료(명목척도)일 경우에는 Cohen의 Kappa 일치계수와 일치퍼센트(percent agreement)가 사용되고, 서열자료인 경우 가중 Kappa를 사용할 수 있다(Davies and Fleiss 1982; Haas 1991). 가중된 Kappa에는 가중치를 부여해야 한다는 점에 유의해야 한다. 연속형 자료(간격/비척도)일 경우에는 급간상관계수(intraclass correlation coefficient, ICCs) 그리고 피어슨 상관계수가 있다. 여기에서는 Cohen의 Kappa 일치계수와 물리치료 분야에서 많이 사용되는 연속형 자료에 대한 급간상관계수 위주로 알아본다.

코헨의 카파

임상치료사가 수행한 대부분의 신뢰도 연구는 일반적으로 간격/비척도 자료를 사용하지만, 때로는 명목자료들 사이 일치 여부를 알아보는 경우도 있다. 따라서 연구에서 명목수준의 자료들에 대해 측정자들 사이 측정값이 얼마나 일치하는지를 알아보기 위한 연구에 사용된다. 다음은 몇 가지 예이다.

- 뇌졸중으로 쓰러진 노인환자에 대한 위험도 평가를 가정해 보자. 각 환자를 '위험' 또는 '위험하지 않음'(명목수준)으로 평가한 다음 다른 의료 전문가에게 해당 환자에 대해 독립적으로 동일하게 평가를 수행하도록 요청할 수 있다. 그런 다음 두 사람의 평가 사이에 어느 정도 의견의 일치가 있는지 확인한다.
- 두 명의 교수가 독립적으로 A반 학생들의 과제물을 평가하는데 '통과' 또는 '실패'로 구분하기로 했다고 가정해 보자. 각 학생에 대한 두 교수의 일치 정도가 어떤지를 알아본다.
- 당신은 방사선 해석 기술을 배우는 과정에 있는 레지던트이다. 생나무골절(생목골절, 약목골절)이 의심스러운 아동의 방사선 사진을 보며 골절 유무를 판단해야 한다. 레지던트의 소견과 같은 아동에 대한 방사선 전문의의 소견 사이 일치 정도를 확인하고자 한다.

즉, 명목자료에 대해 2명의 측정자 사이 일치 정도를 확인하고자 할 때 Cohen's kappa 또는 k라고 하는 검정이 필요하다. 예를 들어보자. 당신은 정형외과 병원에서 일하고 있는데, 향후 엉덩관절 치환술이 필요할 수도 있는 여러 형태의 엉덩관절 환자들이 병원으로 의뢰되었다고 가정하자. 이 환자들 중 대부분이 80세가 넘어서 일반 마취제는 위험할 것이다. 따라서 병원의 정책은 보존적인 중재을 통해 가능한 많은 환자들을 치료하는 것이다.

그러나 어느 환자가 보존적인 중재가 적합한지 또는 조기에 수술이 필요한지를 명확히 결정하기를 원한다고 하자. 80세 이상 된 환자 25명에 대해 당신과 동료가 각각 명목수준에서 평가하기로 하였다. 1 = 보존적인 중재가 적합함, 0 = 보존적인 중재가 적합하지 않음(예: √는 적합성을 의미할 수 있고 X는 적합하지 않거나 그 반대일 수 있음).

당신은 아래의 과정이 필요하다.

1. 당신과 다른 치료사 둘 다 보존적인 중재의 적합성에 대해 동의한 모든 환자들을 세어라(표 26-1). 여기서는 12명이 있다(그리고 표 26-3의 D 셀에 있는 번호).
2. 당신과 다른 치료사 둘 다 보존적인 중재가 적합하지 않음에 대해 동의한 모든 환자들을 세어라(표 26-1). 여기서는 6명이 있다(그리고 표 26-3의 A 셀에 있는 번호).
3. 치료사 1이 보존적인 중재가 적합하다고 판단한 경우에 치료사 2는 그렇지 않다고 판단한 경우를 세어라. 즉, 치료사 1이 1로 표기하고 치료사 2가 0이라고 표기한 경우이다. 여기서는 4명이 있다(그리고 표 26-3의 B 셀에 있는 번호).
4. 치료사 1이 보존적인 중재에는 적합하지 않다고 판단한 경우에 치료사 2가 적절하다고 판단한 경우를 세어라. 즉 치료사 1이 0으로 표기하고, 치료사 2가 1이라고 표기한 경우. 여기서는 3명이다(그리고 표 26-3의 C 셀에 있는 번호). (이 값을 모두 합하면 환자 수와 동일해야 한다)

표 26-1 노인환자 보존치료 적합성에 대한 2명의 측정자 판단 기록

환자	치료사 1	치료사 2
1	1	1
2	1	1
3	1	1
4	1	0
5	0	0
6	1	1
7	0	0
8	0	0
9	0	0
10	1	0
11	1	1
12	1	1
13	1	1
14	1	1
15	0	0
16	1	0
17	0	1
18	0	1
19	1	1
20	1	1
21	1	0
22	1	1
23	1	1
24	0	1
25	0	0

과정 중 1과 2는 치료사 사이의 일치를 나타내고, 3과 4는 불일치를 나타내는 것이다. 카파 계산의 첫 번째 단계는 두 명의 측정자 사이 총 일치 수를 확인하고 이것을 전체 경우의 수로 나누는 것이다. 이 값은 P_0이라 불린다.

$$\frac{12+6}{25}$$
$$P_0 = 0.72$$

이제 Pc라는 두 번째 값을 계산해야 한다. 이를 위해서는 위의 상황에서 도출한 네 가지 값을 표 26-2와 같은 2×2 표로 설정해야 한다.

표 26-2 카파계산을 위한 2×2 표

A 치료사 1: 0을 부여 치료사 2: 0을 부여	B 치료사 1: 1을 부여 치료사 2: 0을 부여
C 치료사 1: 0을 부여 치료사 2: 1을 부여	D 치료사 1: 1을 부여 치료사 2: 1을 부여

이전에 구한 4가지 수치를 표 26-2에 대입하면 표 26-3과 같다.

표 26-3 카파계산을 위한 2×2 표

		측정자 1	
		부적합	적합
측정자 2	부적합	A 6	B 4
	적합	C 3	D 12

이제 R1(셀 A + 셀 B)이라 불리는 값을 구해보자. R1 = 10

R2(셀 C + 셀 D)이라 불리는 값을 구해보자. R2 = 15

C1(셀 A + 셀 C)이라 불리는 값을 구해보자. C1 = 9

C2(셀 B + 셀 D)이라 불리는 값을 구해보자. C2 = 16

(간단히 R은 행, C는 열을 나타낸다.)

P_c를 계산하려면 환자의 수인 N값, 즉 25가 필요하다. 다음 공식에 적용해 보자.

$$P_c = \frac{1}{N}\left[\left(\frac{\mathrm{R1}\times\mathrm{C1}}{N}\right)+\left(\frac{\mathrm{R2}\times\mathrm{C2}}{N}\right)\right]$$

$$\begin{aligned} P_c &= \frac{1}{25}\left[\left(\frac{10\times 9}{25}\right)+\left(\frac{15\times 16}{25}\right)\right] \\ &= \frac{1}{25}\left[\left(\frac{90}{25}\right)+\left(\frac{240}{25}\right)\right] \\ &= 0.04[3.6+9.6] \\ &= 0.04\times 13.2 \end{aligned}$$

$$P_c = 0.53$$

이제 P_o과 P_c값을 사용하여 Kappa(κ)를 계산해야 한다. Kappa는 0에서 1 사이의 상관계수이다. 공식:

$$\kappa = \frac{P_0 - P_c}{1 - P_c}$$
$$= \frac{0.72 - 0.53}{0.47}$$
$$\kappa = 0.404$$

이 결과, 즉 0.404에 대한 해석을 위해서는 Everitt(1992)과 Landis 및 Koch(1977)의 권고사항을 살펴봐야 한다.

0.0~0.20 = 불량한(poor) 일치

0.21~0.40 = 양호한(fair) 일치

0.41~0.60 = 중등도(moderate) 일치

0.60~0.80 = 실질적(substantial) 일치

0.81~1.0 = 거의 완벽한 일치

즉 위의 예에서 카파값은 양호한 일치를 보이는 것으로 해석된다. 일부 연구자들은 단순하게 P_o의 가치를 계산하고 이것을 합의 지수로 사용한다. 이 예에서 P_o는 72% 또는 0.72의 일치비율을 보인다. 이는 위의 예의 k값보다 상당히 높다. 이러한 신뢰도 제시는 치료사의 평가 신뢰성에 위험한 가정을 초래할 수 있으며 결과적으로 환자에게 문제가 될 수 있다. 따라서 두 명의 평가자 사이의 합의를 찾고 두 가지 명목상의 범주를 사용하는 일종의 연구를 수행하려면 카파를 계산하는 것이 중요하다.

카파검정을 이용한 신뢰도 검정

다음은 카파계수를 좀 더 쉽게 계산하기 위한 SPSS 통계 프로그램 사용의 예이다.

먼저 다음의 그림과 같이 자료를 입력한 후, 분석 → 기술통계 → 교차분석을 클릭하고 행과 열에 각각의 측정자를 이동시킨 다음, 통계량을 클릭한 후 카파를 찾아 클릭하고(그림 26-1) 실행시키면 그림 26-2와 같은 결과표가 나온다. 그림 26-2에 처음 표는 2×2배열로서 각 셀에 해당하는 수치(%)를 보여주고 있고, 2번째 표에서는 통계값, 즉 카파계수를 보여주고 있다. 여기에서는 계수가 0.519이고 확률값이 0.020이다. 즉, 두 측정자 간 신뢰도는 0.519로서 유의하게 중등도 일치를 보인다고 해석할 수 있다.

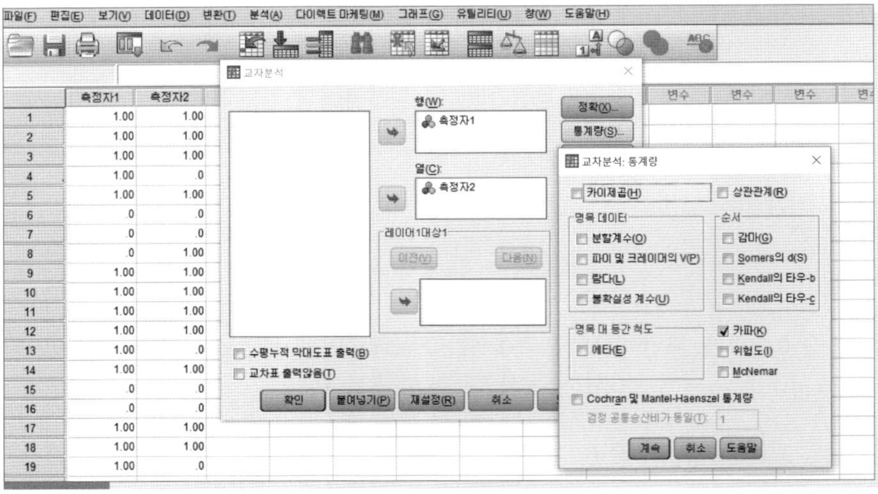

그림 26-1 카파를 이용한 신뢰도 검정: SPSS 적용

측정자1 * 측정자2 교차표

			측정자2		전체
			.00	1.00	
측정자1	.00	빈도	4	1	5
		측정자1 중 %	80.0%	20.0%	100.0%
		측정자2 중 %	57.1%	8.3%	26.3%
	1.00	빈도	3	11	14
		측정자1 중 %	21.4%	78.6%	100.0%
		측정자2 중 %	42.9%	91.7%	73.7%
전체		빈도	7	12	19
		측정자1 중 %	36.8%	63.2%	100.0%
		측정자2 중 %	100.0%	100.0%	100.0%

대칭적 측도

		값	점근 표준오차[a]	근사 T 값[b]	근사 유의확률
일치 측도	카파	.519	.204	2.331	.020
유효 케이스 수		19			

a. 영가설을 가정하지 않음.

b. 영가설을 가정하는 점근 표준오차 사용

그림 26-2 카파검정을 SPSS로 실시한 결과

가중카파를 이용한 신뢰도 검정

앞서 명목수준인 경우 카파를 이용한 방법을 알아보았다. 명목수준이 아닌 서열수준에서 자료를 수집하였다면 이에 대한 신뢰도 검정은 가중카파(weighted kappa)를 적용해야 한다. 여기에서는 간략히 서열척도에 대해 SPSS를 활용한 신뢰도 검사 절차를 간략히 살펴

보겠다.

예를 들어, 뇌졸중 환자 20명에 대해 2명의 치료사가 각각 독립적으로 근력(1. 정상, 2. 우수, 3. 불량)을 평가하였다. 2명의 치료사 사이 등급 일치 정도를 통해 신뢰도를 알아보려한다. 아래 표와 같은 결과를 얻었다. 즉, 측정자 1이 1점을 부여한 경우 측정자 2 역시 1점을 부여한 경우가 75건이 있는 경우이다.

표 26-4 뇌졸중 환자 근력 평가결과

		측정자 1		
		1점	2점	3점
측정자 2	1점	75	1	4
	2점	5	4	1
	3점	0	0	10

이제 SPSS를 활용하여 측정자 간 신뢰도를 알아보자. 먼저 아래 그림과 같이 자료를 입력하고(그림 26-3) SPSS 프로그램에서 데이터 → 가중케이스 클릭 → 가중케이스 대화창이 나오면 경우수(예시인 경우)를 가중치 변수로 이동시킨다.

이후 신뢰도 계수를 구하는 방법은 이전의 카파검정 방법과 동일하게 진행한다. 즉, 분석 → 기술통계 → 교차분석을 클릭하고 행과 열에 각각의 측정자를 이동시킨 다음, 통계량을 클릭한 후 카파를 찾아 클릭하고(그림 26-1) 실행시키면 그림 26-4와 같은 결과표가 나온다. 결과는 측정자 간 신뢰도 계수가 0.676으로 유의하게 실질적인 일치를 보이는 것으로 해석된다.

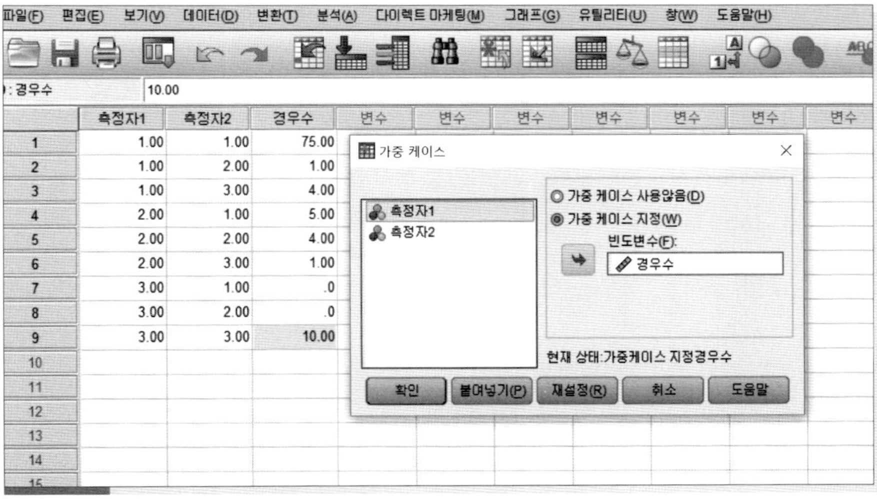

그림 26-3 자료에 대한 가중치 부여 방법

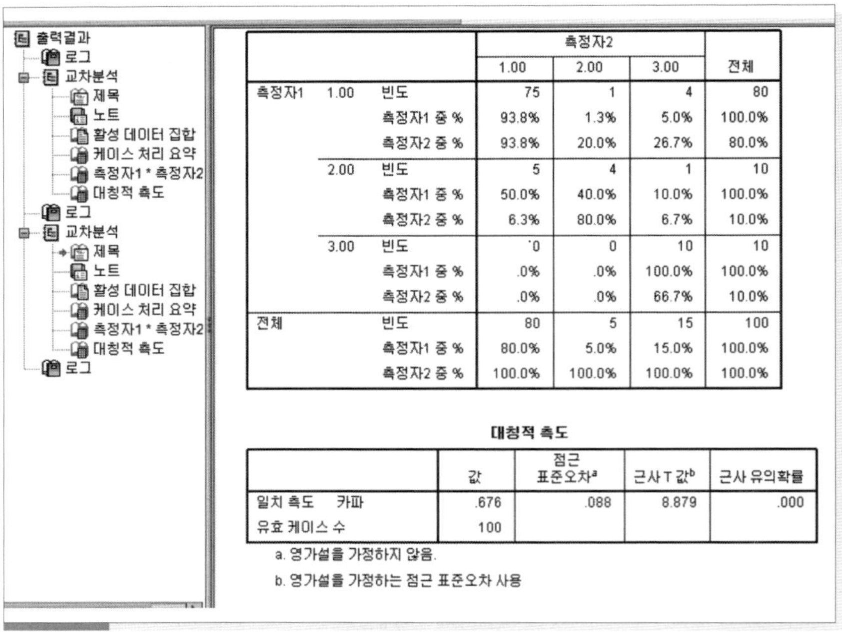

			측정자2			전체
			1.00	2.00	3.00	
측정자1	1.00	빈도	75	1	4	80
		측정자1 중 %	93.8%	1.3%	5.0%	100.0%
		측정자2 중 %	93.8%	20.0%	26.7%	80.0%
	2.00	빈도	5	4	1	10
		측정자1 중 %	50.0%	40.0%	10.0%	100.0%
		측정자2 중 %	6.3%	80.0%	6.7%	10.0%
	3.00	빈도	0	0	10	10
		측정자1 중 %	.0%	.0%	100.0%	100.0%
		측정자2 중 %	.0%	.0%	66.7%	10.0%
전체		빈도	80	5	15	100
		측정자1 중 %	80.0%	5.0%	15.0%	100.0%
		측정자2 중 %	100.0%	100.0%	100.0%	100.0%

대칭적 측도

		값	점근 표준오차[a]	근사 T 값[b]	근사 유의확률
일치 측도	카파	.676	.088	8.879	.000
유효 케이스 수		100			

a. 영가설을 가정하지 않음.

b. 영가설을 가정하는 점근 표준오차 사용

그림 26-4 가중카파 실행 결과(신뢰계수 0.676, 확률 = 0.000)

급간상관계수

수집된 자료가 간격/비척도인 경우 신뢰도는 급간상관계수(interclass correlation coefficients, ICCs)를 이용한다. 물리치료 분야에서 수집된 자료는 대부분이 이 수준이기 때문에 급간상관계수를 이용한 방법은 상당히 유용하다.

ICCs가 실제로 어떻게 작동하는지를 살펴보기 전에, Bruton 등(2000)이 제시한 권장사항을 먼저 살펴보면 아래와 같다.

1. 측정횟수×측정자 수는 25개 이상이어야 한다(예: 각 측정횟수 5회×측정자 수 5명 또는 각 측정횟수 9회×측정 자수 3명).
2. ICCs는 항상 0(동의 없음)과 1(완전한 동의) 사이에 있어야 하며, 임상적 임계치는 0.6 이상이어야 한다(Chin, 1991).

일반적으로 신뢰도를 구하는 경우는 다음과 같은 경우일 수 있다.

- 관절움직임 각도를 측정할 수 있는 새로운 장비가 치료실에 도입되었다. 내가 이 장비를 사용한 측정값과 다른 사람이 이 장비를 사용한 측정한 값이 얼마나 일치할까? 즉, 이 장비를 어떤 사람이 이용하더라도 측정값을 믿을 수 있는가?

- 두 번째 경우는 특정 사람들이 측정한 값들을 믿을 수 있는가? 예를 들어, 두 치료사가 담당하고 있는 일이 새로운 환자에 대한 근력평가라고 하자. 서로 상대편이 측정한 값을 믿고 사용할 수 있는가?

만약 자료수집이 간격/비척도라면 ICCs를 사용하여 신뢰도를 구할 것이다. ICCs는 기본적으로 분산분석의 공식을 이용하여 신뢰계수를 계산한다. 분산분석을 이용한 계산 과정 중 필요한 부분이 고정-효과(fixed-effects) 분석모형을 사용할 건인가? 랜덤-효과(random-effects) 분석모형을 사용할 것인가? 결정해야 한다. 위의 예에서 첫 번째 경우는 측정장비의 일반화가 주요 관심사이다. 이런 경우는 랜덤-효과 모형을 선택한다. 두 번째 경우에는 측정하는 특정 사람을 믿을 수 있는지가 주요 관심사이기 때문에 고정-효과 모형을 사용하여 분석한다.

또한 ICCs 계산 동안 알아야 할 사항이 ICCs(2,1) 같이 ( )안에 들어가는 수치에 대한 이해이다. ICCs는 괄호 안에 두 가지 숫자로 표시된다(표 26-5). 예를 들면, ICCs(1, k)에서 k는 측정횟수를 나타내며, 1은 일원분산분석을 사용하였음을 나타내는 것이다(대상자가 무작위로 추출된 측정자 집단에 의해 평가되는 경우). 임상에서 ICCs(1)을 사용하는 경우가 극히 드물다.

표 26-5 ICCs의 종류

ICC 유형	설명
ICC(2, 1)	모집단에서 무작위로 추출된 측정자에 의해 대상자가 평가되는 경우, 1회 평가
ICC(2, k)	위와 같지만, 평가가 k회 이루어지고 평균값을 사용한 경우
ICC(3, 1)	특정 분야에 관심 있는 측정자에 의해 대상자가 평가되는 경우, 1회 평가
ICC(3, k)	위와 같지만, 평가가 k회 이루어지고 평균값을 사용한 경우

ICCs 종류에는 여러 가지가 있으나, 임상에서 흔히 사용하는 ICCs(2, 1)과 ICCs(2, k)에 대해서만 언급하겠다. 이것은 n명의 대상자를 k명의 측정자(비슷한 능력을 가진 모집단에서 무작위로 추출한)가 측정한 자료에 대한 측정자 간 신뢰도를 구하는 것이다. 계산은 기본적으로 반복 측정된 일원분산분석을 이용한다. ICCs(2, 1)은 자료를 1회 측정한 값을 사용할 때 사용하고, ICCs(2, k)는 자료를 수 회 측정한 후 평균값을 이용할 때 사용하는 것이다. 다음의 예를 보면서 계산 방법을 살펴보겠다. 다음과 같이 4명의 측정자가 6명의 대상자를 각각 측정하였다면,

대상자	측정자			
	1	2	3	4
1	7	8	3	5
2	2	4	4	1
3	1	2	6	1
4	5	5	7	2
5	8	9	5	6
6	9	10	6	7

위의 자료를 분석하기 위하여 반복 측정된 일원분산분석을 시행하기 위한 표를 만들면,

반복 측정된 일원분산분석을 이용한 ICCs 계산					
분산 요소	자유도	평방합(SS)	평방평균(MS)	F값	p값
대상자 사이	5	99.38	19.88(BMS)	6.03	<.01
측정자 사이	3	21.79	7.26(RMS)	2.21	>.05
오류	15	49.46	3.30(EMS)		

위의 결과로부터 ICCs를 계산하는 공식에 대입하면 다음과 같다.

1회 측정한 경우,

$$\mathrm{ICCs}(2,\ 1) = \frac{\mathrm{BMS} - \mathrm{EMS}}{\mathrm{BMS} + (k-1)\,\mathrm{EMS} + \dfrac{\mathrm{k(RMS} - \mathrm{EMS)}}{n}}$$

$$= \frac{19.88 - 3.30}{19.88 + (4-1)\,3.30 + \dfrac{4(7.26 - 3.30)}{6}} = 0.51$$

수회 측정 후 평균값을 채택한 경우,

$$\mathrm{ICCs}(2,\ k) = \frac{\mathrm{BMS} - \mathrm{EMS}}{\mathrm{BMS} + \dfrac{(\mathrm{RMS} - \mathrm{EMS})}{n}}$$

$$= \frac{19.88 - 3.30}{19.88 + \dfrac{(7.26 - 3.30)}{6}} = 0.81$$

물론 ICCs를 위와 같이 계산하여도 되지만, ICCs를 계산하는 통계 프로그램이 이미 시중에 나와 있다. 따라서 컴퓨터를 이용하여 ICCs를 계산하면 더욱 편하게 계산할 수 있다.

ICCs 신뢰도를 위한 SPSS 실행 방법

(예제) 연구자는 새로 개발된 통증평가 도구의 측정자 간 신뢰도를 구하기를 원한다고 가정하자. 9명의 환자를 대상으로 3명이 각각 측정하였고 측정은 2회 반복 측정하고 평균값을 기록하였다고 하자.

① 그림 26-5와 같이 자료를 입력한다.

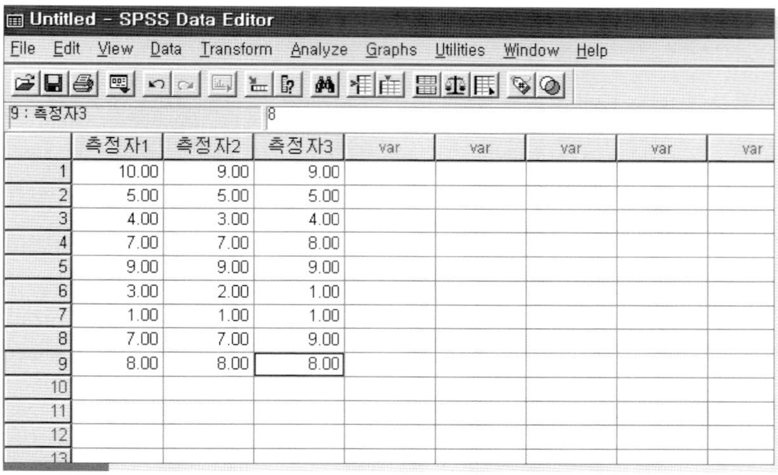

그림 26-5 자료 입력

② 신뢰도 검정을 위해, 그림 26-6과 같이 SPSS를 실행한다.

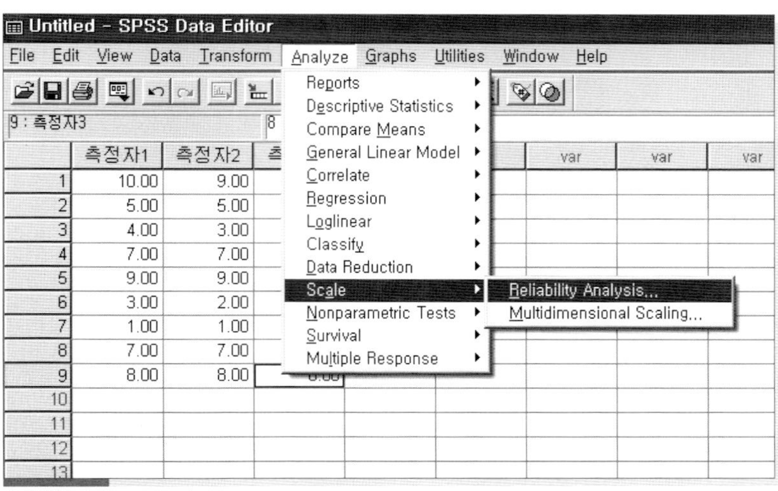

그림 26-6 신뢰도 검정을 위한 SPSS 실행절차

③ 그림 26-7과 같은 대화상자가 나타나면, 측정자 1, 2, 3,을 Item으로 이동시킨다.

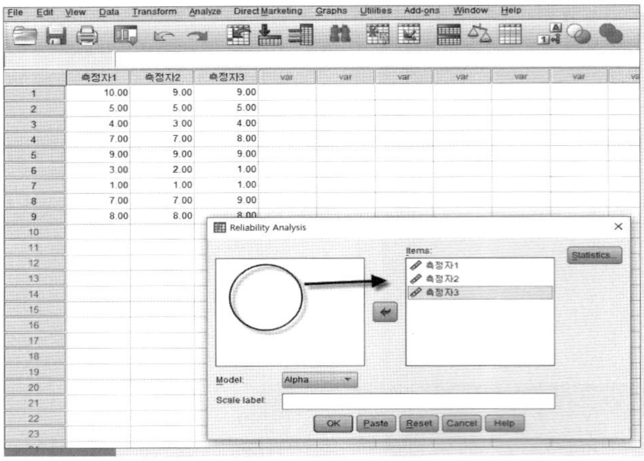

그림 26-7 분석할 변수 이동

④ 신뢰도 검정을 위해, Statistics를 누르면 그림 26-8과 같은 대화상자가 나타난다. 필요한 부분을 각각 선택하고, 맨 아래 있는 Inter-class correlation coefficient를 선택한 후 Continue를 누른다. 이후 확인을 누르면 결과가 나타난다.

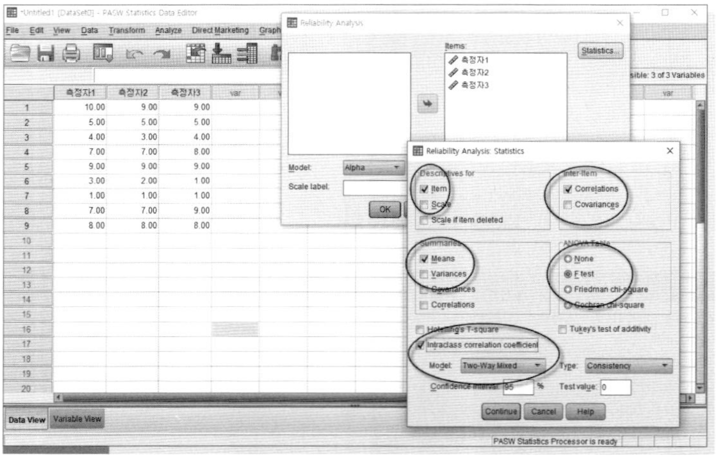

그림 26-8 신뢰도 검정을 위한 선택화면

[DataSet0]

Scale: ALL VARIABLES

박스 1

Inter-Item Correlation Matrix

	측정자1	측정자2	측정자3
측정자1	1.000	.986	.945
측정자2	.986	1.000	.968
측정자3	.945	.968	1.000

박스 2

Summary Item Statistics

	Mean	Minimum	Maximum	Range	Maximum / Minimum	Variance	N of Items
Item Means	5.889	5.667	6.000	.333	1.059	.037	3

ANOVA

		Sum of Squares	df	Mean Square	F	Sig
Between People		228.000	8	28.500		
Within People	Between Items	.667	2	.333	.889	.430
	Residual	6.000	16	.375		
	Total	6.667	18	.370		
Total		234.667	26	9.026		

Grand Mean = 5.8889

박스 3

Intraclass Correlation Coefficient

	Intraclass Correlation[a]	95% Confidence Interval		F Test with True Value 0			
		Lower Bound	Upper Bound	Value	df1	df2	Sig
Single Measures	.962[b]	.886	.990	76.000	8	16	.000
Average Measures	.987[c]	.959	.997	76.000	8	16	.000

Two-way mixed effects model where people effects are random and measures effects are fixed.

a. Type C intraclass correlation coefficients using a consistency definition-the between-measure variance is excluded from the denominator variance.

b. The estimator is the same, whether the interaction effect is present or not.

c. This estimate is computed assuming the interaction effect is absent, because it is not estimable otherwise.

그림 26-9 측정자 간 신뢰도 검정 결과 화면

그림 26-9의 박스 1은 측정자 간 상관성을 보여준다. 박스 2는 수집된 자료 중 최대와 최소값을 보여준다. 박스 3은 급간상관계수를 보여주는 것으로, 여기에서는 0.987이며, F=76.00, p=0.000이다. 즉, 신뢰계수는 0.987로서 유의하게 높은 신뢰도를 보이는 것으로 해석된다. 참고로 반복 측정한 평균값을 이용하였기에 평균에 대한 ICCs값(0.987)을 확인한다.

BLAND와 ALTMAN 일치검정

신뢰도를 보여주는 여러 방법에 대해 이미 언급하였지만, 신뢰도는 하나의 방법만으로 완벽하게 제시하는 것은 어렵다. 따라서 보강할 수 있는 다른 방법을 고려해야 한다. 자료에 대해 그림으로 보여주는 BLAND와 ALTMAN 일치검정은 그 방법 중 하나일 것이다. 수집된 자료들의 산포성이 어떠한지를 그림으로 보여주는 것으로, 2±표준편차 범위 내에 자료들이 있는가를 알아보는 방법이다. 만약 자료들이 2±표준편차 범위 내에 95%가 존재하면

신뢰할 수 있음을 의미한다.

다음의 예를 보자. 2명의 측정자가 학생의 수행력에 대해 평가한 자료이다.

학생	평가자 1	평가자 2	차이	평균값
1	24	30	−6	27
2	56	50	+6	53
3	73	68	+5	70.5
4	54	55	−1	54.5
5	68	70	5	69
6	65	60	+5	62.5
7	45	50	−5	47.5
8	50	45	+5	47.5
9	52	45	+7	48.5
10	57	60	−3	58.5
11	64	60	−5	66.5
12	66	60	+6	63
13	54	59	−5	56.5
14	55	56	−1	55.5
15	67	60	+7	63.5

위의 표에서 보는 것 같이 평가자 1과 2의 평균값 및 차이를 구해 기입하였다. 이후 차이값들에 대한 표준편차를 구하면 5.069이다. 2±표준편차 범위는 −10.138에서 +10.138이다. 따라서 각 측정값들의 상대적 위치를 그래프로 그려보면 그림 26-10과 같다. 즉, 모든 자료들이 2±표준편차 범위 내에 존재하기 때문에 자료들에 대한 신뢰도가 높음을 보여준다. 이 방법은 ICCs를 보강하는 역할을 한다. 하지만 이 방법은 자료가 2세트, 즉 2명이 측정한 경우에 적용 가능하다. 3명 이상인 경우는 Rankin과 Stokes(1998) 문헌을 참조하기 바란다.

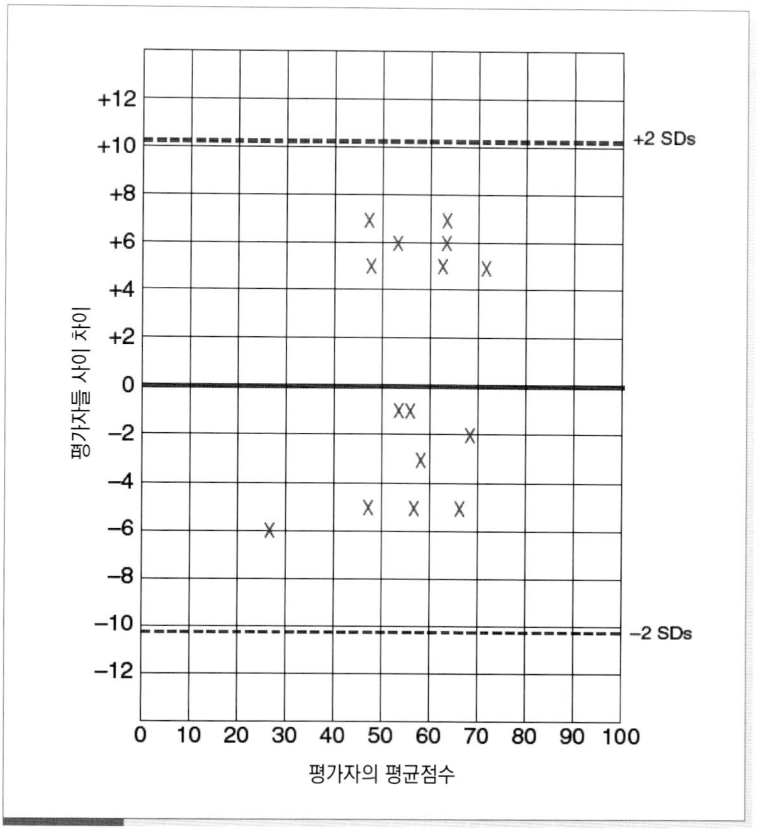

그림 26-10 Bland와 Altman 일치검정(2±표준편차 범위 내에서 자료들의 위치를 표시)

핵심 개념

신뢰도 측정이란 측정의 일관성 또는 반복성을 의미하는 것이다.

- 측정자 간 신뢰도는 2명 이상의 측정자 사이 얼마나 일치/일관성이 있는가를 알아보는 것이다.
- 측정자 내 신뢰도는 한 사람의 측정자가 여러 번 측정한 값이 얼마나 일치/일관성을 나타내는가에 대한 것이다.
- 명목수준에서 자료가 수집된 경우 신뢰도는 코헨의 카파검정이 사용된다.
- 서열수준에서 자료가 수집된 경우, 신뢰도는 가중 카파검정이 사용된다.
- 간격/비척도 수준에서 자료가 수집된 경우 보편적으로 인정되는 신뢰도 검정방법은 없지만, 급간상관계수와 이를 보강하는 Bland와 Altman 일치검정이 권장된다.
- 신뢰도 검증을 위해 상관검정이 사용되는 것은 바람직하지 않다. 상관계수가 1이 나오더라도 신뢰도가 높지 않은 경우도 있다.

FURTHER READING

Cohen's Kappa

Anthony D 1999 Understanding advanced statistics: a guide for nurses and health care researchers. Churchill Livingstone, Edinburgh

Cohen J 1960 A coeffi cient of agreement for nominal scales. Educational and Psychological Measurement 20: 37–46

Everitt BS 1992 The analysis of contingency tables. Chapman & Hall, London

Landis JR, Koch GG 1977 The measurement of observer agreement for categorical data. Biometrics 33: 117–129

ICC and Bland and Altman Agreement tests

Anthony D 1999 Understanding advanced statistics. Churchill Livingstone, Edinburgh

Bland JM, Altman DG 1986 Statistical methods for assessing agreement between two methods of clinical measurement . Lancet Feb 8, 307–310

Bruton A, Conway JH, Holgate ST 2000 Reliability: what is it and how is it measured? Physiotherapy 86(2), 94–99

Chinn S 1991 Repeatability and method comparison. Thorax 46: 454–456

Cohen J 1968 Weighted Kappa: nominal scale agreement with provision for scaled disagreement or partial credit. Psychological Bulletin 70: 213–220

Davies M , Fleiss JL 1982 Measuring agreement for multinomial data. Biometrics 38: 1047–1051

Gelman A 2005 Analysis of variance–why it is more important than ever. The Annals of Statistics 33(1): 1–33

Haas M 1991 Statistical methodology for reliability studies. Journal of Manipulative Physiological Therapy 14:119–132

Hayen A, Dennis RJ, Finch CF 2007 Determining the intraand inter-observer reliability of screening tools used in sports injury research. Journal of Science and Medicine in Sport 10:201–210

McGraw KO, Wong SP 1996 Forming inferences about some intra-class correlation coeffi cients. Psychological Methods 1(1): 30–46

Rankin G, Stokes M 1998 Reliability of assessment tools in rehabilitation: an illustration of appropriate statistical analyses. Clinical Rehabilitation 12:187–199

Rosher B 1982 On estimation and testing of interclass correlations: the general case of multiple replicates for each variable. American Journal of Epidemiology 116(4): 722–730

Shrout PE, Fleiss JL 1979 Intra-class correlations: uses in assessing rater reliability. Psychological Bulletin 86(2): 420–428

CHAPTER 27

체계적 검토

이 장의 내용

- 소개
- 서술적 검토와 체계적 검토의 차이

소개

체계적 검토(systemic reviews)는 건강관리 분야에서 근거기반 치료의 필수적인 요소이다. 엄청난 연구들이 매일 보고되고 있는 현실에서 개인이 연구결과를 임상에 적용해야 할지에 대한 결정을 내리기 전에 관심 주제의 모든 간행물을 읽고 평가하는 것은 불가능하다. 이 경우 체계적 검토 유형의 연구가 유용하다. CRD 보고서(1996)에 따르면, 체계적 검토는 많은 양의 연구결과와 의미를 요약, 평가 및 전달하는 데 사용할 수 있는 과학적인 방법이다. 체계적 검토는 광범위한 연구를 객관적으로 통합하여 임상실무와 연구 분야에 정보를 제공하는데 기여한다. 또한, 효과적인 연구방법, 관심 분야 연구들의 현황 등과 같은 정보를 제공함으로써 연구자들에게 도움을 줄 수 있다. 체계적 검토는 중재, 비용 효과, 진단, 선별, 예방 및 예후의 효과에 대한 질문에 대답할 수 있다.

체계적 검토는 연구보고서 또는 논문의 서론에 일반적으로 사용되는 서술적 검토(narrative reviews)와 많은 차이점이 있다. 가장 중요한 차이점은 객관성 수준과 포함되는 문헌의 범위이다. 서술적 검토는 전형적으로 문제의 주제와 관련이 있거나, 관련이 있는 것으로 여겨지는 발행된 연구를 저자가 선택한 후 그 가치를 주관적으로 평가한다. 따라서 선택적이고 주관적이다. 반면, 체계적 검토는(발행된 논문뿐만 아니라) 해당 주제에 대한 모든 정보를 체계적 방식으로 수집하려고 시도한다. 그런 다음, 정보는 객관적인 기준과 지침을 사용하여 독립적인 검토자에 의해 판단된다. 검토의 결론은 다른 검토자가 재현할 수 있어야 한다. 따라서 체계적 검토는 포괄적이고 객관적이다. 두 검토 유형 간의 주요 차이점은 다음과 같다.

서술적 검토와 체계적 검토의 차이

서술적 검토:

- 일반적인 토론 또는 주제 영역을 다룬다.
- 모든 문헌을 종합적으로 검색하지 않는다.
- 포함된 연구 또는 제외된 연구에 대한 정당한 근거를 제공하지 않는다.
- 연구방법론과 질의 차이를 고려하지 않는다.
- 결론을 도출할 때, 질 높은 연구와 질 낮은 연구를 구분하지 않는다.
- 검토 연구자의 주관적인 의견에 기초하여 진행된다.

체계적 검토:

- 검토 연구자에 의해 규명되어야 할 질문과 해답이 명확하다.
- 발표되거나 미발표된 연구 모두를 포함한다.
- 분석 포함/제외된 연구 기준을 명시한다.
- 검토할 연구의 질 평가에 엄격한 프로토콜을 사용한다.
- 해당 연구의 질에 따라 미치는 영향에 대한 평가를 달리한다.
- 최상의 연구를 기반으로 결론 및 권장사항을 제시한다.
- 상대적으로 편향되지 않고 객관적이다.

체계적 검토를 위한 단계는 다음과 같다.

1. 주어진 주제 영역에서 검토의 필요성 파악
2. 검토할 주제 영역 명확히 하기
3. 검토 프로토콜 개발
4. 관련 문헌 확인을 위한 검색 전략
5. 검토에 포함할 연구 선택
6. 연구의 품질 평가
7. 데이터 추출
8. 데이터 통합
9. 보고서 작성(CRD, 2001; ScHARR, 1996)

이러한 단계는 실험연구, 진단연구 또는 질적(정성적) 연구에 대한 체계적 검토에 적용된다. 그러나 이 책은 주로 실험 또는 효과연구와 관련되기 때문에 여기에 초점이 맞춰질 것이다.

1. 주어진 주제 영역에서 검토의 필요성 파악
   선택한 주제가 이미 체계적 검토를 거치지 않았는지 확인하기 위해서는 기존 또는 진행 중인 체계적 검토를 철저히 검색해야 한다. 만약 이미 검토가 되었다면, 이것은 확장되거나 업데이트될 수 있지만, 다른 주제로 옮기는 것이 더 나을 것이다. 10장의 내용은 이 부분을 진행하는데 도움이 될 것이다. 문헌을 검색하는 사이트는 다음과 같다.

   - Cochrane Library(http://www.cochrane.org): 기존 정보, 진행 중인 체계적 검토에 대한 정보 제공
   - DARE(http://www.crd.york.ac.uk/crdweb/): 초록 데이터베이스로서 Cochrane Library에 포함되지 않은 검토연구들을 포함하고 있으며, 발행되지 않은 문헌 및 전산화되지 않은 문헌까지 제공
   - ARIF(http://www.arif.bham.ac.uk/)
   - NICE(http://nice.org.uk)
   - MEDLINE
   - EMBASE
   - CINAHL

2. 검토할 주제 영역 명확히 하기
   이전 단계에서는 체계적 검토가 이루어졌는지를 확인하기 위한 기본적인 검색에 대해 알아보았다. 만약 검토가 이루어지지 않은 것이 확인되었다면, 이제 어떤 점에 좀 더 초점을 두고 연구를 진행할지에 대한 구체적인 영역이 필요하다.

   - 정확한 임상적 주제에 대해 조사
   - 성별, 연령 등 연구대상 환자 또는 참가자에 대한 조사
   - 사용된 정확한 치료
   - 관심 있는 결과; 중재(특정 환자군에 이익이 될 가능성이 높은 치료 등), 예방(질병의 위험을 감소시키는 중재 확인), 진단(진단 정확성) 또는 선별검사 등에 대해 확인
   - 연구설계 분류(RCT, 진단 또는 선별검사, 질적 연구 등)

따라서 이 단계에서는 검토 영역을 정확하고, 투명하며, 재현 가능하게 만들기 위해 집중하는 것이다. 예를 들면, 소아 습진 치료에서 영양 보충제의 사용에 대한 체계적 검토가 없었다면, 다음과 같은 사항에 초점을 두고 체계적 검토를 위한 질문을 할 것이다.

- 비알레르기성 습진으로 고생하는 사춘기 전 아동의 경우, 증상호전을 위한 비타민 D 보충제 사용의 조건은 무엇인가?
- 대상자: 어린이, 즉 2.0세~사춘기 이전
- 중재: 비타민 D 대 1% 히드로코르티손
- 결과: 심각성과 범위
- 연구설계: RCT/실험설계

3. 검토 프로토콜 개발
다음 단계를 위해서 체계적인 계획을 세워 진행하는 것이 필요하다. 이는 연구의 목적과 틀을 명확히 한다는 점에서 개별 원저(original article)의 연구제안과 비슷하다. 체계적 검토를 수행할 때 CRD(2001)는 다음의 내용을 다루기를 권고한다.

- 주제 영역의 배경; 상황, 유병률, 발생률, 치료 등
- 체계적 검토에서 다룰 명확한 질문
- 검색할 데이터베이스 및 핵심 단어 등 검색 전략
- 연구선정 기준; 분석대상 유무를 결정하는 방법
- 데이터 합성 및 해석 방법

4. 관련 문헌 확인을 위한 검색 전략
발행 여부와 상관없이 모든 연구들을 검색하는 것이 중요하다. 검색방법은 앞서 언급된 사이트를 통해 할 수 있다. 추가적으로 국내에서 주로 사용하는 사이트는 다음과 같다.

- PudMed(https://www.ncbi.nlm.nih.gov/pubmed)
- 구글학술 검색(https://scholar.google.co.kr/)
- 한국학술지 검색사이트(https://www.kci.go.kr/kciportal/po/search/poArtiSear.kci)
- 물리치료 근거자료 사이트(https://www.pedro.org.au/)

다양한 사이트에서 검색을 하는 동안 고려해야 할 사항이 있다. 발행된 연구는 대부분 유의한 결과를 보인 경우이기 때문에, 유의하지 않은 결과를 보인 연구는 발행되지 않아 검색 시 제외되는 경우가 있다. 이는 연구들을 종합적으로 분석할 때 편향된 결과

를 초래하는 원인이 된다. 또한 한글 또는 영문으로만 발행된 연구들만 포함할지 결정해야 한다. 대부분은 영어로 출판되지만 그렇지 않은 경우도 있기 때문에 연구의 편향을 줄이기 위해서 다른 언어로 출판된 연구들도 고려해 보는 것이 필요하다. 검색어는 체계적 검토에서 아주 주요한 사항이기 때문에 진행과정 동안 명확하게 규정해야 한다(대상자, 중재, 결과, 연구설계). 이전의 예시를 적용해 보면, 대상자는 어린이, 중재는 비타민 D 복용, 히드로코르티손, 식이보충제, 결과는 종속변수의 결과 그리고 연구설계는 RCT/실험설계가 검색어에 활용될 것이다. 검색어가 잘 조합되었는지 확인하기 위해서는 여러 개의 파일럿 검색을 해볼 것을 추천한다.

5. 검토에 포함할 연구 선택

이전 단계는 가능한 많은 연구들이 검색에 포함될 수 있도록 하는 것이 필요하였지만, 지금 단계는 연구 문제와 직접적인 관련이 있는 연구들만으로 축소하는 과정이다. 이 과정을 위해서 명확하게 포함될 연구들에 대한 기준과 제외 기준을 설정하는 것이 중요하다. 하지만 설정 과정 동안 앞선 예시에서 포함 및 제외 기준을 적용해 보면 표 27-1과 같을 것이다.

표 27-1 연구 포함 및 제외 기준

	포함 기준	제외 기준
대상자	습진치료를 받고 있는 2세에서 사춘기 이전 아동	다른 피부 질환, 성인, 영아
중재	비타민 D와 히드로코르티손	다른 형태 치료, 대조군 없는 경우
결과	습진의 심각성과 범위	체계적 측정이 없는 연구
설계	RCT(무작위 실험설계)	단일 사례, 비무작위 실험설계, 기타

위와 같은 선정기준을 적용하여 검색된 연구들의 선택 유무를 판단할 때, 객관성을 유지하기 위해 연구자와 또 다른 독립적인 검토자가 각각 연구 선정기준에 따라 포함 또는 제외를 판단해야 한다. 이후 얼마나 서로 간에 판단의 일치가 있었는지를 기술해야 한다. 26장에 언급된 코헨의 카파검정을 이용하여 판단의 일치 정도를 알아보면 된다. 예를 들어, 총 112편의 연구가 검색되었고 선정기준을 적용한 결과 21편이 제외되고 91편이 포함되는 것에는 서로 동의하였지만, 세부적으로 표 27-2와 같이 의견의 차이가 있는 경우 판단 일치 정도에 신뢰도를 제시하고 의견불일치가 있는 연구에 대한 합의를 이루는 것이 필요하다. 표 27-2와 같은 경우 카파계수는 0.76으로 실질적인 일치를 보였다고 해석할 수 있다.

표 27-2 연구 선정 기준에 따른 연구자 간 판단 일치 2×2 표

		검토자 1		
		제외	포함	소계
검토자 2	제외	19	2	21
	포함	8	83	91
	소계	27	85	

6. 연구의 품질 평가

선정된 연구의 질적 평가도 이루어져야 한다. 선정된 연구들을 꼼꼼히 읽어보고 객관적인 기준에 따라 독립적인 검토자가 선정된 연구의 질을 평가해야 한다. 아래는 객관적인 기준을 제시한 연구들이다.

Verhagen at al (1998)
Moher et al (1995)
Jadad et al (1996)
Chalmers et al (1981)
Sindhu et al (1997)
Johnston et al (1995)
CRD(2001)

물리치료 분야에서는 11개 문항으로 구성된 PEDro scale을 많이 사용하고 있다. 어떤 것을 사용하여 연구의 질을 평가할 것인가는 연구자의 선택에 달려 있지만, 연구목적에 맞추어 사용해야 할 것이다(정성연구인가 정량연구인가; 중재연구인가 기초이론연구인가?). 질적 평가 후, 연구의 질적 수준이 떨어지는 연구를 제외할 것인지를 결정해야 한다.

PEDro Scale

1.	Eligibility criteria were specified	no ❑ yes ❑ where:
2.	Subjects were randomly allocated to groups (in a crossover study, subjects were randomly allocated an order in which treatments were received)	no ❑ yes ❑ where:
3.	Allocation was concealed	no ❑ yes ❑ where:
4.	The groups were similar at baseline regarding the most important prognostic indicators	no ❑ yes ❑ where:
5.	There was blinding of all subjects	no ❑ yes ❑ where:
6.	There was blinding of all therapists who administered the therapy	no ❑ yes ❑ where:
7.	There was blinding of all assessors who measured at least one key outcome	no ❑ yes ❑ where:
8.	Measures of at least one key outcome were obtained from more than 85% of the subjects initially allocated to groups	no ❑ yes ❑ where:
9.	All subjects for whom outcome measures were available received the treatment or control condition as allocated or, where this was not the case, data for at least one key outcome was analysed by "intention to treat"	no ❑ yes ❑ where:
10.	The results of between-group statistical comparisons are reported for at least one key outcome	no ❑ yes ❑ where:
11.	The study provides both point measures and measures of variability for at least one key outcome	no ❑ yes ❑ where:

7. 데이터 추출

이 단계에서 해야 하는 것은 선정된 연구설계를 확인하고 결과에 대한 정보를 얻는 것이다. 이를 위해서는 데이터 추출 양식을 만들고 이에 따라 각 연구들에서 필요한 정보를 가져오는 것이다. 양식에는 다음과 같은 내용이 포함된다.

일반적 정보

- 검토자 이름 등 관련 정보
- 선정된 연구 정보(예: 제목, 저자, 저널 등)
- 연구 검색사이트
- 상세정보
- 연구설계: 대상, 설정(환경), 방법의 질, 중재, 종속변수
- 연구결과: 대상자 탈락, 손실자료 수, 검정, 효과크기, 확률, 임상의미
- 특이 사항

이 역시도 제3자에 의한 이중평가를 통해 분류의 정확성과 객관성을 유지하는 것이 필요하다.

8. 데이터 통합

이제 데이터 추출 단계의 결과를 종합하고 요약하여, 중재의 효과와 모든 연구들이 일관되게 효과를 언급하고 있는지를 확인해야 한다. 결과에 일관성이 없는 경우, 이러한 불일치에 대한 이유를 조사해야 한다. 이 통합은 연구의 유사점 또는 결과 차이에 대한 기술이거나 정량적 분석(메타분석)일 수 있다. 정량적 분석은 이 책의 범위를 벗어난 것이기 때문에 우리는 질적인(정성적) 요약을 중점적으로 다룰 것이다.

이런 연구(정성적 통합)의 목적은 설계와 결과의 의미를 쉽게 확인할 수 있는 요약을 제공하는 것이며, 표 27-3은 이런 목적을 달성하는데 적절한 예시이다.

표에는 모든 핵심 정보가 명확하게 포함되어야 하고, 연구들 사이에 유사점이나 차이점이 강조되어야 한다. 연구참가자, 중재, 결과측정이 비슷한 경우 중재의 효과에 대한 종합적인 결론을 도출할 수 있다. 그러나 연구의 속성들이 다른 경우 종합적인 결론을 도출하기 어렵다. 이런 경우 세분화를 통해 해결 가능한지 살펴야 한다. 예를 들어, 나이가 서로 다른 경우 참가자 나이가 2살에서 5살 사이인 연구와 6살에서 10살 사이인 연구로 구분할 수 있다면 각각에 대해 통합할 수 있을 것이다.

표 27-3 선정된 연구들에 대한 통합 표(예시)

Study	Population and sample size	Intervention	Settings	Constant errors	Outcome measures	Results	Findings/ conclusions
Jones et al 2007	6-10-yearolds N = 785	Vitamin D (1000 IU pd) or 1% hydrocortisone twice daily	Home	No compliance check; children with allergies not excluded	Reduction in patches measured photographically and by subjective report	Hydrocortisone more effective $p < 0.001$	1% hydrocortisone more effective than vitamin D
Smith et al 2008	5-11-yearolds N = 235	Vitamin D 1000 IU pd or 1% hydrocortisone twice daily	Home	Study took place in summer, when exposure to sunshine could have increased vitamin D production	Subjective response by patient and carer; mm rules for patch size; assessment of bleeding and exudate on 5-point scale	Hydrocortisone more effective $p < 0.01$	1% hydrocortisone more effective than vitamin D

9. 보고서 작성

이 단계는 최종적으로 분석한 것을 정리 및 요약하여 학술지에 발표하기 위한 것이다. 형식은 투고하는 학술지에 따라 다르므로 포함해야 할 내용은 다음과 같다.

- 연구제목
- 배경(유병률, 현황, 연구 필요성 등)
- 연구문제
- 연구방법 – 검색사이트, 연구 질 평가, 데이터 추출
- 분석에 포함된 연구의 상세 내용(표 제시)
- 제외 연구에 대한 사항
- 결과 – 검토를 통해 발견한 사항; 결론의 타당성
- 결과에 대한 해석 – 연구의 중요한 특성
- 장점과 단점
- 결론과 임상 의미(중재 적용 시 이점과 문제점)
- 앞으로 연구 방향
- 인용문헌 – 인용된 모든 연구
- 부록 – 필요시(연구 질 평가 및 자료 추출 양식)

핵심 개념

- 체계적 검토의 목적은 이용 가능한 모든 연구(발행 및 미발행 논문)를 특정 주제에 맞추어 요약하는 것이다.
- 체계적 검토는 모든 관련 연구 문헌에 대한 엄격하고 객관적이며 포괄적인 평가를 시행한다.
- 체계적 검토를 위해서는 9단계를 거친다.
  - 특정 영역에서 체계적 검토의 필요성 파악
  - 정확한 주제 또는 문제 제기
  - 검토 프로토콜 개발
  - 모든 관련 발행 및 미발행 문헌 확인을 위한 검색 전략 개발
  - 검토에 포함할 연구 선택
  - 연구의 품질 평가
  - 정보의 추출
  - 정보의 통합
  - 보고서 작성

FURTHER READING

Centre for Dissemination and Reviews 2001 Undertaking systematic reviews of research on effectiveness. CRD Report 4 (2nd Ed). Online. Available http://www.york.ac.uk/inst/crd/report4.htm 12 January 2009

Chalmers TC, Smith H, Blackburn B, et al 1981 A method for assessing the quality of a randomised controlled trial. Controlled Clinical Trials 2:31–49

Conference Papers Index 2000 Bethesda, MD, Cambridge Scientifi c Abstracts

Greenhalgh T 2005 Effectiveness and effi ciency of research methods in systematic reviews of complex evidence: an audit of primary sources. BMJ 331:1064–1065

http://www.shef.ac.uk/scharr/ir/units/systrev/reading.htm 12 January 2009 University of Sheffi eld School of Health and Related Research

Jadad AR , Moore RA , Carroll D et al 1996 Assessing the quality of reports of randomised controlled trials: is blinding necessary? Controlled Clinical Trials 7:1–12

Moher D, Jadad AR , Nichol G, Penman M, Tugwell P, Walsh S 1995 Assessing the quality of randomised controlled trials: an annotated bibliography of scales and checklists. Controlled Clinical Trials 16:62–73

Petticrew M 2001 Systematic reviews from astronomy to zoology–myths and misconceptions. BMJ 322:98–101

http://www.shef.ac.uk/scharr/research/publications in the 'Search for' box, type in 'Systematic Reviews'

Sindhu F, Carpenter L, Seers K 1997 Development of a tool to rate the quality assessment of randomised controlled trials using a Delphi technique. Journal of Advanced Nursing 25:1262–1268

Verhagen AP de Vet HC, de Bie RA, et al 1998 The Delphi List: a criteria list for quality assessment of randomised clinical trials for conducting systematic reviews developed by Delphi consensus. Journal of Clinical Epidemiology 51:1235–1241

Walley T 2007 Health technology assessment in England: assessment and appraisal. Medical Journal of Australia 187(5):283–285

Watson, R, McKenna H, Cowman S, Keady J 2008 Nursing research: designs and methods. Edinburgh, Churchill Livingstone.

부록(APPENDIX) – 통계적 확률표

부표 A1.1 확률수준에 따른 X^2의 임계값(X^2값이 특정 확률수준에서 유의하기 위해서는 자유도에 따른 임계값보다 크거나 같아야 한다)

두 방향 가설을 위한 유의수준					
자유도	0.10	0.05	0.02	0.01	0.001
1	2.71	3.84	5.41	6.64	10.83
2	4.60	5.99	7.82	9.21	13.82
3	6.25	7.82	9.84	11.34	16.27
4	7.78	9.49	11.67	13.28	18.46
5	9.24	11.07	13.39	15.09	20.52
6	10.64	12.59	15.03	16.81	22.46
7	12.02	14.07	16.62	18.48	24.32
8	13.36	15.51	18.17	20.09	26.12
9	14.68	16.92	19.68	21.67	27.88
10	15.99	18.31	21.16	23.21	29.59
11	17.28	19.69	22.62	24.72	31.26
12	18.55	21.03	24.05	26.22	32.91
13	19.81	22.36	25.47	27.69	34.53
14	21.06	23.68	26.87	29.14	36.12
15	22.31	25.00	28.26	30.58	37.70
16	23.54	26.30	29.63	32.00	39.29
17	24.77	27.59	31.00	33.41	40.75
18	25.99	28.87	32.35	34.80	42.31
19	27.20	30.14	33.69	36.19	43.82
20	28.41	31.41	35.02	37.57	45.32
21	29.62	32.67	36.34	38.93	46.80
22	30.81	33.92	37.66	40.29	48.27
23	32.01	35.17	38.97	41.64	49.73
24	33.20	36.42	40.27	42.98	51.18
25	34.38	37.65	41.57	44.31	52.62
26	35.56	38.88	42.86	45.64	54.05
27	36.74	40.11	44.14	46.97	55.48
28	37.92	41.34	45.42	48.28	56.89
29	39.09	42.56	46.69	49.59	58.30
30	40.26	43.77	47.96	50.89	59.70

부표 A1.2 다양한 확률수준에서 T의 임계값(Wilcoxon 검정)(만약 T값이 특정 확률에서 유의하기 위해서는 실험 설계와 연관된 임계값보다 크거나 같아야 한다)

	한 방향 검정을 위한 유의수준			
	.05	.025	.01	.005
	두 방향 검정을 위한 유의수준			
N	.10	.05	.02	.01
5	1	–	–	–
6	2	1	–	–
7	4	2	0	0
8	6	4	2	2
9	8	6	3	3
10	11	8	5	5
11	14	11	7	7
12	17	14	10	10
13	21	17	13	13
14	26	21	16	16
15	30	25	20	20
16	36	30	24	24
17	41	35	28	28
18	17	40	33	33
19	54	46	38	38
20	60	52	43	43
21	68	59	49	49
22	75	66	56	56
23	83	73	62	62
24	92	81	69	69
25	101	90	77	77
26	110	98	85	85
27	120	107	107	93

	한 방향 검정을 위한 유의수준			
	.05	.025	.01	.005
	두 방향 검정을 위한 유의수준			
N	.10	.05	.02	.01
28	130	117	102	92
29	141	127	111	100
30	152	137	120	109
31	163	148	130	118
32	175	159	141	128
33	188	171	151	138
34	201	183	162	149
35	214	195	174	160
36	228	208	186	171
37	242	222	198	183
38	256	235	211	195
39	271	250	224	208
40	287	264	238	221
41	303	279	252	234
42	319	295	267	248
43	336	311	281	262
44	353	327	297	277
45	371	344	313	292
46	389	361	329	307
47	408	379	345	323
48	427	397	362	339
49	446	415	380	356
50	466	434	398	373

부표 A1.3 다양한 확률수준의 $X\gamma^2$의 임계값(만약 특정 확률수준에서 $X\gamma^2$이 유의하기 위해서는 C와 N과 관련된 임계값들보다 크거나 같아야만 한다)

(a) 세 조건들을 위한 임계값(C=3)

N=2		*N*=3		*N*=4		*N*=5		*N*=6		*N*=7		*N*=8		*N*=9	
$X\gamma^2$	*P*	$X\gamma^2$	*P*	$X\gamma^2$	*P*	$X\gamma^2$	*P*	$X\gamma^2$	*P*	$X\gamma^2$	*P*	$X\gamma^2$	*P*	$X\gamma^2$	*P*
0	1.000	.000	1.000	.0	1.000	.0	1.000	.00	1.000	.000	1.000	.00	1.000	.000	1.000
1	.833	.667	.944	.5	.931	.4	.954	.33	.956	.286	.964	.25	.967	.222	.974
3	.500	2.000	.528	1.5	.653	1.2	.691	1.00	.740	.857	.768	.75	.794	.667	.814
4	.167	2.667	.361	2.0	.431	1.6	.522	1.33	.570	1.143	.620	1.00	.654	.889	.865
		4.667	.194	3.5	.273	2.8	.367	2.33	.430	2.000	.486	1.75	.531	1.556	.569
		6.000	.028	4.5	.125	3.6	.182	3.00	.252	2.571	.305	2.25	.355	2.000	.398
				6.0	.069	4.8	.124	4.00	.184	3.429	.237	3.00	.285	2.667	.328
				6.5	.042	5.2	.093	4.33	.142	3.714	.192	3.25	.236	2.889	.278
				8.0	.0046	6.4	.039	5.33	.072	4.571	.112	4.00	.149	3.556	.187
						7.6	.024	6.33	.052	5.429	.085	4.75	.120	4.222	.154
						8.4	.0085	7.00	.029	6.000	.052	5.25	.079	4.667	.107
						10.0	.00077	8.33	.012	7.143	.027	6.25	.047	5.556	.069
								9.00	.0081	7.714	.021	6.75	.038	6.000	.057
								9.33	.0055	8.000	.016	7.00	.030	6.222	.048
								10.33	.0017	8.857	.0084	7.75	.061	6.889	.031
								12.00	.00013	10.286	.0036	9.00	.0099	8.000	.019
										10.571	.0027	9.25	.0080	8.222	.016
										11.143	.0012	9.75	.0048	8.667	.010
										12.286	.00032	10.75	.0024	9.556	.0060
										14.000	.000021	12.00	.0011	10.667	.0035
												12.25	.00086	10.889	.0029
												13.00	.00026	12.556	.0013
												14.25	.000061	12.667	.00066
												16.00	.0000036	13.556	.00035
														14.000	.00020
														14.222	.000097
														14.889	.000054
														16.222	.000011
														18.000	.0000006

(b) 세 조건들을 위한 임계값(C = 4)

N = 2		*N* = 3		*N* = 4			
X_γ^2	*P*	X_γ^2	*P*	X_γ^2	*P*	X_γ^2	*P*
.0	1.000	.0	1.000	.0	1.000	5.7	.141
.6	.958	.6	.958	.3	.992	6.0	.105
1.2	.583	1.0	.910	.06	.928	6.3	.094
1.8	.792	1.8	.727	.9	.900	6.6	.077
2.4	.625	2.2	.608	1.2	.800	6.9	.068
3.0	.542	2.6	.524	1.5	.754	7.2	.054
3.6	.458	3.4	.446	1.8	.677	7.5	.052
4.2	.375	3.8	.342	2.1	.649	7.8	.036
4.8	.208	4.2	.300	2.4	.524	8.1	.033
5.4	.167	5.0	.207	2.7	.508	8.4	.019
6.0	.042	5.4	.175	3.0	.432	8.7	.014
		5.8	.148	3.3	.389	9.3	.012
		6.6	.075	3.6	.355	9.6	.0069
		7.0	.054	3.9	.324	9.9	.0062
		7.4	.033	4.5	.242	10.2	.0027
		8.2	.017	4.8	.200	10.8	.0016
		9.0	.0017	5.1	.190	11.1	.00094
				5.4	.158	12.0	.0000072

부표 A1.5 다양한 확률수준의 *t*(동일과 서로 다른 *t*검정)의 임계값(만일 특정 확률수준에서 *t*값이 유의하기 위해서는 자유도와 관련된 임계값보다 크거나 같아야 한다)

	한 방향 검정을 위한 유의수준					
	.10	.05	.025	.01	.005	.0005
	두 방향 검정을 위한 유의수준					
df	.20	.10	.05	.02	.01	.001
1	3.078	6.324	12.706	31.821	63.657	636.619
2	1.886	2.920	4.303	6.965	9.925	31.598
3	1.638	2.353	3.182	4.541	5.841	12.941
4	1.533	2.132	2.776	3.747	4.604	8.610
5	1.476	2.025	2.571	3.365	4.032	6.859
6	1.440	1.943	2.447	3.143	3.707	5.959
7	1.145	1.895	2.365	2.998	3.449	5.405
8	1.397	1.860	2.306	2.886	3.355	5.041
9	1.383	1.833	2.262	2.821	3.250	4.781
10	1.372	1.812	2.228	2.764	3.169	4.587
11	1.363	1.796	2.201	2.718	3.106	40437
12	1.356	1.782	2.179	2.681	3.055	4.318
13	1.350	1.771	2.160	2.650	3.012	4.221
14	1.345	1.761	2.145	2.624	2.977	4.140
15	1.341	1.753	2.131	2.602	2.947	4.073
16	1.337	1.746	2.120	2.583	2.921	4.015
17	1.333	1.740	2.110	2.567	2.898	3.965
18	1.330	1.734	2.101	2.552	2.878	3.922
19	1.328	1.729	2.093	2.539	2.861	3.883
20	1.325	1.725	2.086	2.528	2.845	3.850
21	1.323	1.721	2.080	2.518	2.831	3.819
22	1.321	1.717	2.074	2.508	2.819	3.792
23	1.319	1.714	2.069	2.500	2.807	3.767
24	1.318	1.711	2.064	2.492	2.797	3.745
25	1.316	1.708	2.060	2.485	2.787	3.725
26	1.315	1.706	2.056	2.479	2.779	3.707
27	1.314	1.713	2.052	2.473	2.771	3.690
28	1.313	1.701	2.048	2.467	2.763	3.674
29	1.311	1.699	2.045	2.462	2.756	3.659
30	1.310	1.697	2.042	2.457	2.750	3.646
40	1.303	1.684	2.021	2.423	2.704	3.551
60	1.296	1.671	2.000	2.390	2.660	3.460
120	1.289	1.658	1.980	2.358	2.617	3.373
∞	1.282	1.645	1.960	2.326	2.576	3.291

부표 A1.6 다양한 확률수준의 *F*(anova)의 임계값(만일 특정 확률수준에서 *F*값이 유의하기 위해서는 υ_1과 υ_2와 관련된 임계값보다 크거나 같아야 한다)

(a) $p<.05$에서, *F*의 임계값

	υ_1											
υ_2	1	2	3	4	5	6	7	8	10	12	24	∞
1	161.4	199.5	215.7	224.6	230.2	234.0	236.8	238.9	241.9	243.9	249.0	254.3
2	18.5	19.0	19.2	19.2	19.3	19.3	19.4	19.4	19.4	19.4	19.5	19.5
3	10.13	9.55	9.28	19.2	9.01	8.94	8.89	8.85	8.79	8.74	8.64	8.53
4	7.71	6.94	6.59	6.39	6.26	6.16	6.09	6.04	5.96	5.91	5.77	5.63
5	6.61	5.79	5.41	5.19	5.05	4.95	4.88	4.82	4.74	4.68	4.53	4.36
6	5.99	5.14	4.76	4.53	4.39	4.28	4.21	4.15	4.06	4.00	3.84	3.67
7	5.59	4.74	4.35	4.12	3.97	3.87	3.79	3.73	3.64	3.57	3.41	3.23
8	5.32	4.46	4.07	3.84	3.69	3.58	3.50	3.44	3.35	3.28	3.12	2.93
9	5.12	4.26	3.86	3.63	3.48	3.37	3.29	3.23	3.14	3.07	2.90	2.71
10	4.96	4.10	3.71	3.48	3.33	3.22	3.14	3.07	2.98	2.91	2.74	2.54
11	4.84	3.98	3.59	3.36	3.20	3.09	3.01	2.95	2.85	2.79	2.61	2.40
12	4.75	3.89	3.49	3.26	3.11	3.00	2.91	2.85	2.75	2.69	2.51	2.30
13	4.67	3.81	3.41	3.18	3.03	2.92	2.83	2.77	2.67	2.60	2.42	2.21
14	4.60	3.74	3.34	3.11	2.96	2.85	2.76	2.70	2.60	2.53	2.35	2.13
15	4.54	3.69	3.29	3.06	2.90	2.79	2.71	2.64	2.54	2.48	2.29	2.07
16	4.49	3.63	3.24	3.01	2.85	2.74	2.66	2.59	2.49	2.42	2.24	2.01
17	4.45	3.59	3.20	2.96	2.81	2.70	2.61	2.55	2.45	2.38	2.19	1.92
18	4.41	3.55	3.16	2.93	2.77	2.66	2.58	2.51	2.41	2.34	2.15	1.96
19	4.38	3.52	3.13	2.90	2.74	2.63	2.54	2.48	2.38	2.31	2.11	1.92
20	4.35	3.49	3.10	2.87	2.71	2.60	2.51	2.45	2.35	2.28	2.08	1.84
21	4.32	3.47	3.07	2.84	2.68	2.57	2.49	2.42	2.32	2.25	2.05	1.81
22	4.30	3.44	3.05	2.82	2.66	2.55	2.46	2.40	2.30	2.23	2.03	1.78
23	4.28	3.42	3.03	2.80	2.64	2.53	2.44	2.37	2.27	2.20	2.00	1.76
24	4.26	3.40	3.01	2.78	2.62	2.51	2.42	2.36	2.25	2.18	1.98	1.73
25	4.24	3.39	2.99	2.76	2.60	2.49	2.40	2.34	2.24	2.16	1.96	1.71
26	4.23	3.37	2.98	2.74	2.59	2.47	2.39	2.32	2.22	2.15	1.95	1.69
27	4.21	3.35	2.96	2.73	2.57	2.46	2.37	2.31	2.20	2.13	1.93	1.67
28	4.20	3.34	2.95	2.71	2.56	2.45	2.36	2.29	2.19	2.12	1.91	1.65
29	4.18	3.33	2.93	2.70	2.55	2.43	2.35	2.28	2.18	2.10	1.90	1.64
30	4.17	3.32	2.92	2.69	2.53	2.42	2.33	2.27	2.16	2.09	1.89	1.62
32	4.15	3.29	2.90	2.67	2.51	2.40	2.31	2.24	2.14	2.07	1.86	1.59
34	4.13	3.28	2.88	2.65	2.49	2.38	2.29	2.23	2.12	2.05	1.84	1.57
36	4.11	3.26	2.87	2.63	2.48	2.36	2.28	2.21	2.11	2.03	1.82	1.55
38	4.10	3.24	2.85	2.62	2.46	2.35	2.26	2.19	2.09	2.02	1.81	1.53
40	4.08	3.23	2.84	2.61	2.45	2.34	2.25	2.18	2.08	2.00	1.79	1.51
60	4.00	3.15	2.76	2.53	2.37	2.25	2.17	2.10	1.99	1.92	1.70	1.39
120	3.92	3.07	2.68	2.45	2.29	2.18	2.09	2.02	1.91	1.83	1.61	1.25
∞	3.84	3.00	2.60	2.37	2.21	2.10	2.01	1.94	1.83	1.75	1.52	1.00

(b) $p<.025$에서, F의 임계값

	υ_1											
υ_2	1	2	3	4	5	6	7	8	10	12	24	∞
1	648	800	864	900	922	937	948	957	969	977	997	1018
2	38.5	39.0	39.2	39.2	39.3	39.3	39.4	39.4	39.4	39.4	39.5	39.5
3	17.4	16.0	15.4	15.1	14.9	14.7	14.6	14.5	14.4	14.3	14.1	13.9
4	12.22	10.65	9.98	9.60	9.36	9.20	9.07	8.98	8.84	8.75	8.51	8.26
5	10.01	8.43	7.76	7.39	7.15	6.98	6.85	6.76	6.62	6.53	6.28	6.02
6	8.81	7.26	6.60	6.23	5.99	5.82	5.70	5.60	5.46	5.37	5.12	4.85
7	8.07	6.54	5.89	5.52	5.29	5.12	4.99	4.90	4.76	4.67	4.42	4.14
8	7.57	6.06	5.42	5.05	4.82	4.65	4.53	4.43	4.30	4.20	3.95	3.67
9	7.21	5.71	5.08	4.72	4.48	4.32	4.20	4.10	3.96	3.87	3.61	3.33
10	6.94	5.46	4.83	4.47	4.24	4.07	3.95	3.85	3.72	3.62	3.37	3.08
11	6.72	5.26	4.63	4.28	4.04	3.88	3.76	3.66	3.53	3.43	3.17	2.88
12	6.55	5.10.	4.47	4.12	3.89	3.73	3.61	3.51	3.37	3.28	3.02	2.72
13	6.41	4.97	4.35	4.00	3.77	3.60	3.48	3.39	3.25	3.15	2.89	2.60
14	6.30	4.86	4.24	3.89	3.66	3.50	3.38	3.29	3.15	3.05	2.78	2.49
15	6.20	4.76	4.15	3.80	3.58	3.41	3.29	3.20	3.06	2.96	2.70	2.40
16	6.12	4.69	4.08	3.73	3.50	3.34	3.22	3.12	2.99	2.89	2.63	2.32
17	6.04	4.62	4.01	3.66	3.44	3.28	3.16	3.06	2.92	2.82	2.56	2.25
18	5.98	4.56	3.95	3.61	3.38	3.22	3.10	3.01	2.87	2.77	2.50	2.19
19	5.92	4.51	3.90	3.56	3.33	3.17	3.05	2.96	2.82	2.72	2.45	2.13
20	5.87	4.46	3.86	3.51	3.29	3.13	3.01	2.91	2.77	2.68	2.41	2.09
21	5.83	4.42	3.82	3.48	3.25	3.09	2.97	2.87	2.73	2.64	2.37	2.04
22	5.79	4.38	3.78	3.44	3.22	3.05	2.93	2,84	2.70	2.60	2.33	2.00
23	5.75	4.35	3.75	3.41	3.18	3.02	2.90	2.81	2.67	2.57	2.30	1.97
24	5.72	4.32	3.72	3.38	3.15	2.99	2.87	2.78	2.64	2.54	2.27	1.94
25	5.69	4.29	3.69	3.35	3.13	2.97	2.85	2.75	2.61	2.51	2.24	1.91
26	5.66	4.27	3.67	3.33	3.10	2.94	2.82	2.73	2.59	2.49	2.22	1.88
27	5.63	4.24	3.65	3.31	3.08	2.92	2.80	2.71	2.57	2.47	2.19	1.85
28	5.61	4.22	3.63	3.29	3.06	2.90	2.78	2.69	2.55	2.45	2.17	1.83
29	5.59	4.20	3.61	3.27	3.04	2.88	2.76	2.67	2.53	2.43	2.15	1.81
30	5.57	4.18	3.59	3.25	3.03	2.87	2.75	2.65	2.51	2.41	2.14	1.79
32	5.53	4.15	3.56	3.22	3.00	2.84	2.72	2.62	2.48	2.38	2.10	1.75
34	5.50	4.12	3.53	3.19	2.97	2.81	2.69	2.59	2.45	2.35	2.08	1.72
36	5.47	4.09	3.51	3.17	2.94	2.79	2.66	2.57	2.43	2.33	2.05	1.69
38	5.45	4.07	3.48	3.15	2.92	2.76	2.64	2.55	2.41	2.31	2.03	1.66
40	5.42	4.05	3.46	3.13	2.90	2.74	2.62	2.53	2.39	2.29	2.01	1.64
60	5.29	3.93	3.34	3.01	2.79	2.63	2.51	2.41	2.27	2.17	1.88	1.48
120	5.15	3.80	3.23	2.89	2.67	2.52	2.39	2.30	2.16	2.05	1.76	1.31
∞	5.02	3.69	3.12	2.79	2.57	2.41	2.29	2.19	2.05	1.94	1.64	1.00

(c) $p<.01$에서, F의 임계값

	υ_1											
υ_2	1	2	3	4	5	6	7	8	10	12	24	∞
1	4052	5000	5403	5625	5764	5859	5928	5981	6056	6106	6235	6366
2	98.5	99.0	99.2	99.2	99.3	99.3	99.4	99.4	99.4	99.4	99.5	99.5
3	34.1	30.8	29.5	28.7	28.2	27.9	27.7	27.5	27.2	27.1	26.6	26.1
4	21.2	18.0	16.7	16.0	15.5	15.2	15.0	14.8	14.5	14.4	13.9	13.5
5	16.26	13.27	12.06	11.39	10.97	10.67	10.46	10.29	10.05	9.89	9.47	9.02
6	13.74	10.92	9.8	9.15	8.75	8.47	8.26	8.10	7.87	7.72	7.31	6.88
7	12.25	9.5	8.45	7.85	7.46	7.19	6.99	6.84	6.62	6.47	6.07	5.65
8	11.26	8.65	7.59	.01	6.63	6.37	6.18	6.03	5.81	5.67	5.28	4.86
9	10.56	8.02	6.99	6.42	6.06	5.80	5.61	5.4	5.26	5.11	4.73	4.31
10	10.04	7.6	6.55	5.99	5.64	5.39	5.20	5.06	4.85	4.71	4.33	3.91
11	9.65	7.21	6.22	5.6	5.32	5.07	4.89	4.4	4.54	4.40	4.02	3.60
12	9.33	6.93	5.95	5.41	5.06	4.82	4.64	4.50	4.30	4.16	3.78	3.36
13	9.07	6.70	5.74	5.21	4.86	4.62	4.44	4.30	4.10	3.96	3.59	3.17
14	8.86	6.1	5.56	5.04	4.70	4.46	4.28	4.14	3.94	3.80	3.43	3.00
15	8.68	6.36	5.42	4.89	4.56	4.32	4.14	4.00	3.80	3.67	3.29	2.87
16	8.53	6.23	5.29	4.7	4.44	4.20	4.03	3.89	3.69	3.55	3.18	2.75
17	8.40	3.11	5.18	4.67	4.34	4.10	3.93	3.9	3.59	3.46	3.08	2.65
18	8.29	6.01	5.09	4.58	4.25	4.01	3.84	3.71	3.51	3.37	3.00	2.57
19	8.18	5.93	5.01	4.50	4.17	3.94	3.77	3.63	3.43	3.30	2.92	2.49
20	8.10	5.85	4.94	4.43	4.10	3.87	3.70	3.56	3.37	3.23	2.86	2.42
21	8.02	5.78	4.87	4.37	4.04	3.81	3.64	3.51	3.31	3.17	2.80	2.36
22	7.95	5.72	4.82	4.31	3.99	3.76	3.59	3.45	3.26	3.12	2.75	2.31
23	7.88	5.66	4.76	4.26	3.94	3.71	3.54	3.41	3.21	3.07	2.70	2.26
24	7.82	5.61	4.2	4.22	3.90	3.67	3.50	3.36	3.17	3.03	2.66	2.21
25	7.77	5.57	4.68	4.18	3.86	3.63	3.46	3.32	3.13	2.99	2.62	2.17
26	7.72	5.53	4.64	4.14	3.82	3.59	3.42	3.29	3.09	2.96	2.58	2.13
27	7.68	5.49	4.60	4.11	3.78	3.56	3.39	3.26	3.06	2.93	2.55	2.10
28	7.64	5.45	4.57	4.07	3.75	3.53	3.36	3.23	3.03	2.90	2.52	2.06
29	7.60	5.42	4.54	4.04	3.73	3.50	3.33	3.20	3.00	2.87	2.49	2.03
30	7.56	5.39	4.51	4.02	3.70	3.47	3.30	3.17	2.98	2.84	2.47	2.01
32	7.50	5.34	4.46	3.97	3.65	3.43	3.26	3.13	2.93	2.80	2.42	1.96
34	7.45	5.29	4.42	3.93	3.61	3.39	3.22	3.09	2.90	2.76	2.38	1.91
36	7.40	5.25	4.38	3.89	3.58	3.35	3.18	3.05	2.86	2.72	3.35	1.87
38	7.35	5.21	4.34	3.86	3.54	3.32	3.15	3.02	2.83	2.69	2.32	1.84
40	7.31	5.18	4.31	3.83	3.51	3.29	3.12	2.99	2.80	2.66	2.29	1.80
60	7.08	4.98	4.13	3.65	3.34	3.12	2.95	2.82	2.63	2.50	2.12	1.60
120	6.85	4.79	3.95	3.48	3.17	2.96	2.79	2.66	2.47	2.34	1.95	1.38
∞	6.63	4.61	3.78	3.32	3.02	2.80	2.64	2.51	2.32	2.18	1.79	1.00

(d) $p<.001$에서, F의 임계값

	υ_1											
υ_2	1	2	3	4	5	6	7	8	10	12	24	∞
1	4503	5000	5404	5625	5764	5859	5939	5981	6056	6107	6235	6366
2	998.5	999.0	999.2	999.2	999.3	999.3	999.4	999.4	999.4	999.4	999.5	999.5
3	167.0	148.5	141.1	137.1	134.6	132.8	131.5	130.6	129.2	128.3	125.9	123.5
4	74.14	61.25	56.18	53.44	51.71	50.53	49.66	49.00	48.05	47.41	45.77	44.05
5	47.18	37.12	33.20	31.09	29.75	28.83	28.16	27.65	26.92	26.42	25.14	23.79
6	35.51	37.00	23.70	21.92	20.80	20.03	19.46	19.03	18.41	17.99	16.90	15.75
7	29.25	21.69	18.77	17.20	16.21	15.52	15.02	14.63	14.08	13.71	12.73	11.70
8	25.42	18.49	15.83	14.39	13.48	12.86	12.40	12.05	11.54	11.19	10.30	9.34
9	22.86	16.39	13.90	12.56	11.71	11.13	10.69	10.37	9.87	9.57	8.72	7.81
10	21.04	14.91	12.55	11.28	10.48	9.93	9.52	9.20	8.74	8.44	7.64	6.76
11	19.69	13.81	11.56	10.35	9.58	9.05	8.66	8.35	7.92	7.63	6.85	6.00
12	18.64	12.97	10.80	9.63	8.89	8.38	8.00	7.71	7.29	7.00	6.25	5.42
13	17.82	12.31	10.21	9.07	8.35	7.86	7.49	7.21	6.80	6.52	5.78	4.97
14	17.14	11.78	9.73	8.62	7.92	7.44	7.08	6.80	6.40	6.23	5.41	4.60
15	16.59	11.34	9.34	8.25	7.57	7.09	6.74	6.47	6.08	5.81	5.10	4.31
16	16.12	10.97	9.01	7.94	7.27	6.80	6.46	6.19	5.81	5.55	4.85	4.06
17	15.72	10.66	8.73	7.68	7.02	6.56	6.22	5.96	5.58	5.32	4.63	3.85
18	15.38	10.39	8.49	7.46	6.81	6.35	6.02	5.76	5.39	5.13	4.45	6.67
19	15.08	10.16	8.28	7.27	6.62	6.18	5.85	5.59	5.22	4.97	4.29	5.51
20	14.82	9.95	8.10	7.10	6.46	6.02	5.69	5.44	5.08	4.82	4.15	3.38
21	14.59	9.77	7.94	6.95	6.32	5.88	5.56	5.31	4.95	4.70	4.03	3.26
22	14.38	9.61	7.80	6.81	6.19	5.76	5.44	5.19	4.83	4.58	3.92	3.15
23	14.19	9.47	7.67	6.70	6.08	5.65	5.33	5.09	4.73	4.48	3.82	3.05
24	14.03	9.34	7.55	6.59	5.98	5.55	5.23	4.99	4.64	4.39	3.74	2.97
25	13.88	9.22	7.45	6.49	5.89	5.46	5.15	4.91	4.56	4.31	3.66	2.89
26	13.74	9.12	7.36	6.41	5.80	5.38	5.07	4.83	4.48	4.24	3.59	2.82
27	13.61	9.02	7.27	6.33	5.73	5.31	5.00	4.76	4.41	4.17	3.52	2.75
28	13.50	8.93	7.19	6.25	5.66	5.24	4.93	4.69	4.35	4.11	3.46	2.69
29	13.39	8.85	7.12	6.19	5.59	5.18	4.87	4.64	4.29	4.05	6.41	2.64
30	13.29	8.77	7.05	6.12	5.53	5.12	4.82	4.58	4.24	4.00	3.36	2.59
32	13.12	8.64	6.94	6.01	5.43	5.02	4.72	4.48	4.14	3.91	3.27	2.50
34	12.97	8.582	6.83	5.92	5.34	4.93	4.63	4.40	4.06	3.83	3.19	2.42
36	12.83	8.42	6.74	5.84	5.26	4.86	4.56	4.33	3.99	3.76	3.12	2.35
38	12.71	8.33	6.66	5.76	5.19	4..79	4.49	4.26	3.93	3.70	3.06	2.29
40	12.61	8.25	6.59	5.70	5.13	4.73	4.44	4.21	3.87	3.64	3.01	2.23
60	11.97	7.77	6.17	5.31	4.76	4.37	4.09	3.86	3.54	3.54	2.69	1.89
120	11.38	7.32	5.78	4.95	4.42	4.04	3.77	3.55	3.24	3.24	2.40	1.4
∞	10.83	6.91	5.42	4.62	4.10	3.74	3.47	3.27	2.96	2.96	2.13	1.00

부표 A1.7 다양한 확률수준에서 U의 임계값(Mann-Whitney U검정)(만일 특정 확률수준에서 U값이 유의하기 위해서는 n_1과 n_2와 관련된 임계값보다 크거나 같아야 한다)

(a) 한 방향 검정 .05 수준과 두 방향 검정 .01 수준에서 U의 임계값

	n_1																			
n_2	**1**	**2**	**3**	**4**	**5**	**6**	**7**	**8**	**9**	**10**	**11**	**12**	**13**	**14**	**15**	**16**	**17**	**18**	**19**	**20**
1	–	–	–	–	–	–	–	–	–	–	–	–	–	–	–	–	–	–	–	–
2	–	–	–	–	–	–	–	–	–	–	–	–	–	–	–	–	–	–	0	0
3	–	–	–	–	–	–	–	–	0	0	0	1	1	1	2	2	2	2	9	3
4	–	–	–	–	–	0	0	1	1	2	2	3	3	4	5	5	6	6	7	8
5	–	–	–	–	0	1	1	2	3	4	5	6	7	7	8	9	10	11	12	13
6	–	–	–	0	1	2	3	4	5	6	7	9	10	11	12	13	15	16	17	18
7	–	–	–	0	1	3	4	6	7	9	10	12	13	15	16	18	19	21	22	24
8	–	–	–	1	2	4	6	7	9	11	13	15	17	18	20	22	24	26	28	30
9	–	–	0	1	3	5	7	9	11	13	16	18	20	22	24	27	29	31	33	36
10	–	–	0	2	4	6	9	11	13	16	18	21	24	26	29	31	34	37	39	42
11	–	–	0	2	5	7	10	13	16	18	21	24	27	30	33	36	39	42	45	48
12	–	–	1	3	6	9	12	15	18	21	24	27	31	34	37	41	44	47	51	54
13	–	–	1	3	7	10	13	17	20	24	27	31	34	38	42	45	49	53	56	60
14	–	–	1	4	7	11	15	18	22	26	30	34	38	42	46	50	54	58	63	67
15	–	–	2	5	8	12	16	20	24	29	33	37	42	46	51	55	60	64	69	73
16	–	–	2	5	9	13	18	22	27	31	36	41	45	50	55	60	65	70	74	79
17	–	–	2	6	10	15	19	24	29	34	39	44	49	54	60	65	70	75	81	86
18	–	–	3	6	11	16	21	26	31	37	42	47	53	58	64	70	75	81	87	92
19	–	0	3	7	12	17	22	28	33	39	45	51	56	63	69	74	81	87	93	99
20	–	0	3	8	13	18	24	30	36	42	48	54	60	67	73	79	86	92	99	100

(b) 한 방향 검정 .01 수준과 두 방향 검정 .02 수준에서 U의 임계값

	n_1																			
n_2	**1**	**2**	**3**	**4**	**5**	**6**	**7**	**8**	**9**	**10**	**11**	**12**	**13**	**14**	**15**	**16**	**17**	**18**	**19**	**20**
1	–	–	–	–	–	–	–	–	–	–	–	–	–	–	–	–	–	–	–	–
2	–	–	–	–	–	–	–	–	–	–	–	–	0	0	0	0	0	0	1	1
3	–	–	–	–	–	–	0	0	1	1	1	2	2	2	3	3	4	4	4	5
4	–	–	–	–	0	1	1	2	3	3	4	5	5	6	7	7	8	9	9	10
5	–	–	–	0	1	2	3	4	5	6	7	8	9	10	11	12	13	14	15	16
6	–	–	–	1	2	3	4	6	7	8	9	11	12	13	15	16	18	19	20	22
7	–	–	0	1	3	4	6	7	9	11	12	14	16	17	19	21	23	24	26	28
8	–	–	0	2	4	6	7	9	11	13	15	17	20	22	24	26	28	30	32	34
9	–	–	1	3	5	7	9	11	14	16	18	21	23	26	28	31	33	36	38	40
10	–	–	1	3	6	8	11	13	16	19	22	24	27	30	33	36	38	41	44	47
11	–	–	1	4	7	9	12	15	18	22	25	28	31	34	37	41	44	47	50	53
12	–	–	2	5	8	11	14	17	21	24	28	31	35	38	42	46	49	53	56	60
13	–	0	2	5	9	12	16	20	23	27	31	35	39	43	47	51	55	59	63	67
14	–	0	2	6	10	13	17	22	26	30	34	38	43	47	51	56	60	65	69	73
15	–	0	3	7	11	15	19	24	28	33	37	42	47	51	56	61	66	70	75	80
16	–	0	3	7	12	16	21	26	31	36	41	46	51	56	61	66	71	76	82	87
17	–	0	4	8	13	18	23	28	33	38	44	49	55	60	66	71	77	82	88	93
18	–	0	4	9	14	19	24	30	36	41	47	53	59	66	70	76	82	88	94	100
19	–	1	4	9	15	20	26	32	38	44	50	56	63	69	75	82	88	94	101	107
20	–	1	5	10	16	22	28	34	40	47	53	60	67	73	80	87	93	100	107	114

(c) 한 방향 검정 .025 수준과 두 방향 검정 .05 수준에서 U의 임계값

										n_1										
n_2	**1**	**2**	**3**	**4**	**5**	**6**	**7**	**8**	**9**	**10**	**11**	**12**	**13**	**14**	**15**	**16**	**17**	**18**	**19**	**20**
1	–	–	–	–	–	–	–	–	–	–	–	–	–	–	–	–	–	–	–	–
2	–	–	–	–	–	–	–	0	0	0	0	1	1	1	1	1	2	2	2	2
3	–	–	–	–	0	1	1	2	2	3	3	4	4	5	5	6	6	7	7	8
4	–	–	–	0	1	2	3	4	4	5	6	7	8	9	10	11	11	12	13	13
5	–	–	0	1	2	3	5	6	7	8	9	11	12	13	14	15	17	18	19	20
6	–	–	1	2	3	5	6	8	10	11	13	14	16	17	19	21	22	24	25	27
7	–	–	1	3	5	6	8	10	12	14	16	18	20	22	24	26	28	30	32	34
8	–	0	2	4	6	8	10	13	15	17	19	22	24	26	29	31	34	36	38	41
9	–	0	2	4	7	10	12	15	17	20	23	26	28	31	34	37	39	42	45	48
10	–	0	3	5	8	11	14	17	20	23	26	29	33	36	39	42	45	48	52	55
11	–	0	3	6	9	13	16	19	23	26	30	33	37	40	44	47	51	55	58	62
12	–	1	4	7	11	14	18	22	26	29	33	37	41	45	49	53	57	61	65	69
13	–	1	4	8	12	16	20	24	28	33	37	41	45	50	54	59	63	67	72	76
14	–	1	5	9	13	17	22	26	31	36	40	45	50	55	59	64	67	74	78	83
15	–	1	5	10	14	19	24	29	34	39	44	49	54	59	64	70	75	80	85	90
16	–	1	6	11	15	21	26	31	37	42	47	53	59	64	70	75	81	86	92	98
17	–	2	6	11	17	22	28	34	39	45	51	57	63	67	75	81	87	93	99	105
18	–	2	7	12	18	24	30	36	42	48	55	61	67	74	80	86	93	99	106	112
19	–	2	7	13	19	25	32	38	45	52	58	65	72	78	85	92	99	106	113	119
20	–	2	8	13	20	27	34	41	48	55	62	69	76	83	90	98	105	112	119	127

(d) 한 방향 검정 .05 수준과 두 방향 검정 .10 수준에서 *U*의 임계값

	n_1																			
n_2	**1**	**2**	**3**	**4**	**5**	**6**	**7**	**8**	**9**	**10**	**11**	**12**	**13**	**14**	**15**	**16**	**17**	**18**	**19**	**20**
1	–	–	–	–	–	–	–	–	–	–	–	–	–	–	–	–	–	–	0	0
2	–	–	–	–	0	0	0	1	1	1	1	2	2	2	3	3	3	4	4	4
3	–	–	0	0	1	2	2	3	3	4	5	5	6	7	7	8	9	9	10	11
4	–	–	0	1	2	3	4	5	6	7	8	9	10	11	12	14	15	16	17	18
5	–	0	1	2	4	5	6	8	9	11	12	13	15	16	18	19	20	22	23	25
6	–	0	2	3	5	7	8	10	12	14	16	17	19	21	23	25	26	28	30	32
7	–	0	2	4	6	8	11	13	15	17	19	21	24	26	28	30	33	35	37	39
8	–	1	3	5	8	10	13	15	18	20	23	26	28	31	33	36	39	41	44	47
9	–	1	3	6	9	12	15	18	21	24	27	30	33	36	39	42	45	48	51	54
10	–	1	4	7	11	14	17	20	24	27	31	34	37	41	44	48	51	55	58	62
11	–	1	5	8	12	16	19	23	27	31	34	38	42	46	50	54	57	61	65	69
12	–	2	5	9	13	17	21	26	30	34	38	42	47	51	55	60	64	68	72	77
13	–	2	6	10	15	19	24	28	33	37	42	47	51	56	61	65	70	75	80	84
14	–	2	7	11	16	21	26	31	36	41	46	51	56	61	66	71	77	82	87	92
15	–	3	7	12	18	23	28	33	39	44	50	55	61	66	72	77	83	88	94	100
16	–	3	8	14	19	25	30	36	42	48	54	60	65	71	77	83	89	95	101	107
17	–	3	9	15	20	26	33	39	45	51	57	64	70	77	83	89	96	102	109	115
18	–	4	9	16	22	28	35	41	48	55	61	68	75	82	88	95	102	109	116	123
19	0	4	10	17	23	30	37	44	51	58	65	72	80	87	94	101	109	116	123	130
20	0	4	11	18	25	32	39	47	54	62	69	77	84	92	100	107	115	123	130	138

부표 A1.8 다양한 확률수준의 *H*(Kruskal-Wallis 검정)의 임계값(만약 *H*값이 특정 확률에서 유의하기 위해서는 실험설계와 연관된 임계값보다 크거나 같아야 한다)

집단의 크기				
n_1	n_2	n_3	H	p
2	1	1	2.7000	.500
2	2	1	3.000	.200
2	2	2	4.5714	.07
			3.7143	.200
3	1	1	3.2000	.300
3	2	1	4.2857	.100
			3.3871	.133
3	2	2	5.3572	.029
			4.7143	.048
			4.5000	.067
			4.4643	.105
3	3	1	5.1429	.043
			4.5714	.100
			4.0000	.129
3	3	2	6.2500	.011
			5.3611	.032
			5.1389	.061
			4.5556	.100
			4.2500	.121
3	3	3	7.2000	.004
			6.4889	.011
			5.6889	.029
			5.6000	.050
			5.0667	.086
			4.6222	.100
4	1	1	3.5714	.200
4	2	1	4.8214	.057
			4.5000	.076
			4.0179	.114
4	2	2	6.0000	.014
			5.3333	.033
			5.1250	.052
			4.4583	.100
			4.1667	.105

집단의 크기				
n_1	n_2	n_3	H	p
4	3	1	5.8333	.021
			5.2083	.050
			5.0000	.057
			4.0556	.093
			3.8889	.129
4	3	2	6.4444	.008
			.3000	.011
			5.4444	.046
			5.4000	.051
			4.5111	.098
			4.4444	.102
4	3	3	.7455	.010
			6.7091	.013
			5.7909	.046
			5.7273	.050
			4.7091	.092
			4.7000	.101
4	4	1	6.6667	.010
			6.1667	.022
			4.9667	.048
			4.8667	.054
			4.1667	.082
			4.0667	.102
4	4	2	7.0364	.006
			6.8727	.011
			5.4545	.046
			5.2364	.052
			4.5545	.098
			4.4455	.103
4	4	3	7.1439	.010
			7.1364	.011
			5.5985	.049
			5.5758	.051
			4.5455	.099
			4.4773	.102
4	4	4	7.6538	.008
			7.5385	.011
			5.6923	.049
			5.6538	.054
			4.6539	.097
			4.5001	.104

부표 A1.8 (계속)

집단의 크기				
n_1	n_2	n_3	H	p
5	1	1	3.8571	.143
5	2	1	5.2500	.036
			5.0000	.048
			4.4500	.071
			4.2000	.095
			4.0500	.119
5	2	2	6.5333	.008
			6.1333	.013
			5.1600	.034
			5.0400	.056
			4.3733	.090
			4.2933	.122
5	3	1	6.4000	.012
			4.9600	.048
			4.8711	.052
			4.0178	.095
			3.8400	.123
5	3	2	6.9091	.009
			6.8218	.010
			5.2509	.049
			5.1055	.052
			4.6509	.191
			4.4945	.101
5	3	3	7.0788	.009
			6.9818	.011
			5.6485	.049
			5.5152	.051
			4.5333	.097
			4.4121	.109
5	4	1	6.9545	.008
			6.8400	.011
			4.9855	.044
			4.8600	.056
			3.9873	.098
			3.9600	.102
5	4	2	7.2045	.009
			7.1182	.010
			5.2727	.049
			5.2682	.050
			4.5409	.098
			4.5182	.101

집단의 크기				
n_1	n_2	n_3	H	p
5	4	3	7.4449	.010
			7.3949	.011
			5.6564	.049
			5.6038	.050
			4.5487	.099
			4.5231	.103
5	4	4	7.7604	.009
			7.7440	.011
			5.6571	.049
			5.6176	.050
			4.6187	.100
			4.5527	.102
5	5	1	7.3091	.009
			6.8364	.011
			5.1273	.046
			4.9091	.053
			4.1091	.086
			4.0364	.105
5	5	2	7.3385	.010
			7.2692	.010
			5.3385	.047
			5.2462	.051
			4.6231	.097
			4.5077	.100
5	5	3	7.5780	.010
			7.5429	.010
			5.7055	.046
			5.6264	.051
			4.5451	.100
			4.5363	.102
5	5	4	7.8229	.010
			7.7914	.010
			5.6657	.049
			5.6429	.050
			4.5229	.099
			4.5200	.101
5	5	5	8.0000	.009
			7.9800	.010
			7.7800	.049
			5.6600	.051
			4.5600	.100
			4.5000	.102

부표 A1.9 다양한 확률수준에서 γ_s의 임계값(Spearman 검정)(만약 γ_s값이 특정 확률에서 유의하기 위해서는 실험설계와 연관된 임계값보다 크거나 같아야 한다)

N(대상자의 수)	한 방향 검정을 위한 유의수준			
	.05	.025	.01	.005
	두 방향 검정을 위한 유의수준			
	.10	.05	.02	.01
5	.900	1.000	1.000	–
6	.829	.886	.943	1.000
7	.714	.786	.893	.929
8	.643	.738	.833	.881
9	.600	.683	.783	.833
10	.564	.648	.746	.794
12	.506	.591	.712	.777
14	.456	.544	.645	.715
16	.425	.506	.601	.665
18	.399	.475	.564	.625
20	.377	.450	.534	.591
22	.359	.428	.508	.562
24	.343	.409	.485	.537
26	.329	.392	.465	.515
28	.317	.377	.448	.496
30	.306	.364	.432	.478

부표 A1.10 다양한 확률수준에서 γ_s의 임계값(Pearson 검정)(만약 γ_s값이 특정 확률에서 유의하기 위해서는 실험 설계와 연관된 임계값보다 크거나 같아야 한다)

df=N−2	한 방향 검정을 위한 유의수준				
	.05	.025	.01	.005	.0005
	두 방향 검정을 위한 유의수준				
	.10	.05	.02	.01	.001
1	.9877	.9969	.9995	.9999	1.0000
2	.9000	.9500	.9800	.9900	.9990
3	.8054	.8783	.9343	.9587	.9912
4	.7293	.8114	.8822	.9172	.9741
5	.6694	.7545	.8329	.8745	.9507
6	.6215	.7067	.7887	.8343	.9249
7	.5822	.6664	.7498	.7977	.8982
8	.5494	.6319	.7155	.7646	.8721
9	.5214	.6021	.6851	.7348	.8471
10	.4973	.5760	.6581	.7079	.233
11	.4762	.5529	.6339	.6835	.8010
12	.4575	.5324	.6120	.6614	.7800
13	.4409	.5139	.5923	.6411	.7603
14	.4259	.4973	.5742	.6226	.7420
15	.4124	.4821	.5577	.6055	.7246
16	.4000	.4683	.5425	.5897	.7084
17	.3887	.4555	.5285	.5751	.6932
18	.3783	.4438	.5155	.5614	.6787
19	.3687	.4329	.5034	.5487	.6652
20	.3598	.4227	.4921	.5368	.6524
25	.3233	.3809	.4451	.4869	.5974
30	.2960	.3494	.4093	.4487	.5541
35	.2746	.3246	.3810	.4182	.5189
40	.2573	.3044	.3578	.3932	.4896
45	.2428	.2875	.3384	.3721	.4648
50	.2306	.2732	.3218	.3541	.4433
60	.2108	.2500	.2948	.3248	.4078
70	.1594	.2319	.2737	.3017	.3799
80	.1829	.2172	.2565	.2830	.3568
90	.1726	.2050	.2422	.2673	.3375
100	.1638	.1946	.2301	.2540	.3211

부표 A1.11 여러 확률수준에서 켄달 일치계수의 임계값(연구에 설계된 N 및 n에 맞는 s값이 임계값보다 같거나 커야 한다)

a. P=0.05 수준의 s 임계값

n	*N*=3	*N*=4	*N*=5	*N*=6	*N*=7
3	–	–	64.4	103.9	157.3
4	–	49.5	88.4	143.3	217.0
5	–	62.6	112.3	182.4	276.2
6	–	75.7	136.1	221.4	335.2
8	48.1	101.7	183.7	299.0	453.1
10	60.0	127.8	231.2	376.7	571.0
15	89.8	192.9	349.8	570.5	864.9
20	119.7	258.0	468.5	764.4	1158.7

b. P=0.01 수준의 s 임계값

n	*N*=3	*N*=4	*N*=5	*N*=6	*N*=7
3	–	–	75.6	122.8	185.6
4	–	61.4	109.3	176.2	265.0
5	–	80.5	142.8	229.4	343.8
6	–	99.5	176.1	282.4	422.6
8	66.8	137.4	242.7	388.3	579.9
10	85.1	175.3	309.1	494.0	737.0
15	131.0	269.8	475.2	758.2	1129.5
20	177.0	364.2	641.2	1022.2	1521.9

통계학 용어

가중 카파 weighted kappa 신뢰도 검정에 사용되는 통계 기법으로서, 두 명의 측정자들이 순서수준 자료를 수집한 경우 측정자 간 일치도를 알아보는 방법이다.

개인 구성 이론 personal construct theory 켈리가 개발한 인격 이론으로, 개인들은 끊임없이 자신의 중요한 경험, 인생 사건 그리고 개인적인 세계를 이해하려고 노력한다는 것을 말한다. 이러한 두드러진 사건을 요소라고 하며, 각 요소들은 구성이라고 하는 제한된 개인적 차원에 의해 해석된다. 요소와 구성은 함께 작용하여 개인, 사건 등에 대한 가치와 인식을 부여한다. 특정인과 관련된 요소와 구조를 알아내는 데 사용되는 방법을 '레퍼토리 그리드 분석'이라고 한다.

거짓양성 false positive 진단이나 선별검사에서 잘못된 결정으로, 환자가 질병이 없음에도 불구하고 질병이 있다고 판단되는 경우이다.

거짓음성 false negative 진단이나 선별검사에서 잘못된 결정으로, 환자가 질병이 있음에도 불구하고 질병이 없다고 판단되는 경우이다.

검정력 수준 power level 독립변수가 종속변수에 미치는 영향을 발견하기 위한 통계 검정의 힘. 검정력은 부분적으로 관련된 표본의 크기에 따라 달라진다.

계층 표본추출 systematic sample 모집단의 구성원 중 매 4번째, 5번째 등과 같이 표본을 추출하는 방법

관찰 observation 연구자가 자연적인 환경에서 일어나는 일을 단순히 살피는 것 같은 연구수행 기술

귀무가설 null hypothesis 연구에서 실험가설에 반하는 주장을 하는 예측. 귀무가설은 변수 사이에 관계가 없다고 예측한다. 흔히 문헌에서 H_0으로 표현된다.

급간상관계수 interclass correlation coefficient, ICC 자료가 간격/비척도일 때, 평가자 사이 측정의 일치 정도를 평가하는 신뢰도 연구에 사용되는 통계적 방법

기술통계 descriptive statistics 수집된 자료에서 흥미로운 특징을 일련의 결과로 기술하는 방법

기준(기초)선 baseline 참가자가 치료나 중재를 받지 않고 있는 연구 프로젝트의 단계(대개 연구가 시작되기 전)

꺾은선그래프 frequency polygon 그래프상의 점들을 하나의 선으로 연결한 빈도 분포그래프

난수표 random number tables 무작위로 생성된 숫자 표로서, 연구 대상을 무작위로 추출하기 위해 사용된다.

닫힌-응답 질문 closed-response question 제한된 수의 대답만 가능하도록 구성된 모든 질문

대조군 control group 어떠한 치료 또는 중재도 받지 않는 집단

대표 표본 representative sample 전형적인 표본 또는 정확하게 그 표본이 나온 모집단을 반영하는 표본

델파이 기법 Delphi technique 경험적 증거가 일치하지 않거나 증거가 거의 없는 주제에 대한 전문가 패널의 합의를 이끌어 내는 방법

독립 t-검정 unrelated t-test 서로 다른 두 집단설계에서 간격/비척도 자료를 수집한 경우에 사용되는 모수 통계검정

독립변수 independent variable 실험가설에서, 종속변수에 미치는 영향을 관찰할 수 있도록 조작되는 변수. 어떤 일의 원인으로 여겨진다.

동일 집단설계 same-subject design 두 번 이상 동일 대상 집단을 검사하는 실험설계의 한 유형. 일반적으로 사전/사후설계에 사용된다.

등간/간격 interval 일반적으로 비율 형태로 자료를 수집하는 측정 수준. 다음과 같은 특징이 있다. (a) 모수검정을 수행할 수 있다. (b) 자료들 사이 간격이 일정하다. (c) 절대 0은 없다(즉, 0점은 해당 특성이 없음을 의미하지 않음).

레퍼토리 그리드 분석 repertory grid analysis 개인으로부터 자신의 삶에서 가장 중요한 요소들을 도출하고 개인은 관련 양극 구조를 사용하여 이러한 요소들을 평가하도록 요청하는 개인 구성 이론에서 도출된 기법; 그 결과는 개인이 자신의 개인적인 세계를 이해하는 방법에 대한 풍부한 자료를 제공한다.

막대그래프 bar graph 세로로 배치된 막대 또는 기둥으로 특정 사건의 빈도를 표시하는 데 사용되는 그래프. 막대들 사이에 공백이 있다.

맥네마르 McNemar **검정** 동일 또는 짝지어진 집단설계에서, 두 가지 시험조건이 있고 명목수준 자료가 사용되는 비모수 통계 검정. 두 가지 시험조건 사이 변화를 알아보는데 사용된다.

맨-휘트니 Mann-Whitney U **검정** 서로 다른 두 집단설계이고 순서 또는 간격/비척도 자료에 사용되는 비모수 통계 검정

면담/인터뷰 interview 연구주제와 관련된 정보를 이끌어내기 위한 연구자와 참가자 사이 대화. 면담은 정

해진 주제(구조화된 인터뷰)를 적용하거나 열린 형태(구조화되지 않은 인터뷰)를 적용할 수 있다.

명목수준 측정 nominal level of measurement 대상자 또는 반응을 단순히 명명된 범주에 할당하는 매우 기본적인 측정 수준(때로는 범주형 데이터라고도 함). 특징은 (a) 비모수 통계분석만 가능, (b) 범주는 상호배타적

모수검정 parametric tests 강력하고 민감한 통계분석 기법. 적용하기 전에 특정 조건이 충족해야 하며, 특히 가장 중요한 것은 자료가 간격/비척도여야 한다는 것이다.

모집단 population 연구자에게 흥미 있는 공통의 특징을 가진 집단, 예를 들어 당뇨환자. 연구의 표본은 이 모집단에서 추출된다.

무작위 선정/표본 random selection/sample 모집단의 모든 구성원이 선택될 확률이 같도록 연구에 참여할 대상을 선택하는 방법

무작위 오류 random error 무작위적이고 예측할 수 없는 방식으로 결과에 영향을 미치는 연구의 편향 또는 오류. 개인적인 차이 같은 완전히 제거될 수 없는 사항이 포함된다.

무작위 통제 실험 randomized controlled trials, RCT 편향을 줄일 수 있기 때문에 의료 분야에서 황금지침 연구설계로 간주된다. 무엇보다도 대조군이 필요하고 엄격한 무작위화 절차 및 맹검법이 사용된다.

문헌검토 literature review 해당 주제와 관련된 모든 연구에 대한 조사로서, 연구자가 이미 수행한 것을 모든 연구에 대해 확인할 수 있도록 하는 과정이다.

민감도 sensitivity 진단 및 선별검사에서 질병/위험 요소를 가진 환자를 정확하게 식별하는 검사 능력을 설명하는 데 사용되는 용어

바탕이론 grounded theory 자료를 체계적으로 먼저 수집한 후 이론과 가설을 만들어 자료를 설명하는 연구접근법

반응자 조작특성 receiver operating characteristics, ROC 질병/위험 요소가 있거나 없는 환자를 정확하게 식별하기 위해 진단 및 선별검사의 정확성을 평가하는 데 사용되는 방법

방법 method 어떤 작업이 수행되었는지, 어떻게, 누구와 함께 수행되었는지를 상세히 기술하는 연구논문/보고서의 부분. 이 부분을 읽는 사람은 누구나 정확하게 연구를 복제할 수 있어야 한다.

백분위수 percentile 데이터 세트에서 특정 점수 아래에 있는 점수의 백분율을 나타낸다. 예를 들어, 15번째 백분위수는 하위 15%에 해당하는 자료들이다.

범위 range 데이터 집합에서 가장 낮은 점수와 가장 높은 점수의 차이

변수 variable 변할 수 있는 모든 사건 또는 특성

분산 variance 점수 세트들의 변동 정도 또는 흩어져 있는 정도

분산분석 analysis of variance, ANOVA 실험설계에 사용되는 것으로 3개 이상의 집단에서 나온 자료를 비교할 수 있는 통계기법. 이 방법은 서로 다른, 동일/짝지어진 집단설계 또는 이 둘을 혼합한 자료에도 사용될 수 있다. 비모수 분산분석(예: Kruskal–Wallis 검정)이 있지만, 분산분석은 모수검정에 사용된다.

브랜드와 알트만의 일치검정 Bland and Altman Agreement test 신뢰도 연구에 사용되는 그래픽 기술로서, 평균의 2표준편차를 활용하여 측정오차를 표시하는 방법이다.

비모수검정 non–parametric tests 모수검정보다 덜 민감하고 다소 덜 정교한 데이터 분석 기법. 원칙적으로 모든 측정수준에 사용할 수 있지만, 일반적으로 명목수준과 순서수준 측정 자료에 사용된다.

비율(비)수준 측정 ratio level of measurement '높은' 수준의 자료로서, 자료들 사이 동일한 간격을 보이고 절대 0점이 존재하는 특징이 있다.

빈도 분포그래프 frequency distribution graph 특정 상황이 발생하는 빈도를 나타내는 그래프. 막대그래프, 히스토그램 및 꺾은선의 형태가 있다.

산포도 scattergram 상관관계 연구로 생성된 자료를 보여주는 그래프 중 하나의 방법이다. 그래프에서 위쪽 경사를 보이는 경우 양적 상관관계를 나타내고, 아래쪽 경사를 보이는 경우 음적 상관관계를 나타낸다.

상관계수 correlation coefficient 상관설계를 통해 얻은 것으로 자료들 사이 관련 정도를 나타내는 것으로, −1.0과 +1.0 사이의 수치

상관설계 correlational design 자료들이 어떤 관련이 있는지 알기 위해 가설에 언급된 두 변수에 대한 데이터를 수집하여 실험가설을 검증하는 설계. 양적 상관관계와 음적 상관관계가 있다.

서로 다른 집단설계 different–subject design 두 개 이상의 집단을 사용하는 실험설계. 각 집단을 1회 측정 후 집단 간 차이가 있는지 비교한다. 때로는 서로 관련 없는 집단설계라고 한다.

서론 introduction 관련 문헌을 검토하고 해당 연구의 근거 및 목적을 제공하는 연구논문/보고서의 첫 부분

선형회귀 linear regression 서로 상관이 있는 것으로 알려진 자료 세트를 이용하는 통계분석. 한 변수에 대한 값을 알려진 다른 변수의 값을 이용하여 계산하는 형식이다.

설문지 questionnaire 연구자가 미리 정의한 일련의 질문에 대상자의 응답 정보를 수집하는 방법

순서수준 측정 ordinal level of measurement 연구자가 관심에 따라 대상자에게 순위를 부과할 수 있는 데이터 유형. 연구자가 대상자의 반응에 따라 수치를 부과할 수 있지만, 수치들 사이 차이는 같지 않다.

순서효과 order effects 동일 집단설계에서, 독립변수에 의한 영향보다 대상자의 실험 순서가 더 영향을 주게 되는 결과 왜곡의 한 유형. 이는 실험 순서를 균형 있게 조정함으로써 극복할 수 있다.

쉐페 사후검정 Scheffé multiple range test 유의한 결과가 나온 모수 분산분석에 사용되는 통계 기법. 쉐페 검정을 통해 유의한 결과가 어느 부분에서 발생한지를 알아보는데 사용한다.

스피어만 Spearman **검정** 상관설계에서 순서 또는 간격/비척도 자료에 사용하기 위한 비모수검정

슬스톤 쌍방비교기법 Thurstone Paired Comparison Technique 강제적 쌍방 비교를 통해 우선순위 선호도를 도출하는 설문지 기반 방법. 특히 서비스 계획/수정에 대한 우선순위를 식별하는 데 유용하다.

신뢰구간 confidence interval 모집단 특성을 믿을 만하게 예측한 것으로 표본에서부터 얻은 점수 세트의 범위

신뢰도 reliability 검사가 사용될 때마다 같은 속성을 측정하는지에 대한 것

신뢰수준 confidence level 모집단 특성 추정치에 대한 신뢰 정도. 백분율로 표시된다. 가장 일반적으로 사용되는 수준은 90%, 95% 및 99%이다.

신뢰한계 confidence limits 신뢰구간의 상위 및 하위 수치

실험가설 experimental hypothesis 두 개 이상의 변수 사이 일관되고 신뢰할 수 있는 관계에 대한 예측. 실험가설은 실험적 연구의 출발점이며 문헌에서 H1로 종종 표현된다.

실험설계 experimental design 실험가설에서 독립변수를 조작하고 이것이 종속변수에 어떤 영향을 미치는지 알아보는 것으로, 가설을 검증하는 방법. 이를 통해 인과관계를 확인할 수 있다.

실험자 편견효과 experimenter bias effects (일반적으로 무의식적으로) 실험 목적에 합당하게 참가자가 반응하도록 영향을 끼치는 것으로, 실험자에 의한 왜곡. 연구목적을 모르는 제3자에 의한 자료수집을 통해 어느 정도는 대응할 수 있다.

실험조건 experimental condition 어떤 형태의 중재를 받는 실험설계 참여집단. 이 집단은 다른 형태의 중재를 받는 다른 실험집단이나 중재를 전혀 받지 않는 대조군과 비교될 수 있다.

십분위수 decile 데이터 세트 중 하위 10%(또는 10%의 배수)에 해당하는 지점(예: 세 번째 십분위수는 하위 30%에 속하는 지점)

두 방향 가설 또는 검정 two-tailed hypothesis or test 단순히 변수들이 연관되어 있다고 예측하지만, 그 관계의 정확한 성격을 명시하지는 않는 실험가설

양의 상관 positive correlation 상관설계에서 도출된 두 개 이상의 변수 간의 관계. 한 변수의 높은 점수는 다른 변수의 높은 점수로 이어진다. 낮은 점수는 낮은 점수와 관련이 있다.

양적 치우침 positive skew 데이터가 낮은 점수대를 향해 치우치는 빈도분포. 예를 들어, 학생들이 너무 어려운 시험에서 나쁜 성적을 내는 경우

역균형화 counterbalancing 순서효과로 인한 왜곡을 극복하기 위해 연구설계에 사용되는 기법. 실험 참여 순서를 무작위로 한다.

연구 제안서 research proposal 연구배경, 문헌, 목표, 방법론, 제안된 분석 및 비용/편익 분석을 포함한 예상 연구에 대한 개요. 연구 제안서는 종종 윤리위원회가 제출을 요구하거나 기금지원을 신청할 때 필요하다.

연습효과 practice effects 순서효과의 한 형태로서 2차 측정 또는 그 이후의 측정 시 더 나은 능력을 발휘하는 것으로, 독립변수의 효과를 과장되게 만들 수 있다.

열린 형태 질문 open-ended questions 응답자가 주어진 질문에 대해 자유롭고 구조화되지 않은 방식으로 답할 수 있는 질문

위약효과 placebo effect 대상자가 치료에 아무 소용이 없는 것으로 알려진 중재에도 불구하고 상당한 수준의 개선을 보이는 흥미로운 현상

윌콕슨 검정 Wilcoxon test 동일 또는 짝지어진 설계에서 순서 또는 간격/비척도 자료를 2가지 조건에서 수집한 경우 사용되는 비모수 통계 검정이다.

유덴지수 Youden's index 환자를 질병이나 위험 인자가 있거나 없는 것으로 분류하는 데 적합한 임계값을 결정하기 위해 진단 및 선별검사에 사용되는 공식

유의수준 significance level 일반적으로 5% 이하를 사용하며, 연구결과가 무작위 오류로 인해 5% 이하의 확률로 나타날 경우 유의하다고 한다. 이 경우 귀무가설은 실험가설을 위해 기각될 수 있다.

윤리 ethics 프로젝트 실행 동안 어떠한 방식으로도 참가자를 위협하지 않도록 규정하는 연구 지침

음적 상관 negative correlation 상관관계 설계에서 도출된 두 데이터 세트 간의 관계. 한 데이터 세트의 점수가 높아지면 다른 데이터 세트의 점수는 낮아진다.

음적 치우침 negative skew 너무 많은 대상자들이 높은 점수를 받아 나타나는 현상으로, 한쪽으로 왜곡된 빈도분포

이중-맹검/차단법 double-blind technique 실험자와 참여자가 연구목적을 앎으로써 결과에 미치는 부정적인 왜곡을 최소화하기 위한 연구설계의 한 부분. 이중-맹검법은 데이터를 수집할 때까지 프로젝트의 목표를 알지 못하게 하고 제3자가 데이터를 수집하는 것이다.

인용/참고문헌 References 연구논문/보고서 본문에 언급된 모든 문헌이 나열된 부분

임상적 유의성 clinical significance 일련의 결과가 임상적 의미 또는 관련성을 갖는 정도. 때로는 결과가 통계적으로 유의미하지만 임상적으로 의미가 없을 수 있다.

자료/데이터 data 연구 프로젝트 중에 수집된 사실과 수치

자유도 degrees of freedom 주어진 조건 하에서 자유롭게 변화할 수 있는 정도(점수, 변인의 수 또는 한 변인의 범주의 수이다)에 대한 것으로 통계 검정에 사용되는 복잡한 개념. 기호는 'df'를 사용한다.

장치 apparatus 연구 프로젝트에 사용되는 모든 장비

장크히어 추세 검정 Jonckheere trend test 3가지 이상의 대상자 집단(서로 다른 집단설계), 순서 또는 등간/비율 자료이고 결과가 특정 경향이 있을 것이라고 예상될 때 사용되는 비모수검정

재료 materials 설문지, 혈압표 등 연구에 사용된 비기계적 항목

점 추정 point estimation 표본의 특성에 대한 정보를 기반으로 모집단 특성에 대한 하나의 추정치(일반적으로 평균 또는 백분율 수치)를 제공하는 통계적 '추측'

정규분포 normal distribution 통계적 추론에 중요한 특성을 가진 대칭적인 종 모양의 곡선

정량적 연구 quantitative research 대상자로부터 수치 정보를 수집하는 연구 기법

정성(질)적 연구 qualitative research 연구 대상자로부터 수치가 아닌 정보를 수집하는 연구조사 기법

제1형 오류 type I error 실제로 관련이 없음에도 불구하고 가설의 변수들 사이 관계가 있다고 결론을 내리는 오류

제2형 오류 type II error 실제로 관련이 있음에도 불구하고 가설에서 변수들 사이 아무런 관계가 없다고 결론을 내리는 오류

조사연구 survey 연구자가 조작 또는 체계적인 중재 없이 관련 표본 변수(흔히 설문지를 사용하여)를 측정하는 데이터 수집 방법

종속변수 dependent variable 독립변수를 조작한 결과로 변하는 실험가설의 변수 중 하나

중앙집중치 central tendency 일반적으로 평균값, 최빈값, 중위값을 사용하여 자료들을 설명하는 것

중위값 median 자료 세트의 중간 점수, 즉 50번째 백분위수 지점, 또는 5번째 십진수 지점이다.

지속오류 constant error 일정하고 예측 가능한 방식으로 결과에 영향을 미치는 연구 프로젝트의 편견과 오류 원인. 통제되거나 제거되어야 한다. 그렇지 않은 경우 결론이 잘못될 가능성이 높다.

짝비교 t검정 related t-test 동일 또는 짝지어진 집단설계에서 간격/비율수준의 두 자료 세트 간 차이를 비교하기 위해 사용되는 모수 통계검정

짝지어진 집단설계 matched-subject designs 결과에 영향을 미칠 수 있는 모든 요인을 일치시킨 참가자를 대상으로 이루어지는 실험설계의 한 유형. 이러한 설계는 개별적인 차이와 순서 효과에 영향을 받지 않는다는 장점이 있지만, 수행하기 매우 어렵다.

참가자/대상자 subjects 연구에 참여하는 개별적인 사람들

참양성 true positive 진단 또는 선별검사에서 질병/상태가 있는 환자를 질병/상태가 있다고 판정하는 것

참음성 true negative 진단 또는 선별검사에서 질병/상태가 없는 환자를 질병/상태가 없다고 판정하는 것

처치 전 검사 pretest 중재 전 종속변수에 대한 측정

처치 후 검사 post-test 중재 이후 종속변수에 대한 측정

체계적 검토 systematic reviews 특정 주제에 대해 출판되거나 되지 않은 모든 문헌을 살펴보는 엄격하고 객관적이며 포괄적인 방법

초록 abstract 연구의 주요 특징을 제시하는 것으로, 논문의 시작 부분에 보통 제시되는 요약

최빈값 mode 자료 세트에서 가장 자주 발생하는 점수

추정/추론통계 inferential statistics 참가자의 표본으로부터 얻은 결과를 표본의 모집단에 적용되도록 유추되는 통계기법

추정 estimation 표본 특성에 대한 지식을 기반으로 모집단 특성에 대한 추정치를 만드는 과학적인 '최상의 추측' 방법

측정수준 levels of measurement 연구에서 수집된 자료는 4가지 측정수준 중 하나에 해당되며, 이에 따라 수행되는 통계 검정형태가 달라진다. 명목수준이 가장 낮은 상태이고 순서, 간격/비척도 순으로 높은 수준이다.

측정자 간 신뢰도 inter-observer reliability 어떤 사건에 대해 두 명 이상의 관찰자들이 동의하는 정도

층화 무작위 표본추출 stratified random sample 모집단에서 표본을 선택하는 방법으로, 해당 모집단의 하위집단에 표본이 배치되도록 하는 방법

카이제곱 검정 Chi-squared test, X^2 서로 다른 두 집단설계에서 명목수준 자료를 분석하는 데 사용되는 비모수 통계 검정(확장 X^2검정 참조)

카파 Kappa Cohen's Kappa라고도 알려져 있는데, 이는 명목수준의 자료가 사용될 때 두 명의 평가자 사이 일치 정도를 측정한다.

켄달 Kendall **일치계수** 상관설계를 사용한 비모수 통계. 순서 측정수준의 3개 이상의 자료 세트 사이 일치 정도를 평가한다.

크리스칼-월리스 Kruskal-Wallis **검정** 3개 이상의 서로 다른 집단설계이고 순서 또는 간격/비척도 자료에 사용되는 비모수 분산분석 검정

타당도 validity 검사도구가 측정하고자 하는 것을 측정하는 정도. 타당성에는 네 가지 유형이 있다: 구성, 내용, 얼굴(안면), 예측 타당도가 있다.

태도척도 attitude scale 정량적이며 상대적으로 과학적인 태도 측정 기술. 여기에는 여러 단계가 있는데, 각 단계는 도구가 유효하고 신뢰할 수 있는지 확인하기 위한 것이다.

토론/고찰 discussion 연구결과를 논의하는 연구보고서 부분

특성 characteristic 연구자가 어떤 집단의 표본으로부터 추정하고자 하는 그 집단의 어떤 특징

특이도 specificity 진단 및 선별검사에서 질병/위험요소가 없는 환자를 정확하게 식별하는 검사 능력을 설명하는 데 사용되는 용어

파일럿 연구 pilot study 본 연구에서 발생할 문제를 미리 확인하기 위해 본 연구 전에 실행되는 예비 시험

페이지 L 추세 검정 Page's L trend test 동일 또는 짝지어진 집단설계에서 3개 이상의 순서 또는 간격/비율 자료로 측정하는 경우 사용되는 비모수검정. 그 결과의 추세가 구체적으로 예측되는 것이 특징이다.

편견 bias 연구설계의 결함으로 인한 결과의 왜곡. 실험자 편견을 참조

평균값 mean 모든 점수를 합산하고 총점을 자료들의 수로 나누어 계산한 자료들의 평균 점수

표준점수 standard score Z 점수 참조

표준편차 standard deviation 표본점수들이 평균에서부터 얼마나 떨어져 있는지를 알려주는 측정치

프리드먼 Friedman **검정** 3개 이상의 조건이고 동일 또는 짝지어진 집단설계에서 분산분석을 위해 사용되는 비모수 통계. 자료가 순서 또는 간격/비척도일 때 사용될 수 있지만, 순서자료일 경우가 가장 적합하다.

피로효과 fatigue effects 피로로 인해 두 번째 또는 이후의 검사에서 대상자의 측정치가 악화되는 일종의 순서 문제. 이 경우 결과를 왜곡할 수 있다.

피어슨 Pearson **검정** 상관설계에서 간격/비율 자료인 경우 사용되는 모수검정

한 방향 가설 또는 검정 one-tailed hypotheses or tests 연구결과가 특정 방향에 있을 것이라고 예측하는 가설

할당 표본추출 quota sample 연구에 참여할 표본을 선택하는 과정으로서, 중요할 것이라 여겨지는 사항을 고려하여 사전 할당에 따라 표본을 선정한다.

행동 연구 action research 실무자와 연구자 간의 협력을 통한 실질적인 문제 중심 연구이다. 이 과정은 중재 적용 후 평가, 중재 수정 후 재평가 절차가 반복적으로 이루어진다.

확률 probability 무작위 오류에 의해 연구결과가 발생될 가능성. 백분율 또는 십진수로 표현되며, 보통 'p'로 표기한다.

확장 카이제곱 검정 extended chi-squared test, X^2검정 명목수준 자료와 서로 다른 집단설계에 사용하기 위한 비모수 통계검정. 3개 이상의 명목 범주 및/또는 3개 이상의 집단에 사용된다.

효과크기 effect size 종속변수에 대한 독립변수의 임상적 유의성 또는 영향의 크기; 이것은 통계적 유의성과 다르다.

히스토그램 인접한 세로 기둥(막대) 사이 공간 없이 빈도를 보여주는 분포그래프

Q-방법론 Q-methodology 주관적 경험을 반영하기 위한 정성적/정량적 혼합 접근법. 기록된 경험의 유사성에 따라 응답자를 분류한다.

Z 점수 (표준 점수라고도 함) 특정 점수가 평균에서 얼마나 떨어져 있는지를 표준편차를 활용해 보여주는 상대적인 측정값

찾아보기

ㅇ

ㅈ

ㅊ